H. LAEHR

DIE LITERATUR DER PSYCHIATRIE, NEUROLOGIE UND PSYCHOLOGIE.

BAND III.

DIE LITERATUR

DER

PSYCHIATRIE, NEUROLOGIE UND PSYCHOLOGIE

VON 1459—1799

MIT UNTERSTÜTZUNG DER
KGL. AKADEMIE DER WISSENSCHAFTEN ZU BERLIN

HERAUSGEGEBEN VON

DR. HEINRICH LAEHR
PROFESSOR UND GEH. SANITÄTSRATH.

BAND III.
REGISTER DER BÄNDE I. u. II.

BERLIN.
DRUCK UND VERLAG VON GEORG REIMER.
1900.

Index zum 3. Bande.

	Seite
Personen-Register zum 1. u. 2. Bande	1
Real-Register zum 1. u. 2. Bande	91
Index des Sach-Registers	256
Verzeichniss der abgekürzt angeführten Zeit- u. Sammelschriften der früheren Jahrhunderte	259
Errata	270

Personen-Register*)

zum 1. und 2. Bande.

*) Von dem mit einem * versehenen Autoren ist entweder ein Inhalt des Buches angegeben oder mehrere Werke derselben sind unter gleicher Jahreszahl angegeben.

Aasheim II, 882. 896.* 993.
Aaskew II, 697. 742. 814.*
Abar II, 82.
Abbatius 285.
Abel II, 158.* 882. 931. 950.
Abercrombie II, 382.
Abernethé 164.
Abernethie II, 450.
Abernethy II, 1016.*
Abicht II, 523. 916. 1054.
Abildgaard II, 714. 814.*
Abinscenus 1.
Abraham II, 815.*
Abrahamowiz II, 336.
Abrahamson II, 836. 931.*
Abrech 620.
de Abreu 180.
Abt II, 239.
Abugalius 283. 678.*
Accorombone 92.
Acevedo 296.
Achard II, 950.
Achilinus 9. 534. 536.* 537. 561.
Achmatis 124.
Achmet 544.*
Acidalius 123. 139. 213.
Acker 710.
Ackermann II, 409. 579.* 714.* 720.* 756. 766. 815.* 896.* 916.* 931. 950.* 993.* 1040. 1101.
Acoluth 412. II, 182. 188. 642.
Acontius 256.*
Acrel II, 390.* 409. 523.* 653. 665.* 742.* 916. 1054.
Actuarius 44.* 47.* 48. 59. 549.* II, 697.
Adair II, 678. 697.
Adam 643. II, 100. 232.
Adamaeus 599.
Adamantius 30. 33. 207. 543.
Adami II, 573.
Adams II, 1. 931. *1117.
Adelung II, 87. 863.
Adlung 392.
Adolphus II, 178. 307. 628.
Adolphi 516. II, 1. 59. 93. 134. 270. 365.
Adrianus II, 52.
Aedel 456.
Aegineta 14.*
Aeimelao 518.
Aelianus 34. 543.
Aemyliani 572.*
Aeneas Gazaeus 50. 553.*
Aenetius 644.
Aepil II, 815.
Aepli II, 950. 993.* 1082.
Aeplinius 407.
Aerey II, 790.
Aery II, 932.
Aeschardt 603.
Aeschardus 114.
Aesti II, 896.
Aëtius 25. 36.* 40. 43. 51. 58. 207.
Aextelmaier II, 93.
Agassiz II, 863.*
Agasson II, 289. 450.
Agenois 202.
Agerius 180. 202. 204. 645.* 648. 652.
Agricola 210.* 224.* 238. 452.* 499.
Agrippa 227. 669. II, 345.
Agrippa ab Nettesheym 15.* 18. 21.* 55. 59. 124. 177. 260.*
Agustinus 299.
Ahasverus 183.
Ahlers II, 212.
Ahlefeld II, 59. 579.
Ahlstedt II, 1071.
Aignan II, 166.
Aignan le Pretre II, 40.

l'Aigneau 141.
Ailland II, 882.
Ainslie II, 896.
Aitken II, 715.
Aiton 749.
Ajtai II, 118.
Akakia 61. 146. 311. 655.
Akakias 42.* 194.
Akinside II, 499.* 863.
Akermann II, 1016—1030.*
Alander II, 552.
Alanus 660.
de Albano 544.
Albanus 59. 194. II, 950.*
Albatius 579.*
Albreck 464.
Alberius 82.*
Albers II, 1054.*
Albertanus 533.
Alberti 73. 92. 95. 283. 315. 475. 573.* 674. II,44.* 70.* 86. 93. 106. 111. 118. 123. 128. 134. 144. 151. 158. 166.* 178.* 182. 189. 196.* 200. 212.* 213. 216. 228. 232. 233. 235. 238.* 240. 243. 244. 249. 252.* 261. 278. 283. 289. 294. 295. 300. 301.* 307. 313. 336.* 345. 352. 354. 361. 364.* 365. 374. 382. 422. 474. 572.*
Albertini II, 562.*
Albertus 70. 76. 78. 471. 582. II, 322.* 323. 917.
Albertus Magnus 1. 10. 101. 177.* 532. 586. 603.* 669.
Albinus 296. 392. 424. 443. 441. 456. 467. 471. 474. 475. 478. 481. 499. 506. 744. II, 52. 212. 278. 301. 345. 450. 474.* 714.* 912.
Albrecht II, 134. 140. 261. 270. 289. 323. 329. 346. 382. 400. 573.* 601.* 697. 766. 994.
Albukasis 17.* 26.*
Alcazar 78. 567.*
Alchindus 669.
Alcinous 17.
Alcock II, 629.
Alde II, 70.
Alderson II, 1040.*
Aldini II, 994. 1040.*
Alefeld II, 500.* 601. 629. 642.
Alexander ab Alexandro 99.* II, 329.
Alexander 7. II, 545. 950.* 968.* 1071.
Alexander Benedictus 6*,
Alexander Tralles 26.* 47.*
ab Alexandro 536.
Alexius 188. 533.
Alexius Pedemontanus 554.
Alibert II, 1082. 1101.
Alischer II, 166. 189.
Alix II, 697.*
Allaman II, 500.
Allamand II, 433.*
Allan II, 1072. 1083.
Allardi II, 1083.
Allart II, 801.
Allen 523. II, 390.* 433.
Alliet II, 536. 562.
Allion II, 917.
Allionius II, 863.*
Alliot 466. 737. II, 450.
Allmacher II, 500.
de Almeloveen 418. 424.
Almulus 658.
von Alphen II, 182.
Alphons de Santa Cruce Ponce. cf. Cruce.
Alpinus II, 354.*
Alsarius de la Cruce vid. a Cruce.
Alsinet de Cortada II, 729. 882.
Alstedius 624.
Alsters II, 1040.
Alston II, 330. 450.
Althof II, 968.*
ab Altomari 50.* 61. 552.* 557.* 562* cf. Donatus.
Alton 651.
Altvater II, 52.
Amatus 315.
Amatus Lusitanus 42.* 48.* 51.* 547.* 570.* 642.*
Amaurich II, 52.
Ambrosius 694.
Améline 441.
Amilhon II, 450.
Amman 285. 322. 658. 686. 702.* 710. II, 33.*
Ammann 114. 292. 296. 303. 33[illegible].* 381. 401.* 418. 467.* 481.* 74[illegible].* II, 572.
Ammianus II, 1032.
Amphoux II, 1083.
Ampsing 171.
Amsiter II, 562. 563.*
Amstein II, 994.
de Amusco 43.
Amyand II, 244. 580.
Amyrault 678.
Ananias 76.
Ancher II, 563.*
Anchersen II, 158.

Andalori II, 38.
Andernacus 14. 17.
Andersch II, 968. 1083.
Anderson 744. II, 422. 863. 951.* 968.* 1072.
Andla 175.
Andra 475.
Andrau II, 580. 602.*
de St. André II, 166.* 488.* 790.* 200.* 409.*
Andreae 283. 572.* 739. II, 93. 270. 511.* 994. 1083.
Andreas II, 182. 201.
Andreas Velasquez 82.*
Andrée II, 366. 511. 572.* 960.*
Andrews II, 1016.
Andriessen II, 382.*
Andrieu II, 779.
Andrioli II, 1.
Andromachus 137.
Andronicus II, 244. 301.
Andry II, 38. 729.* 743. 766. 779. 801. 896.
Anemaet II, 836.*
Angeli II, 1017.
Angelius 198.* 238.*
Angelus Aretinus 550.
Anguisola 83.
Anhalt 506. II, 189.*
Anhorn 381. II, 178.*
Annaard II, 38.
Anon 694. II, 178. 815.
Anonymus 178. 424. 629. 664. II, 87. 134. 313.* 329. 616. 678. 968.* 1017.* 1072.
Anselin II, 450. 653.
Ansiaux II, 864.*
Anthroposcopus II, 836.*
Antiochus Tibertus Cesenas 532.*
Antonius 24.
Antonius Benivenius 8.*
Antonius le Grand 711. 716.*
Apel II, 766.
Apinus 471. II, 38. 144.*
Apollonius 669.
Apomasar 72.* 76.
de Apono 531.* 544.* 669.
Apostolovics 49, II, 500.
Appel II, 111.* 261. 289. 837.
Appelius 154. II, 44.
Appenrod II, 128.
d'Apples II, 409.
Apulejus 239.
dell' Aqua II, 1083.
Aquado 186.
d'Aquin II, 994.
Arand II, 642.*
Arantius 75. 215. II, 896.
Aranzi 212.
Arbatel 17. 567.
Arbault 160.
Arcaeus 67.* 565.*
Arcel II, 1083.
Arcelin II, 340. 390. 546. 551. 939.
d'Arcet II, 968.
Archbald II, 864.
Archer 376. II. 1101.
Arculanus 541.*
Ardoynus 53.*
Arend 385.
Arens II, 1101.
Aretaeus 43.* 188.* II, 244.* 616.*
Aretinus 552. 605.
Argenterius 48.* 57.* 550.* 551.* 624.*
Argyropolis II, 572.
Aries 554.
Aristoteles 9. 20. 21. 22. 30. 33. 45. 54. 60. 61. 67. 98. 104. 114. 129. 141.* 143. 146. 171. 172. 175. 189. 195. 243. 245. 249. 290. 291. 470. 532. 586. 599. 608. 638. 639. 650. 669. 742.
Armbruster 127.
Arlet II, 374.*
Armet II, 994.*
Arminius 552.
Armstrong II, 743.* 864.
Arnaud II, 572.* 932. 815.*
Arnauld 445.* II, 307.
Arnauld de Villenova 669.
Arnd II, 82.
Arndius 689.
Arnemann II, 801. 882.* 968.* 994.
Arnisaeus 141. 154. 173. 263. 303. 627.*
Arnold 418. II, 52. 189.* 329. 617. 660.* 698. 715.* 801. 837.* 994. 1017.
Arnoldi 493.
Arnoldt 464. 735. II, 233. 502.
Arnoldus de Villa Nova 1. 82.* 573.*
Arnoult II, 450. 816.*
de Aromatariis 183.* 647.*
Aronssohn II, 400.
Arpentigny 232.
Arrachant II, 1072.
Arrhenius 721.
Arrigoni II, 500. 602.
Artemidorus 646.

Artemidorus Daldianus 10. 13. 23. 30.* 46. 92. 124.* 303.
Artephius 669.
Arthaud II, 653.*
Artocophinus 101.
Artuys 567.
Asanias II, 428.
Asch II, 495.
de Asché II, 400.
Ascheberg II, 38.
Ascher II, 1017.*
Assalini II, 896.
Assur II, 1046.
Asti II, 756.
Astle II, 580.
Astorius 173.
Astrampsychus 111. 124.
Astruc II, 144.* 151.* 158.* 183.* 283.* 314.* 326. 400. 410. 434. 501. 864.* 932.
Atkins 493. II, 270.*
Atlaen 160.
Attalin II, 321.*
Attenhofer II, 1083.
Atthalin II, 366.*
d'Aubenton II, 401.
Aubert II, 450. 932.
Aubery 111.
Aubin 494. II, 314.
Aubrey II, 166.
Aubry II, 450.
Auenbrugger II, 729. 816.
Aufmolk II, 1019.*
Augenius 106.* 600.*
Aulber II, 82.
Auracher II, 82.
Aurelianus 14. 35. II, 178.*
Aurelius Anselmus 130.*
Aurivillius II, 564.* 580.* 617.
Aurran II, 450.
Austriacus 405. II, 653. 612.*
Austrius 24.*
d'Autun 703.
Avenarius 210. II, 121.
Averrhoe 269.
Averrois 586.
Avesaet II, 1072.
Avicenna 1. 4. 8. 18. 54.* 58. 63. 64. 101. 117. 171. 187. 242. II, 1.* 586. 608. 622.
Avolus 75.
Avon, II, 917.
Awen 311.
Aylett II, 346.* 580.
Aymen II, 729.
Ayrer 407.
Ayscough II, 475.
de Azeudo 684.
de Azevedo 186. 418. II, 44. 59.

B. II, 790.
Baast II, 698.
B—n II, 838.
Babington II, 838.* 951. 1101.
Bablot II, 883. 917.
Bacchwitz II, 536.*
Baccius 79. 84.*
Bach II, 896.
Bache II, 1117.
Bacher 101. II, 653.
Bachgallo 204.
Bachmann II, 994.
Bachmeister 162.
Bachmayer 499.
Bachot 447. 452.
Bachovius 418.
Bachusen II, 123.*
de Back 239.
Backer II, 917.
de Backhausz 452.
Backmeisterus 128. 148. 154. 215. 436.
Bacon 656. 669. 690.* II, 261. 434. 968.
Bader II, 552* 994.* 1040. 1901.
Badow II, 838.*
v. Baerensprung II, 554.
Baersch II, 590. 602.
Baeumler II, 244.*
Baeumlinus II, 314.
Baeyer II, 1074.
de Bagard II, 545.
de Bagella 499.
Baget II, 715.
Baglivi II, 2. 33.* 123.* 261.* 499. 506. 523.*
Bagnols II, 93.
von Baien 523.
Baier 471. 481. 523. II, 63.* 82. 87. 90. 176.* 201. 252. 883.* 932.
Baigueres II, 790.
Baillard 485.
Baillie II, 864.* 1040.* 1101.* 1117.*
de Baillou 101. 106. 145. 206.* 212 499. 511. 599. 610.
Bailly 447. 742. II, 838. 968.
Baine II, 330. 512.
Baird II, 1112.
Baissardi 634.
Bajon II, 450. 743.* 790.*
Bake II, 968.

Baker II, 382. 475.* 580. 602.* 665. 698.*
Balbius II, 572. 593.
Baldanius 124.
Balde 271.
Baldesius 120.*
Baldinger II, 314. 580.* 653.* 665. 698.* 715. 757. 766.* 838. 896.* 969. 1019.
Balduinus 385.
Baldus 175. 192. 246. 650. 689.
Baldus Angulus 683.
Balemann II, 422. 475.
Balfour 738.
Ball II, 564.* 1072.
Ballonius 213.* 215. 239.* 552.* 697.*
Ballay II, 512.
Balne II, 390. 450.
Balthasar II, 354.
Balthazaar II, 883.
Baltingk 326.
Balz II, 995. 1083.
du Ban II, 271.
Banchin 638.
Bang II, 653.* 698. 715. 816. 817.* 838. 864. 883.* 896. 951.* 969. 995.*
Bange II, 653. 661.
Bankhead II, 951.* 969.
Bannus II, 779.
Banzer 230. 251. 263.
Bapst 104.
Baptista II, 301.* 374.* 434.
Barailor II, 729. 766.*
Baralis 158. 202.
St. Baralitanus 141.
Barbaria II, 883.
Barbaut II, 307.
Barbeck 376. 447.*
Barbette 283.* 307.* 371.* 735.* 747.
Barbeu-Du Bourg II, 367. 698.
Barbiellini II, 475.
Barbier 166. 445.* II, 1118.
Barbieri II, 572.
Barbierus II, 330.
Barbut II, 450. 729.
Barchewitz II, 1019.
Barchot 276.
Barchusen II, 183.*
Barckhuysen II, 301.
Barclaius 386.*
Bard II, 580. 653.
Bardili 231. II, 995. 1072.*
Bardsley II, 864.* 883.
Bareley II, 1072.
Barelier 202.
Barfodius 741.
Baricellus 164.*
Baring II, 144.
Barker II, 1054.
Barlandi 20.
Barjolle II, 410.
Barlinckhoff II, 864.
Barlow II, 1072.
v. Barnefeld II, 216. 256.
van Barneweld II, 779. 864.
Barnstein 227. 253. II, 410.
Barnstorf II, 70.
Barnwasser II, 289.
Baron 606. II, 144.* 271. 330.* 390. 450. 564. 590. 617. 932.
Baronius 139.*
Baronio II, 757.
Barral II, 896.
de la Barre 475.
Barré II, 1019.*
Barrère II, 330. 410.*
Barreto de Veiga II, 437.
Barrington II, 951.
Bartelmaeus 697.
Barth II, 410.
Barthes II, 678.* 698.*
Barthez 270. 242. 263. 292. 296. 299. 300. 1101.
Bartholinus 238.
Barthius 251.
Barthold II, 34*.
Bartholettus 202.* 818.
Bartholin 742.
Bartholinus 238. 248. 263.* 292.* 296.* 299.* 300.* 307.* 315.* 326. 333. 361. 376.* 381.* 387. 402. 410. 443. 639. 672. 699. 705.* 706.* 710.* 714. 721. 730. II, 314.* 818.* 883.*
Bartholomaeus 504. II, 715.
Bartisch 79.*
Bartlett II, 995.
Bartoli 311.*
Bartram II, 1019.
de Bary II, 968.
Bass II, 245.*
Basseville II, 434.
Baster II, 382. 580.
Bastiani II, 545.*
Bastier de la Mirande II, 545.
Bath II, 932.
Battallia II, 151.
Battie II, 512.*
Battier 410.
Batting II, 545.

Battus 148. 611. II, 261. 501.*
Baty II, 716.*
Baucynet 81.
Bauder II, 553.*
Baudisius 622.
Baudot II, 642. 653.* 729. 802.* 838.
Bauduyn 65. 544.
Bauer II, 53. 59.* 129.* 410. 602. 642. 679.* 1101.
Baugrand 410. 418. 721.
Baume, II, 897.
Baumer II, 475. 536. 716.* 729. 730. 791. 838. 1118.*
Baumes II, 932.
Baur II, 395. 896.
de Baverius de Baueriis 2.
Bauhinus 29. 95.* 108.* 76. 127. 154.* 283. 371. 392. 402.* 457.
Baumann 192.
Baume II, 451.
Baumer II, 390. 451. 501. 553. 564. 580.* 654. 757.*
Baumes II, 451. 951.
Baumgarten II, 698. 883. 932. 951.* 969. 976.
Baumgaertner 285.
Bauschius 118. 322.
Bausner 268.* 392.
Bautzmann 224. 494.
Baverio 11.*
Bavisano 227. 300. 429.
Baveau 705.
van der Bay 392.
Bayer II, 536.*
Baylay II, 790.
Bayle 333.* 392. 402.* 407. 441. 467. 485. 715.* II, 3. 451. 572.
Baylies II, 422.
Baynard II, 179.* 580.
Bayne II, 301. 304. 307.*
Baynes II, 743.
Bayon II, 629.
Bayrus 555.*
Bazin 110. 128. 141. 193.
Beamish II, 1101.
Beard 136. II, 1124.
Beare II, 93.
Beardsley II, 917.
Beattie II, 642. 766.* 779.* 951.
Beauchamp. 1101.
de Beauchêne II, 751. 791. 818. 838. 863. 897. 1101.
Beaumarchef II, 1101.
Beauchesne 66. 139. 157.
Beaumarchet II, 451.
Beaumes II, 969.*
Beaumont II, 159.*
Beauregard II, 451. 488. 602.*
de Beausobre II 523. 553. 617. 642.
Beaussier II, 679.
Beauval 377.
Beccaria II, 602.
Beccius II, 3.
Becher 716.
Becherel II, 451.
Becht 418.
Bechstedt II, 679.*
Becius II, 400.
Beck 410. II, 118. 144. 354.
Becker 162. 222. 261. 299. 387. 392. 416. II, 52. 67. 124. 158. 159.* 301. 308. 330. 346. 767. 897. 995.
Becket II, 87.* 501. 679.
Beckh 157. II, 122.* 124.
Beckhaus II, 897.
Beckher 175. 188. 202. 242. 257. 285.* 452.
Beckman 713.
Beckmann 453. II, 573. 602. 767.
Beckwith II, 838.
Beda de Fougerais 658.
Beddevole 424. 430.
Beddoes II, 1040.
Bee 699.
Beer II, 434. 629. 969.*
Beeckmann II, 70.
Beelo II, 1101.
Beer II, 401.* 1118.
van Beest 410.
van der Beets 224.*
Beguilet II, 654.
Beguinet II, 1101.
Begontina II, 617.
Beguinus 251.*
Behling II, 285.
Behm II, 201. 479.
Behnes II, 791.*
Behnken 469.
Behr II, 211. 252. 262.* 273. 289. 332. 410.* 422.* 434. 451. 665.
Behrends II, 330. 553. 617. 767. 995.* 1054. 1083.*
Behrens 438. 441. 457.* II, 82. 93.* 159. 262.* 289. 410. 772.
Behrisch II, 166. 178.
Beier II, 33.*
Beintema 482. II, 336. 434.
Beintema van Peima 738.

Beireis II, 553.* 602. 969.
Bejer 327.
Bekker 452. 485.*
le Bel 271. 424. 441. 670.
Belcher II, 1019. 1072.
Belchilgen II, 883.
Belcome II, 969.*
van der Belen II, 743. 751. 802.* 818. 839.* 889. 897. 917.*
Belet 172. 180.
de Belgarrie II, 818.* 839.*
Belgrado II, 572.* 642.
Belissan II, 505.
Bell II, 679. 698.* 757. 818. 864.* 917.* 995. 1019.* 1054.* 1072. 1118.*
Bellani II, 951.
Bellarmini II, 346.
Bellavatus 393.*
Belleste II, 124.
Bellanger 689.
Bellus 49.
de Bellegarde 511.* 515.
de la Bellerie 327.
Belleste II, 124.
Bellete II, 308.
de la Bellière della Niolla 304. 311.* 697.
Bellini 56. 307. 436.* II, 82. 100. 245.
Bellmund II, 289.
Belloste 749.*
Bellot II, 354.* 656. 969.
Belot 175. 181. 670. 699.* II, 52.
Below 448. 450. 476.* 515. 523.
Belz II, 572.*
Ben 437.
Benard II, 314.*
Benaudot 283. 661.
Bendavid 1041.*
Bender II, 382.*
Benedek II, 553.
Benedictus 2.* 6. 18.* 23.* 54. 77.* 116. 251.* 545. II, 70.*
Benefeld II, 512.
Benemann II, 77.
Benevenutus Grassus II, 617.
Benier 430.
Benigk 471.
Benivenius 5.* 116.
v. Benko II, 818. 757.
Bennecke II, 643.
Bennefoy II, 839.
Benner II, 512.
Bennet 268.* II, 118.*
Benoit 283.* 570.
Bensell II, 1019.*
Bentzig II, 245.
Benvenuti Graphei 523.
Benvenutius II, 501.
Benvenutus Grassus 534.
Benz 523.
v. Benzel II, 1041.
Berangie 523.
Bérard II, 917.*
Beraud II, 382.
Berault 164.
van Bercharen II, 183.
Bercher II, 564.
Berck 377.
Berdoc II, 679.
Berdoë II, 654.
Berdot II, 410.* 679. 743. 1118.
Beré 567.
Berends II, 897. 969. 1019. 1041. 1118.
Berendt II, 786.
Berengarius 10.* 20. 192.* II, 124.* 535.* 537.*
Berevelt 515.
de Berg II, 278. 517.
Bergasse II, 839.
de Bergen 214. II, 101. 151. 271.* 283.* 289. 301.* 314. 323. 330. 374. 410. 451. 488. 501. 698.
Bergengrün II, 698.
Bergemann 590. 599.
Bergenham II, 475.
Berger 111. 467. 516.* 523. 524. 739. II, 38. 66. 92. 144. 179. 278. 355. 602. 642. 665. 716. 839.* 1054.*
v. Berger 448. 471. 476. 744. 751. II, 3. 45. 63. 135. 245.* 743. 757. 818.*
Berggoldt 494.
Bergh 393.
Berghaus II, 1118.
Bergier II, 336. 932.
Bergius 173. 272. II, 475.* 757.*
Bergmann 516. 507. II, 283.
Bergst II, 382.
Bergsten II, 1077.
van Berkelaar II, 593.
Berkeley II, 839.*
Berkelmann II, 349.*
Berkenhout II, 818.
Berkley II, 87.* 917.
von Berkmann II, 245.
Berlage II, 97.
Berlin 157. II, 445.
Berlinghieri II, 1072.

Bernadus II, 521.
Bernard II, 355.
St. Bernardus 532.*
Bernd II, 82. 301.* 330.
Berner II, 87. 144. 159.
Bernet II, 438.*
Bernhard II, 475.*
Bernier 333.* 430.
de Bernois II, 951.
Bernouilli 494.* II, 93. 167. 271. 802.
Bernstein 322.
Beroaldus 8.*
Beronius II, 566.
Berrelarius 124.
Berry II, 839.
Bertacchius 81.
le Bert II, 144.
Bertapalia 4.
Bertholius 176.
Berthollet II, 1072.*
Bertholon de St. Lazare II, 779. 791. 883. 917. 932.*
Bertin II, 315. 323. 390. 451. 488.
Bertocci 424.
Bertoltus 622.
Bertossi II, 488.
Bertram II, 90.* 315. 323. 346. 536. 743. 757. 791.*
Bertrand 194. II, 375. 451. 512. 743.
Bertrandi II, 382.* 501.
Bervaldus 537.
Beryber II, 410.*
Beschel II, 400.
Besse 523.* II, 33.* 346. 374.
Bessel II, 1101.
Besson II, 791.
Besuchet II, 451.
Betheder II, 451. 475. 501.* 593.*
Bethge II, 1083.
Bethke II, 1118.
Betienback 157.
Betinelli II, 1041.*
Betke II, 543.
Betten 457.
Beudo II, 743.
Beuer II, 629.
Beumelburg II, 512.
de Beukir II, 336.
de Beunie II, 802. 813.*
Beuttel 240.
Beverovicius 655.* 660.*
van Beverwyck 216.*
Bex 418.
van Bexselt II, 716.
Beyckert II, 671.*
Beyer 113. 381. II, 201. 861. 1118.
Beyermann, II, 434.
Beyfus II, 390.
Beyrlin II, 395.
Bez II, 410.
Beza 283.
Bezel II, 330.
Bezold II, 969.
Bianchelli 20.
Bianchi II, 101. 410. 475.* 665. 1054. 1101.
Bianchini II, 391. 400.
Biard 137.
Biart 183.
Bichat II, 865.* 1083.
Bicker II. 501.*
Bidahlt II, 536.
Bidermann II, 424.
Bidloo II, 82.* 124.
Bieck II, 42.
Biedermann II, 1054.*
Bieler II, 151.
Bienaise 736.*
Biener II, 791.
de Bienville II, 654.* 665. 757.* 932.
Bierling 410.* 411.* 494.* 511.* II, 488.
Biermann 92. 152. 154.*
Biester 283. 371. II, 59. 124.
Bikker II, 617.
Bilderdyk II, 355.
Bilfinger II, 167. 330. 564.* 617.*
Bilger II, 82.
Bilgner II, 564. 602. 654.* 970.* 995.
Bilitzer 145.
la Billardiere 1101.*
Billebault II, 93.
Billebius II, 207.
Billing II, 779.
Billings II, 476.
de Billy II, 82.
Bilstein 428.
Binder 7.* 572.*
Bindewald II, 201.
Bindi 276.
Bing II, 262. 818.
Binninger 377.* 407. II, 411.
Binsfeld 95. 104.* 180. 599.*
Binwald 562.
Bipamonti II, 1019.
Biquet 194.
Birch 393. II, 767. 995.
Birkholz II, 917.* 1072.*
Bird II, 512.

Birnstiel II, 897.
Bischof II, 1083.*
Bischoff II, 1054.
de Biscop 296. II, 602.
Bishop II, 970.
Bisset II, 593.*
Bissot II, 679.
Bithynus II, 1042.*
Black II, 1054.
Blackmore II, 201. 212.
Blacvod 120. 139. 141. 171. 173. 600.
Blaes 307.
Blaese II, 1054.
Blagden II, 618. 970.
Blagio 572.
Blankard 464.* 471.*
Blakeway II, 135.
le Blanc II, 451.
Blancaard 441. II, 33.*
Blanchot II, 422.
Blancquebyl 467.
Bland II, 791. 818.
Blanc II, 451. 917.* 970. 1019. 1020.*
Blancard 418.*
Blankenhain II, 523.
von Blarkom II, 1042.
Blasius 186.* 302. 402.*
Blass II, 3.
Blau II, 839.
Blauberg II, 982.
Blech II, 839.
de Blegny 411.* 419.* 424. 430. 457. 721.*
Blessig II, 818.
Bleuland 897.*
Blier 296.
Blizard II, 951.
Bloch II, 629. 698.* 730.*
Blochmann II, 84.*
Blochwig 197.*
Blochwitz 186.
Block II, 839.
Blocksberger II, 618.
Blohm II, 495.
Blom II, 780.
Blondel II, 216.* 233. 289.
Blondus 33.* 34. 543.
Blosius 88.
Blossius 120. 148.
Blount II, 897. 995.*
Bluhm II, 608. 904.
Blum 172. 192. 296. 361. 382. II, 283.
Blumenbach II, 767. 819.* 897.* 970. 1118.
Blumenthal II, 665. 679.*
Blumi II, 106.
Blumroeder II, 151.
Blumm 115.
Blunt II, 865. 883.
Blyenburck 430.
Bocalosi II, 839.
Boccaccio 629.
Boccius 576.
Bochmann 132.
Bocconis 511.*
a Bocher 646.
Bockel 92. 111.
Bocky 494.
Bodaeus 602.
Bodenburg II, 501.
von Bodinckhuysen II, 355.
Bodinus 62. 77.* 84.* 97. 124. 576. 586. II, 33. 571.* 612.*
Bodmer II, 995.
Bodolo 419.
Boeckeler II, 128.
Boeckh II, 970.
Boecler II, 323.*
Boeckmann II, 883.
Boeger II, 1083.
Boehm II, 839.
Boehmer 494. II, 179.* 283. 315. 346.* 400.* 406.* 422.* 451. 545. 554. 565. 580. 618. 629.* 643. 666. 699. 743.* 802. 819. 917. 933.
Boehmius II, 315.
Boehr II, 839.
Boenigk 249.
Boekman 897.
Boenneken II, 228. 302. 346.* 489. 501. 536.* 554.
Boer II, 970.*
Boeracker II, 1118.
Boerhaave 467. 471. II, 87.* 228.* 271.* 289.* 355.* 358.* 366.* 374*. 423.* 434.* 489.* 545.* 593.* 666.*
Boers II, 536.
Boesch 366.*
Boerner II, 780.*
Boese II, 950.
Boesius 453.*
Boethius 104.
Boethus 4.
Boëtius 61. 689.
Boettcher II, 791. 839. 970.* 1042.*
Boettger II, 92.
Boetticher II, 144. 167. 201. 330. 346. 382.
Boettiger II, 63. 1054.

Boezo 210.
Bogdamus 261.*
Bogel II, 1083.
van Bogen II, 333.
Bogler II, 1102.
Boguet 130.
Bohadsch II, 411.* 490. 716.*
Bohem 252.
Bohemus 711.
de Bohingen II, 523.*
Bohl II, 216.
Bohlen II, 94.
Bohlius II, 346. 572.* 594.
Bohn 333. 419. 422. 436.* 452. 456.* 467. 494. 512. 743. 750. II, 52.* 135. 536.
Bohomolee II, 666.*
Boicmus 577.
Boileau II, 252.
Boirel 411. 710.*
du Bois II, 20. 336. 580.
du Bois de la Guinardières II, 476.*
du Bois de Rochefort II, 666.
Boisotus 464.
Boisragon II, 1118.
Boissier II, 245. 315. 323. 391.* 476.* 501. 523.* 524.* 536.* 546.
Boisson II, 451. 537.
Boivin 569.
Bokel 84. 88. 92.
Bollmann II, 970.
Bologna 441.
Bolster II, 382.
Bolten II, 315. 323. 398. 411.* 512. 679. 716. 767.*
Bolton II, 995.
Bolzetta 186.
Bona 552.
della Bona II, 411. 594.
Bonafos II, 666.*
Bonannus 442.
Bonard 77.
Bonaventura 189. 725.
Bond II, 330. 411. 434.*
Bondrye II, 452.
du Boneix II, 452. 629. 654.*
Bonel de la Bragaresse II, 802. 839.
Bonet 387.* 441.* II, 3.*
Bonetus 697.* 728.*
von Boneval 238. 264.
Bonfranciscus 605.
Bongaerts II, 336.
Bonhomme II, 383.* 452.
Bonn II, 819.* 970.* 1042.
Bonnard II, 452. 758. 865.
Bonnefoy II, 802. 819.
Bonnet II, 278. 476.* 524. 537.* 572.* 629. 643.* 654. 679.* 716. 743.*
de Bonne Maison 716.
Bonnhoefer II, 262.
Bonté II, 452. 730.* 819.
van Bontekoe 411.* 441. 464. 516.*
Bontius 222.* 276.* 494.* 602.
Bonvarlet 298. 683.
Bonvinius 141.
Bonvoust II, 336.
Bonzelius II, 1084.
Booke II, 264.*
Boom II, 554.
van der Boonmesch II, 889.*
Bootius 242.* 393. 402.*
Borchard II, 400.
Borck II, 250.
Bordegaraye 507.
Bordelon II, 452.
de Bordeu II, 452. 502.
Bordenave II, 501.* 580. 618.
Bordewish II, 151.
Bordinge 120.
Bordinus 152.
Borell II, 70. 239. 272.
Borelli 411.* 448. 722. II, 271.
Borellus 258.* 268.* 272.* 299. 419.* 700.* II, 52.* 94. 119.
Boret II, 502.
Boretius II, 136.* 145. 189.* 217.
Borgemann 100.
Borie II, 352. 367.
Bork II, 245.
Born II, 970.*
Bornemann 100. 525.*
Borrichius 292.* 381.* 387. 393. 403.* 419. 430.* 706.* 707.* II, 594. 819.
Borrows II, 1102.
Borthwick II, 780. 865.* 933.
Bortz II, 716.
van den Bos II, 502.*
Bosch II, 933. 951.
van der Bosch 71. II, 629.* 897.
Boschi 139.
Bose II, 106. 302.* 336. 347. 359. 374. 490. 554.* 565. 608. 699. 736. 791. 918.
Bosius II, 758.
Bosmann II, 52.*
Bosquillon II, 666. 730. 758. 1084.*
Bosset II, 512.
Bosseus 661.
Bossuet II, 262.
Bost II, 699.

Bostadius 10.
Bostock II, 1118.
Boswel II, 594.
Botallus 51.* 56.* 80.* 683.*
Bottoni 83.*
Botthius 171.
Bottin II, 452.
de la Bouchardière II, 452.
Bouche 204.*.
Boucher II, 452. 554. 730.
Boudewyns 312.*
Boudin 744.
Boudrye II, 452. 971.
Bouffey II, 452.
Bougaut 448.
Bouge II, 573.
Bougeant II, 308.* 434.
Bougourd II, 272.
Bouiller II, 524.*
Bouillier II, 228. 290.*
Bouistau 577.
Boulenger II, 1042.
Boulet II, 995.
Boullot 683.
Boult 173.*
Boulton 512. 671. 750.*
Bourbon-Lancy II, 452.
Bourdelin II, 149. 201. 594. 602.
Bourdelon II, 94.
Bourdelot 333.* II, 201.*
Bourdois II, 452. 1084.
Bourdon 442. II, 543.
Bouret II, 802.
Bourgaud 214. 251.
Bourgauld 661.
Bourgeois 264. 653.
de Bourges 303. 381. II, 44. 951.
Bourgeon 72.
Bourienne II, 452. 840. 883.
Bourke II, 1042.
Bourleyne II, 452. 716.
Bournainville II, 452.
Bourrit II, 791.*
Bourry II, 580.
Bouschon II, 933.
Boush II, 758.
Bousquet II, 743.*
Bousson II, 840.
Bouteille II, 452. 744. 819. 840.
Bouterweck II, 933.
Boutonnier 169. 173.
Bouvard 128.
Bouvart 148. II, 512. 602.
Bouwer 464.
Bouvier II, 453. 730. 1102.
Bovillon II, 367.
Bowen II, 819.
Bowiz 251.
Bovius 96.* 79.* 80.
Boxhorn 656.
v. Boxselt II, 512.
Boyer II, 232. 524. 758. 971.
Boyfield 300.
Boyle 300.* 304.* 442.* 453.* 741.*
Boyrot de Joncheres II, 546.
Boyvin 137.
de Boyvin de Vaurocey 647.
à Bra 491.
Braak 491.
Brackhuysen 371.
Bradley II, 167.
Brady II, 502. 512. 580. 618.
Braemius II, 1033.
Braeuner II, 293.
Brachmann II, 268.*
Braki 141.
Brailsford II, 1118.
de Brambilla II, 679.* 897.*
Brancaccius II, 38.
Brand 393. II, 383.
Brandau II, 476.
Brande II, 951.
Brandelius II, 780.
Brandemart II, 453.
Brandes 276. 419.
Brandis II, 1054.*
Brandius 524.
Brandl II, 461.
Brandon 467.
Brandreth II, 699. 971.* 995.*
Brandt 286. 453. II, 654.
Brant 194.
Brassavola 22. 26.*
Brasseur II, 996.
Braumont II, 167.*
Braun 190. 210. 399. 730. II, 167.
Braune II, 865.
Brauns II, 971.
Brauser II, 490. 495.
Bravus 62. 84.
Brawe II, 654. 666. 767.
Brayer 170. 197. 604.
Brechery II, 453.
Brecht 412.
Brechtfeld 296. 377. 706.* 713. II, 594. 819.
Bredenbeck 269.
v. Breda II, 780.
Breden II, 1119.
van Brederve 736.

Bredhauer II, 38.
Bree II, 1084.
Brehmer II, 1055.
Brehm 253. II, 1042.*
Breiting II, 1055.*
Breithaupt II, 145. 1042.
Bremer 476.
Brendel 158.* 166. 171. 194. 208. 516. II, 25. 63. 70. 151. 359. 374. 375. 391. 411.* 424. 476.* 492. 629.*
Brendelius 154.
Brengger 178.
Brenner II, 340.
Brentius 7.
Brera II, 865. 1102.* 1119.
Bresson II, 331.*
Bressy II, 933.
Brest 442.
Brethius 531.
le Brethon II, 106.
Bretonnayau 80.
Bretschneider II, 59. 1084.
Breuel II, 918.
Brevel II, 699.
Brevis II, 228.
Brevning II, 716.
Breyer 464. 516.
Briand de Crevecoeur II, 383.
Briccius 258.
Brickett II, 1102.
Brief II, 1084.*
Brien II, 546.
v. Brienen II, 301.
Brigard 548.
Brigelius II, 53.
Briggs 437. II, 25. 580. 699.*
Brigth 84. 152.
Brillenburg II, 865.
Brilli de Lendeneria 21.
Brinius II, 234.*
Brinckmann 731.
Brion II, 918.*
Brisbane II, 666.*
Brishar 524.*
Brisseau 482. II, 63.* 87.* 128.*
a Brixion II, 278.
Brockenbrough II, 1055.
Brockhausen II, 791.
Brocking 175.
Brocklesby II, 512.
Brockmann II, 791.
Brodhag II, 490.
Brodie II, 424. 699.
Brodkorb II, 666.
Brodtbeck 286. 387.
a Broeckhuisen 728.
Broeder II, 228.
Broen 424. 437. 448.*
Brogiani II, 424.* 476.
Broglia 227.
Brognoli II, 119.
Brokaeus II, 179.
Bromel II, 201.
Bromfield II, 262.* 581. 680.* 699.*
van Bronchorst 458. II, 183.
Bronner II, 840.*
Bronzel II, 453.
Brookes II, 453.
Broscier II, 308.
Brosciet II, 767.
Broski Broseius 148.*
Brotbeck 269. 312. II, 478.
Brote II, 453.
de Brotonne II, 758.
Brougthon II, 44.
de la Brousse II, 573.
Broutet II, 453.
Brouzet II, 453.*
Brovin 158.
Brown 407. 423.* II, 87. 101. 308. 580.* 791. 1102. 1119.*
Browne 227.* 381. II, 44.* 234. 284.*
Brucaeus 148.
Bruce II, 476.
Bruch II, 512.* 802.*
Bruckner II, 400.
Brueckmann II, 190. 279. 308. 331.* 347. 367. 375. 383. 424. 767. 780. 884.*
Brueckner 491. II, 106. 367. 952.
Brückner II, 478.
Bruegge 494.
Bruel 238.
Brünie II, 1072.
Bruening II, 512.* 666. 680. 1042.
Brüschmann 425.
van Brugge II, 744.
van Bruggen II, 840.
Brugmans II, 758. 840.
Brugnatelli II, 996.
Brugnone II, 983.
Bruhier d'Allaincourt II, 315.
Bruinvisch II, 554.
Brun 95. II, 308. 434. 453. 780.
le Brun II, 245. 293. 918.
Brunck II, 294.
Brune II, 294. 297.* 543.

Brunet II, 136.
Bruni 120.
a Brunn II, 124. 434.*
Brunnemann II, 217.* 588.
Brunner 111. 164.* 464. 494. 736.* II, 124. 135.* 145. 179.* 217.* 262.*
Bruno 403. 430. 438. 471. 524. II, 87. 135.*
Bruns II, 537.*
Brunsmann 499.
Brunschwitz II, 79.
Brunsmann 711.
Brunus 581. 582.* 583.*
Bruxius 127. 141.
de Brunga van Berendrecht 272.
Bruz II, 716.*
Bryan II, 802.
Bryant II, 819.
Brydall II, 25.
Bryde 312.*
Brydone II, 502.
de la Bruyère II, 802.*
Bruyerinus 51.
le Bryn II, 145.* 424.
Bualterius de Burley II, 532.
Bubbius II, 167.*
Buccaferrea 661.
Buccius 572. 661.
Buch II, 415. 527.
Buchanan 207.
Bucher II, 117. 308.
Buchhave 361. II, 792.* 803. 819.* 971.
Buchholz II, 319. 375. 767.* 780. 803.*
Buchner II, 212. 435. 294. 323.
Bucholtz II, 527.
Bucholz II, 840.* 865. 1055.*
Bucholtz II, 1020.*
Buchoz II, 629. 865. 918.* 933. 1020. 1102.*
Buchwald II, 159. 160. 272. 315.*
de Buchwald II, 435.* 716.
Buckens II, 94.
Bucoldiani 35. 88.
Bucoldini 27.
Bucquet II, 651. 730.
Budaeus 139. 214. 453. II, 53. 87. 121. 124. 135.
Buddeus II, 77. 85. 167. 391.
Buechele II, 996.
Bueching II, 53. 375.
Buechner II, 167. 190. 214. 217. 228.* 234.* 239. 302. 331. 375. 383. 391.* 400.* 401. 405. 424. 425. 435. 453. 476.* 483. 490.* 501. 502.* 508. 512. 524.* 537. 546. 554. 565. 569.* 573.* 581. 594. 595. 602. 603.* 618. 621. 622. 625. 629. 644. 647. 654.
Bucking II, 44. 767. 884.
von Buehren 214.
Buel 424.
Buendell II, 618.
Buerger II, 383.
Buerlin 296.* 299.
Buescher II, 302.
Buesching II, 666.*
Buesen II, 820.
Buettner 741. II, 252. 272. 629.* 654.* 680.* 1042.
Bufaletti II, 38.
de Buffon II, 401.*
Buffier II, 59.
de Bugella 499.
Bugges 316.
Bugius 301.
Buhr II, 780.
Buhren 516.
Buisiere 448.
Bulffinger II, 129. 167. (Auch Bilffinger, Bilfinger.)
Bulgetius 272.*
Bulisius II, 315.
Bulkeley II, 581.
Bull II, 272.
Bullenbergerus 643.
Bullick II, 279.
Bullivant II, 699.
Bullmann 512.
Bultingk 327.
Bulwer 228. 243.
Bungey 669.
Bunken 214.
Bunon II, 323.*
Buntsch II, 203.
Buonacossa 43.
Burat II, 453.
Burchard 647. II, 212.* 272. 302.
Burchardt II, 211.
Burchardus II, 53. 56. 201. 680.
Burchart 286. II, 68.
Burckhard 194.
Burdach II, 1102.
Burdon II, 1102.
Burel II, 618.
van Buren II, 141.
Burgersdicius 645.
Burggraf 192.

Burggravius 145. 638. II, 190. 202.* 219. 234. 252. 253. 411.* 840.*
van der Burgh 442.
Burghard II, 391. 884.
Burghart II, 43. 283. 294. 304.
Burgmann II, 245.
Buring 442.
Burkard II, 220.* 400.
Burke II, 391. 594.
de Burtey 532.*
Burmann II, 105.
Burmester II, 283. 971.* 1084.
Burnet 166.* 399. 448.*
Burnside II, 884.
Burrhus 327.
Burserius de Kanilfeld II, 865.* 898.*
Bursinck II, 884.
Burton 175.* 182. II, 302.
Burton II, 581.
Busch II, 655. 767. 820. 841.* 865. 918.
Bursenius 43.
von dem Busch 322.
Busnel II, 594.
Busse 284. 482. 516. II, 618. 630.
Busson II, 332.* 933.
Bussières II, 581.
Butler II, 94.
Butter II, 680. 705. 971.
Buxton II, 490. 898.
Buxtorf II, 228. 411.* 603. 996.
Buysse 228.
Buzzi II, 1020.
Bylwerf 722.
Bywart 437.

C. 120.
Caballus 6.
de Caballis 453.*
Cabanis II, 1119.
Cabbell II, 477.
Cabeus 193.
Cabrol 611.* II, 744.
Cabrolius 264.*
Cadaldinus 24.
Cademann 296.
Caelius 10.* II, 88. 699.*
Caemmerer II, 119.
de Caen 283.
Caesalpinus 97.* 118.* 563.* 570. 617.*
Caesar 419. II, 933.*
Caestrick II, 453.
Cagnion II, 971. 996.
Cagua II, 375. 581.
Cajus 137.
Caille II, 1020.
Caillau II, 1084.*
Calamus 22.*
Caldani II, 490.* 491. 502.* 565. 644.* 820.* 884.* 996. 1020.
Caldwell II, 780. 1072.
Calendus 105.
Callenau II, 1055.
Callisen II, 700.* 768. 820.* 884. 971.
Calmet II, 367.* 391. 411. 491. 933.
Calmette 403. II, 53.
Calvet 253. II, 554. 618. 623.
de Calville II, 79.
Calvus 13.
Calzavelia 61.
Camellus II, 581.
Camerarius 182.* 420. 425. 437.* 442. 453.* 464. 472. 491.* 494.* 507. 516. 729. 743.* II, 44. 53. 64.* 106.* 101. 111. 89.* 135. 153. 159. 161. 167.* 179.* 190. 202.* 213.* 234.* 239. 265. 272. 279. 502. 546. 567. 952.
Camilla 55.
Caminius 264.
Campanella 173.
Campbell II, 700. 730. 744. 866. 934.
Campe II, 730. 768. 884. 933. 996. 1102.* 1119.
Campegius 7. 9. 14.
von Campen 482. 739.
Camper 464. II, 368.* 477. 537.* 700. 768.* 841.* 971. 1020.
Campiani II, 524.
le Camus II, 336. 341. 425.* 435. 538.* 546.* 630.* 943. 1102.
Camutius 55.
Canale 661.
Candidatus II, 625.
Candisius 649.
Cannengiesser 371.
Canonterius 189.
Cantwell II, 581.
Canz II, 971.
a Capaulis 693.
Capelle II, 820. 866.
Capivaccius 108.* 124.*
Capiteya 41.
Capmittel 172.
Capivaccius 590.*
Capman II, 996.
Capmas II, 454. 716.

Cappe II, 1102.
de Cappe 109.
Cappel II, 792.* 820.* 1020.
Cappele II, 302.
Cappelletti II, 453.*
Cappon 653.
Caputus II, 324.
Caraccioli II, 524.* 603.* 618.
Caranta 180.* 645.
Carcano 81.
Carcanus 80.*
Cardanus 41.* 50.* 53. 56.* 83. 96. 114.* 132.* 277. 301.* 501. 545.* 552.* 569. 608. 660. 669. 678. II, 284.* 603.*
Cardilucius 393.*
Carelson II, 803.*
Carenus 567.
Carl II, 262.* 315.* 331. 715.
Carli II, 758. 1020.*
Carlisle II, 1020.*
Carlos II, 730.
Carmichael 494. II, 565. 573.* 952.*
Carminati II, 918.* 934.*
Carmoy II, 841.* 866.
Caron 39. 470. 737. 749. II, 324.
Carp II, 525.
Carpentier 61.
Carr 476.
Carra II, 841. 866. 971.*
Carré II, 161.
Carré de Montgeron II, 294. 359.*
Carrère II, 512.*
Carrerius 35.*
Carrichter 74.* 453.
Carrick II, 898.
de Carro II, 1020.
Cartén II, 768.
Carthenius 481.
Carter, II, 884.* 972. 996. 1055.
Cartesius 164. 296.* 228. 304. 307. 403. 722. 728.
Cartheuser II, 244. 249. 315. 324.* 347. 349. 359. 401. 411. 436. 462. 477. 491.* 507. 554. 565. 573. 581.* 604.* 644. 709. 744.*
Cartier II, 491.
Cartney II, 898.
Cary 88.
Casaubon II, 972.*
Casavboni II, 82.*
Cascales 312.*
Cascalès 145.
Case 749.*
Caserta 180. 643.
Casmannus 104. 127.
Caspar II, 820.
Caspart II, 239.*
Cassan II, 1084.*
Cassebohm II, 272.
Casserius 114. 139. 189. 606.*
Cassidorus 539.
Cassius Felix 78.*
Casson 507.
Castaneus 740.
Castel II, 436.* 473.
Castelli II, 361.
Castellanus 212.*
Castellini 661.
Castellus 178.* 160.*
Castet II, 454. 491.
Castilhon II, 594.* 644.
Castillon II, 582. 630.*
Castres II, 630.*
de Castro 124.* 173. 175. 178. 190.* 207. 214. 222.*
le Cat II, 308. 315.* 331. 347.* 437.* 454.* 477.* 480. 513. 525.* 581.* 582.* 594. 604.* 619.
Catani II, 491.
Catarina Binder 82.*
Catherwood II, 124.
de Catt II, 619.
Cattani 560.
Cattier 664.* 668.
Cattierus 261.* 269.*
Couan II, 239. 242.
Caullet de Veaumorel II, 866.
Cauz II, 425. 604.* 645.*
Cavalli II, 582.
Cavallini II, 554.* 630.
Cavallo II, 744. 1055.*
Caverhill II, 645.* 666.*
Cazaubiel II, 454.
de la Caze II, 411.* 454.* 477.*
de Cazelle II, 803.
de Cazelles II, 454.
Cellarius 335.* 361. 403. 646. 711. 715. II, 758.
Cellier II, 454, 619.
Celosse 737.
Celsius II, 53.
Celsus 57.* 58. 162. II, 401.*
Cementarius 562.
Cermisonus 6.*
Cesamajor II, 331.
Chabert II, 934. 996.*
Chabrot II, 454.
Chachalion 539.
Chalmers II. 437. 513. 730.* 918.*

Chamberlaine II, 680.
Chambon II, 952. 969. 972.*
Chambre II, 565.
de la Chambre 214. 276. 286. 296. 307. 371. 472. 669. 671. 697. II, 331. 934.*
Chamicus 9.
Chamisso 333.
Champierius 8.
de Chamseron II, 952.
des Champs II, 744.
de Chamsery II, 454.
de Chandelier II, 525.
Chandler II, 780. 866. 898.
Chandron II, 454. 792.
Chanet 243. 661.
Chanler II, 619.
Chanoine 507.
Chapelain 56.
de la Chapelle II, 667.*
Charac 453.
Charas 327.* 371.* 442. 448. 458.
Chardulliet II, 272.
Charisius II, 112. 124. 375.
Charitinus II, 83.*
Charles 193.
Charleton 251. 304. 308.* 407. 684.* 693.* II, 645.
Charpentier II, 213.
de la Charrière II, 44.*
Charron 118.* 500.*
Charstadius 186.*
Charterius 216.
Chartier 164. 652. 653. 670. 674.
Chartrier 671.
Chasler 190.
Chastelain 322. 476.
de Chaufepié II, 412. 425.
Chaussier II, 867.* 972. 996.
Chauvel 381.
Chauvelle 379.
de Chauvincourt 605.
Chavasse II, 700. 866.* 884.* 934.
Chavey II, 454.
Chemery II, 454.
Chemin 71. II, 454.
Chemineau 744.
Chemnitius 715. II, 391.
Cheselden II, 213.* 324.* 582.*
du Chesne 146. 664.
Chesneau 362.* 377.* 393. II, 151.* 337.* 354.
Cheston II, 655. 780.* 952.
Chevalier II, 294. 339. 538. 938.
de la Chevasse II, 454.
Chevillard II, 454. 803. 898.
Chevreau 312.*
Chew II, 1055.
Cheyne II, 190.* 202.* 234.* 262.* 308.* 315. 316. 331.* 437.
Chiarenti II, 934.* 1084. 1103.*
Chiarugi II, 1020.* 1042. 1055.* 1084.
Chibourg II, 454.
Chicotius 269.* 327.
Chicus 669.
Chifflet 145.* 166.
Chifolian II, 841.
Chiliani 283.*
Chirac 148. 482. 512.* 524.* II. 33.* 348. 477.
Chizeau II, 454. 1119.
Chladen II, 401.*
du Choisel II, 491.*
Chokier de Surlet 664.*
Chombart 243.
Chomel II, 70.* 94. 101. 190. 315.* 425.
Chopart II, 645. 646.*
Choppinus 7.
Chouteau II, 454. 918. 1020.
Chretien 548. 651. II, 866.*
Christ am Ende II, 200.
Christiani 80. 453. 476. II, 25.
Christoph II, 1042.*
Chrysippus 586.
Chuden II, 89.
Chueden II, 86.
Chuedenius 495.
Chuno 403.
Chunon 417.
Ciachawski 173.
Cibaldi 296. 316.
Cicalata II, 898.
Cicero 586.
Cicogna 133.
Cid II, 898.
Cigalini II, 392.
Cigna II, 502. 680.
Cindarsus 183.
Cirilli II, 582.
Cirillo II, 302.* 645. 820.* 952.* 1055.
Cirvelius 537.
Citesius 161. 212.*
Clacius II, 118. 309.*
Cladenius II, 129.
Claepius 581.
Claesens II, 820.* 856.*
Clander 294.
Clapiceus 6.

Clapmarius 629.*
Claramanteus 476.
Claramontius 183.
Clare II, 866.
de Clarellis II, 348.*
Clark II, 219. 425. 655. 701. 952.*
Clarke II, 792.* 934. 972. 996. 1084.* 1103.
Clarkson II, 1021.*
Class II, 952.
Classen II, 65.
Clauberg 476.
Claubergius 737.
Claude de Bacloy II, 308.
Clauder 442.* II, 239.
Claudinus 129. 130. 133.* 148. 164. 661.
Claussen II, 454.
Clauswitz II, 425.
Clavdius Aqvaviva 606.*
Clavillart II, 348.
Clayton II, 867. 1085.
de Cledat 646.
du Cledet 231.
Cleemann II, 207.
Cleffel II, 45.
Cleghorn II, 730.* 820.
Clemens II, 219.
Clement II, 455.
Clemu II, 546.
Clendening II, 972.
Cleogna 130.
Clephane II, 502. 513.
Clerc II, 538.
le Clerc 269. 335. 506. 516.* 703. 744.
Clericus 1.* 425. II, 792.
le Clerk II, 101.* 106.* 430. 650. 730. 1020.
Clerke II, 972.
Clerselier 109.
Cletus Aëtius 173.
Clifford 430.
Cline II, 1103.
Clopthac 458.
Closius 512. II, 80.
Closs II, 482. 604.* 1042. 1055. 1085.*
Clossy II, 565.*
Cluever II, 59.
Clueyret 272.
Clumper II, 780.
de Clusa 531.
Clusius 67.*
Clutterbuck II, 1042.
Cluzard II, 61.
Clyers 706.
Cnobloch 61.
Cnopff 458.
Cober 97.*
Cobet II, 1021.
Coblot 507.
Cobolti 127.
Cocchius II, 252. 630.*
Cochon-Dupuy II, 477.
Cochon du Py II, 273. 283.
Cochrane II, 841.
Cockburne 501.*
Cocke II, 1103.
Cocles 6. 9. 20.* 537.* 542. II, 25.
Cocus 599. 603.
Codronchus 95.* 142.* 166.
Coeffeteau 649.
Coeler II, 253. 731.*
Coeller 277.
Coernerus 186.
Coffinières II, 1085.
Cofkuyt 448.
Cogan II, 604.*
Cohagnesi 166.
Cohausen II, 213. 437.
Cohen II, 315.
Coiter 564.*
Colbatsch 517.* II, 152. 159. 183.* 383. 731.
Cole 468. II, 25. 38.* 582.* 594. 605.
Colem II, 219.
Colerus 84. 137. 577.
Colesbery II, 996.
Colignon II, 573.
Collado 636.*
Colladon II, 1085.
Colle 175.* 190. II, 228.
von Collen II, 744.
Colletet 208. 653.
Colliber II, 272.
Collier 152. 606.
Collignon II, 803.
Collin II, 573.* 667.* 716.* 780.*
Collingwood II, 1043.
Collins II, 595.
Collot 509.
Colohri II, 39. 411.
Colombia II, 455.
Colombier II, 283. 605.* 667.* 884.
Colot II, 219.*
Colsmann II, 1043.
Columbus 50.* 93.*
Columna 96.* 161.*
Combachius 159.

Combalusier II, 546.
Comelio 308.*
Companella 643.
Compardon II, 455. 758.
Comparetti II, 780.* 841. 934.
Compegius 7.
Complainville 649.
le Compte II, 867.
Comstook II, 1103.
le Comte 277. 507. II, 455. 731.* 768. 935.
Comus II, 701.
Conario 52.
de Concoregio 531.*
de Condillac II, 368.* 455.* 477.* 996.*
Condorcet II, 1072.
Confalonerius 20.
Conforti 61.
Congolius II, 135.
Coninck 393.
Connell II, 455. 573.
Connor II, 64.*
Conover II, 972.
Conrad II, 667. 758.
Conradi 686. II, 82. 179. 972.* 1055.* 1072.* 1085.* 1103.* 1119.
Conradus 127. 152. 173.
Conring 120. 210. 212. 214. 222. 224. 231. 251. 255. 258. 269. 284. 296. 299. 653.*
Consbruch II, 630. 680.* 744.* 1055.
Constant 208. 253.* 476.*
Contarepo 839.
Conyngham II, 680. 935.
Constantinus 57. II, 655.
Constantinus Africanus 20.* 23.
Constantius II, 119.
Contarenus 652.*
le Conte 211.
Contugi 459. 472.
Contulus II, 1119.
van Convent 517.
Conyngham II, 935.
Conz II, 1001.*
Coohran II, 701.
Cook II, 820. 884.*
Cookson II, 780.
Cools 222.
Cooper II, 716. 867.
Coopmans II, 455. 645.* 935.
Cope II, 883.
Coper 703.
Copland II, 701.
Coquereau II, 731.* 780.
Cora II, 119.
Corbeius 161.* 231. 238.
de la Corde 576.
Cordelle 387. II, 119.*
de Cordemoy 412. 695.
Cordes II, 455.
de Cordua II, 129.
Core II, 792.*
Corfinius 327.
Cornachini 128. 680. II, 513.*
Cornarius 23. 30. 33. 34. 36. 41. 92. 101.* 111.* 155. 605.*
Cornaro 50.
Cornati 185.
Cornelison II, 1021.
Cornelius II, 582.
Cornette II, 904.
Cornutus 114. 186.
Corp II, 1001.*
Corradori II, 1021.*
Corrodius II, 1033.
Cortambert II, 1085.
Corte II, 39.*
Cortes 142.
Cortesius 201.* 647.*
de Cortilias 174.*
Cortuummius 371.* 403. 664. 713.*
Coruinus II, 33. 200. 392.* 731.* 944.*
Corvejus 639.
Corvus 18.
Coschwitz II, 70. 167. 202.* 220. 229.*
Cosnier II, 188. 341. 508. 935.
Costaeus 61. 101.* 171. II, 70.*
Costar II, 228.
Coste II, 455. 527. 546. 59. 701. 884.
Cothenius II, 478.
Cothillon 65. 567.
Cothmann 208.
Cotte II, 667.
Cotton II, 645.
Cottunnio II, 538.* 1001.
Cottunnius 546.* II, 574.* 619. 645.* 717.
Cotunnus II, 573.*
Couan 164. 638.
Courcelles II, 339.*
Courmette II, 952.
Courtin 8. 88. 148.*
Courtois 660.
de la Courvee 211.
Cousin 378.
Cousinot 186. 586. 638.

Cousture 459.
Coutavez II, 613.
Couthier II, 348. 392.
Couvin 657.
Coward II, 45.
Cowling II, 619. 792.
Cowper 494.* 512.* 750.* II, 25. 582.
Cox II, 582.* 701.* 898. 935. 952.* 1001.
Coxe II, 1103.
Coyttarus 73.*
Craamer 393.
Craanen 403. 468.* 472. 737. II, 935.*
Cracovius II, 253.
Cradok 491.
Crafft 176.
Craincross II, 935.
Cramer 154. 425. 501. 502.* II, 94. 150. 152. 392. 538. 630. 898.
Crampier 14.
Crampton II, 1021.
Crantz II, 538.
Cranz 430. 547.*
Crassé 671.
Crassus 51.
Crato 622.
Crato von Kraftheim 46. 51. 101.* 176. 571.*
Crause 372. 403. 425. 430. 437. 442. 453. 458. 461. 464. 468. 472. 476. 494. 507. 517. 512. II, 33. 39. 89. 93. 106.
Cravelius 152. 254.
Crawford II, 655. 1055.
Crell II, 253. 294. 717. 768.* 781.* 841.
Crellius II, 129. 186. 239. 339.* 359. 425. 1033.
Cremoninus 209.
Crespet 581.
Crespon 224.
Cresse 284. II, 45.
Crettau II, 253.
Crety II, 150.
Creutzmann 412.
v. Creuz II, 437.
Creuzberger II, 383. 392.* 478.
Creuzer II, 1021.
Creuzwieser II, 768. 841.*
Crêve II, 1021.* 1073. 1119.
Crichton II, 935. 1103.*
Crinitus 12.*
Crispus 322.
Croasdale II, 1119.
Crocius 178. 296. 700.
Croesen 251.
Croft II, 952.
Croisdaile II, 1119.
St. Croix II, 25. 455.
Croize 507.
Croker II, 972.
Crollius II, 70.
Croner II, 629.
Crooks II, 1021.
Croone 304. 372. 393.*
Cropp II, 792. 898.*
Cros II, 655.
a Cruce 65.* 177. 124.* 164. 192.* 194.*
Cruegenerus 393.
Crueger II, 45. 106. 111. 124.
Cruegner II, 107.
Cruikshank II, 731. 972. 1056.*
Crumpe II, 1021. 1073.
Crusaz II, 213. 324.
Crusen II, 582.*
Cruserius 18.*
Crusius 661. II, 324. 375.* 655. 1056.
Cruso II, 34.*
Cuchalon 605.
Cuēnotte II, 547.
Cufle II, 94.
Culigius 152.
Cullen II, 513. 744.* 768* 781.* 935.* 1001. 1043.* 1073.
Cullum II, 680. 841. 898.* 935. 952.*
Culpeper 739.*
Cume II, 680.
Cuminius 442.
Cummius 453.
Cuninghame II, 202.*
Cunisius 501.
Cuntira II, 744.
Cupples II, 744.
Curaeus 59. 102.
Curé II, 479.
Cureau de la Chambre 231. 661. 686.*
Curne II, 1001.*
Currie II, 701. 899. 1021. 1056. 1085.*
Curry II, 680.*
Cursach II, 841.*
Curteis II, 53.
Curtin 567.
Curtius 545.* II, 647.*
Cutbush II, 1043.
Curio 561.*
Cuyper 524.

Cyprianus 713.
Cyrillus 531.

D. 512. II, 402.* 918.
Dablain II, 605.
Dacon II, 972.
Daconte II, 106.
Dacquet 381.
Daebel II, 124.*
Daehne II, 768. 781.
Daenikerus II, 1032.
Daffinys 649.
Dahl II, 111.
van Dahlem 420.
Dahlgreen II, 237.
Dahlmüller II, 842.
Daignan II, 455.
v. Dalberg, II, 899.
Dalby II, 554. 574.*
Dale II, 582.
van Dalen 685. II, 269.
D(alencé) 458.
Dalern II, 478.
Dalham II, 456. 492.
Dalhemius 333.
Dallas II, 1119.
d'Ambon II, 457.
Dametigny II, 842.
Dammann II, 1001.
Dampier II, 582.
de Damvilliers 316.
Danaeus 67. 71.
Danckwerts II, 279.
Dandeville des Parts II, 655.
Dangis II, 259.
Daniel II, 383.* 392.* 731.
Daniel Danielis 152.
Daniels II, 953.
Dannhauer 264. 286. 651.
Dannenberger II, 234.*
Dannon II, 595.
Danz II, 899. 972.
Dapinoy II, 501.
Daquin II, 973.*
Darcet II, 605.
Darenon II, 457.
Darlue II, 457. 547. 820.
Darmanson 442. 476.
Darwin II, 680. 758.* 884. 918. 1073.*
Daubenton II, 574.
Daum II, 53.
Daunon II, 457. 595.
van Dauren II, 70.
Dauter II, 842.*
Davidis II, 657.
Davidsohn II, 1043.
Davidson II, 1056. 1073. 1103. 1119.
Dawson II, 582. 701.
Dazille II, 867* 918.
Dazuin 507.
Dease II, 731.
Deboux II, 457.
Debrett II, 885.
Debruck II, 979.
Decamp II, 887.
Decazals II, 25.
Dechaes II, 502.
Dechanus 464.
Deck II, 820.
Decker 327.* 738.
Deckers 145. 378.* 482. 697. 707.*
Dedekind II, 602. 1021.
Defoë II, 234.
Degen 458.
Degenets II, 457.
Deggeler II, 70.
Degner II, 331.
Deguise II, 457.
Deharsu II, 731.
Dehne II, 918.
Deichmann 197.
Deidier 524.* II, 65.* 111.* 129.* 145. 179. 213. 303. 457.*
Deiman II, 717. 768. 1021.*
Dejean II, 457.
van Deken II, 478.
Dekkers 482. 494.
Delabrousse II, 457.
Delacroix II, 680.
Delahon II, 581.
Delaisse II, 437.*
Delalen II, 125.
Delamare II, 457.
Delarive II, 1103.*
Delaroche II, 459. 758.
Dell' Aqua II, 1083.
Delius II, 339. 348. 359.* 402. 418. 425.* 457. 492. 509. 525. 593. 595. 619.* 631. 681. 758.*
Delly 713.*
Delom de Lalaubye II, 803.
Delort 653.
Delphini 554.
Delrio 124. 145.* 148.* 182. 272. 412.* II, 159. 368.
Delson II, 867.
Delunel II, 768.
Demach II, 918.*

Demathiis II, 458. 842.
Damel II, 253.
Demerberene II, 94.*
Democritus 586. 669. II, 101.*
Demours II, 458.
Deneste, II, 582.
Denis 316. 322. 464. II, 458. 582.
Denizot 65. 84.
Denmann 183. II, 619. 973.
Dennison II, 717.
Denyan 653. 674. II, 25. 45.
Denys 653. II, 246.* 582.
Denzlerus II, 1033.
Deodatus 171. II, 619.*
Deppe II, 272.
Derham II, 111.*
Dern II, 145.
Defagulliers II, 272.*
Desault II, 263.* 272. 283.* 973.* 1119.*
Desbois II, 375.
Desbouet II, 781. 842.
Desbrest II, 513.
Descartes 209.* 222. 251. 269. 304.* 313. 394.* 448. 658.* 664.* 669. 671. 680. 687. 716. II, 71.* 184.
Descemet II, 458. 680.
Desdames 147.
Desessarts II, 458.
Desgranges II, 458. 1022.
Deshais II, 152. 392.
Desiderat II, 842.
Desiderius 113. 129.
Desir II, 1001.
Deslandes II, 458. 605.
Decmilleville II, 595.
Des-Ondes II, 458.
Desperières II, 803. 820. 968.
Desportes II, 645.*
Destrées II, 458.
Detharding II, 119. 149. 153. 159. 167.* 179. 184.* 190. 195. 202. 234. 250. 253. 478. 492. 543.* 781.* 899. 935.
Detmer II, 335.
Deusing 269.* 277. 286. 287.* 293. 296. 308. 685. 693.* II, 94.
Deutrich II, 699. 710.
Deuxivoye 239.
Devaux 430. II, 272.
Deventer II, 309.
Devilliers II, 492.
Dexbach 308.
Dexter II, 1022. 1056.
Dhyame II, 513.
Diaetophilus II, 1103. 1004.*
Dibon II, 383.*
Dick II, 538. 973. 1085.
Dickson II, 513. 605. 820.
Diderot II, 392.* 630.
Diego II, 97.
v. Diemerbroeck 251. 254. 258. 304.* 308.* 327.* 372.* 448.* 458.*
Dieterich II, 53.
Dietrich 442. 468. 644. 646. II, 527. 1120.
Dietz 689. II, 195. 792.
Dieuxvoye II, 136.
Diez II, 655.
Digbaeus 55.
Digby 51.* 211. 254. 277. 292. 293. 296. 299. 302. 305.* 328. 333. 362.* 363.* 425. 693. II, 348. 631.*
van Diick 693.
Dilectius Lusitanus 222.*
Dilly 420.
Dilthey II, 324.*
Dimsdale II, 655.
Din II, 121.
Dino II, 26.
van Dinter II, 294. 744.
Diogenes Laertius 158. 544.
Dionis 517.* II, 71.* 89.* 94.* 119.* 145. 184.* 294. 316.*
Dioscorides 9.* 14. 545.
Disdier II, 437.
Disnay II, 953.
Disney II, 1043.
Dissandeau 277.
Disseandeau 149.
Dittmar II, 145. 184. 345.
Diversus 84.*
Dixon II, 701. 953. 1104.
Dizinger 491.
Doazon II, 538.
von Dobizyce 6.
Dobbet II, 842.
Dobel II, 953.
de Doblhoff II, 170.
Dobson II, 513. 701. 842.
Dodart 396.* 683. 736.
Doddridge II, 582.
Dodonaeus 9.* 77.* 161.* 420.* 570.* 637. 644.*
Doebel II, 71. 190.
Doeblin II, 246.
Doederlein II, 375.
van Doehren 396.
Doellinger II, 425. 1043.
Doeltz II, 1022.
Doeret 92.

Doerffler II, 622.
Doering 174. II, 239. 953.
van Does II, 202.
van Doeveren II, 582.* 595. 731.* 935.* 973.
Dohnen 501.
Dolaeus 284.* 378. 420.* 442.* 476.*
Dolbeare II, 1022.*
Dolce 577.
Dolgado II, 701.*
Dolignon II, 458. 885.
Domeier II, 842.
Domenich y Arnaya II, 1056.
Domin II, 1073.
Donatus 737.
Donatus 14. 84.* 152.* 365. 695.
Donatus ab Altomari 552.* cf. Altomari.
Doucieu 644.
Donckers 296. II, 802.
Doneaud II, 667.
Donne 240.
Donner 372. 378. II, 842.
Donnalus 381.*
Donzellinus 49. 55. 61.
Dop 316. II, 1104.
Doppelmayer 527.*
Doppet II, 842. 867. 885. 899.
Dorel 328. 330. II, 1104.
Dorfmüller II, 1104.
Dorigny, II, 386. 392.* 508.
Dorncreilius 114.*
Dorndorf II, 1085.
Dorr II, 1104.
Dorsch II, 159.
Dorschens 464.
Dorstenius 430.
Dose 704.
Dossé II, 179.
Douglas II, 392. 513. 973.
Doulcet II, 375.
Doumie II, 926.
Dourten II, 821.
Doussin-Dubreuil II, 1085. 1120.
Douté 265. 272. 454. 465.
Douven II, 744.
Douvray II, 655.
Douw 430.
Douxciel 661.
Dover II, 253.* 272.*
Downes 287.
Doye 495. II, 129.
Dozauer II, 1085.
Drachardt II, 40.
Drage 308.
van Drais II, 1104.
Drake II, 71.* 935.
le Dran II, 246.*
Draper II, 71.
de Drauth II, 565.
Drawitz 238.*
Drebing II, 717.
Drechsler 328.* 378. II, 39.*
Dreger 287.
Dreissig II, 1056.
Drelincurtius 261. 264. 365. 378. 430.* 736.* II, 190. 213. 220.*
Dresde II, 565.
Dresky, II, 731.*
Dresserus 77.
Dreux 567. 569.
Drexelius 654.*
Dreyssig II, 1120.*
Dreves II, 1022.
Driessen II, 681.
Drossander 737.
Drost II, 212. 213.
Drouin 495.*
Drouryp II, 803.
Droysen II, 424.
von Drunen II, 899.
a Drupwich 137.
Dryander 20. 22. 541.* 543.*
Dubb II, 659.*
Dube 365.
Dubinski II, 339.
Dublein II, 458.
Dubois II, 1022.
Duboueix II, 803. 821.*
Dubourdieu II, 1022.
Dubrac II, 538.
Ducasse II, 803.
Duchanoy II, 681. 867.
Duclaux 491.
Dudley II, 821.
Dueller 258.
Duenkler II, 426. 717.
Duercks II, 731.
Dürr II, 956. 1056.
Dufau II, 458. 619.
Dufeau II, 605.
Duff II, 605.
Dufieu II, 554.*
Dufour 491. 517. II, 59. 646.* 655. 717. 885. 899.
Dufourcroy II, 969.
Dufraigne II, 803. 1001.
Dufresnoy II, 1043. 1120.
Dugud II, 701.*
Duhamel 328. 372. 378.
Duhem II, 803.

Duising II, 229. 272. 324.
Dujardin II, 458. 681.
Dumangin II, 605.
Dumas II, 458. 619. 681.
Dummer 308.
Dumonecau II, 458.
Dumont II, 1085.
Dumontin II, 605.
Dunbar II, 341.
Duncan 207. 516.* 716.* II, 60. 71. 583. 701. 758.* 768.* 899. 936.* 953.* 1013.*
Duncker II, 392. 1001.
Dundas II, 899.
Duntze II, 502.*
Dunus 46.*
Dupan II, 458. 936.*
Dupau II, 458.
Duplain II, 1001.
Dupleix 636.
Dupont II, 458. 1104.
Dupouy II, 459.
Dupperrin II, 458. 792.
Dupré 24.* II, 363. 649. 651. 583. 646.*
Durande II, 681.* 701. 867.
Durane 638.
Durastantes 59.
Duret 56. 133.
Durey 293.
Duseaux II, 459.
Dussans II, 619.
Dussaussoy II, 459.
Dutal II, 26.
Dutour II, 538.
Duval 730. 743. II, 138. 459. 899.
Duvergé II, 792.
Duverney 437.* II, 39. 53. 94. 246. 383. 437. 742.*
Dwight II, 1120.
Dygbi II, 119.* 459.
van Dyk 308.
Dyker 472. II, 89.
Dylmann 265.
Dyrrhius 100.

Eason II, 701. 744. 899. 936.
Eaton 731.
Ebart II, 459.
Ebbsibbe II, 190.
Ebel II, 919.* 953.
Ebell II, 1043.
Eber II, 744.
Ebeling II, 619.
Eberhard 430. II, 459. 478. 538.* 554. 560. 574. 655. 731. 745. 758. 842. 885. 919.
Ebermaier II, 1056.
Ebersbach II, 60. 71.
de Ebrey 178.
Eccard II, 899.
Eccles II, 348.
Eck 266. 512.*
Eckard 512.
v. Eckartshausen II, 303. 919. 936.* 953. 973.* 1022.* 1073.
Eckhardus 459.
Eckhout II, 263.
Eckoldt II, 1120.*
Eckner II, 681.
Edgar II, 1023.*
Edzardi II, 359.
van Ee II, 39.
van Eems II, 272.
Effesius Rufus 43.
Efraim II, 235.*
Eger II, 303.
Eggebert 254.
Egger II, 65. 717.*
Eggers II, 239. 732.
Eggert II, 233.
Eglinger II, 71. 107.
Ehinger 453. 464. 524. 725. II, 26. 39. 65. 83. 170. 177. 179. 220.
Ehlen II, 437.
Ehlers II, 768.*
Ehmicke II, 732.
Ehrenbergerus 430. II, 348.
Ehrhart II, 899.
Ehrlich II, 1056.*
Ehrmann II, 732. 758.* 781.* 1043.
Eichel 468.
Eichfeld II, 424.
Eichmann 20. 22. II, 374..
Eichner II, 513.
Eicke II, 1025.*
van Eicken II, 1085.*
Eickmeyer 517.*
Eilerts II, 631.
Einigk II, 34.
Einzinger II, 717.*
Eisen 382. 412.
Eisenhein 209.
Eisenmenger 201.
Eisfeld II, 595.*
Ekman II, 1073.
Ekmark II, 564.*
Elain 62.

Elfwenberg II, 684.
Elianus 154.
Elich 133.
Elie de la Poterie II, 842.
Ellain 146. 606.
Ellenberger II, 492. 496.
Eller II, 239.* 426. 492. 619.
Ellinger 139.
Elliot II, 402. 781. 867.*
Ellis II, 701. 1056.
Elliser II, 758.
Elnberger 501.
Elsholtz 301. 317. 491. 501. 748.
Elsner II, 758. 899.*
v. Elswich II, 136.
Elvert II, 769.* 1001.* 1043.
Elwert II, 1002. 1056.
Elwerth 407.
Eman ab Egg 139.
Emden II, 85.
Emeric II, 821. 842.*
Emerich II, 94.*
Emett II, 437. 459.
Emery II, 112.
Emmerez 424. II, 171.
Emmerich 517. II, 84.
Empedocles 586. 669.
Empereur II, 459.
Emrici II, 26.
Enaux II, 821. 867.*
Enckelmann 211.
am Ende 137.
Endoxus II, 973.
Engel 517. II, 113. 402.* 732.* 781. 792.* 842.* 1023.
v. Engelberg II, 1023.
Engelbrecht II, 821.
ab Engelen 438.
Engelhard 228. II, 437.
Engelhardt II, 38. 53.
Engelhart II, 953. 973. 1002.* 1086. 1104.
Engelken II, 348.*
Engelmann II, 426. 459.
Engström II, 500.*
Enguchard 398. 404.
Enslin 396. II, 842.* 867.* 1073.
Entius 732.*
Eobanus Hessus 545. cf. Hessus.
de l'Epée II, 732.
Ephesius 543.
l'Epicier 453.
Epicurus 586.
l'Epine II, 627.*
Epiphanias 146.*
Equicola 538.
Erasme II, 246. 324.
Erasmus 12. 238. II, 660. 781.
Erastus 64.* 65.* 67. 77.* 78. 102.* 148. 568. 639.
Erberfeld II, 60.
Erhard II, 1023. 1043.
Eurelius 730.
Evenius 534.
Ering II, 192.
Ermel II, 152.
Erndl II, 239.*
Erndtl II, 168.*
Ernesti II, 631.*
Ernon II, 574.
Ernonius 158.
Ernst 412. II, 1002.
Erasistratus 21.
Erpenbeck II, 843.
Erythropel 403. II, 125.
Erzel II, 803.*
Erzstein II, 745.
van Esch II, 667.*
Eschenbach 333. II, 402.* 459. 538. 605. 632.* 655. 667. 745. 759.
Eschenmayer II, 1086.*
Eschenmeier II, 1104.*
Escher II, 438. 1032.
Eschke II, 973.* 1105.
Eschricht II, 202.
Esculapius 18.
Esenbekk 481.
d'Eslon II, 459. 605. 781.* 792.
Espich 83. 95.
l'Espicier 207.
de l'Espine II, 273.
des Essarts II, 745.
Essenwein II, 438.
Estève II, 412.*
Esthius 127.
Estievenart II, 917.*
Estius 603.
Eterianus 24.*
Ettmüller 312.* 328. 365.* 382.* 385. 387.* 396. 401. 407. 412. 438. 449.* 452. 476.* 512. 744. 749.* 751. II, 34. 39. 60. 83.* 94. 119. 125. 171. 202. 229. 620. 1023. 1076.*
Ettner 382.
Ettorre II, 973.
Etzel II, 919. 936.
Etzler 197. 471.
Eugalenus 90.*
Eulerus II, 220.* 309.*
Eustachius 55.* II, 71.

Eustrathius 20. 45.
Evans II, 459. 503. 513. 885.*
Evast II, 713.*
Evelyn 739.* 750.
l'Eveque 649.
Everaets 284.
Everartus 88. 228.
Evers II, 445. 620. 681. 732.* 843.* 899.*
Ewald II, 843.*
Ewaldt II, 40. 101.
Ewart II, 885.
Ewich 80.* 576.
Exnerus 171.
Exter II, 1056.*
Eybeschitz II, 960.*
Eyerel II, 732. 885.* 919.
Eynatten 639.
Eysel 284. 495. 497. 501. 517. II, 34. 45. 53. 60. 71. 83. 89.* 101. 107. 112.* 119. 125. 129. 136. 1105.
Eysenmenger 152.
Eyssonius 243.

F. II, 513.*
Fabbri II, 492.
Fabbroni II, 919.
Faber 22. 77. 186.* 189.* 207.* 269.* 317. 403. 495. 507. 572. II, 110.* 179.* 392. 396. 405. 478. 502.
Fabiger 244.
Fabr II, 503.
Fabra II, 40. 107.
Fabre II, 769.* 867. 885.
Fabri 83. 114. 258.* 559. 697. II, 438.* 781.* 885.
Fabricius 133. 152.* 171. 174. 187. 189. 190. 193. 201. 238. 308. 322. 587.* 603.* 613.* 618.* 638. II, 94. 303. 309.* 402. 412. 459. 492.* 503. 526. 565. 583. 1120.
Fabricius ab Aquapendente 114.* 124. 166. 182.* 238.* 272.* 456.*
Fabricius Hildanus 164. 214. 232.* 430.* 482.*
Fabritius 174.
Facchinetti II, 821.*
Faesius II, 890. 1032.
Faestin 459.*
Fagon 524.
Fagotin 561.
Fahner II, 868. 1057. 1120.*
Fahrmann 174.
Fairtlough II, 868.
Faivre II, 885.
Falcinelli 277.
Falck 464.
Falcke 743.
Falconer 26. II, 620.* 667. 681.* 792. 919.* 936.
Falconet II, 184.*
Falese II, 309.
Falk II, 459.*
Falkenburg 643.*
Falkensohn II, 667.
Fallière II, 632.
Fallopia 90.*
Fallopius 63.* 115.* 246. 560. 563.*
Fallowes II, 60.*
de Fanenfeld II, 526.
de Fancy II, 26.
Fanoisius 365.
Fant II, 900.
Fantonus 118.* 524.* II, 112. 303.* 555.*
de Farcy 382.
Fardella 517.
Farjon II, 513.
Farmer II, 717. 732. 745. 821.
Farquar 524.
Farr II, 513. 583. 655.* 656.
Farra 453.
Farus 261.
Fasch 382. 403. 412.* 425. 438. 443. 453.* 459. 464. 468. 495. II, 34. 60. 160.
Faselius II, 526. 547. 555. 565. 574. 595.
Fattori II, 973.
Fauconnier 590.
Feudacq II, 368.*
Faukner II, 936.
Faulhaberus 657.
Faulwetter II, 1043.
Faust 443.
Faustius 695.
Faventinus 10. 34.* 229.
Fawcett II, 781.*
Faxe II, 759. 1120.*
Fay II, 936.
Fayssoux II, 632.
le Febure II, 868.
Feder II, 583. 620. 769. 803. 868.* 885. 936.*
Fedronis 70.
Fehr 312.* 317.* 322. 425. 478. 759.* 937.* 954.*

Fein II, 583.*
Feinles II, 71.*
zum Felde 741.
Feldhahn II, 803.
Feldner 293.
Felibien II, 45.
Felix II, 213. 547. 954. 960.*
Fell II, 769.
Feller II, 793. 868.*
Fellon 507.*
Felsius 495.
Felwinger 656.
Fenwik II, 793.
Ferandus 562.
Ferat II, 759.
Ferguson II, 632.
Feriet II, 26.
Fermethius II, 145.
Fermin II, 574.
Fernand 544.
Fernandez II, 40.
Fernelius 13.* 35.* 45.* 73. 77. 78.* 83. 97. 133.* 247. 541.* 565.* 573.* 587.*
Fenrioli 93.
Feron II, 213. 309.
Ferraud 180.* 214. 685. 695. II, 339. 538. 702.*
Ferrant 231. II, 565. 646.*
Ferrara 184. II, 605.
Ferrariensis 532.
de Ferrariis 63.*
Ferrarius 72.*
Ferrein II, 339. 438. 508.
Ferrerius 39. 41.
Ferriar II, 973.* 1002.* 1023.* 1057.*
Ferrier II, 1043.
Ferrioli 93.*
Ferro II, 1057.*
Ferrus 22.*
Ferschius 83.
Fesquet 284.
Fest II, 594. 845.* 885.
Feuereisen 390.
Feurstein II, 1002.*
de la Feutrie II, 605.
Feyerabend II, 574.
Fevillerade II, 459.
Fevinus 67.
le Fevre II, 294.*
Fiard II, 793.
Fichard 93.
Fichet de Flechy II, 360.*
Ficinus 4.* 14.* 102.
Fick II, 145. 206.
Ficker II, 974. 1073.*
Fickius II, 203.
Fiedler II, 1044.*
Fielding II, 246. 583.
Fielitz II, 656. 900.* 937. 1086.*
Fienus 14. 78.* 120.* 137. 206.* 224.* 247. 652.
Fikenscher 428.
Filalino 74.
Filesacus 139. 333. 623.*
Fillant 294.
Fimmler II, 45.
Fincke II, 900.*
Finckenau II, 60. 65. 90. 112. 136. 145.
Finella 240.* 243.* 648.
Finger II, 101. 246.
Finke II, 845.*
Finot 309. 317. 378.
Finsinger 653.
Fioravanti 562.* 572.*
Firnhaberus 165.
Fischer 161. 180. 182. 197. 387. 463. 476. 517. II, 90. 94. 107. 112. 129. 136. 152. 160. 171. 179. 191. 202. 203. 220. 229. 274. 403. 603. 656.* 745.* 759. 793. 803.* 821.* 845. 868.* 926. 937. 954.* 974. 1002. 1032. 1044. 1086. 1098. 1121.*
Fitz-Gerold II, 324.
Fitzmann 482.
Fitzpatrick II, 885.* 937.
Fizes II, 309. 412. 503.
Flachius 6. 81. 109.
Flachs 287.
Flachsland II, 782. 793.
Flacht 178.
Fladius II, 202.
Flajani II, 974.* 1073. 1105.* 1121.*
Flammenberg II, 1002.
v. Flammerdinge 365.
Flandrin II, 1086.
Flattich II, 331.
Flattichen 507.
Flebbe II, 745.
Fleetwood II, 60.
Fleisch II, 1121.
Fleischhauer 313.
Fleischmann 93. II, 309.
Flemming II, 1024. 1044. 1074.
Flemyng II, 316.* 324. 412.* 565.
Flensborg II, 589.
Flevrant II, 538.
Flögel II, 733.* 919.*

Floerke II, 171.*
Flörken II, 1106.*
Florentini II, 656.
Flori 146.
Florilli II, 782.
Flormann II, 1074.
Flosse II, 869.
Floyer 518.* 750.* II, 136. 191. 213. 392.* 412. 426.* 547. 869.
Fludd 164. 197.* 211.* 214. 296. 299.
van Flüe II, 1002.
Focke II, 656.*
Focky 495.
Fodéré II, 1002.*
Foerbiger II, 145.*
Foersch II, 955.
Foerster II, 246. 503.*
Foesius 203.
Fog 507.
Fogni 387.
Folkert Snip II, 547.
Follet II, 459.
Follinus 149. 153. 243.* 638.
Fonsaine 46.
a Fonseca 104.* 120.* 171.* 178.* 190.* II, 359.*
Fonseca de Mattros II, 438.
Fontaine 146.* 215. 308. II, 45. 324. 402. 503. 1003.* 1086.*
Fontana II, 566. 583.* 605.* 667. 717.* 793.* 869.* 1003.
Fontanella II, 45.
Fontanas 292.*
Fontanonus 548.*
Fontanus 146.* 209.* 216.* 613. 629.* 655.
a Fonte 137.* 625.*
Fontenettes II, 294.
Food II, 702.*
Foot II, 745. 920.* 1003. 1024.* 1106.
Forber II, 920.
Forberg II, 1057.
Forberger 372.
Forbes II, 339. 459. 620.
Forcke II, 496.
Ford II, 845. 900. 955.* 1043.
Fardon II, 869.
Fordyce II, 513. 595. 681.* 845.* 920.
Forer 170.
Forester II, 955.
Forestier 225. 685. II, 459. 937.
Forestus 90.* 93.* 105.* 111.* 120.* 155. 204. 261.* 472. 579.* 585.* 610.* 645.*
Forge II, 203.
de la Forge 313. 328.* 464.
Forke II, 496. 1025.*
Forlani II, 632.*
Forlasse II, 101.*
Formey II, 369. 459. 620. 632. 646. 702. 1074.* 1121.*
Fornerus 164.
Forselius 721.
Forsok II, 459.*
Forst 420. II, 392.
Forster 197. 413. II, 974.
Forstmann II, 955.* 1024.
Fortin 561.
Fortis 725.*
Fossa 602.
Fossius 164. II, 40.
Fothergill II, 513. 526. 605. 656. 681. 733.* 769. 793.* 821.* 845.* 846. 869.* 920. 937. 1003. 1074. 1121.
Foucalt 444.
Foucault 235. 658.
Foucquet II, 460. 759. 804.
Fougerolle II, 845.
Fougerou de Bandarey II, 821.*
Fouquet 185. II, 717.
Fourage II, 745.
de Fourcroy II, 900. 1003. 1024.*
Fourneau II, 37. 171. 174.*
Fournier II, 460. 492.
Fournye 508. II, 234.
Fowler II, 869. 1024.* 1076.
Foxius 109.
Foy, II, 79.
Foyveillant 472.
Fracassatus 309.* 329. II, 136. 192.
Fracassini II, 460. 492. 514. 566.
Fracastorius 20.* 34.* 41. 46.* 81.* 296. 299. 365.* 566.*
Frager II, 403.
Fragosi 563.*
Fragoso 118.*
Frambesarius 102.
Franc 465.
Franchimont de Frankenfeld 387.
Francier 158.
Francisci 58. 407. 518. 745.* II, 83.
Franck 243. 252. 438.* 468. II, 426. 769. 821. 920.* 1003.* 1057. 1106.
Francke II, 1047. 1086.
Francken II, 316.
Franckenstein 687.
Franco 293.* II, 583.
le Francois II, 83.
Francus 372. 378. 387. 453. 476. II, 179.* 886.

Frane 400.
Frank 14. 728. 731. 737.* II, 68. 632. 974. 1003. 1024. 1044. 1074. 1086.* 1121.
Frank de Franckenau 396.* 420. 433.* 438. 495. 507. II, 83. 129. 160. 192.
v. Frankenberg 465.
Frankenfeld II, 1057.
Frankenius 184.
Frankenstein 287.
Franklin II, 412. 426. 503. 514. 632. 968. 974.
Franklyn II, 869.
Franz II, 758.
Franzen II, 566.
Franzius II, 782. 804.
Franzosius 201.
Fras II, 1004.
Frauendorfer 524.*
Frauenknecht II, 367.
Freher 403.
Freigius 83.*
Freind 524. II, 26. 213. 273.* 279.* 583.
Freiskorn II, 804.
Freitag 83. 201.* 205. 299.
Frejus 472.
Fremery 491.
Fremling II, 566. 846. 937.
French II, 681.* 1004.
Frentzel 378. 687.
von Frenz II, 620.*
Frenzel 287. 301. 320. 713.
Fresenius 512.
du Fresne 507.
du Fresnoy II, 759.* 920.*
Freud 365.*
Freudenberg II, 53.
Freund II, 34.
Frey 194.
de Freylas 618.*
Freytag 155. 161. 224.* 287. 407. 656. II, 94. 769.
Fribe II, 492. 503.
Friborg II, 702. 718.
Fricassus 51.
Frick 524.* II, 1004.
Fricke II, 681.
Frickhinger II, 793.
Frida 130.
Fridelius II, 129.
Friderici 294. 297. 301. 305. 309. 313. 317.* 322. 323. 329. 333.* 334.* 365. 372. 685. 700. II, 160.
Fried II, 94.
Friederici 265. 586.
Friedlieben II, 160.
Friedmann II, 1024.
Friedreich II, 1106.
Friedrich 438. II, 1086.*
Fries II, 273. 769.
Friese 277. II, 1121.
Friesel II, 632.
van Friessen 297.
Friezou 507.
Frimeb 737.
a Frings II, 369.
Frisac II, 538. 632.
Frisius 269. 670. 707.
Fritsch II, 240.* 793. 1004.
Fritz 378.
Fritze II, 974.*
Fritzius 301.
Friz 372.
Frize II, 937.
Frizschius 416.
Frobösius II, 375.
Frölich 146. 176.
Froeseweit II, 565.
Frohn 225.
Frolichius 174.
Froming 214.
Frommann 261. 266. 277. 282. 387. II, 45.
Frommen 235.
Froriep II, 1086.
Frotscher II, 920.*
Frye II, 886.
Fryon 654.
Fuchselius II, 547.*
Fuchs 365. 546.* 636.* II, 160. 184. 202. 229. 240. 309. 769.
Fuchsius 44. 158. 502. 616.* II, 759.
Fueldez 231.*
Fuelleborn II, 1086.
Fuerstenau II, 136.* 246. 253. 309. 360. 384. 403. 426. 438.
Fuhrmann 412.* 697.
de Fulgineo 6.*
Fuller II, 375. 583.
Fumanellus 21. 49.*
Funccius II, 287. 745.
Funck 407. II, 237.
Fundus II, 869.
Funk II, 821.
Funn II, 514.
Futzius 420.
Fynney II, 869.

G. 573.
Gabdorrhachamon 689.
Gabelkhover 102. 105. 146.* 693.*
Gabuccini Fanertrini 52.*
Gachon II, 974.
Gadogan II, 937.*
Gadroys 715.*
Gaebel II, 424.
Gaede II, 876.
Gaetke II, 62.
Gafferi 231.
Gagel II, 1004. 1057.
Gaggel II, 632.
le Gagneur 301.
Gagliardus II, 152.*
Gahagan II, 974.
Gahrliep 297.* II, 107.
le Gaigneur 211.
Gaillard 512. 525.
Gaitskell II, 681.
Gakenholz II, 94.
Galard 525.
Galart de Montjoye II, 846.
Galateus 71.*
Galatin II, 702.
Galatneau 713.
Galeanus 382.
Galego de la Serna 202.
Galenus 4.* 7. 8. 12. 14.* 17.* 21. 22. 24.* 25. 26. 27. 33. 35. 39. 41.* 42. 44. 48. 51. 52—56. 58. 61. 84.* 88. 97.* 101. 107. 114. 116. 122. 126. 203.* 214.* 246. 265. 291. 607. 622. 635.* II, 284.* 410.
Galesius 203.
Gall II, 974.
Gallarati 443. II, 460.
Galley II, 869.
Galli II, 547.* 886.
Gallois 275. 683. 717.
Gallondat II, 667.
Gallot II, 460. 718.
Galon II, 107.
Galvani 974. 1004. 1024. II, 974 etc.
Gam II, 938.*
Gamard 176.
Gamare 270. 441. II, 667.
Gamarre 243.
Gambius 495.
Gambs II, 145.
Gamet II, 668.*
Gandini II, 632.
de Gandinis 552.
de la Ganette II. 184.
Gangloff 329.
Ganivet 155.*
Ganne II, 656.
Ganoczy II, 745.*
Gapper II, 681.
Garbe 459. 745. II, 830.
de Garbenfeld II, 348.
Garboe II, 555.
Garcia 403.
de Gardane II, 620. 681.* 702.*
Gardin 180. 193. II, 1004.*
Gardiner 142.
Gardner II, 702. 746.
Garducci II, 793.*
de Garencieres 238.
Garengeot II, 160.* 229.* 316.*
Garibaldo II, 974.
Garioch II, 656.
Garmann 334.* 425.* II, 40. 90.* 119.* 492.*
Garn II, 975.*
Gariopontus 538.*
Garmannus II, 65.
Garnier II, 402. 656.
Garpius 222.* 225.
Garrus II, 620.
de Garsault II, 478.*
Garthshore II, 566. 574.
Gartz 224.
Gartzwyler II, 332.
Garve II, 605. 620. 1004.
Garzoni 100. 165. 634.
Gasnier II, 175. 263.
Gasser 322.* II, 65. 717.
Gassner II, 718.
Gastaldi II, 112.
Gastellier II, 1086.
Gatereau II, 460.
Gatinaria 8.* 614.*
Gattenhoff II, 413. 632. 822.
Gauberus 158.
Gaubius II, 369.* 375.* 376. 514.* 566.* 656.* 900.*
Gaudelius II, 566.*
Gaudentius 651.
Gaudinus 550.
Gaukes II, 72.
Gaulken 491.
Gaultier II, 646.*
Gauricus 54. 195. 223. 302.
Gauthier 425. II, 656.*
Gautier II, 1024.* 1044.* 1074.
Gautier d'Agoty II, 360. 566. 718.
Gavard II, 975.
Gavassetius 129. 507.

Gavois 656.
Gay 453. II, 886.*
Gayant 701. 704. II, 125.
Gayart II, 975.
Gaylard 737.
Gazabar 49.
Gazio 11.
Gazius 23. 34. 534.*
Geach II, 438. 583.
Gebauer II, 955.
Gebel II, 1057. 1086.
de Gebelin II, 822.*
Geber 669.
Gebhard II, 60. 229.*
v. Gedda II, 392.
Gedeon II, 733.
Geelhausen II, 192.
Geerdinarius 180.
Gehler II, 514. 734. 746. 759. 886.
v. Gehren II, 234.
Gehring II, 426.*
Geibelius 657.
Geier 459. 683.
Geiger 254.* 258.
Geigerus II, 1033.
Geilbrunner 178.
Geille de St. Leger II, 503.*
Geinitz II, 65.
Geiseler II, 804. 846.*
Geissler II, 733.*
Gelario di Cilia II, 348.*
Gelez II, 822.
Gellentin II, 110.*
Geller II, 566. 769.
Gellert II, 646.* 702.
Gelman 668.*
Gelmann 420.
Gelpke II, 350. 461.
Gemma 61. 70.*
Gempp 147.
Genathius 174. 175. 176. 178.
de la Geneste II, 566.
Gendron II, 646.*
Gendroz 721.
des Genettes II, 1025. 1044.
de Genetti II, 921.
Genga 372.* 477.
Genge 443.
Genius 700.
Gennarus II, 804.*
Gennip 161.
Genselius 525. II, 125. 203.
Genser II, 1086.
Gensiken II, 583.*
Gensler II, 288.*
van Gent II, 309.
Gentil II, 460. 793.
Gentilis 615.* 620.
Geny II, 460.
Genzken II, 94.
Geoffroy II, 65. 324.* 782. 968.
Georgi 443. II, 112.* 426.
Georgius II, 718.
Gerard II, 548. 702. 733. 869.*
Gerardus I. 17. 116. 309.
Gerbault 76. 145.
Gerbes 435.* II, 85. 125. 174. 268.*
Gerberon 193.
Gerbezius 482.* II, 40.
Gerke II, 374. 403.
Gerdes 428. 507. 737.
Gerdesius 468. 483. 518. 512.
Gerding II, 492. 497.
Gerenzano 465. 491.
Gerhard II, 160. 566. 668. 804.*
Gerhardt II, 782.
Gercke II, 263. 284. 310. 332. 334. 336.
Gerischer II, 734. 746.
Gerlach 313. 687. II, 425.
Gerli II, 152.
Gerlich II, 246.
Gerling II, 375.
Germain 202. 214. 317. 651.
German 88. II, 920.*
Germann II, 60.
Gernet II, 438.
Gernhard II, 478.
Gerold II, 469.
Geron II, 460.
Geroult 576.
von Gersdorf II, 1106.
von Gersdorff II, 789.
Gerson 531. II, 737.* 1086. 1121.
Gersonius 740.
Gerstmann 269.
Gervaise II, 605.*
Gery de Magna 687.
Gesenius 265. II, 846.* 886.*
Gesner 42.* 58. 72.* 161. 175. II, 263. 348. 538. 574. 632. 668.
van Gesscher II, 606. 975. 1004.*
Gessler II, 584.
Gessner II, 438. 1033.
Gesualdo 115.
de le Gesuato 649.
van Geuns II, 514.* 938.*
Gevalin II, 886.
de Gevigland II, 339. 392.* 938.

Geyer II, 279.
Geyss II, 240.
Gherardini II, 921.* 1025.*
Ghesquierus II, 938.*
Ghirardelli 195. 378.
Ghisi II, 393.*
Gianella II, 273.
Gibby II, 1004.
Giebelhausen II, 1121.
Gieseler II, 238.
Giesemann II, 846.
Gieswein 309. 443.
Gigas 322.
Gignoux II, 460.
Gigot de la Peyronie II, 324.*
Gilbert 115. II, 108. 263.
Gilbertus 534.*
Gilby II, 955.*
Gilgius 261. 477. II, 460.
Gilibert II, 975.* 1004.*
Gillenius 139.
Giller II, 900.
Gilles 70.
Gilles de la Riviere 749.
Gillet 294.
Gilli 495.
Gillot II, 492.
Gilpin 713.
Gimenez de Luque II, 668.
Gimès II, 921.
Ginetti II, 921.
Giraldus II, 391.
Girard 67. 576.
Girard de Villars II, 503.*
Girardi II, 975.
Girand II, 1086.* 1121.
Girdlestone II, 980.
Girtanner II, 955. 1044.*
Giryllus 58.
Gislimbertus 287.
Gitler 81.
Gladbach II, 34. 527.
Glandorp 171.*
Glanvil II, 34.
Glasbach II, 193.
Glaschke 525.
Glaser 317. 322. 372. 420. 428. 433.* 726.* II, 247. 284.
Glauber 272.*
Glawnig II, 869. 886. 976.
Gleditsch II, 265. 349.
Gleim II, 178.
Gleize II, 886.*
Glesler II, 921.
Glisson 287.* 309.* 372.* 403.*
Glockberg 61.
Glockengiesser II, 323.
Glocker II, 395.
Glogoviensis 536.
Glorez II, 26.
Glosemeyer 468.
Gloster II, 656. 702.
Glot II, 106.
Gloxin II, 159. 332. 345. 548.*
Glückius 448. II, 160.
Glückradt 251.
Glütz 433.
Gmelin II, 214. 403.* 426. 606. 616. 620. 702.* 900. 938. 976.* 1004.* 1025.
Gnauck II, 646. 670.
Gnuege II, 404.
Gockelius 525. 728. II, 26.* 60. 137.
Goclenius 106. 137. 160. 165. 176. 184. 193. 254. 258. 294. 299. 602. 623. 648. 658.
Godar II, 584.
Godard II, 460. 478. 539. 733.*
Goddard II, 279.*
Godefroy II, 1087.
Godelmann 95. 97. 118. 396.*
Goderis 717.
Godwin II, 633.
Goebel 190.
Goebert II, 395.
Goeckel 309. 329.* 413. 438.* 441. 512. 730.* II, 86.
Goedecke II, 374.
Goehausen 195.
Goehrs II, 294.
Goeldli 67.
Goelicke II, 60. 112.* 145. 203.* 220. 229. 235. 247. 263. 284. 294. 304. 349.
Goeller II, 80.
Goepferth II, 900.* 921.
Goerner II, 427. 441.
van der Goes II, 253.
Goetz 282. II, 298.* 1057.
Goetze II, 656.
Goetzius II, 240. 247.
Goez II, 53.
Goeze II, 620. 1074.*
Goh 602.
Gohlius II, 83. 94.* 125.* 184. 213. 235. 253. 263.* 304.
Goldast 685.*
Goldhagen II, 584. 595. 633. 647 846.* 870.
Goldner 305.

Goldschmid 413. 518.
Goldschmidt II, 60.
Goltz II, 370.
Gomer 120.
Gomez Arias II, 426.
Gondela II, 415.
Gonel 447.
Goniaeus 129.
Gonnet II, 235. 309.
Gontard II, 460. 478. 493.*
Gooch II, 514.* 606.* 681.*
Goodshir II, 702. 1074.
à Goor 166.
van Goorlaecken 740.*
Gordack II, 555. 646.*
Gordon 3.* II, 247. 273. 718.*
Gorini Corio II, 548.*
Gorlon 115.
Goris II, 137.
Goritz II, 240.*
Gorraeus 55.* 118.* 178.
Gorré II, 976.
de Gorris 622. 670.
de Gorter II, 247. 284.* 294.* 309. 324. 349. 393.* 403.* 413.* 460. 478. 555.*
Gosch II, 938.
Gosse II, 900. 1025. 1074.
Gottel II, 1025.
Gotter 365.
Gottriedt II, 263.
Gottschalck II, 559. 566.
Gottschalk 477.* II, 113.
Gottsched 495. II, 40. 240.
Gottwaldt 297.
Goubelly II, 656.
Gouet 459.
Goulard II, 793.
Gouley de la Motte II, 428.*
Goulu 142. 628.
Goupyl 39. 48.
Gourdon II, 584.
Gourraigne II, 322.
Goutard II, 606.*
Govaerts II, 839.
Goyrand II, 438.
de Graaf 305.* 334.* 372.* 376.
Graaff II, 479.
Graba 138. 277. 317.
Gracian 284.
de Gradibus 8.* 63.
Graebner II, 336.
Graecus II, 72.
van de Graef 397.
Graem II, 846.
Graetz 507. II, 83. 145. 349.
Graevius 98.
Graf II, 273. 793. 976. 982.
Graham II, 702. 733.*
Grahé 140. II, 90.*
Grainger II, 438.*
Gram II, 368.
Grambs II, 325.*
Gramannus 161. 167.
Gramm 258. 297.
Grammaeus 118.
Grammann II, 505.
Granander II, 976.*
le Grand 387. 413. 420.* 425.
Grandchamp II. 1025. 1075.
Grandelas II, 213. 403.*
le Grange II, 646.
Grant II, 460. 718.* 769.
Granzius II, 548.
Grapius II, 184.
Grashius II, 325.* 426.* 478.
Grasius II, 107.
Grass 407. II, 80. 512.
Grassin du Haume II, 870.
Gratarolus 43.* 46.* 51. 105.* 302. 550.*
Grau II, 514.
Graumann II, 734.*
Graux II, 1004.
Graves II, 921.
Grav 468.
Gravius 449. 687.
Gray II, 746. 846.
Greatrake 313.* II, 29.* 595.
Greding II, 316. 332. 633.* 646. 938. 955.
Greeve II, 718.
Gregor 669.
Gregora 44. 124.
Gregorius 546.*
Gregorius Tholosanus 93.*
Gregory II, 304.*
Greisel II, 493.
Grell II, 921.*
Grembs 272.*
Greneck II, 647.
Grenzinger II, 584.
Greslet 88.
Grest II, 759.
Greve II, 870. 901. 1025.
Grevin 54. 63.*
Grew 704.
Grewe II, 137. 836.
Griebner II, 90.
van Griecken 731.

Grieser II, 349.
Grieve II, 702.
Griffith II, 203.
Griffone 636.
Grill II, 304.
Grillandus 550. 589.*
Grillsson II, 782.
Grillus 58.
Grima II, 539.* 759.*
Grimaldi II, 414.
Grimaud II, 724.
Grimberg 468. 502.
Grimm 467. II, 430.* 496. 514.* 1121.*
Grimmann II, 239.
Grimson II, 870.
Grimston II, 938.
Griscovius 187.
Grisley II, 702.
Groat II, 822.
Grobius II, 890. 1032.
Grodall II, 870.
Groddeck II, 870.
Groen II, 240.
Groeninger II, 1057. 1106.
Grohmann II, 976.
Grojean 309.
Gromann II, 1005.
Grommee 443.
Groner II, 264.*
Gros 420.
Gross II, 474. 938.
Grossius 191. 269.
Grosser II, 901.
Grossgebauer II, 83.
Grossin Duhaume II, 769.*
Grossmann II, 34. 770.* 870. 921.
Grotian II, 1044.
Groult 284.
Grube 413. 689. 711.
Grubel 329.* 413.
Grubenius 158. 313.
Gruber 382. II, 668.
Grubinski 100.*
Grueling 294.* 322.* 323.* 421.* 703. II, 107.*
Gruelmann II, 804.*
Grueningk 195.
Gruenwald II, 40.*
Gruhlmann II, 45.* 65.
Grulich II, 620.
Grun II, 702.
Grund II, 125.
Gründel 401. 435.
Gruner II, 203. 702. 759.* 804. 846. 886. 956. 976. 1005. 1025.* 1026.* 1057. 1075. 1087. 1106.
Grunow II, 360.
Gryn 155.
Guaccius 161.
Guainerius 3.* 9. 10.*
Gualdo II, 921.*
Gualther 159.
Guargantus 153.*
Guarguanti 129.
Guainerius 533.* 534.*
Guarinonius 142.* 628.*
de Güldenklee 477.* 747 vgl. Timaeus.
Guenalt 158. 193. 225.
Guenault II, 339.*
Guendeville II, 324.
Guenet II, 607. 615.
Guenther II, 884. 886. 938.
Guenz II, 60. 376. 393. 403.* 438.* 441. 479. 921.
Guenzelius 472.
Guer II, 393.
Guerente 548.
Guerin 187. 266. 313. 397. 465. 650. 652. 653. 655. II, 40. 460. 584. 633.*
Guering II, 316.
Guettard II, 344. 938. 1075.*
Guibelet 613.* 651.
Guibelin 124.*
Guibert 646. 662.*
Guide 443.*
Guido Patinus II, 145.
Guigon II, 759.
Guillemain II, 770.
Guillemeau II, 460. 574. 682.
Guillermet 127. II, 53.
Guillot II, 61.
Guillotin II, 968.
Guindant II, 460. 595.
Guinot II, 461. 504.
Guinterius 27. 44.
Guinther 14. 17. 21. 73. 563.*
Guisard II, 376.
Gui Vide 550.
Gulbrand II, 746. 822.*
von Gulick II, 734.
Gulze II, 846.
Gumaelius II, 407.
Gumbertus 443.
Gumbertz II, 415. 548.
Gumprecht II, 137. 747.
Guncius II, 682.
Gundrun II, 734.

Gunz II, 305.
Gunzelius 739.
Gurnett II, 682.
Guterleth 158.
Guthermann II, 202.
Guthrie II, 682. 702.*
Gutierez de Godny 193. 262. 650.
Gutierrez 323. 438.
Gutike II, 360.
Gurtsch II, 734.
Gutsleff II, 539.
Guttmann II. 235.
Guyart 477. 714. 717.
Guyenot II, 702.
Guyet 658.
Guynant 606.
Gyfzer II, 1075.
Guynot II, 1075.
Guyot II, 265.
Guyetant II, 746.
Guyot de Garambare 261.*
Gyrsting II, 718.
Gverault II, 941.
Gyser II, 1075.
Gysi II, 53.

H. II, 34. 152.
d' H. II, 1106.
Haack 407.
ten Haaff II, 719.
Haacke II. 341.* 574.
Haag II, 247. 269. 746.
van der Haar II, 921. 956.* 1044.
Haartmann II, 213. 555.* 734.
Haas II, 682. 718. 822.
Haase II, 668.* 804.* 868.* 870. 956. 976. 1026.
Habbach 273.
Haberkorn II, 137.
Haberles II, 846.
Habermann 301.
Haberreuter 656.
Habicht II, 247.
Habla II, 668.
Hachette 110. 111. 114.
Hacquet II, 870.*
Hadenius 713.
Hadriani Junii 567.*
Haebert II, 846.*
Haecker II, 620.*
Haefner II, 1121.
Haempel II, 90.
de Haen 231. II, 125. 360. 526.* 548.* 555.* 567.* 584.* 620.* 656.* 682.* 718.* 734. 746.* 1057.*
Haentschky II, 40.
Haeringh 704.
Haertel II, 213. 316.*
de Haes II. 822.
Haeseler II, 770.*
Haesemann II, 746.
Hafenreffer 277. 287.* 657.*
Haferung II, 34. 376.
Haffner II, 594. 621.
Hafners II, 602.
Hafnerus II, 926. 1032.
Hagecius ab Hagek 81. 560. 573.
Hagedorn 317. II, 240.
Hagen II, 83. 84. 90. 247. 279. 668.* 846. 956.* 1064.*
de Hagen II, 438.*
Hagendorn 472.* 518.*
Hager II, 376. 505.
van der Haghen II, 125.
ab Hagit 52.
Haguenot II, 229. 415.* 595.
Hahn 317. 468. 518. II, 388.* 393.* 415.* 594. 921.
Hahnemann II, 770. 822. 886.* 1005.* 1057. 1058.*
Haidenreich II, 1121.
Haighton II, 870. 939. 1005.* 1058. 1106.
Hais 167.
Hake 465. II, 181.
Halbach von der Porten 9.
Haliday II, 886.
Hall II, 656. 702. 770.
Halle II, 901.* 921.*
Hallé II, 782. 886. 1026.* 1087.
Hallenberg II, 901.
Haller II, 287. 332. 339.* 340. 349.* 360. 376. 393.* 398. 400. 426.* 439. 461. 479.* 493.* 504.* 539. 548. 567.* 584.* 621.* 656. 668.* 682.* 719.* 759.*
O'Halloran II, 1044.
Halls II, 1026.
Halvigius 147.
Halzer II, 782.
Hamberger 75. 90. 92. 103. II, 382. 391. 403. 415.* 454. 461. 462. 479.
Hamel 174. 425.* 525.* 707.* II, 29. 384. 574.
du Hamel 704.
Hamilton II, 584.* 702. 782. 870.* 931.* 1005. 1026.* 1106.

Hammer II, 203.
Hammius II, 84.
Hamon 660.
Hampe II, 184.
Hanakius 262.
Handtwig II, 302. 304. 426. 439.
Handy II, 976.
Hanemann II, 101.
Hanko II, 1087.
Hannaeus 365.* 443. II, 822.*
Hannekenius II, 329. 729.
Hannebst II, 584.
Hanneken II, 32.
Hannemann 413.* 512. 707.* 726. II, 65. 595.
Hannes II, 595. 647.* 734.
Hanniel 403.
Hansa II, 1058.*
Hanschius II, 220.
Hanscome II, 1121.
Hansen 453. 732. II, 189.*
Hantin 92.
Happilius 284.
Harcke II, 1058.
Harden II, 360.
Harder 408.* 413. 427. 459.* 704. II, 95.
Harding II, 304. 939.
Hardouin 77. 111. 140. 152. 158. 183.
Hardouineau II, 606.
Hardt 438.
Hardtwig II, 479.
Hardy II, 759.
Haré II, 668.
Hare II, 804.*
Harenberg II, 264.
Hargens II, 1058.*
Harles II, 976. 1058. 1075.*
Harmens II, 325.
Harmes 329. II, 349. 505. 703.
Harmus II, 886.
Harper II, 939. 1106.
Harris 468.* II, 203.* 220.* 1106.*
Harrison II, 846. 847. 887. 1026.
Harrup II, 1005.
Harscher 171. 323.
Hart II, 493. 668.* 703.*
von Hartenfels 178. 372. 465. 477. 491. 496. II, 574. 976.
Hartenkeil II, 887. 956.
Hartley II, 369.* 376. 584. 668.
Hartlieb II, 526.
Hartmann 204.* 206. 403.* 425. 443.* 453. 508.* 635.* 680. II, 29. 101. 203. 264. 279. 315. 415.* 567*. 595. 647. 668. 684.* 719. 720. 759. 760.* 887. 902.* 956. 976.* 1044.*
de Hartog II, 761.
Hartung 155. 174. 178. 730.
Hartwig 287.
Harvet 106.
Harvey 313. 387. 468. 508. II, 40. 45.
Harweck 508.
Hasanus 623.
Hase II, 493. 657.
Hasebard 80. 98.
Haselberg II, 870.*
Hasenmüller 466.
Hasenest II, 479.*
van Hasenhoek II, 137.
Hasenöhrl II, 539.* 548.*
Haslam II, 1044. 1106.*
Hasler II, 902. 939. 977.
Hasseberg II, 956.*
Hasselquist II, 505.*
Hasselt 465.
Hastaeus 594.
Hathuani II, 384.
Hatté II, 461. 479.
Hauber II, 192. 304. 309.
Haubold II, 144.
Hauenschild II, 977.*
Haunold 660.
Haunoldt 98.
Haupt 309. II, 65.
Hausenius II, 340.
Hauser 473. 508.
Hausleutner II, 445. 1058.*
Hauswolff II, 224.
de Hautesierck II, 595.*
Hautin 142. 586.
Havart 473.
Havenreuter 85. 100. 129. 590.
Havgk II, 1026.
Hawkins 204.
Haxby II, 1058.
Hag II, 584.
Hayes II, 887.
Haygarth II, 515. 847. 870. 1122.
Haylarts II, 1106.
Haymann II, 273.
ab Hayn II, 436.
Hayne 301.
Hayner II, 703. 1122.
Hazard 204.
Hazon II, 271. 274. 332. 403.* 461. 493. 539.
Hearnes II, 1087.

Heath II, 902.
Hebenstreit II, 184. 304.* 310. 316.* 340. 426. 439. 749. 760. 1058. 1102.
Heberden II, 360. 621. 668.* 870. 887.
Hebich 191.
Hechler 302.
Hecht II, 376.
Hechter 694.
Hechtlinus II, 461.
Heckenberg II, 567. 621.
Hecker II, 479. 1026. 1075.*
Heckheler 478.
Hecquet 204. II, 95. 213. 264.*
Hedelin 649.*
Heden 397.
Hee II, 221. 229. 439. 719.
Heemskerk II, 461.
ab Heer 182.* 449.* 555.
Hees II, 325. 360.
Heesham II, 939.*
Heffele II, 977.
Hegendorphinus 21.
Hegener II, 264.
Hegner 491. II, 548. 787.*
Hehne II, 233.
Heidenreich II, 332.
Heidsik II, 684. 703. 719.
Heigel 427.
Heigl 209.
Heiland 421.
Heiligtag II, 397.*
Heilmann II, 440. 498.
Heim 313. II, 325. 805.*
Heimbach II, 325.*
Heimburger II, 192.* 203.
de Heimerberg 365.
Heineccius 187. II, 316.*
Heinecke II, 374. 178.
Heineke II, 782.
Heineken II, 822. 1122.
Heinemann II, 1005.
Heinicke II, 760. 847.*
Heinius 174. II, 379.
Heinrici 492. II, 112.* 213.
van Heins II, 129.
Heinsius II, 127. 734.
Heintkius 165. 387.*
Heintze 176. 191. II, 153. 203.* 685.
Heinz 403. 413.
Heise II, 1087.
Heister II, 107.* 112.* 137.* 153.* 174. 203. 213. 229.* 240. 274.* 279.* 284.* 302. 332. 340.* 392. 410. 431. 440.* 479. 505.*
Heisterbergk II, 384. 391.
Heland 149.
Helbich 329. 525.
Helbing II, 1087. 1098.
Helbling 262.
Helcher II, 235.*
Held 238. 372. II, 192. 312. 747.
Helepyrus 71.
Heliot 231.
Hellenius 323.
Heller II, 1058.
Hellod 704.
Hellnuth II, 1005.
Hellot 189. 381. 397. 400. 713.
Hellwag 404. 715.
Hellwig 305. 329. 723.* II, 40. 45. 108. 541.
ab Helmbach 142. 174.
Helmershausen II, 596.
van Helmont 176. 229.* 240.* 251. 273.* 292. 299. 317. 438. 449.* 730.* II, 29. 45. 72.* 75.*
Helt II, 505.
Helvetius 287. 288. 302. 305. 397.* 686.* II, 53.* 90.* 221. 515. 526. 669.* 685.* 703. 719.* 747. 902.*
de Helwich II, 107.*
Helwigius 171. 372. 421.* 438. 449. 453. 460. 502. II, 153.
Hemman II, 760.* 770.*
Hemmann II, 847.* 1107.*
Hemming 70. II, 871.
Hempel II, 760. 1047.
Hemskerk II 52. 274. 450.
Hemstedt 55.
Henauer 181.
Henault 141. 147.* 622.
Henckel 422. 469. II, 160. 264. 279. 304.* 360. 376.* 633.* 770.*
Hendrich II, 749.
Henke II, 1122.
Henneberg II, 977.
Hennequin II, 1122.
Hennert II, 805.
Henniken II, 505.
Hennimann II, 325.*
Henning 717. II, 921.* 1107.* 1122.*
Hennings II, 516. 703.* 719. 747. 760. 782. 822. 847.* 922.* 939.*
Henninger 477. 483. II, 145.* 146. 318.
Hénon II, 1107.
d'Henonville II, 330.* 932.

d'Henouille II, 440.
Henrici II, 95. 476. 479.
Henricus 651. 742.
Henriquez 334.* 433.
Henry II, 770. 902.* 939. 1044.
Hensch II, 285.
Henschel II, 1058.
Hensey II, 393.
Hensing II, 153. 1087.*
Hensler II, 647.* 669. 822.
Hentsch II, 493.
Hepnerus 140.
Heraclides 543.
St. Heran II, 461.
Herbst 724.
Herder II, 760.* 1005.
de Heredia 277.* 302.* 309.* 449.* 473.*
Herelius II, 63. 252.*
Herfelt 408. 733.*
Hergt II, 1058.
Herholdt II, 977. 1107. 1122.
Hering 211.* 408.
Heringa II, 325.
Herings 313.
Herlicius 81. 176.*
Herlinus 433.
Herlitz 105.
Hermann II, 235.* 440. 703. 719.*
Hermstaedt II, 734. 1087.
Herment II, 253. 393.
Hermes II, 703.
Hermolaus 639.
Hermsen II, 783.
Herna II, 977.
Herold II, 1025.*
Heron 94. 258.
Herrich II, 956.
Herrichen 449.
Herrmann 438. II, 213. 314. 633. 1005.
Hert 378.
Hertel II, 29. 128. 255. 274. 554.
Hertodt 329.* 365.*
Hertzog II, 279. 595.
Hervet II, 847.
Hervier II, 847.
Herwig II, 29.
Herz II, 747.* 805. 826. 887. 956. 977. 1058.* 1087.
Herzberg 477. II, 1025.*
Herzog 716. 717. II, 300. 922.
Hesling II, 622.
Hessler II, 340.
Hessius II, 1032.
Hessus 42. 60. 545.* cf. Eobanus.
Hett II, 761.
Hettenbach 95. 118. 136.
von Heucher II, 29.* 90. 95. 142. 158.
Heuermann II, 415.* 461.* 584.*
van Heughel II, 95.
ab Heumen 687.*
Heupel II, 29.*
Heuppel 78.
Heurnius 100.* 138.* 140.* 142. 153. 181. 594.* 602. 611. 623.*
Heurteloup II, 1026. 1107.
Heuser II, 981.
Heusse II, 505.
Heutisberi 2.
van der Heuvel II, 902.*
Hevrnius 581.*
Hey II, 516.* 734.
van der Heyde 243.* 453.* 729.*
Heydeck 477.
Heydecker II. 847. 1059.*
van der Heyden 39. II, 426. 902.
Heydenreich 388. II, 719. 1026. 1087. 1107.*
Heyl 138.
Heyland 689.
Heyler II, 255.
Heyman II, 253. 318.
Heymann II, 595.
Heyn II, 370. 415. 461.
Heyne II, 761. 922.
Heynig II, 1075.
van Heyningen II, 285.
Heysham II, 703.* 747.*
Hick II, 555.
Hicks II, 1026.
Hiddingh 686.
Hiebner II, 294.
Hiebnern von Schneebergk 254.
Hielm 512.
Hieraulme 171.
Hieraume 66. 68.
Hieronymus 74.* 118.* II, 45.*
Hierovius 590.
Highmore 165. 288.* 334.* 404. 454.* 668.*
Hilbrand 323.
Hilchen II, 279. 332. 382. 384.
Hildanus 171.
Hildebrand 136. 142.* 473. II, 546. 847. 1059.*
Hildebrandt 223. II, 822. 902.*
v. Hilden II, 789.*
v. Hildenbrand II, 1087.*

ab Hildernis 483.
Hilders 266.
Hildesheim 147. 149.*
Hill II, 516. 548. 596.* 606.* 669.* 703.* 747.*
Hillary II, 734.*
Hille 443.
Hiller 704. II, 606.
Hilling 334.
Hilscher II, 95.* 113. 221. 222. 229. 235. 274. 279. 304. 310. 332. 340. 349. 360. 370. 384. 782. 1026.
Himly II, 1087.
Himmelreich II, 939.
Hingant II, 361.*
Hintze II, 376.*
Hinze II, 332. 342. 770. 805. 902.* 1059.
Hipparchus 586.
Hippeau II, 1122.
Hippocrates 7. 13. 18.* 23. 26. 27. 33. 34. 39. 41. 46. 58. 60. 61. 63. 71. 77. 90. 99. 103. 110. 115. 116. 118. 126. 139. 157. 162. 178. 198. 203. 204. 214. 262. 269.* 272. 273.* 277.* 285. 309. 402.* 410. 550. 560.* 570. 622. 635.* II, 247. 284. 871. 981.
de la Hire 449.* 743.* II, 83.
Hirnheim 398.*
Hirsch II, 585.* 621. 875.
Hirschel II, 567. 606.* 622.* 633. 669.* 703.
Hirzel II, 369.
Hissmann II, 747. 761.*
Hjortberg II, 735.
Hjorther II, 585.
Hoadly II, 427.
Hobart II, 39.
Hobbes 266. 404. 668. 698.* II, 802.* 805.
Hoboken 698.*
Hobokenus 313. 323.
le Hoc II, 264. 340. 388.* 939.
Hochberg 427.
Hochstetter 127.* 382.* 646.* II, 295. 782. 847.* 982.
Hock II, 555.*
Hoddaeus 579.
Hoechstetter 90. 189.* 323. II, 46.*
Hodeng 428.
Hoefd 492.
Hoefding II, 719.
Hoefer 191. 274.* 388.* II, 101.* 238. 415.
Hoeffer 260.
Hoefichen 724.
Hoeflich II, 784.
Hoegg II, 555.*
Hoelder II, 788.
Hoehn II, 427.
Hoen 309.
Hoenn 408.
Hoepfner II, 214. 770.* 887.
Hoeping 378. 383.* 427. 469.
Hoepner II. 160.*
Hoeppius II, 158.
Hoermann II, 555.*
Hoernigk II, 120.
Hoessle II, 782.
van der Hoeven 644.
Hofer 408. 427. 465. II, 95*. 129. 360. 977.
Hoff II, 264. 1026.
Hoffbauer II, 1044. 1075.
Hoffberg II, 585.* 669.
Hoffinger II, 957.
Hoffkuntz 390.
Hoffmann 171. 174. 184. 207. 212. 259. 305. 317. 323. 365. 390. 425. 427. 433. 460. 473. 477. 483. 496. 502. 512. 525. 649.* II, 29.* 32. 34.* 38. 40.* 46.* 53. 61. 70. 77.* 84.* 137.* 146. 153. 160. 171.*. 192.* 203. 222. 228. 230.* 232. 236. 239. 240. 245. 246. 247. 248* 251. 252. 253. 254. 255. 263.* 264.* 269. 274.* 277. 280. 285.* 295.* 318.* 370. 384.* 412. 416.. 441.* 493. 517. 555. 585.* 594 596.* 735. 747. 770. 805.* 847 902. 922. 939.* 957.* 1005. 1059 1062. 1087.
Hoffstad 477. 492.
Hoffsteter II, 65.
Hoflich II, 240.
Hofmann 118. 164. 209. 225. 229. 247. 262. 269. 297. 365. 422. 454.* 602. 636. 637. 638. 644. 711. 724. 726.* 737.* 740. II, 113.* 153.* 222. 479. 586.
Hofmannus 681.*
Hofmeister II, 325.
Hoffmeyer II, 332.
Hofrichter II, 977.* 1087.
Hofsteter 502.* II, 53.
ab Hogelande 235.
van Hogemade 696.
Hoheb II, 441.
Hohenfelder 98.*

Hohorst II, 232.
Hoin II, 427. 549. 669.*
Hojerus 465.
Holbein II, 324.
v. Holberg II, 622.
Hoin II, 633.
Holandre II, 789.
Holdefreund II, 574. 719.* 735.*
Holder 323.* 329.* 700.*
Holland 460. II, 274. 805.*
Holler 740.*
Hollerius 56. 59.* 71. 73.* II, 160.
Hollmann II, 192.* 782.
Holm 711.
Holstein 274.
Holtdorf II, 179.*
Holtermann II, 887.
Holzhauser II, 1026.*
Homberg 365. 379.*
Homborgius 670.*
Home II, 782.* 957. 977. 1027.* 1059. 1122.*
Homeyer II, 336.
l'Hommart 492.
Hommel II, 350. 370.
Hommers 225.
Honold 743.
d'Hononville II, 330.
Hoobroeck 288.
ab Hoogelande 398.*
Hoogwerff II, 782.*
ab Hoogeveen 161.
van Hoogheweghe II, 922.
Hooke II, 61.* 214.*
van der Hoot II, 783.
Hoogwerf II, 782.
ab Hoolwerf 378.
Hooper II, 689. 902. 939. 1005.
van der Hoot II, 783.
van der Hooven 176.
Hopfengärtner II, 1005.*
Hoppenstedt II, 113.
Hoppius 211. 259. 266. II, 377.*
Horatius Augenius 75.*
Horatius de Florianis II, 61.*
Horch 716. II, 128.
Horlacher 477. II, 1005.
Horn 193. 729. II, 237. 567. 977.*
Hornicaeus 184.
Hornstein II, 977.*
Hornung 184.* 185. 191.
Horst 88.* 628. 648.* 649.*
Horstius 83.* 90.* 91. 92. 97. 98.* 103.* 127. 129. 130. 136.* 138. 147. 161. 165. 184.* 189.* 191.* 207.* 225. 269. 288.* 309. 630.* 638.* II, 84. 127.* 295. 298.
de Horta II, 567.
Horus II, 377.
Hoserus 229.
Holtinger 449.
Hopfengaertner II, 1059.*
Horn 741.
v. Horne 671.*
de Horta II, 567.
Hosak II, 1108.
Hossmann 634.
Hosty II, 507.
Hottinger II, 735. 1033.
Hotz II, 1088.
Houck II, 134.
Houlier 42.
Houlke II, 871.
Houlston II, 703.* 871.* 903. 940.
Housset II, 647.*
van der Hout II, 847.
Houttyn II, 393. 633.
Howard II, 940.
Hovel 66.*
van Hoven II, 940.*
Hovinghoff II, 587.*
Hovius II, 285.
Howard II, 747. 940.
Howman II, 247. 586.
Howmann II, 794.
Hoyer 664. II, 239. 295. 1122.
Hoyeveen II, 847.*
Hoz II, 1005.
Huart 372.
Huarte 75.* 91.*
d'Huaulme II, 517. 539.* 735.
Hubault 649.
Huber II, 310. 325.* 340.* 350.* 385. 403. 539.* 1032.
Hubner 711. II, 125.
Hubrerus II, 95.
Hubrigk 53.
Huck II, 517.
Hudelist II, 669.
Hudemann II, 567.*
Hueber II, 360. 805.*
Huebner 313. 317. 383. II, 34. 342. 1064.
Huet II, 304.
Hufeland II, 822. 871.* 940.* 1005. 1045.* 1059.* 1088.* 1108.*
Hufelandt II, 167.
Hugges 697.
Hughes II, 403.*
Hugo 294. 477. 525. II, 505.

Hugonius II, 54.
Huguet 66. 577.
Huhn II, 922.
Huisinga II, 275.
Huldricus II, 1033.
Hulke II, 847.
Hullekens 390.
Hulleman 740.
Hulsius II, 54.
van der Hulst II, 847.
Hultman II, 567.
von Humboldt II, 1059. 1075. 1088.* 1122.
Hume II, 549.* 586.* 1027. 1088.
Humelbergius 542.
Hunauld 518. II, 120.* 129.* 240. 275.* 332.* 493. 657.* 933.
Hunczowsky II, 822.*
Hund 5.*
Hundertmark II, 256.
Hundeshagen 309. 390. 696.
Hundt 14. 533.*
Hungar II, 848.*
Hungerford II, 539.
Hunter II, 247.* 704.* 871. 887. 1027.* 1075.
Huot II, 184.*
Hupanus 189.
Hupel II, 704.
Hureau 671.
Hurlebusch II, 735.*
Hurtant II, 505.
Husemann II, 719.
van Husen II, 34.
Husson II, 1122.
Huswedel 214.
Hutcheson II, 393. 529.
Hutchinson II, 160. 214.* 940.* 1005.*
Huth 518. 525. II, 34. 36. 232.*
Hutten II, 1006.
Hutter II, 146.*
Huwe II, 174.
Huxham II, 240. 575.*
Huxlam II, 586.
Huyberechts II, 1006.
Huygens II, 633.
Huzard II, 887.
Hvarts 124.*
Hybault 175. 235.
Hyer 404.
Hygliophili 262.

I. II, 555.
Iberti II, 978.
Ideler II, 1059.*
Iken 449.
Illini II, 403.
Ilsemann II, 427.
Imbert II, 137. 393.* 441.* 505.* 633.
Imhoff II, 1075.
Immink II, 586.
Imperialis 657.
ab Indagine 12. 17. 21. 54. 195. 211. 302. 372. 544.*
Ingeber 483.
Ingegneri 181. 620.
Ingenbert 518. II, 34.
Ingenhouse II, 1027.
Ingenhousz II, 1045.
Ingram II, 415.* 606.* 978.*
Ingrassia 33. 34. 44.* 543.*
Ingrassias 615.*
Inichenhofer 646.
van Innis II, 963.
Ipelaer 683.
Ipsen II, 108.
Iranetta y Jaurecuy II, 871.
Irvine 270.
Irwing II, 704.
Isaac II, 184. 280. 295. 441.
Iscam 408.
Iselin II, 1006.
Isenflamm II, 555. 622. 657.* 704.* 805. 1060.
Isermann 525.
Ising 465.
l'Isle 576.
Israel II, 1108.
Issendorp II, 770.
Isverding II, 120.
Ith II, 1045.
Ittig 334. 407. II, 620.
Ittigius 652. 658. 670.
Ittner II, 633.
Iwanoff II, 783.

J. 449. II, 78. 735.*
Jabot 34. 109.
Jacchinus 24. 55.* 68.* 644.*
Jackson II, 978. 1075.* 1122.
Jacob II, 978.* 620.*
Jacobaeus 365. 707.* 714. II, 90.*
Jacobi 297.* 457.* 477. II, 41. 77. 90. 95. 112. 121.* 285. 320. 340. 377.* 427. 441. 657.*
Jacobinus 264.
Jacobs II, 887.

Jacobson II, 1006.*
Jacobus 130.
Jacotius 71.*
Jacquinelle II, 461. 657. 957.*
Jadelot II, 634. 823. 884. 887. 1123.
Jaeger II, 239. 539. 805. 940.* 1088.*
Jaegerschmidt 438. 443.* 518. 742. 751.
de Jaen II, 740.
Jaenichen II, 622.
Jaenichius 155.
Jaenisch II, 1027.
Jaenistus II, 493.
Jaeschke II, 62.* 657.
Jagelski II, 506.*
Jahan de la Cheste II, 567.
Jahn II, 710. 957.
Jakson II, 704.
Jallabert II, 385. 393.*
Jalon II, 113.
Jamblichus 3.* 39. 136. 586. 669.
James 106.* 539.* II, 280.* 325. 361. 370.* 377. 393.
Jameson II, 689. 1006.
Jamet 728.
Jamot 422.
Janke II, 441. 555.*
Jancke II, 918. 922.
Janeke II, 586.
Jani II, 903.*
Janin II, 669.* 735.*
Janitsch II, 161.
Jansen II, 544.*
Jansseus 404.
Janthe II, 285. 295. 264.
Jantke II, 275. 280. 370.
Janus 182. 700. II, 184. 385.
Jaques II, 129.
Jarvis II, 350.
Jas II, 979.
Jason a Pretis 17.* 117.
Jasser II, 805.* 848.*
Jassoy II, 46.
Jaubert 605.
Jaurion II, 1108.
de Jausserand II, 517.*
Jawandt II, 903. 1060.* 1088.
le Jayant II, 783.
de Jean II, 265. 689.*
Jean Pic 669.
Jeanroi II, 968.
Jebb II, 806.
Jeber II, 479.
Jemois II, 461.
Jenichen 525.
Jenisch 107.
Jens II, 517.
à Jessen 111.
Jessenius 109.
Jessenwanger II, 761.
Jesu II, 29.*
Jetzke II, 647.
Joachimus 154. 542.*
Jobsten 21.
Joecher II, 119.
Joël 92. 111. 161.* 165. 167. 195.
Joepser 422.*
Joerdens II, 165. 285. 350. 922. 1027. 1060.* 1075.
John II, 545.
Johnson 122. II, 747.*
Johnston 202.* 229. 240.* 492. II, 607. 689. 1060.
Johnstone II, 657.* 689.* 704. 903.* 940. 1006. 1060.* 1075.
Johren 383.
Johrenius 373. 408. II, 30. 34. 108. 650.
Joire II, 505.
Joly 469.
Jonas II, 193.
Jones II, 30. 280.* 783. 871. 903.* 922.* 941. 1060. 1076.
de Jongh 496.
Jonquet 211. 212. 309.
Jonston 195.*
Jordan 125. 254. 274.
Jorden 408.
Jordis 422.
Jorissen II, 502.*
Jortin II, 415.*
Josa II, 761.
Joseph 669.
Josephus II, 323. 806.* 922. 1006. 1088.
Josse II, 1088.
Jossius 75. 125.
Joubert 51.* 58.* 59.* 74.* 78.* II, 30.
Jourdain II, 689.*
Joy II, 310. 1027.
le Joyant II, 505.
Joyeuse II, 161.
Juan de Pereyra II, 669.
Juch II, 247. 275. 285. 294. 295. 318. 325. 332. 340. 361. 394. 415. 437. 479.
Judels II, 567.
Jüngken 427.* II, 235.* 505.

Jugler II, 350.
Julianus 39. II, 54. 545.*
Juliarius 77.
Julich II, 165.
Julien 567. II, 747.
Juncker II, 263. 310. 350. 360. 361. 395.* 403.* 427. 461. 480. 586. 647. 654.
Jung II, 61.
Jungken II, 34.* 203.* 240.* 264.
Jungerolle II, 849.
Jungnickel II, 295.
Jungschulz de Roebern II, 696.
Junius 48. 147. II, 84. 310.
Junker 167. II, 184. 241.* 264. 275. 315. 318. 325.* 340. 346.* 370. 377. 490. 567. 571. 957. 979.
Junta 270.
Juntarus 42.
Jursky II, 591.*
Jussi II, 823.
de Jussieu II, 84. 377.* 505. 590. 669. 747.
Justi 118. II, 770.* 957. 1060.* 1089.* 1123.
a Juvellina 399.*

Kaan Boerhaave II, 403.
Kaehler II, 613. 719.
Kaehlert II, 517. 761.* 849.
Kaempf II, 539.* 596. 657.* 761.* 783. 849.* 887.* 903.
Kaempfer II, 108.*
Kaeseberg 427. 430. 727.
Kaester II, 747.*
Kaetzler II, 205.
Kaeufer II, 1045.*
Kaimes II, 704.
Kaisin II, 264.
Kaldenbach 270. 284. 425.
Kalertus 647.
Kaltschmidt II, 492. 634. 922.
Kaltschmied 323. II, 90. 384. 427. 459. 505. 536. 555. 567. 622. 704.
Kamitzer II, 61.
Kampe II, 622.
Kamzki II, 128.
Kannegiesser 373. II, 275. 340. 350. 377. 394. 427. 493.
Kanold II, 192. 214.
Kant II, 575. 596.* 871. 923. 1108.*
Kapp II, 1006.
Karcher II, 205.
Karg II, 941.
Karner II, 493. 783.
Kartnerus 317.
Kast 438.
Kasten II, 791.
Kastenius II, 795.
Kaufmann II, 78. 339.*
Kaufung 91. 109.
Kaulitz 473. II, 158. 384.
Kausch II, 806. 1060.* 1108.
Keck II, 44. 318. 823. 903.*
Kees II, 648.*
van der Keessel 443.
Kegler 130.
Keil 313. II, 329.
Keill II, 84.
Kelius 698.
Keller 742. II, 304. 720. 887.*
Kellner II, 193. 295.
Kelp II, 377.
Kelz II, 607.
Kemme II, 622. 685. 690.* 704. 735. 748. 832.
Kemper 422.
Kempsen II, 549.
Kennedy II, 61. 113.* 720. 1045.
Kenneir II, 301. 704.
Kentmann 56.* 140.
Kepler 147.* 204. 229. 629.*
Keppel II, 95.
Ker II, 957.
de Keranflech II, 587.* 622.
Kercksig II, 1006.*
Kergel II, 748.
Kerkringius 334.* 373.
Kern II, 1089.
Kerr II, 735. 979.
Kerschner II, 517. 1045.
Kesler II, 310.
van Kessel II, 871.
Kessler 289. II, 377. 385.* 404.
Kest 78. 176. 181.
Kestner II, 30.
Ketel II, 318.
Ketsch II, 567.
Keuchen 159. II, 587.
Keup II, 941.
Keyl II, 125.
Keyser 323.
de Keyser 686.
Khonn 213. 297.
Khunrath 158.
de Kiavallo II, 849.

Kiellmann II, 310.
Kielmeyer II, 1045.
Kieferling II, 95.
Kiernander II, 704.
Kiesewetter II, 1060.
Kiesling 270.
von Kigge II, 823.
Kijper 238.
Kilgour II, 704.
Kilianstein 211.
Kinderling II, 923.
King 458. II, 587. 1108.
Kinneir II, 153. 304.* 307.*
Kinner 731.
Kinzel II, 981.
Kipping II, 402. 526.
Kirchheim 207. II, 69.
Kirchenius 130. 207.
Kircher 216. 225. 299. 305.* 317.*
Kircherianus 704.*
Kirchmaier 283. 294. 373. 443. 463. 473. 483. 682. 684. 686.
Kirchnerus 297.
Kirchovius II, 205.
Kirchvogel II, 416. 607.*
Kirkland II, 704.* 705. 823.* 1006. 1045.
Kisling 378.
Kisner 309. 334. II, 193.
Kissel 445. 465.
Kite II, 871. 957.* 1060.*
Kittelmann 94.
Kitz II, 903.
Klaerich II, 587.
Klaerig II, 404. 480.
Klaiber II, 370.
Klatt II, 615.
Klauhold II, 370.
Klaunig 525. II, 146.*
Klausing II, 84.
Kleber II, 748.
Klee 697.
Kleefeld II, 1005. 1109.
Kleemann II, 849.*
Klein 289. 422. II, 65. 78. 80. 326.* 636.* 1089.*
Kleinfeld 638. II, 125. 129.
Klepperbein II, 139.
Kletschke II, 158.
Klett II, 38.
Klincke II, 705.
Kling II, 1123.*
Klingenstierna II, 332.
Klinger II, 957.
Klinkosch II, 549. 596.* 607. 690.* 720. 735. 748.
Klint II, 349.
Klockhof II, 285. 441.*
Klopfinger 167.
Klose II, 193. 1123.
Klotz II, 622.
Kluce II, 161.
Klügelius II, 941.
Klug 238. II, 318.
Kluge II, 587. 979.
van der Kluyt II, 325.
Knackstedt II, 979. 1089.*
Knaefer II, 1006.
Knapp II, 941.
Knaus II, 1061.* 1089.*
Knebel II, 1045.
Knechtius II, 54.
Knell II, 871.
Knesch II, 193.
Knigge II, 783.* 871. 923.* 1076.
Knight II, 505.* 871.
Kniphof 496. II, 254. 295. 370. 404. 427. 441.
Kniphovius II, 416.*
Knobloch 150. 153. 607. 622.
Knochenow II, 235.
Knogler II, 200. 205.
Knoll II, 177. 377.* 404. 427. 441.*
Knolten II, 690.
Knox II, 517. 941.
Koch 230. 309. II, 185.* 304.* 427. 614.* 648. 720.* 770.
Kochletschius II, 174.
Kock II, 1069. 1123.
Kockert 306.
Koefferlin 496.
Koefler II, 903.
Koefoed II, 903.
Koehler 496. II, 456.* 565. 849.
Koelderer II, 377.*
Koeler II, 406.*
Kölichen 707.*
Koellner II, 973.
Koelpin II, 137. 748.* 979. 1076.
Koen 309.
König 195. 433.* 438. 477. 518.* 525. II, 65. 80. 370. 373. 556. 575.
Koeper 498.
Königsberger 582.
Koeppen 138.
Koerber II, 493.
Koerner II, 332.
Koerkland II, 669.
Koerper 449.
Koestlin II, 720.*
Kohen II, 310.

Kohler 178.
Kohlhas II, 761.
Kohlmann II, 979.
Kohntzen II, 488.
Kok II, 1123.
Kokers II, 241.
Kokuyt 449.
Kolb 433. II, 46. 95.
Kolhans 678.
Kolichen 366.* II, 596.
Kondura II, 1109.
Konhard II, 146.
Kooy II, 622.*
van der Kop II, 699. 705.
Koppe II, 248.
Kopff 478.
Kopff 456.
Kormark 696.
Kornmann 143. 155. II, 60. 214.
Kornthauer 178.*
Kornzweig II, 113.
Kortholt 422.
Kortum II, 597.* 871.* 941.* 1061.* 1089.
Kostrzewesky II, 720.*
Kovacs 334.*
Kozak 302. 313.*
Kraatz II, 597.
Kraegelius II, 241.
Kraeuter II, 340.
Kraeutermann II, 205. 241. 361. 923.
Kraeyfaenger II, 657.
Kraft II, 1109.
Krahe 297.
de Krakewitz II, 125.
Kramer 2. 465. 509. II,* 254. 264. 480.*
Krapf II, 607.
Kraspockel II, 783.
Krass II, 923. 1109.
Kratzenstein 231. II, 350. 587.* 634. 806.*
Krause 259. 378. 484. 687. 731. II, 66. 125. 427. 480.* 493.* 517.* 556. 587.* 670.* 888.* 903. 1006. 1027.
Krauss 483.
Krazenstein 433. II, 361. 371.* 441. 690.* 720.*
Krebs 714. II, 783. 806.* 871.
Kreienberg 473.
Kremer II, 125. 129. 179.
Kretschmarus II, 137. 327.
Kretschmer II, 1031.*
Kretzemar II, 221.
Kretzschmar 383.
Krevet II, 699.
Krey II, 1089.
Kreysig II, 1076.* 1089.* 1109.*
Kriegel II, 179.
Krieger II, 280. 849.
Kriel II, 480. 705.
Kritter II, 1027.
Krokisius II, 46.
Kruegelstein II, 224.
Krueger II, 264. 295.* 332. 350. 361. 371. 461. 494.* 505. 517.* 720. 849. 872.
Kruenitz II, 394.* 634. 670.
Krumnau II, 325.
Krumpelmann II, 770.
Kruse II, 1061.
Kruttge II, 573.
de Kryt 508.
de Krzowitz II, 872* cf. Trnka.
Kubas II, 403.
Kuchler II, 385.
Knebel II, 517.
Küeffer 130.
Kuehn II, 205. 823. 849. 872.* 888. 1045. 1076.
Kuehne II, 288. 1045.
Kümmelmann II, 385.
Kuempel II, 923.
Kuenneth II, 770.
Kuern II, 597.
Kuesch II, 320.
Kuester II, 462.
Kuffer 174.
Kugler II, 539.
Kuhn II, 483. 1116.
Kulm II, 254.
Kulmus II, 46.* 125. 232. 235. 350.*
Kunadus 427. 512. II, 241.
Kundmann II, 130.* 137. 161.* 193. 295.*
Kuurad II, 137.
Kunrath 40.* 96.
Kunth II, 138.
Kuntzschke II, 373.
Kup II, 941.
Kupferschmid II, 126.* 130.*
Kuppe II, 310.
Kurad II, 38.
Kurella II, 138. 394.*
Kurz II, 325.
Kuttenberg II, 90.
Kwiatkowsky II, 849.*
Kyperus 289.

L. 207. II, 241.
van de Laar II, 1045.
Labbé 413. 483.
Laborde II, 462. 783.* 903.
Labroquere II, 318.*
a Lacuna 540.
de Lacaze II, 480.
Lachartier II, 783.
Lachmann II, 823.*
Lactantius 518.* 539.*
Ladmiral II, 304. 305.
Laeger 244.*
Lafarelli II, 66.
Laffille 613.
Lafisse II, 761.
Lafont de Frossinet II, 872.*
Laforgue II, 923.
Laghi II, 494.*
Lagus 211.
Laigneau 664.
Laitenberger II, 161.
Lajoie II, 462. 549.
Lalangue II, 648.*
Lalen II, 232.
Lallemant II, 339.* 361.* 416.* 462. 539.* 923. 941.
Lalouette II, 690. 705.
Lam II, 377.
Lamand 155. 174.
Lamb II, 1045.
Lambergen II, 735.
Lambert 182. 189.* 443. 494.*
Lambesius 309.
Lame 742.
Lammus 313.
de Lamoniese 187.
Lamorier II, 295.*
Lamperière 600.
Lamphier II, 941.
Lampugnano 251.
Lamsma II, 494.
Lamure II, 394.* 502. 634.
Lamy 264. 427. 670. 698. 704. 725.*
Lamzweerde 366.* 454.* 459.
le Lan II, 795.
Lancelot de Frade 650.
Lancisius II, 112. 78.* 113.* 146.* 147.* 153.* 184. 232.* 310.* 378.* 385.*
Lanckisch II, 77.*
Landais II, 462.
le Lande de Lignac II, 416.*
Landeutte II, 597.
Landis II, 923.
Landois II, 441.
de Landriano 605.
Landrieu 259.*
Lane 728.
Lang 469. II, 138. 736. 795.*
Lange 174. 422. 469. 580.* II, 66.* 119. 120.* 138.* 149.* 174. 462. 479. 505. 517. 587.* 705.* 823. 1061.
Langelott 238.*
Langematelius 370.
Langenhert 737.
Langenraet 438.
Langer II, 428.
Langermann II, 1089.
Langguth II, 305. 332. 385. 404. 494.* 517. 556. 736.
Langhammer II, 275.
Langhans 496. II, 377.* 385.* 393. 394. 648.*
Langius 129.* 138.* 255. 313.* II, 54.* 84.*
Langlois 165. 214. 259.* 310.
Langolius II, 254.
Langrisch II, 264.* 371.* 385.
Langrois II, 903.*
Langswerth II, 575. 720.
Languis II, 275.
de Lannoy 383.
Lanoix II, 1089.*
Lansel de Magny II, 657.*
Lanzani II, 138.* 305.*
Lapehn II, 517.*
de Lapeyronie II, 90.*
Lapi II, 416.* 462.
de Lapoterie II, 941.
Lappenberg II, 903.
de Large 276.
de Largelata 11.*
Laroque II, 1109.
Larrey II, 706.* 872.* 1089.
Lasius II, 720.*
Lason II, 872.*
Lasserre II, 903.
de Lassone II, 736. 904.
Lassus II, 340.
Latham II, 706. 957.
Latimer 467. 469.
Latinus 662.*
Latour II, 428. 462. 748. 771.
Latta II, 1045.*
la Lau II, 806.
Laub II, 61.
Lauben 454.
de Laudun II, 441.
Lauenbrugger II, 923.

Lauffer II, 340.
Laugier II, 462. 517. 657. 721.
de Launay 185.
Launai 181.
Laurea 105.
Lauredanus 103.
Laurenberg 96. 637. 655.*
Laurenceau 638. 707. 714.
Laurenderius 678.
de Laurens 158. 174. II, 506.
Laurent II, 462. 872. 1089.
Laurentinus Politanus 162.
Laurentius 103. 107.* 111.* 125. 140.* 167. 176. 191. 249. 329. 477. 648.* II, 79.
Laurus 428.
Lausberg II, 350.
Lautenbach 7.* 129.* 130. 143.
Lauthenas II, 1006. 1027.
Lautter II, 549.*
Lauwers II, 795. 923.* 957.
Lavachius 21.
de Laval 284. 404. 684.
Lavand II, 941.
Lavater 64.* 159.* 167. 284. 335. II, 126. 670.* 721. 904. 941.
Lavaus 512.
Lavedan II, 1076.
Lavernot 94.
Lavienne II, 462.
Lavirotte II, 428. 506.
Lavoisier II, 968.
Law II, 549.
Lawaetz II, 748.
Lawndes II, 1007.
Lawrence II, 506.*
Laws II, 1089.
Layard II, 556. 567.* 568.* 721. 761.*
Laycock II, 748.
Layfak 496.*
Laymann II, 95.
Laynge 449.
Lazarus 130.
Lazerme II, 386.* 404.*
Leake II, 748.
Leaulté 454. II, 138. 265. 296.
Leautaud II, 462. 517.
van Lebenwaldt II, 61.
Lebréyue de Presle II, 607.
Lebrun II, 923.
a Lebzeltern II, 153.
Lechandelier II, 607.*
Lechel 310. 323.
Leclerc II, 462.
Ledelius 313. 317. 323. II, 275.*
Lederer II, 327. 332.
Ledran II, 248.*
Ledru II, 823.
Ledry II, 690.
Leduc II, 587.
van Leempoel II, 923.* 925.
de Leeuw 745.
van der Leeuw 460. II, 872. 979.
van Leewenhoeck 460.* II, 153.*
Lefebure de St. Ildefont II, 1123.
Lefer 443.
de Leffiereau II, 690. 721.
Lefoulon II, 1109.
Legendre II, 265.
Leger de Goucy II, 130.*
Legier 204. 428.
Lehmann 223. 467. 477. 527. II, 125. 326.* 823.* 958.* 1076.* 1109.
Lehoc II, 228.
Leib II, 1027.*
Leibnitz II, 311. 587.* 597.
Leibnizius 313.
Leichinger 665.
Leichner 202. 251. 366. 369. 383. 391. 450. 454. 469. 473.
Leidenfrost II, 648. 657. 736. 783. 824.* 849. 872. 1028.* 1045. 1090.*
Leidig II, 923. 941.*
Leigh II, 30. 588. 888. 904.
Leiner II, 1090.
Leischner 398.
Leisner II, 394.
Leister II, 503.*
Leitersperger II, 108.
Leith II, 622.
Lejeune II, 130.
Lembke II, 361.
Lembke II, 361.
Lembken II, 261.
Lemercz 726.
Lemke II, 958.
Lemmens 428.*
Lemmer II, 517.
Lemnic 204.
Lemnius 45. 51.* 52. 53.* 94.* 68.* 77.* 373.
de Lémon II, 761.
Lemonnier II, 462.
Lemos II, 280. 1110.
Lempereur II, 462.
Lenglet-Dufresnoy II, 428. 441.
Lenheimer 83.*
Lenk 162.
von Lennep II, 888.

Lentilius 519.* II, 30.* 61. 101.* 108.* 568. 622.
Lentin II, 496. 506. 634.* 706.* 721. 771.* 824.* 849. 872.* 888.* 942.* 979. 1061.* 1109.
Lentulus 82. 127.*
Leny II, 1007.
Lenz II, 138. 278.
Leo 700.
Leon 94.
Leonard 671.
Leonardus 251.
Leonelli II, 526.
Leone Toscano 13.
Leonhard II, 577.
Leon Hebreu 103.
Leonicenus 17.
Leonicus 141. 143.
Leonus 80.*
Leopold II, 214.
Lepecq de la Cloture II, 824. 872.*
Lepner 294. 473.
Lepois 638.*
Leporin II, 757.
Leppentin II, 658. 904.*
Lepy II, 119.*
Léroux II, 784. 824. 872.
Leschenbrand 158.
Lescius 153.*
Lescrivain 101. 599.
Lesier 167.
Leske II, 706.* 784.
Leslaan 444.
Lessel II, 1109.
Lessius 155. II, 35.*
Lestelle 549.
Letherland II, 193.
le Letier 650. 670.
Letschius 289. 499.
Lettsom II, 634. 671. 689. 690.* 701.* 748.* 904.* 942. 1007.*
Letus 128. 187.
Leucippus 586.
Leune II, 942.
Leuterding II, 38.
Leuthner II, 771.*
Levacher de la Feutrie II, 607.
Leveillé II, 1109.
Leveling II, 706.* 849. 888.
Leveque 183.
Levi II, 1061.
Levin II, 319.
Levingston II, 690.
Levison II, 1090.
Levy II, 296.
Leydeck 512.
Leyser 672. II, 296.
Lézurier II, 539.*
Libavius 94. 96. 100.* 105.* 113. 185.* 580. 605.* 620.
Liberati de Liberatis 209.
Licetus 122. 150. 162. 181. 193. 197. 204. 209. 238.* 655.
Lichfield 496.
Lichtenberg II, 771.
Lichtenstein II, 1090.
Lichtenvalt II, 942.
Lichtwern II, 607.* 622.* 958.
Liddel 105. 129.
Lidderdale II, 1076.
Lieb II, 479. 771. 872.*
Liebaut 76.
Lieberkühn II, 486.* 738.
Liebermeister II, 392.
Liebig II, 324.*
Liebitsch II, 179.
Liebler 98.
Liebmann II, 529.
Liechtenberg 197.
Liege 473.
Lienard 274. 670.
Liepmann II, 296.
Lieutaud II, 462.* 607.* 648.* 806. 904.*
Lievens 329.
de Lignac II, 539.
van Lil II, 480.
Lilie II, 721.*
de Lille II, 480.* 568. 671.*
Lillie II, 341.
de Limbourg II, 462. 748.
van Limburg II, 310.
Limmer 458. 465. 477. 740.
Linacrus 22.
Lincke 408. II, 707.
de Lincoln 669.
Lind II, 622.* 873. 888.
Lindelius 739.
v. d. Linden 270.* 289. 323. 671.* 707.
Lindener II, 526.
Lindenius 572. 652.
Linder II, 85.*
von Lindern II, 138. 707.
Lindhult II, 428.*
Lindinger II, 707.*
Lindner II, 441.
Lindoe II, 1007.*
Linemann 658.
Link 438. 465. II, 761.

Linnaeus II, 394. 462.* 551. 568. 588. 608. 638.* 707.* 721.*
Linpruner II, 377.
Linsius 712.
Lipari 310.
Lipsius 147. 181. 191. 408.
Linstorp II, 153.*
Lischwitz II, 160. 163.*
Lisignolo II, 878.*
Lister 513.* 497.* 743. II, 222. 248. 588.*
Litta Riumi Resta II, 1007.
Littré II, 35. 41. 61.* 85.
Ljungh 704.
Lloyd II, 518. 849.*
Lobb II, 494.
Lobé II, 333. 341.
Lobstein II, 540.* 597. 671.* 808.
Locher II, 556.*
Lochner 441. II, 126. 130. 726.*
Locke 140. 223. II, 35. 120. 280. 480. 506.* 526.* 979. 1061.
Lodemann II, 1007.* 1090.
von Loder II, 749. 761. 771.* 1028. 1045.* 1046.
Lodin II, 1023.
Lodtmann II, 416.
Loeber II, 361. 889.
Loeffler II, 66. 658.* 904.* 923.* 979.* 1061.* 1076. 1109.*
Loehr II, 424.
v. Loenen II, 1090.
Loenius 508.
Loeppen 143.
Loeschenbrand 302.
Loescher 465. II, 95. 185. 214.
Loesecke II, 463.* 518.*
Loeselius 223.
Loescher 465. 741.
Loesecke II, 463.*
Loew 450. 477. 525. II, 205.*
Loew de Ersfeld II, 85. 90.
Loewe II, 1041.
Loewenfels II, 336.
Loftie II, 518. 736.* 980.*
Logan 477.
Loges II, 32. 824.*
Loghi II, 507.*
Lohen 450.
Loher 452.
Lohmann II, 285.
Lohmeier II, 180.
Lohr II, 696.
Lohrmann 314.
Loisinus 557.*
Lojecius 136.
Lombach 125.
Lombard 311. 404. 454. 508. II, 463. 1070. 1090.
Lommius II, 275.* 310.* 361.* 658.*
Loner 105. 335.
Long 698. II, 1109.
de Long 310.
Longavan II, 761.*
Longinus 378. 622.
Longius 46.* 282. II, 129.*
Longlet II, 417.
Longolius II, 90. 130. 138.
Lonyer Villemay II, 1090.
Loof II, 658.* 806.* 1028.
Lookemann 391.
Lopacki 282.
Lopez 56.
Lorry II, 494. 540.* 588.* 648.* 736. 784.
Lorsch II, 568.*
Loschge II, 873.
Loseus 205.
Losius 687.
Loss 428. II, 35.
Lossau II, 235.*
Lossius 140. 310. 373.* 390. 433. 444.* 714.
Lothus 197.
Lotich 206. 226. 229.* 310.
Lotteri II, 507.
Lotti II, 721.
Lottichius 658.*
Loubet II, 441.*
Louis II, 341. 377.* 394.* 597.* 707.*
de Louvain 314.
Lovell 378.
Lovet II, 721.
Lovett II, 494. 540.
Lower 329.* II, 222.*
Lowndes II, 904. 980.
Le Loyer 138.
Loyseau 165.*
Lubbert 158.*
Lubini 255.
Lucas II, 518. 736.* 850. 873.* 958.*
v. Luce II, 1090.*
Luchtenius 136. 138. 140.* 143. 174. 623.*
Luchtmans II, 518.*
Lucianus 198.
Lucius 147. 634.
Lucq II, 463.
Ludaeus II, 149.

Luders 450.
Ludloff II, 174. 179. 185.
Ludolff II, 193. 206. 222.* 240. 386.* 394. 404. 495. 795.*
Ludovicus 29. 181. 492. II, 104. 108.* 481. 540.*
Ludwig II, 378. 518.* 527. 540. 549. 556. 608. 634.* 671. 672. 707.* 736. 738. 771. 904. 942.* 958.* 980.
Luedicke II, 771.
Lützelberger II, 1123.
de Luetzelburg II, 888.
v. Luezak II, 386.
Lugt II, 795.* 904.
Luisinus 53. II, 113:
Lulius 8.
Lulle 181. 699.*
Lund II, 360.
Lunda II, 475.
Lundelius 473.
Lundersteen 741.
Lupichius II, 305.
Lupin 508. II. 54.* 575.*
Lups II, 386.*
Lupus 216.
Lusitanus 661.*
Lusson 68.
Lust II, 361.
Luther 96. II, 41. 240. 248. 254. 265. 275. 297. 736. 784.* 806. 923.
Lutheritz II, 315. 319.
Luxmore II, 690. 904.
Luzuringa II, 891.
Lyncker 717.
Lyne II, 588.
Lyonet II, 540.*
Lyonnet 238.
Lyserus 226. 262.* 270.* 310.* 669.
Lyson II, 527.
Lysons II, 588. 672.* 707.* 771.
Lysthenius 294.

M. 513. II, 588. 622. 648. 771. 824.
van Maaren II, 394.
Maass II, 1007. 1090.
Macbride II, 672.*
Macasius 230. 404.*
Macastius 323.
Macaulay II, 507. 556.
Macbeth II, 708.*
MacCarthy II, 1007.
Machal II, 401.
Machy II, 296.*
Mackenzie II, 518. 749. 761.
Mackerang II, 435.*
Mackie II, 824. 1076.
Maclachan II, 708.* 888.
Mac Mahon II, 404. 507. 602.
Mackintosh II, 904.
Maclagan II, 690.*
Macneven II, 495.* 721.*
Macquart II, 672.*
Macqueen II, 850.
Macrobius 602.
Macullon II, 1028.
Madeira Arraiz 251.
Madier II, 597.
Maenhart II, 980.
Maennling II, 113. 120.
Maercky, II, 189.
Maerz II, 608.
Maestro Cervelo 552.
Maevius 483.
Maeyen 477.
Maffei II, 394.
Maffeio 83.*
Magatus 162.* 637.*
Magen II, 495.
Maggius II, 548.*
Magir II, 304.
Magirus 125. 167. 174. 639.*
Magis II, 795.*
Magliocca 197.
Magnenus 241.*
Magnan II, 736.
Magnien 544.
Magnier II, 623.
Magnus 310. 695.
de Magny II, 161. 428.
Magri 366.
Mahieu 317. 398.
Mahon II, 463.
Maigret II, 577. 608.
Maj 740.
Maimon II, 378.
Maitrejean II, 378.*
Maizier II, 1076.
Majautt II, 296. 394. 463. 508. 527.* 708. 968.
Majerus 647.
Major 378. 383. 422.
Majus 478. 483. 536.
Makie II, 690.
Malacarne II, 736. 784.* 924.* 980.* 1061.
Malavad II, 285.
Malcke II, 232.

Malden II, 690.
Maldonat 637.
Malebranche 378.* 452. 717.* II, 30. 108.* 353. 556. 736.*
Maler 483. II, 749.
Malguin II, 527.
Malivergne de Mandoumier II, 158.*
Mallet 216. 646.
Mallinkrott II, 185. 942.*
Malmedy 559.
Malmy II, 692.
Maloët II, 174. 265. 410. 481.
de Malon II, 648.
Malouin II, 386. 943.
Malpighi 305. 310.* 330.* 438. 454.* 460. 513. 694.* II, 378.*
Malther 159.
Malvicinus 433.*
Malouin II, 265.
du Man 704. II, 721. 1046.*
Manardus 11.* 24.*
Mancinellos 88.
Mancinius 586.*
Mancinus 96. 577.
Mancini II, 549.
von Mander 294.
de Mandeville II, 104. 241.
Mandini 644.
Manelphi 167.
Manet 195. 214. 251.
Maneta II, 41.
Manetti II, 463.*
Manget 460.* II, 130.* 708.
Mangili II, 1062.
Mangold 378. 428. II, 575. 588. 597.* 608.* 634. 735.
Mangoldt 371. 373.
Mangor II, 824.* 980. 1007.
Manitius 3. II, 394.*
Manne II, 236.* 378.
Manning II, 858.
Manningham II, 371.
Mannoir II, 980.
Manotti II, 549.
Manoury II, 463.
Mantel 212. 658.
Manthey II, 905.
Mantinus 18.
Manzoni II, 1062.*
Mappus 285. 404. 444. 460. 478.* 492. 502. 508. 716.
Marafiota 717.*
Marafioti 405.
Maranta 63.
Marat II, 386. 690.* 721.* 736.* 350.*
Marbourg II, 105.
Marc II, 1007. 1090. 1109.
Marc Antonin 698.
Marcard II, 672. 690. 736.* 761.* 850.* 1028.*
Marce 644.
de la Mare II, 648.
Marcellus Cumanus 323.* 698.*
Marcellus Donatus 85.*
Marcellus Sideta 40.
Marcerel II, 404.
Marces 109.
Marcet II, 690.
March 265. 282. 378.
Marchal 610.
Marchand 115. 624. II, 463.
Marchant 66. 88. 92.
Marchard II, 30.*
de Marchetti 305. 660.* 669.* II, 236.
Marchius 50.
Marci de Kronland II, 761.
Marcucius 231.
Marco 125.*
Marcolphus 408.
Marcorel II, 806.
de Marcq II, 417.
Marcus 167. 317. 373. 408. 433. II, 1091. 1123.*
Mardorff 470.* 492.
Mardaccius 63.
de la Mare II, 463.
Marechall de Rougères II, 463.* 672.
de Marées II, 715. 722.*
Marescotti II, 185.*
Mareshal 700.
Maret II, 634. 672.* 691.* 850.*
Marggraff II, 265. 597.
Marggrafius 284.
Margrave II, 873.
Marherr II, 540. 549. 597.* 672.* 722.
Maria II, 568.* 575.
Marianus Sanctus 50. 540.* 556.*
Mariaviglia 297.*
Marie 577.
Marillier 381.
Marinellus 143.* 158.* 335.* 624.
de Marinis 413.*
Marino II, 943. 1028.
Mariotte 698.*
Mariotti II, 463.
Marles 179.
de Marne II, 426.
Maroldus 252.*
Marquard 469.* II, 66.
Marque 140.

Marquest II, 180.* 404.*
Marquet II, 378. 648.
Marquisius 434. II, 806.
Marrandan 162.
Marrigues II, 463. 608. 648.
Marryat II, 1028.*
Marschall II, 980.*
Marschal de Rougers II, 597.
Marsilius 3. 13.
Marteau 302. 310. 428. II, 265. 463. 540. 648. 761.* 943.
Martin 193. 444.* II, 241. 275. 326. 374. 394. 463. 568. 762. 795. 958. 980. 1029.
St. Martin 672. 806. II, 958.
Martin de St. Rambert II, 1123.
Martineng II, 113. 943.
Martinet II, 943.*
Martini 195. 470. 619.* 647. 662. II, 319. 340. 417. 575.* 576.* 623.* 634.* 649.* 658.* 784.* 795.* 806.
Martinius 207. 212. 373.
Martinus del Rio 113.
de la Martinière 289.
Martinus Rolandus Pater 252.
Martinus 226.
Martius 122.* 294. 324.* 508. II, 30. 61. 109. 126. 153. 248.
Marx II, 394. 568.* 588.* 672. 722. 737.* 795.* 850.* 905.* 1029.
Marzari II, 850. 1029.
Masars de Gazelles II, 784.*
Masbach 80. 88.
Mascagni II, 850.*
Mascars de Cazeles II, 464.
Mascatiot II, 1029.
Masius 215. 223. 727. II, 873. 1076.
Mason II, 507. 540. 924.
Massa 21.* 27.* 41.* II, 539.* 540.* 549.*
Massaria 153.* 179.*
Massini II, 597.*
Massot II, 464.
Matenesius 147.
Mathesius 483.
Mathie de Milchow-Mieckowita 12.*
Mathon 404.
Matthaeus 299. 398.*
Mattheolus 4. 533.
Matthesius 568. II, 305.
Matthiae 439.* II, 333.
Matthieu 699. II, 518.* 771. 806. 850.
Matthiolus 53.*
Matthis 330. 700.*
Matthisen II, 361.
Mattieu II, 980.
Mattot 398. 477. 483. II, 265.
Maty II, 319.
Matyus II. 495.
Mauchard II, 350. 1062.
Mauchart II, 214. 296.* 361.* 380. 394. 1007.*
von Mauden 83.*
Mauduyt 461. II, 737. 749. 762. 772. 784. 806. 850. 873. 905. 980.* 1008.*
Maul II, 35.
Maumery II, 464.
Maunoir 159.
Maurel II, 61. 464. 762.
Maurer II, 1008.*
Maurin 270. 274. 282. 434.*
Mauriceau II, 174. 232.
a Maurodenoya II, 275.
de Mauvillain 397. 714.
Max 694.
Maximus Tyrius II, 319.
Maxwell 413.* 461.
May 310. 318. 428. 478. II, 888.* 1009. 1123.
v. May II, 126.
Mayden II, 206.
Mayen 513.
Mayens 294.
Mayer II, 154. 623. 772.* 784. 851.* 873.* 1046.*
Mayerus II, 126.
Mayern II, 248.
de Mayerne 126.* 398. 473.* 478.* 588.
Mayne II, 232.
Maynwaring 318. 513.
Mayow 330. 383.
Mayr 182. II, 285.*
Mazars de Cazelles II, 464. 556. 924.
McCann II, 722.
McCartney II, 905.
McIlwaine II, 905.
McTaggert II, 1109.
Mead II, 41.* 54.* 85. 248. 386.* 395.* 417.* 481. 588.
Mease II, 1029.* 1109.
Mechtoldt II, 536.
Meckel II, 386.* 395.* 417.* 464.* 527. 540.* 549. 576.* 589. 598.* 623. 649. 700. 924. 956.* 1029. 1043. 1046. 1062. 1110.* 1123.
Meckma II, 248.
Meckowsky 167,

Meder II, 435.*
Mederer II, 524. 824. 851.* 873. 905.
Medicus II, 161. 464.* 576.* 708.* 1009.
de Mediolano 185.* II, 180.*
à Meekren 324.* 434.* 699.*
Meelführer 689.
van der Meer 191.*
Megaporitus II, 61.*
Megerlin 507.
Meglin II, 464.
Méhée de la Touche II, 691.*
Mei 252.
Meibom 204. 243. 244. 284. 324. 330. 379. 383. 399.* 428. 477. 483. II, 154. 160. 185. 319. 708.
Meibomius 176. 179. 373. II, 689. 1062.
Meier 255. 508. II, 161. 327. 350. 386. 395. 404.* 481.* 496. 510.* 527. 531. 541.* 623.* 772.* 807. 873.*
Meierus 105. 182. II, 1033.
Meiger 577.
Meineke 437. II, 153. 1009.
Meinders II, 130.
Meiners II, 333. 691.* 692. 784. 807. 888. 924.
Meisner 193. 474. II, 120. 161. 214. 442. 924.
Meister II, 378. 519. 722.* 762.* 1062.
Mejer 255.*
Mejerus II, 1033.
Melampe 207.
Melampodis 543.
Melampus 34.
Melanchton 25. 50. 128. 580.* 660.
Melander 107.
Melanelius 24.
Melchior II, 851.
Mele 88.
Melhorn II, 507.
Melissander 710.
de Melle II, 550.
Melleret II, 824. 851. 873.
Melliar II, 749.
Melli II, 175.*
Mellin II, 649.
Meloet II, 144.
Meltzer II, 253.
Meloille II, 1091.
Melzer II, 958. 981.
Memmingius 567.
Memmius 65.
Menabenus 77.*
Mendelssohn II, 608. 737. 873. 924.
Mendez de Almanza 686.
le Menestrel 684.
Mengus 130. 519. 578. 580.
Meniot 289.* 383. 513.* 694.
Menjot 310.
Menjotius 179.
Menn II, 568.
Mennel II, 981.
Mentz II, 85. 327.* 417.*
Menuret II, 784.
Menz 525. II, 30. 61. 109.
Menzel II, 128. 214. 418. 1123.*
Menzinger 60.
von Mer 324.
de la Mer 65.
de Mera 660.*
Merbitzius 399. 808. II, 737.
Mercadier II, 589.
Mercatus 71. 88.* 139.* 578.*
Mercenarius 639.
Mercer II, 851.*
Mercenne 229.
Mercerius II, 78.
le Mercier 126. 1091.
Merck II, 824.
Merckel 324.
Mercklin II, 481.
Merclinus 383. 517. 519.* II, 126.
Mercurialis 61. 63.* 73. 76. 89.* 91.* 94. 96. 109.* 130.* 229. 246. 577.* 578.*
Mercuriu II, 807.
de Mercurius 126.* 167.* 639.
Mergiletus II, 35.
Mérian II, 541.
Merindolus 204.
Merk II, 889.* 1009.
Merlet 159. 223. 297.
Merl 302.
Merlin 669.
Mertens II, 851.*
von Mertens II, 772.* 873.*
Mertlick II, 889.
van der Merven 611.
Méry 404. 513.* II, 30. 35. 113. 635. 708.
Meschmann 473. 525.
de Meserey II, 442.*
Mesmer II, 464. 722. 772. 796. 825. 851.* 873. 889. 1124.
de la Mesnardiérie 206. 207. 262. 656.*
Mesnil 428. 726.
Messence II, 386.
Metternich II, 752.*

de la Mettrie II, 296.* 341.* 362. 388.* 404. 417. 442.* 482.*
Metzel II, 1046.
Metzger 310. 404. 444. II, 193. 333. 598.* 796. 807.* 832.* 849.* 851. 905. 956.* 958.* 1009.* 1029.* 1046.* 1110.
Metzinger II, 796.
Metzler II, 825. 958.* 1029.*
Metzner II, 66. 474.
Meurer 109. 176.
Meurs II, 784.
Meusel 408.
Mey 439.
Meyen 335. 694.
Meyenberg II, 461.
Meyer I. 213. 223. 324. 461. 478. 483. II, 41. 185. 222.* 282. 311. 341. 371. 527. 692. 772. 851.* 1030.* 1076. 1091.
Meyer Abrahamson II, 874.* 1062.*
Meynel II, 1110.
Meyssonerius 78. 195. 212.
Meysonnier 661.
de Meza II, 708.* 722.* 772. 784. 785.* 796.* 825.* 981.
Mezger 255. 391. 408. II, 109. 175. 482. 722.* 1091.
Mezler II, 772. 796. 807. 924.* 958.*
Mican II, 851.
Michaelis 153. 197. 204. 207. 208. 211. 241. 244. 252. 255. 259. 266. 270. 290. 294. 399. 450. 465.* 538. 680.* II, 61. 404. 658.* 825.* 851. 874.* 889. 958. 981. 1009. 1046. 1062.* 1091.*
Michaelis Hernanus 231.
Michael Scotus 611.* 669.
Michaletti II, 222.
Michel II, 41. 464. 527. 598. 608.* 772. 825.
Michelet 742.
Michelitz II, 807.*
Michell II, 796.* 825. 1110.
de Michels de Champoreia II, 527.
Mickwitz II, 1062.
Miculous 423.
Middelaar II, 311.
Midrif II, 175.
Midy II, 296.
Mieg II, 692.
Milhauser II, 128.
Milichius 558.*
Mill II, 874.
Millar II, 568. 635.* 905.* 959.
Millars II, 296.*
Miller II, 527.
Milleradowics II, 635.
Millerius 100.
Millet II, 180. 214. 556.
Millies II, 495.
Millin de la Courveault II, 460. 464.
Mills II, 874. 1091.
Millus 265.*
Milnes II, 417.
Minasi II, 658.
Minder 86.
Minot 507.
Minter II, 876. 890.
Mirabeau II, 519. 796.* 825.*
Pico della Mirandula 542. 552.
Mirbel 335.
Mironius 44.*
Mirus 434.
Miscoli II, 943.*
Misler 422.
Missa II, 482. 924.
Misson II, 193.*
Mistichelli II, 90.* 126.*
Mitchell II, 943.
Mithof II, 924.*
Mittelhaeuser II, 427.
Mitterbacher II, 576. 598. 1030.
Mittié II, 576. 594. 605.
Mitzky II, 807.
Mizaldus 46. 58. 97.*
Mobach II, 65.
Moccha 174.*
Mochinger 174. 191. 193.
Mochius 22.
Mockius 109. 140.
Model II, 658. 709.*
Modelün 518.
Moder 79.
Moebius 215. 238. 241. 262. 274.* 282. 283.* 284. 290.* 294.* 366. 368. 373. 383. 408.* 417.
Moegling 100. 373. II, 395.
Moehring 321. 379. II, 254. 311.* 319. II, 236.
Moehsen II, 959.*
Moellenbroccius 302.*
Moeller 119. 122. 136. 229. 502. 607. II, 395.* 521. 589. 659. 772. 1124.
Mönch II, 943. 1110.
Moers II, 405.
Moescke 744.
Moeser II, 495. 749. 772.
Moethig II, 365.
Moetig II, 374.

Mogalla II, 959.
Mohr II, 623.
Mohring II, 1110.
Mohrenhein II, 785.* 796.*
Mohrius 408.
Mohy 212. 296. 299.
Moine II, 113. 336. 341. 943.
le Moine 726.
v. Moïnichen 520.*
Moldenarius 162.*
Moley 508.
de Molinanis 373.*
Molinarius II, 442.*
Molinarus 391.
Molinelli II, 248.* 371.*
Molinetius 330.*
Molinetti 391.*
Molinus II, 428.
Molitor II, 285.*
Moll II, 785. 924.
Moller 492. II, 85.* 311.*
Mollinius 40.
Mollweide II, 425.
Molmy II, 464.
Molswyk 306.
Moltherus 153.
Molynaux II, 589.
Molyneux 314.*
Monardus 67.
Moncera II, 378.
Moncerbert II, 589.
Moncet II, 464.
de Monchau II, 464.
de Monchy II, 311. 709.
de Monconys 404.*
de Moneta II, 568. 943.* 981.
Mongin II, 61. 464.
Monheim 543.*
Monhemius 33.
Monier II, 935.
Monjé II, 874.*
Monjotius 735.
Monnot II, 1124.
le Monnier II, 417.
de Monpas II, 1062.
Monram 187.
Monro II, 214. 254. 285. 395. 484. 519.* 557. 568.* 623.* 659.* 673. 692. 737.* 785. 807. 825.* 852.* 874.* 905.* 1030.* 1046.* 1076. 1091.*
Monschen II, 30.
Monsleo 60.
de Monstrueil 657.
Montagnana 3.* 6. 9.* 128.
Montalto 130. 155.
Mont-Altus 587.*
Montanari II, 550.*
Montanus 46. 49.* 50.* 51. 52.* 57. 103. 622.
del Monte II, 1062.
a Monteacuto 633.
Montecucculi 181.
Monteggia II, 959.* 1030.*
Monteith II, 215.
Montemayor 153.*
Monti II, 874.
Montisianus 34.
Montfaucon de Villard 366.
Montroeil 157. 158.
de Monvert 86.
Moolenar 469.*
Moolwysk 318.
de Moor 502.* 526. II, 46.* 54.* 149.
Moore II, 852.
Moorcroft II, 981.
Moosdorff II, 166.
Morand 231. 284. II, 241. 390. 443.* 464. 507. 569. 623.* 673. 737.*
Morandi II, 482.* 635.*
Moranus 187.
Morasch II, 154. 185.
More 404. 712.*
Moreau 171. 282. 298. 384. 398. 658. 714. II, 417. 580. 943.* 1091.* 1110. 1124.*
Moreau de St. Elier II, 305.
de Moreau II, 645.
Morel II, 465. 495.
Morelli II, 1009.* 1030.
Moretus 686.
Morfonage de Beaumont II, 254.
Morgagni II, 66.* 154.* 185.* 319.* 550.* 557.* 559. 562.* 609.*
Morgan II, 206.* 248.* 635.
Morgen II, 1009.*
Morgenbesser II, 924.*
Morhoff 310. 373. 399. 450.
Moricheau-Beauchamp II, 1110.
Moriggia 1030.*
Morin 275. 444.
Moris 399.
Moriset 189.
Morison II, 1124.
Morisot 647.
Morisset 229. 241.
Moritz II, 807. 825.* 874. 981. 1009.*
Morlandus 526.
Morrenvliet II, 319.
Morris II, 443.* 519.

Morten II, 589.
de Mortière II, 465.
Mortimer II, 66.* 379. 589.
Morton 221.* 223.* 469.* 508.* II, 387. 598.
Moscati II, 1077.
Moscherosch II, 465.
Moschion 58.*
Moseder II, 722.
Moseley II, 874. 889. 959.* 1009.
Moser II, 1009.*
Mosleder 483.
Mosque 828.*
Mosselage II, 395.
Motherby II, 1124.*
de la Motte II, 305. 465. 559.* 569.
de la Motte le Vayert 658. 700.*
Mouchy II, 311.
Mouilleseaux II, 905.
de Moulin 303. 545. II, 46.*
Moullin II, 171.
Mourier II, 787.*
Mourik 324.
Mourre II, 981.
Movillin II, 174.*
Movstelon II, 183.*
Moyle II, 874.
le Moyne 171.
Moysus 8.
Muccucius 265.
Mudie II, 1124.
Muecke II, 649.
Zur Muehlen 404.
Mühlhausen II, 737.
Muehlmann II, 389.
Muehlpfort 497.
Mueller 187. 263. 265. 314.* 335. 379. 404. 444. 461. 738. 739. II, 85. 109. 120.* 180. 241. 248. 255.* 369.* 448. 465.* 495. 501. 508. 512. 589. 601. 635.* 737. 762. 852.* 943.* 981. 1009. 1026. 1030. 1062.* 1063. 1077. 1124.
de Mueller 559.
Muelmann 195.
Muench II, 649. 796.* 828.* 852. 874. 943.* 959.* 1124.
Muenchenrod II, 46.
Muffat 395.*
Muhlman 651.
Muhlmann II, 465.*
Muldener 98.
Mulder II, 78. 598.
Mulenius 714.
Muller 165. 167. 226. 399. 461. 465. 469. 483. 526. 646. II, 41. 154. 221. 222. 252. 255.* 275. 280. 328.* 330. 436. 443.* 482.* 541.* 889.* 926.
Mundella 22.*
Mundius 450.
Munier II, 341. 371. 722.
Munker 469.
Munkley II, 527. 589.* 623. 673.
Munro 235. II, 828.
Munson II, 924.
Munthelius 660.
Munting 450.
Muntz II, 959.
Muotius 131.
de Muralt 404. 478.* 483.* II, 443. 623. 635.
Muraltus 710.
Muratori II, 362.* 387.* 443. 593. 874.*
Murcinna II, 807.*
Murhard II, 1092.
Murillo Velarde y Jarado 318. 373.*
Murray 745. II, 589. 635.* 659.* 673.* 709.* 737.* 749.* 772. 785. 828.* 875.* 944. 1030.* 1046. 1063. 1077.*
Murry II, 285. 286.* 305. 508.
Mursinna II, 905.* 1077.*
Musaeus II, 762.
von Muschenbroeck II, 319. 341. 559.
Musgrave II, 78.* 285.* 589. 737.
Musitanus II, 130.
Muteau de Roquemont II, 465.
Mutzel II, 465.* 981.*
Muys 434.* 439.* 497.* 731.* II, 35. 91. 248. 395.
van Muysen II, 797.
Muzell II, 576. 673.*
van der Mye 183. 189.*
Mylaeus 173.
Mylius 153. 159. 167.* 373. II, 138.
Myllerus II, 1032.
Mynors II, 875.* 905.*
de Mynsicht 197.*
Myslowski 140.
Muys II, 326.

Naboth II, 46.*
Naef II, 1092.
Naegelinus II, 1032.
Naevius II, 333.

Nagel II, 185.* 1030.*
Nagy II, 236.
Nahuys II, 875.
Nairne II, 829.
Naldi 181.
Nannetti II, 550.
Nannoni II, 550.*
Nardius 208.* 298. 299. 672.*
Narvaez 71.
Nasar 689.
Nasse II, 86.
Nathorst II, 852.*
Naudaeus 239.* 275.
Naudé 185. 204. 669.* II, 109.
Naudeau II, 465.
Naudot II, 981.
Nauheimer II, 737.
Naumburg II, 1092.
Nausius 617.
Navier II, 559.
Naville II, 709.
Neale II, 924. 959.*
Neander 179.* II, 294.
Nebel II, 126. 255. 311. 519. 635. 659. 673. 762. 959.* 981. 1046.* 1092.
Necker II, 807.
Necterus 465.
Nedel II, 981.
Neerincx II, 224.
Negrini II, 465.
Nehr II, 1063. 1092.*
Neifeld II, 443.* 465.
Neikter II, 1009.
Neithard II, 47. 1092.
Neithardt II, 762.
Nemesius 22.
Nenter II, 91. 120. 149.* 175.*
Neri Nerii 81.*
Nessler II, 622.
Nettelbladt 318.
Neubauer II, 673.* 808.
Neucranz 202.
Zum Neuenhahn 119.
Neuenhaus 174.
Neuffer II, 190. 361.
de Neuforn II, 797.*
de Neufville II, 889.
Neugebauer II, 709.
Neuhaus 469. II, 126.* 635.
Neuhausen 465.
Neuhof II, 101. 1093. 1110.
Neuhold II, 248. 265.
Neuhusius 209. 306.
Neumann II, 138. 395.* 1011.*
Neuse 452. 731.*
Neuwaldt 81. 455.
Never II, 159.
Newfeldt 252.
Newton 461. II, 772.*
Neydeck II, 649.
Nicander 18. 178.
Nicandrus 40. 235.
Niccoius 532.*
Nicephorus 124.
Nicholls II, 387. 405.* 692.
Nicholson II, 944.
Nicolai 179.* 231. 298. 454. 662. II, 206.* 286. 351.* 362.* 363. 371. 387.* 405. 417. 465.* 519. 527. 541. 565. 569. 570. 571. 613. 659. 676. 692. 709. 797. 852.* 868. 889. 925.* 976. 981. 982. 1046. 1047.* 1124.
de Nicolais du Saulsay II, 576.
Nicolas II, 785. 808. 906.*
Nicolau II, 519.
Nicolaus 244. 481. 483.
Nicolavius 179.
Nicole 445.* II, 265.
Nicquet 661.
Nider 483. 741.*
Niederhuber II, 749. 1110.* 1124.
Niedermayer II, 797.*
Niemann II, 674. 1124.
Niemeyer 752. II, 1063.
Nieper II, 559.
Niesius 383.
Niethammes II, 1092.*
Nietner 497.
Nietzki II, 649. 659.*
Nifurius 306.
Nigrisolus 310. 474.*
Nihell II, 785.
Nimptsch 502. 513.
Niphanius 265.
Niphus 12. 40.* 303.
Nissaeus II, 982.*
Nisser II, 519.
Nitsch 703. II, 248. 852.
Nitzsch II, 286.
Nodé 569.
Noebling II, 255.
Noël II, 91. 982.
Noël de Pivier 476.
Noelken II, 1110.
Noeller II, 285. 580.
Noesler 195. 209. 275. 657.
Noethig II, 878.* 892.*
Nollessen II, 465.

Nollet II, 405. 443.* 465.
Nonne II, 636.
Nonnemann II, 659.
Nonnius 92.
Nonus 553.*
van Noort II, 66.
Nootnagel II, 737.
Noraeus II, 1030. 1046.
Norcopensis 727.
Nord II, 1110.
Nordh II, 709.
Norford II, 443.*
Nordmann II, 519.
Noribety 107.
Normand II, 465.
Normande II, 852.
le Normant 181.
Norris II, 692. 1124.
Nosereau II, 465.
Nostradamus 327. 669.
Nottbeck II, 1031.*
Notto II, 66.
Nottelmann 492.
de la Noue II, 652.
Nourse II, 379. 589.
Nowack II, 1124.
Nucella 751.*
Nuck 366. 399. 484.
Nudow II, 723. 738. 906. 982.*
Nüretein II, 1077.*
Nuernberg II, 41.*
Nuernberger II, 276. 808.* 829. 960.* 963.* 1009. 1042.* 1047.
Nuessler 465.
Nugent II, 443.* 466.* 749.
Numa Pompilius 669.
Nunn II, 113. 559. 576. 852. 979.
Nunnez 49.
de Nurretien II, 1063.
Nutzky II, 802.
Nuys 520.
Nuñez 162.
Nussler 724.
de Nyand 159.
Nyander II, 723.
Nyegaard II, 341.
Nyenhof 404.
Nymannus 153. 154. 159. 172.* 193. 248.
Nymmannus 97. 100. 335.
de Nynauld 630. 636.

Oberius II, 38.
Oberkamp II, 519. 875. 944. 960.
Oberkampf II, 736.
Oberlai 635.
Oberlin 159.
Oberteufer II, 660. 1010.* 1031. 1063. 1110.* 1124.*
Obhoven 711.
Obsopeus 49.* 587.
Ochlitius 314.
Ochocki 191. 193.
Ochsnerus II, 1032.
Ockel II, 649. 674.
Odhelius 439. II, 598.* 623. 723.* 944. 982.* 1010.*
Odier II, 466. 482. 649.* 692. 772.* 785. 808. 875.*
O'Donnel II. 852. 960.*
Odorici 646.
Oeder II, 428.*
Oehme II, 388. 692. 749.
Oelhof 159. 162.
Oelmann II, 85.
Oertel 373. II, 265.
Oesfeld II, 508. 749.
Oettinger II, 265. 444.* 546.
Offermanns II, 255.
Offney 294.
Offray II, 388.*
Ogle 508.
O'Halloran II, 1031.
Oheim 408.
Ohm 428.
Okely II, 982.
Okes II, 649.*
Olaus 550.
Olaus Magnus 605.*
Olbers II, 852.*
Oldenborch 391.
Oldenburg 223.* 318.*
Olearius II, 274.
Oliphant II, 466. 723.*
Oliver II, 78. 428. 589.* 875.
Olivier II, 466.
Olivier de Villeneuve II, 388.
Ollenroth II, 772.* 852.* 982.* 1092.*
van Olmen II, 889.*
Oloff II, 66.
Olpius 191.
Oltermann 461.
Omeis 428. II, 797.
Omichius 193.
d'Onglée II, 875.
van Oostee II, 30.
Oosterdyk II, 660.
Oosterling II, 248. 341.
Opatophsky II, 832.

Opitz II, 906.
Orpheus 669.
Oppermannus II, 371.
van Oosterwyk II, 569.
Oosthwoudt 497.
Opatophsky II, 852.
v. Opdorf II, 944.
Operinus 58.
ab Ophoven 383.
Opitz II, 906.
Opizer 748.
Opperdaer 492.
Oppermannus II, 377. 480.
Opsopoeus 155. 159. 162.
Oram II, 519.
Orbilius II, 852.
Orchard 478.*
d'Orell II, 982.
Oribasius 42. 45.* 48.*
Orlovius II, 535.
Orne II, 960.*
Orre 661.
Orth II, 405.
Ortlob 424. 444. 474. 513. 745. II, 1.
Ortmann II, 332.
d'Orville 444.
dell'Osa II, 550. 598.
Oschwald II, 376.
Osenbruck 373.
Oscrezkowski II, 773. 906.
Osiander 461. II, 395. 906.* 1010. 1047.* 1077.* 1092.* 1093.*
Osius II, 1125.
Osterdyk II, 466.
Ostermann 194. 650.*
Ostertag II, 569.
Ostrich II, 598.
Oswald II, 425. 1125.*
Othferus 262.
Ottens II, 482.
Ott 703.* 722.
Otter 155.
Ottermann 136.
Ottleben II, 785.
Ottmann II, 649.*
Otto 239. 306. 324. 479. II, 93. 179. 278. 773. 852. 944.* 1031.* 1077. 1110. 1125.
Oudenaarden II, 508.
Oudot II, 738.
Ouwens II, 296.
Overkamp 474.* II, 428. 623.
Ovington 526.
Owmann 404.
d'Oxenstirn II, 527.*
Ozon 369.

P. II, 405. 906.
Paalzow II, 1077.
Paaw 165.* 270.* 399.* 603. 617. 636.* 637.*
Pabst II, 207.
Pacchioni II, 35.* 36.* 61.* 109. 113. 175.* 241. 326.
Packbusch 509.
Padbrugge 303.
Padubanensis 531.
Paep 172.
Paets van Troostwyk II, 925.
Paeuw 697.
Pagani II, 417.
Pages II, 466.
Paisker II, 319.
Pajon de Moncets II, 396.
Paldamus II, 925.
Paletta II, 853.*
Paleyn II, 241.*
Palfyn II, 42.* 541.*
Palladius 694.
Pallas II, 569.* 649.* 660.*
Pallement 265.
Palletta II, 906. 982. 1031.* 1047.
Pallu 193. 216.
Palmarius 10.*
Palmer II, 875.
de Palméseaux II, 709.
Palmier 108.
Pamard II, 466.
Pamfilo Senorio 602.
Pamphilus Montivs 541.*
Panarolus 259.*
Pancovius 115. 139. 143.
Panecius 502.
Panicelli 195.
Pandolinus 155. 383.
Pantolphi II, 1063.*
Panzani II, 709. 738.*
Panz II, 87.
Panzer II, 749.
Panzerbieter II, 804.
del Papa II, 276.* 351.
Papai II, 118.
Pape II, 417.
Papen II, 278.
Papi II, 66.*
Papillon II, 598.
Papin 669.

Papinius 229. 235. 292. 296. 299. 668.*
Papius II, 623.
Papken II, 91. 224.
Paracelsus 55. 60. 62. 81. 65.* 66. 70.* 81. 126.* 162.* 178. 262. 282.* 669.
Paradys II, 248. 773.
Paraeus 79.* 557.* 597.*
Parcovius 105.
Pardies 704.*
Pardington II, 589.
Pardini II, 829.
Paré 53. 136.* 557.*
Parea II, 1047.*
Parent 391.
Pargeter II, 1010. 1031.*
Paris 292. II, 371. 466.
Parisanus 646.*
de Parisiis 526.
Paritius II, 150.
Parma 138.
Parmenio II, 333.*
Parmentier II, 709.* 723.*
Parker II, 1111.
Parma 669.
Parolinus 129.
Parry II, 692.* 693. 709.* 762. 944.* 1010.* 1047. 1125.
Parsons II, 351. 563.* 371.* 508. 541. 589.*
Partington II, 762.* 925.
Parzani II, 889.*
Pascal 335.* 428.* II, 466. 960.
Pasch 454. 502.* 730.
Paschati 167.
Paschett 159.*
Paschius 444. II, 30.*
Paschken II, 193.
Pascoli II, 36.
Pasor 262.
Pasquella II, 598.*
Passavant II, 62.
Passel 255.
Passerus 94. 581.*
Passi 167.
Passionarius 13.
de la Paterie II, 601.
Patin 190. 450.* 454.*
Patinius 566.
Patritius 639.
Patten II, 428.
Patterson II, 1047.
Patuna II, 876.*
Paulet II, 787.* 853.
Pauli 204. 207. 310.* 513. II, 30. 42. 91. 120. 138. 329.
Paulini II, 55.*
a Paulitz 750.
Paulizky II, 773. 853.* 722.
Paullus 215.* 294. 366. 384.*
Paullin 502.*
Paullini 401.* 465.* 466.* 469.* 479.* 497.* 509.* 520.* 526.* II, 36.* 66.* 388.*
Paulsohn II, 428. 429.
Paulssen II, 319.
Paulmier II, 785.*
Paulus 6. 694. II, 372. 1111. 1125.
Paulus Aegineta 18.* 20. 23. 27.*
Pauly 330.
Pautier 255.
Pauw 162.
Paxton II, 36.*
Payen II, 403.*
de Paz 282.
Pazig II, 94.
Peaget II, 319.
Pearson II, 519. 889. 982. 1111.*
Peart 1111. 1125.
Pech II, 925.
Pechey 497. II, 85.
Pechlin 318. 405. 408. 428. 444. 479. 508.
Pechtel 683.
Peck II, 307.
de Pedemontio 122.*
Pedillot II, 1077.
Peeters II, 1010.
Pegado II, 1125.
Peganus 423.
Peierl 434.
le Peige II, 466.
Peiligk 533.*
van Peima 474. 482.
Peipers II, 1031.
Pelardy de Montdor II, 709.
Pelargus II, 193.*
Pelet II, 808.*
Pelgrom II, 530.
Pellegrini 644.
Pelletarius 559.*
Pelletier 382.
Pellier de Quengcy II, 229.
Pember 661.
Pemberton II, 154. 749.
Pemel 252.
Penada II, 1031.*
Penchienati II, 983.
Penninck II, 320.

de Peramato 71.* 105.
Peranzonus 536.
Percator II, 185.
de la Perche II, 749.
Percival II, 613.* 674.* 693.* 709.* 773. 876.* 944.* 983.*
Percy II, 944.* 1010.
Perdulcis 73. 212. 216.
Pereboom II, 508. 693. 947.
Pereda 577.* 606.*
Peregrinus 155.
Pereira 45.* II, 379. 396.
Pererius 96. 98. 109.* 150.* 167.* 520.
Perey II, 482. 906.
Pereymond II, 466.
Pereyra II, 276. 417.*
Perez de Moya 191.
Perfect II, 762.* 773. 785.* 797. 853. 906.* 983.*
Pergbauer II, 185.
Perier 165.
de Periglis 550.
Perkins II, 693. 906. 1010. 1077. 1125.
Pernetti II, 372.*
Pernety II, 388. 396.* 635. 738.* 853.*
Pernumia 563.*
Perolle II, 808.
Perotti 13.*
Perrault 212. 223. 422.* 466. 656.
Perrault de la Tour II, 495.*
van der Perre II, 508.
Perreau 152. 282.
Perreauld 669.
Perrenon II, 776.
Perry II, 185. 466. 482.*
Person II, 336. 932.
Persona 122. 140.
Perthes II, 466.
de Peruchio 270.
Peruchius 330.
Perusinus 215.
Perzyna II, 1032.*
Peschard II, 32.
Peschel II, 668.*
Pescheur 94.
le Pescheur 71.
de Peschia II, 185.
Peschier II, 1093.
Petavius 13.
Peterkofer 366.
Petermann 466. II, 36. 78.* 85.* 91.
Peters II, 589. 797.
Petersen 314. II, 224. 394.* 674. 738.
Petetin II, 986. 1111.*
Pethonier II, 925.*
Petiot II, 388. 396.*
Petit 223. 298. 450. 684.* 700. II, 62.* 85. 149.* 224.* 341.* 519.* 559. 589. 709.* 1111. 1125.*
le Petit 657.
du Petit II, 95.* 185. 255.*
Petitus 290.
Petraeus 153. 159.* 162. 639. II, 36.
de Petra-Ficta 100.
Petrejus 83.
Petri 567.* II, 960.* 1093.
Petrini II, 482.* 925.*
Petrus de Albano 544. 566.
Petruscus 543.
Petrus 20.
Petrus Padubanensis 531.
Petrus Hispanus 3.* 13.*
Pett II, 1032.
Petzold 526.
Peucer 52.* 62. 65. 69. 76. 136.* 564.
Peuschel II, 635.
Pew II, 906.*
Peyerus 439.* II, 185. 598.*
Peyrat 231.*
le Peyre II, 876.
de la Peyronnie II, 91.* 326.* 341. 599.*
Pezold 509. II, 47. 126.* 405. 559. 576. 693.* 829.* 1077.
Pezoldus 414.
Pfaff II, 265. 1032.* 1047. 1063. 1077.* 1125.
Pfanner 168.
Pfannius II, 363.
Pfannkuch II, 309.
Pfeffer II, 757.*
Pfeffinger II, 175. 466. 808. 829.*
Pfeifer 399.
Pfeiffer II, 62. 70. 78. 333.
Pfendler 162.
Pfingsten II, 854.
Pflaumb II, 236.
Pfotenhauer II, 173. 296. 1005.
Pfuendel II, 829.* 1063.* 1078.*
Pfundius II, 45.
Pfundt 379.
Pfutsch II, 640.*
Phaedrus 71.
van Phelsum II, 559.*
Phernec II, 62.*
Philaletha II, 280. 396.*
Philalethes 252.

Philip II, 1063.*
Philippe 455.
Philipps II, 1010.
Philippus 738.*
Philotus II, 829.
Phosphorus 640.*
Phrisius 538.
Pfuel 694.
Physick II, 1010. 1111.
Piazza 252.
Piccard II, 823.
Piccardi II, 749.*
Piccartus 742.
Piccininus 140. 526.
Piccioli 89.
Piccolhomini 86.* II, 466.*
Pichard II, 508.
Pichler II, 889.* 907.
Pichot 69. 568.
Pickel II, 762.
Pico de la Mirandola 550.
Picoté de Belestre II, 149. 388.*
Picqué II, 466. 710. 738.
Pictorius 40. 45.* 55. 63.
Picus 21.
Piderit II, 1047.*
Piduccius 246.
Pielz 526.
Piepenbring II, 1111.*
Pietre 172. 604. 653.
Pietsch II, 363. 444.* 467.
Pifendörffern 484.
Pigatti II, 341.* 808.
Pigraeus 151.*
Pijart 136. 179. 379. 644.
Pilling 310. II, 98.
Pimpelius 520.
Pincierus 96.
de Pinedas II, 341.
Pinel II, 876. 907. 944.* 960. 983. 1093, 1111.* 1125.*
Pino II, 649.*
Pinson II, 907.
Pinto 497.
Pipemus 239.
de Piper 176.
Pipereau II, 296.
Pipping II, 85.*
Pipre 159.
Piqué II, 723.
Pirbach 147.
Piron II, 674.
Pirri II, 749.
Pisanelli 86.
Piscault de la Tour II. 467.
Piso 76. 241.* 665.* II, 286.* 333.* 599.
Pissinius 140.
Pistor II, 738.*
Pistorius 119. II, 47. 854. 876.
Pitcairn 479.* 509.* II, 296. 297.*
Pitsch II, 255.
Pitschel II, 326.* 854.* 855.
Pivati II, 379.* 388. 396. 429.
de Pivier 475.
Pizler II, 86.
Pizzurini 324.
Plaatman II, 194.
Placcius 194. 314.
Placet 622.
Placidus II, 228.
Placotomus 42. 545.*
Plahn II, 483.
Plaignaud II, 467.
de Plaigne II, 467. 589. 599.
Planchon II, 467. 599. 624.
Planck II, 109. 876.
Plancius 45.
Plancus II, 429.*
Plancet-Boek II, 327.
Planer 77. 81. 86. 91. 94. 98. II, 297.
Plank II, 773.
Platearius 3.*
Plater 81. 92.* 123.* 128. 140. 155.* 185.* 216.* 278.* 330. 423.* 648.* 657.
Platner II, 128. 134. 255. 276.* 286. 297. 305. 320. 327. 341.* 363.* 613.* 624. 674.* 675. 749.* 786. 795. 889. 925. 960.* 961.* 983. 1010. 1063. 1078. 1093.* 1106. 1112.* 1126.*
Plato 17. 61. 109. 114. 162. 248. 479. 569.* 582. 639.
Plaz II, 228. 265. 388.* 396. 467. 660. 675. 749. 773.
Plecker II, 675.
du Pleix 131.
Plemp 202.*
a Plenciz II, 829.* 1032.*
Plenk II, 635.* 650.* 749.* 907.* 925.
Plessius 282.
Pletain II, 907. 1078.
Plieninger II. 773.* 808.
Plinius Secundus 10.* 35.*
Plitt II, 396.
Plohr 523.
Plomann 399. 450.
Plot 509.*

Plotin 669.
Plott 405.*
Plouquet II, 417. 519. 530. 650. 786.* 829. 889. 896. 907.* 941. 944.* 962. 983.* 1010. 1032. 1073. 1126.*
Ploumier 511.
Plumb II, 889.
Pluscal II, 762.
Plusius II, 91.
Plutarchus 34. 71. 608.
Pluton II, 127.
Plutot II, 907.
Pockels II, 925. 1093.* 1112.*
Poerner II, 467.
Poggius 42.
Pohl II, 944.
Pohle II, 63.
Pohlius II, 255. 297. 577. 599. 660.*
Poiret II, 126.
de Pois 159. 168.* 204.
Poissonier II, 336. 363. 653. 855.
Poitevin II, 541.
Pokorny II, 749.
Polanus 223.
Pole II, 945. 1048.
Polemo 181.
Polenus II, 194.*
Polex II, 576.
Polgari II, 624.
Polidamus 25.
Polinus II, 405.*
Polis 223. 231. II, 599.
Polisius 208. 444. 461. 466.*
Politianus 75. 613.
Polko 703.
Poll 126. 607. II, 693.*
van de Poll II, 280.
Pollio 187. 195.
Polnerus 190. 202.
Polybius 33.*
Polza II, 945.
Polzius II, 55.
Poma II, 907.
Pomard II, 589.
Pomarius 244. 252. 255. 434.
Pomme II, 467. 495. 508. 541.* 559.* 569.* 590. 660.* 723.* 750. 925.*
Pommier II, 467.
Pompejus 434.
Pompeus 727.
Pomponatius 60.
Pomponius 644.
Pona 194. 649.
Ponce de Santa Cruz 183.
Poncet 549.
Poncetti 2.
Ponche II, 829.
Poncon 110.
Pons II, 444. 634.
Ponsart II, 363.* 723.
du Pont 224.
Pontanus 119. 128. 539.
Ponte de Santa Cruze vide a Cruce.
Ponticelli II, 444.
Ponty II, 305.
Ponzinibius 589.*
Poor II, 797.
Pope II, 829.* 1112.
Popp 210.
Poppius 680.
Porath 697.
Porati II, 1032.
Porcinus II, 255.
Porphyrius 136. 179. 567. 586. 669.
du Port 91. 92.
Porta 50.* 61. 91. 172.
della Porta 80. 86. 92. 98. 108. 119. 126. 131. 179. 229. 252. 423. 689.*
Portal II, 31. 650. 660.* 723.* 773. 785. 808. 855.* 876. 907.* 1093.* 1126.*
Portefaix II, 311.
Porter II, 635. 725.
Porterfield II, 530.
Porthan II, 945. 1063.
Porticelli II, 530.*
Portier II, 569.
Portius 23. 42. 520.* II, 36.* 548.*
Portsch 444.
des Ports II, 396.*
Posewit II, 960.
Posewitz II, 1126.*
Posner 259. 275. 335.* 366.* 405. 465. 469. 714.
Posselius 91.
Posseltus II, 120.
Possidonius 40.*
Postel 434.
Postel de Franzière II, 467. 577.*
Posthius 94.
Poterius 163.* 521.* II, 162.* 175.* 320.*
Pothonier II, 467. 925.
Pott 470. II, 541.* 624.* 650.* 773. 829. 889.
Potter 239.
de Pouilly II, 636. 773.
Poupart 526. II, 31. 62.*

Pourret 434. 683.
Pourrit 526.
Pouteau II, 542.* 569.* 830.*
Powell II, 1063.
Pozzi 58.
Prachtelius 204.
de la Prade 405. II, 467.
Praefectus 554.*
Praël II, 983.
Praetorius 294. 318. 324. 405. 423. 635. 643. 648. 653. 687. II, 55. 113. 126. 236.
Praevotius 696.*
Prag II, 1048.*
Prangen II, 1032.
Pratensis 41.* 275 cf. Jason.
du Pré 202. 651. II, 31. 160. 162. 185.* 186.
Preaux 330. 384. 509. 653. II, 175.
Preiss II, 1010.* 1093.*
Prennerus 147. 640.
Pressavin II, 467. 636. 650.* 675.
Preston II, 590. 613.
Preusinger II, 577.
Preusser 687.
Preussmann 405.
Preussing 252.
Preussius 670.
le Preux II, 577. 590.
de Preval II, 855.
Previnaire II, 962.*
le Prevot 223. 229.
Price II, 520.
Prieras 537.
Priestley II, 676. 710.* 723. 808. 809.
Prietto II, 47.
Prieur 600.
Primelius II, 925.
Primerosius 266.* 330.*
Printz II, 86. 149.
Priscianus 3.
Pristagoras 599.
Probst 265.*
Prochasca II, 773.* 786. 797.* 855.*
Proclus 3. 136.
Proebsting II, 1078.*
Proesley II, 636.*
Profius 434.
Prosper Alpinus 119.* 587.* II, 154.*
de Provanchere 152. 163.
Provancal II, 349.
Pruckel 329.
Prueffel 399.
Pryme II, 248. 590.*
Przemienicki II, 851.
Psellus 34. 136. 160.* 466.
Ptolemeus 291.
Ptolemon 543.
Ptolomaeus 582.
Pucciardi II, 1063.
Puchner II, 179.
Puel 711.
Pueschel II, 774.* 855.
Pufendörfer 259.
Pūzos II, 531.*
Pugh II, 1048.
de Pui II, 786.*
Puiol II, 613. 624.
Pujol II, 467. 907. 925.
Purari 399.
Purzell II, 42.*
Purchhauer II, 483.
Purdon II, 1126.
Purmann 450.* 497.* II, 96.* 131.* 305.* 738.
Puscher II, 316.*
Puteanus 147.
a Puteo 152. 191.
Putod II, 762.
Putonei II, 255.
du Puy II, 286.*
Puylon 330. 649. 651. 684. 699.
a Puysegur II, 855. 890.*
de Puzzolis II, 305.
Pye II, 508. 520.
Pyl II, 333.* 334. 829.* 855. 876.* 890. 984. 1032.*
Pylon 196.
Pyrrhmione II, 483.
Pythagoras 248. 270. 586. 669.

Qualini II, 569.
Quarin II, 194. 276. 363. 550.* 890.*
Quartier 263. 265. II, 830.
Quartus 623.*
Quellmaltz II, 186. 333. 351.* 363. 379. 406.* 429. 445. 467.
Quensell II, 1064.*
Quercetanus 41. 71.* 126.* 127.* 131.* 132.* 139.* 165. 185.* 634.*
Quesnay II, 342. 406.*
Queye II, 280.* 417.
Quin II, 774. 962. 984. 1010.*
Quinquarboreus 61. 62. 128.
Quinqueboeuf 110. 638.
Quirsfeld 470.
Quistorp 526. II, 149. 363.

R. II, 467.
Raab II, 165.*
Rabanus Maurus 399.
Rabache de Coroy II, 467. 945.
Rabe II, 1064.
Rabener II, 67.
Rabeux 126. 613.
Rabinus 246.
Rackstrom II, 388.
Radaeus II, 175.
Rademacher II, 1064.* 1093.* 1126.
Radesey II, 1093.
Radnitzky II, 490. 495.* 723.
de Raedt II, 856.
de Raei 325.
Raesfeld 461.
Raffiné 283.
Raffus 25.
Rafn II, 1107.
Rahn 498. II, 467. 550. 660. 774. 809.* 876. 890.* 907.* 908.* 926. 962.* 1010.* 1032.* 1033.* 1064. 1126.*
Raimundus 531.
Rainer II, 384.
Rainssant 399. 658. 683.
Raissant 298. 303.
Ram 255.
Ramazzini II, 31.* 104.*
Rambach II, 580.
Rambaldi 479.
Rambaud II, 876.
Ramby II, 495.
Ramdohr II, 738.* 856. 1112.
Rameau II, 467.
Ramel II, 468. 926. 1033.
Rampspek II, 363.*
Ramsay II, 287.
Ramsowerus 165.
Ranby II, 320. 590.*
Ranchin 190.*
Rand II, 962.*
Randenius 105.
Ranfft II, 207.
Ranoë II, 830.* 984.*
van Ranouw II, 127.
Ranque II, 1078.
Ranzovius 57.* 81. 600.*
Raphel II, 149.
Rapin II, 1033.
Rappolt 660. 678.
Rasarius 45.
de Rascher II, 1048.*
Raschig II, 908.
Rasoir II, 599.
Raspius 191.
Rast 434. II, 113.
Rat 404.
Rathlow II, 351. 363.* 417.* 445.* 945.
Ratichius 160.
Rattray 282. 290.* 299.
Rau II, 333. 429.
Rauch II, 469. 483.
Rauchinus 190.
Raulin II, 468.* 520.* 531.
Raumer II, 566.
Rausch II, 1112.
Rauschelbach II, 33. 38.
Rauschenberg II, 415.
Raussendorf 434.
Ravaton II, 406.* 624.*
Rave II, 1064. 1078.*
Ravellin 406. 509.*
Ravennas 57.*
Ravennati 2. 532.*
Raygerus 428. 479.* 480.* 492. II, 483.
Raymannus II, 333.
Raymond II, 613.
Raimondo 545.
Raymund II, 508.* 520. 590. 738. 856.
Raymund Sulle 669.
Rayner 744.
de Razoumowsky II, 856.* 945.
Razoux II, 379. 468. 508. 613.* 786.*
Read II, 67. 531. 660. 750.
Reada 672.
Realis II, 42. 78.*
v. Rebeur II, 984.
Rebusse 502.
Recalde II, 890.
Recamier II, 1093.
Reccard II, 565. 569.*
Rechenberg 325.
Rechtenbach 378.
Recius 669.
Reddelien II, 1046.*
Redi 306.* 379. 450. 703.*
Reen II, 483.
Rees II, 650.* 660.*
Reese II, 100.
Reewe II, 351.
Rega II, 175.* 560.
Regenhertz II, 508.
Reghellini II, 397.* 577.*
Reginaldus Scotus 122.*
Regius 231. 243. 252. 275.* 683.
Regler II, 1112.

Regner 414.*
Regnier 183. 239. 647.
Regnitz II, 276.
Rehberg II, 877.
Rehfeld II, 624. 650.* 660.
Rehfeldt II, 921.
Rehmann II, 809.
Reich 504. II, 797.
Reichard II, 908.
Reiche II, 37. 467.
Reichel II, 277. 404. 406. 590.* 625. 671. 672. 738.
Reicheltus 399.
Reichen II, 47.*
Reichenau II, 55.
Reichenbach II, 1062.
Reichert II, 435.
Reid II, 577. 590. 625. 763.* 809. 890. 1112.
Reiff II, 1094.
Reil II, 926.* 962.* 984.* 1011.* 1024.* 1042. 1053. 1058. 1064.* 1074. 1078.* 1094.* 1112.
Reimann II, 149. 155. 194.
Reimar II, 651. 856.
Reimarus II, 207. 542.* 693. 809.*
Reinbeck II, 1112.
Reineccerus 140.*
Reineccius 399.
Reineck II, 856.*
Reinerus 52. 215.*
Reinesius 413.* 710.
Reinhard 379. II, 531.* 577. 613.* 625. 774. 786. 809. 1025.*
Reinhardt II, 359. 361.* 1033.
Reinhold II, 320. 476.* 636.* 763. 945. 1064.* 1094.* 1095.* 1112.*
Reinick II, 287.
Reiniger II, 710.*
Reininger II, 180.*
Reinkingh II, 109.
Reinold 727.
Reinschmidt II, 138.
Reiset II, 569.
Reisinger II, 945.*
Reiske II, 160.
Reisseissen II, 176.*
Reiter 181.
Reithardt 484.
Reitmeyer 336.
Reitzius 119.
Relovius 297.
Remer II, 1064.*
Remigius 94. 100. 108. 492.
Remmedt II, 693.
Remmert II, 710. 774.
Renaldinus 470.
Renard II, 127. 180. 468. 599. 925.
Réné II, 531.
Renaud II, 467. 907.
Renaudot 214. 414.*
Rendtorf II, 109.
Reneau II, 467.
Reneaulme 132.* 526. 527.
Rengger II, 945.* 1011.
Renier 660.
Rennalis II, 1095.
Rennberg 439.
Renouard 651. 653.
Renouart 211.
Rensch II, 556.
Renthe II, 468.
Rentzius 3.*
Rese II, 926.*
Retenbacher II, 577.
Rethmeyer II, 263.
Rettig II, 831.
Rettin 461.
Retz II, 877. 890.
Reus 521.
Reuss II, 763. 831. 890. 926.*
Reussner 325. 399.*
Reussing II, 982.
Reutlinger II, 599.
Revdenius 600.
de Revel II, 93.
Revelly 414.
van Reverhorst 484. II, 389.
Reverovicius 655.*
Revilla II, 468. 774. 797.* 890.
Rewinkel 262.
Rex 143.
Rey II, 121.
Reyher 742.
Reyland II, 963.*
Reyher 683.
Reynal II, 809.*
Reynell II, 265. 281.* 287.* 590.
Rhades II, 891.*
Rhaetus II, 155.
Rhazes 2. 3.*
Rheginus 559.*
Rheinfrank 160.
Rhenau 159.
Rhetius II, 55.
Rhode 521. II, 162.
de Rhodes 479.
Rhodius 259.* 275.* II, 277.
Rhoenius 527.

Rhumelius 195. 204. 241.*
van Rhyn II, 613.
van Rhyne 439.*
ten Rhyne 265. 330.* 408.
de Ribadeneira 79.*
Ribe II, 397. 520. 877.
Ribovius II, 232. 236. 418.
Ricardus 561.
Ricciali 577.
Riccius 373. 615.
Richard 440. 653. II, 468. 599.* 613.*
Richardson II, 520. 569.
Richereau II, 1126.
Richmann 318.
Richter 147. 367. 384. 444. 514.* II, 43.* 121. 132. 162. 248.* 310. 311. 327. 336.* 350. 406.* 409. 429. 430. 445. 495. 496. 531. 577. 636.* 660.* 708. 723. 774. 786. 810.* 891.* 908. 944. 1033.* 1095. 1126.
Rickemann 336.*
Rickius 455. 732.*
Rickmann II, 625. 651.
Ricou II, 1064.
Riddermark 730. 744.
Riddersmark 531.
Rideux 97.*
Ridley 503.* II, 31. 50.* 207. 249. 277. 305.* 406. 590.* 763.
Riebow II, 215.
Riebius 492.
Riedel II, 496.
Riedlin 260. 414.* 434.* 466.* 479.* 503.* II, 42.* 91.* 224. 738.*
Rieger II, 194.
a Riegger II, 693.*
Riegler II, 723.*
Rieke II, 403.*
Riem II, 891.
Riemer II, 233.
de Riet II, 342.
Rietmackers 179.
Rigal II, 926.*
Rigaud 119.
Rigault 590.
Riegel II, 810.
Rigius 244.
Rinck II, 908.* 1033.*
Ringelbergius 15.
Ringmacher 470.
del Rio 113.
Riolan 132. 187.* 244.* 247. 248. 282.* 651.*
Riolani 635. 639.*
Riperda 668.
Rippius II, 67.
Rist 303.*
Ritsch II, 599.
Ritter II, 297.* 693. 1064.* 1065.* 1112.
Ritzenius 196.
Riverius 165.* 226.* 235.* 284.* 331.* 339.* II, 114.* 675.* 701.*
Rivet 416.
de la Riviere 507. II, 272. 333. 404. 492.
Rivinus 230. 428. 434.* 444. 477. 513. 726.* II, 92. 97.* 138.* 155.
Rivius 543.
Rixner 373.
Rizzacasa 579.*
Robeck II, 287.
Robel II, 78.
Roberdeau 428.
Robert 156. 160. 165. 168. 172. 176. 179. 185. 299. 332. 509. II, 207. 520. 532. 569. 599.* 926.
Robertson II, 798. 856. 963.* 984. 1023.* 1095.
Robillart 160. 176.
Robillat 158.
Robin 652. 684. II, 926.*
Robin de Kiavallo II, 468. 651.
Robineau 42.
Robinet II, 636.
Robinson II, 236.* 306.* 774. 786. 856.
Rôbol II, 429. 739.
Roboretus 97.*
Roccus 660.
Rochard II, 468. 599. 945.
Roche II, 710.
de la Roche II, 468. 651. 693. 763.* 774. 786. 1048.* 1065.* 1095.
Rochefoucauld II, 750.
Rocher II, 1095.
Rocheus 29.*
Rochlitz 108.*
Rocholl II, 573.
Rocken II, 92.
Rockstroh II, 750.
Rocon II, 1011.*
Rodamel II, 1095.
Roderici à Castro 613.*
Rodrigues II, 926.
Rodrigues de Payva II, 306. 418.*
Rödder II, 676.
Roeder 229.

Roederer II, 429. 445.* 483.* 496. 520.* 522. 542.* 560.*
Roediger II, 287.
Roeffel II, 425.
Roehner II, 191. 1067.*
Roehrensee 470.* II, 42.
Roëll II, 207.
Roempler II, 158.
Roeper II, 389.*
Roeschel II, 117.
Roeschius 688.*
Roeser 379.* 401. 484. II, 50.
Roesler 97. 651. II, 483.
Roesselius 165.
Rogani 50.
Roger II, 520.* 542.
Rogerius 69. II, 577.
Rogers II, 418.
Rogersius 306.
Roggenkamp II, 342.
Rohr 416. II, 255. 256.
Rolfinck 193. 194. 196. 197. 202. 204. 207. 208. 209. 215. 230. 252. 255. 260. 262. 266.* 270.* 282. 284. 290. 294. 298. 310.* 314. 318. 325. 331. 361. 367. 372. 373. 374. 527. 697.* 712.* 717.* II, 237. 614.
Rolinski 223.
Rollin 89.
de Romanis 331.*
Romans II, 739.*
Romanus 94. II, 50. 138.
Romatetus 187.
Rommelius 439. 475. II, 483.
Romphile 670. 748.
Roncalli II, 327.* 379.
de Rondel 455.
Rondelat 116.*
Rondelet 72.*
Ronplyle 311. 367.
Ronss 51.
Ronsseus 52. 94.* 105. 556. 582.*
Ronstorf II, 824.* 1095.
Ronzaeus 163.
von Roonhuyse 384.*
de Roose II, 984. 1113.*
van Rooye II, 661.
Roquemont II, 468.
Rorarius 58.* 266. 314. II, 232.
Rordorfius II, 1033.
Rork 139.
Rosá 374. 461. II, 50. 55.
Rosaccio 684.
Rosaeus 176. 179.
Roscius 132.
Rose II, 496. 774. 1050.
Rosé II, 625.
Rosen II, 397.* 468. 661.
Rosen von Rosenstein II, 373. 625.*
Rosenberg 183.* II, 364.
Rosenblad II, 831.* 877.*
Rosenboom II, 945.
Rosendalius 702.
Rosenstein II, 281. 856.
Roser II, 1095.*
Rosier II, 750.
de Rosiers II, 468. 831.
Rosineau 65.
Rosner II, 83.
Ross II, 468.
Rossander II, 1095.
Rossel II, 483.
Rosselius 75. 108.
a Rosset II, 207.
Rossi II, 891.* 1033.*
Rossig II, 891.
Rossius 623.* 650.
van Rossum 466. II, 497. 810. 856.* 877.
Rost II, 162. 176.
Rostam II, 636.
Rostein II, 468. 636.
Rot 42.
Rotarius 435. II, 277.*
Roth 35. 36. 44. 80. 145. 262. 311. 506. 661. II, 831.
Rothart II, 560. 710.*
Rothe 714. II, 429. 710.
Rothkeppel II, 418.
Rothleben 336.
Rothmann II, 568.
Rothmannus 5. 103. 105.
Roting 696.
Rottboel II, 429. 659.
a Rotterdam II, 710. 856.*
Rouchault II, 693.
Roucher II, 468. 1033.
Rougemont II, 1050.* 1113.*
Rougnon II, 532.
Rouhaelt II, 163.*
Rouleau II, 55.
Roure II, 856.
Roussel II, 723.* 1095.
Roussel de Vauzesme II, 750.
Roussille de Chamsery II, 651. 891.
Rouveyre II, 468.
le Roux II, 468. 786.* 810.*
Rowley II, 694. 926. 927.* 945. 963.
de Roy 285. 721. II, 364. 445. 483. 521. 550. 710.* 763. 968. 1095.

Roynders II, 908.
Roziere de la Cassagne II, 468. 614. 625.
Ruamps II, 468.
de Rubeis 212. 501.
Rubens 79.* 136.
Rubeus 179.*
Rubiere II, 468.
Rubiqueau II, 763.
Rucker II, 311.
Rudelgast II, 42.
Rudigerus 651.
Rudius 89. 143.* 147.
Rudolph II, 31. 619.
Rudolphi 444. II, 1078. 1095.
Ruebel II, 529.
Rueckert 450.
Ruecking II, 798.
Ruediger II, 225. 370. 739.* 856.*
Rueff II, 787.
Ruegemer II, 425. 429.
Ruehren 521.
Rüling II, 694. 774.* 891.
Ruër II, 772. 877.* 908.*
Rüst II, 984.
Ruff 552.*
Ruffer II, 618.
Ruffin 294.
Rugener II, 418.*
Rugenwald II, 92. 144.
Ruhland II, 963.*
Ruiz de Lazuringa II, 891.
Ruland 76.* 99. 101.* 230.* 416. 423.* 492.* II, 232.*
Rulich 156.
Rumbaum 136.
Rumelin II, 380.
Rumler 318.* 324.*
Rumpaeus II, 67.
Rumpelt 153. II, 1027. 1034.*
Rumpler 159.
Rumsey 276.
Runchin 653.
Rung II, 927.
Runge II, 406.
Rungius 73.
a Ruoff 187. 306.
Rupert 384. 391.
Rupitz 181. 336.* II, 274.
Ruppius II, 256.
Rurock 270. 722.
Ruschius 651.
Rush II, 521.* 651. 694.* 891.* 908.* 945.* 1011. 1034.* 1113.*
Rusius 141. 318.
Russel II, 927. 945.
Russell II, 194.
Russi 521.
van Rustingh II, 67.*
Ruth II, 483.
Ruthe II, 78.
Ruts van Brugge II, 750.
Ruttörffer 314.
Rutty II, 590.
de Ruvius 660.
Ruysch 480.* 507. 513.* 750.* 751. II, 31.* 36.* 121. 145. 176.* 207. 216. 224. 306.* 327.*
Ruyter 384.
du Ry II, 104.
Ryan II, 856.* 1034.
van Ryckegen 461.
Ryckewart 405.
Rydbaeck II, 590.
Rydelius II, 237.
Ryff 26.* 34.*
Rymer II, 877. 945.
Rydbaeck II, 590.
van Ryp 527.

S. II, 372. 614. 856.
Saalfeld II, 577.
Saalmann II, 927. 945.
Sabaco de Nantes Herrera 92.
Sabatier II, 469. 565. 625.* 724.* 763. 877. 984. 985.* 1011. 1095.*
Sabourimus II, 155.
Sabuga de Nantes Barrera 579.*
Sacchus 461.*
Sachs 127. 129. 294.* 311.* II, 287. 508.*
Sachs à Lewenheimb 466. 661. II, 496.
Sachse II, 228. 1011.
Sachtleben II, 483. 909. 1011.*
Sack 694.
Sagar II, 569.* 661.*
le Sage II, 237. 469. 750. 763.*
de Sagas II, 831.*
Sager II, 1050.*
Sagittarius 105.
Saillant II, 739.* 774.* 810.
Sailer II, 877.*
Sala 163.* 192. 706.
de Sala 435.
Salamon 669.
Salamon Raphehele in Mundo 196.
Sala Vicentinus 156.
Salamon II, 469.

Salamonson II, 856.
Salandus 136.
Salchow II, 636.*
Salerne II, 469. 483.
Saliceto 1.* 34.* II, 320.*
Salig II, 121.
Salius Diversus 86.*
Sallaba II, 927.*
Salfelder II, 963.
Salle II, 856.
Salleneuve II, 798.
Salmius II, 31.
Salmon 498. II, 1078.
Salmuth 78. 241.*
Salomon 408. 514. 669.
Salondi 165.
Salonicchus 466.
Salt II, 1034.
Saltzmannus II, 163. 241.
Saltzmann 148. 165. 172. 174. 197. 202. 223. 236. 249. 255. 303. 331.* II, 145. 149. 162.* 207.* 265. 397. 636.
Salva II, 810.
Salzmann 669. II, 163.
Sammonicus 63.
Samphonius 428.
Samson II, 496.
Samuel II, 177.
Sancassanus II, 36.* 249. 774.*
Sanchez 41. 208.* 249.* 750.*
Sanctorius 122.* 156.* 187.*
Sanctus Barolitanus 46.
Sand 439. 450. II, 31. 1113.
von Sanden II, 277.
Sanders 262.
Sandford 527.
Sandifort II, 625.* 750.* 775. 831.* 857.* 877.* 927. 1034.* 1126.
Sandius 367.
de Sandris 509.
Sangiorgio II, 676.
Sannig II, 265.*
Sans II, 469. 676. 763. 787. 810.
Sanseverino II, 508.
de Santa Cruz 179.* 198. 249. cf. Ponte
Santanellus 751.* II, 186.
Santanielli 509.
Santorinus II, 194.* 319.*
Saporta 183.*
von Sarasa 230. 318. II, 389. 775.
Sarasa II, 429.*
Sarcone II, 577.*
Sarden II, 878.
de Sarte 263. 270.
Sartorius 423. 744. II, 676.
Sarvay II, 1011.
Sarwey II, 350.
Sascher 73.
Satler 514.
Sattler 192. 496. 606.
Sauber 492.
Saucerotte II, 694.
Saulsay II, 469.
Saunder 384.
Saunders 367. II, 694.* 710. 857. 1034.*
Saunier de Boismont II, 266.
Saur II, 694.*
de Saussure II, 676. 775.*
Sauter II, 1011. 1065.
Sauvageon 216.
Sauvages II, 318.* 364. 380. 392. 418.
de Sauvages II, 327.* 333. 397. 407.* 508. 521. 542.* 543. 570.* 625.* 661.*
Sauvalle 483.
Savonarola 11.* 555.* 669.
Savarre 180. 185.
Saverien II, 724.
Saviard II, 36.* 42.* 857.*
Saviolus 474.
Savot 140. 624.
Savoye II, 787. 946.
Sawyer II, 324. 1025.
Saxonia 143. 172.* 175. 282. 614.*
Saxonius 638.
Saxtorph II, 710. 831.* 892.
Say II, 694.* 1011.
Sayers II, 946.
Sbaragli II, 56. 132.*
Scaglia 619.
Scaliger 23.* 49.* 143.* 285. 639. 669.
Scarabiccius 266.* 409.
Scaramucci II, 33.*
Scardona II, 372.* 469.*
Scarella 207.
Scarlatinus 504. 745.*
Scarlett II, 1065.
Scarpa II, 543.* 775.* 878. 909.* 946.* 1011. 1050.*
Scarrachius 205. 207.
Schaabner II, 351.
Schaaf II, 277.* 496.
Schaap II, 176.
Schaar II, 176.*
Schaarschmidt II, 320.* 333.* 407.* 560.* 927.*
Schach II, 68.

Schacher II, 62.* 127. 133. 163.* 186. 215.* 253. 256. 281.
Schacht 295. 400. 492. II, 155. 177. 181. 266. 614.* 651. 729.
Schade II, 876.
Schaeffer 272. II, 43. 430. 560. 599.* 763. 810.* 831. 857. 909. 1035.* 1050. 1065.* 1113.*
von Schaeffer II, 724.* 1035.*
Schaelmann 466.
Schaerf II, 372.
Schaetlich II, 831.
Schaevius 42. 252. 694.
Schafonsky II, 570.
de Schafter 237.*
Schagen 325.
Schalbruch 447.
Schalitz II, 50. 133.* 237.
Schaller 166. 169. 179. 183. 185. 774.
de Schallern II, 963.*
Schallingus 160.
Schamberg 249. 471. 498. 509.
Schaperus 504.* 527. II, 50. 60. 163.*
Schapper II, 283.
Scharff 185. II, 64. 89.*
Scharffe II, 31.*
Scharlach II, 220.
Scharmayer 298.
Schater II, 637.
Schato 116.
Schaufus II, 909.
Schaumann II, 985. 1012. 1035. 1078.
von Schaumkell II, 186.
Schaver II, 171.
Schaw II, 261.
Scheel II, 496. 531.
Scheer 405.
Scheffel II, 140. 239. 242. 327. 332. 334. 342. 361. 364. 375. 407. 430.* 469. 496. 544.
Scheffer 144. 181. II, 68. 194.
Scheffrich 252.
Schegk 30. 543. 639.
Scheibius 97.
Scheibler 670.
Scheiblerus 266. II, 418.*
Scheibner II, 461. 496. 590.
Scheid 169. 405. 735. II, 55. 163. 207. 508.* 763.
Scheidemantel II, 496.* 724.* 832. 909.*
Scheidius II, 676.
Scheidt 154. 176. 187. II, 85. 811.
Scheiner 172. 640.
Scheitsmeier 423. 429.
Scheler II, 653.*
Schelguigius 318. II, 92.
Schelhammer 196. 208. 226. 230. 236. 242. 249. 252. 255. 409. 435. 444. 461. 480. 483. 484. 492. 498. 521. 738.* II, 32. 37. 51. 56. 97. 118.* 651.
Schellenberger II, 445.
Scheller II, 1029. 1126.
Schelling II, 1113.
Schellinus 416.
Schellwaldt II, 105.*
Schelwig 722.
Schenckius 79. 82.* 114. 116.* 187. 209.* 230.* 267. 298.* 306. 308. 314.* 318. 325. 336. 367. 368. 695.*
Schenk 699. II, 577. 888.*
Schenkel 172. 705.* 629.* 641.*
Schenkenbecher II, 625. 661.*
Scherb II, 909. 963.*
Scherbius 156.* 291.
Scherer II, 570. 1065.
Scherertz 643.
Scherff II, 342. 343.
Scheube II, 361.
Scheuchzer 492. 498. II, 266. 445. 694.
Scheuffelhut II, 1065.
Scheuner II, 62.*
Schicht II, 186. 287.
Schiffer 86.
Schiffman 110.
Schiffmann II, 1113.
Schiffner II, 431.
Schiller II, 287. 787.
Schilling 110. 172. 175. 177. 208.
Schilver II, 1126.
Schim II, 775.*
Schimmelpfenninck II, 445.
Schindler II, 554.* 556. 560.
Schinz II, 750. 787.* 909.*
Schirmer II, 1093.
Schlanhovius 211.
Schlapperitz 379.
Schlegel 215. 325. 406.* II, 653. 909.* 1078. 1094.*
Schleger II, 651.* 676.* 694.*
Schleich 712.
Schleifer II, 138.
Schleiss von Löwenfeld II, 892.
Schlemmer II, 798.
Schlepper II, 195.
Schlettwein II, 509. 532.*
Schleyermacher 498.

Schlichting II, 389.* 445. 509.
Schlikum II, 927.
Schlitt 471.
Schlüter II, 1078.
Schlung II, 229. 233.
Schmalkalder 450.* 461.*
Schmalz II, 857.*
Schmeltz 466. 474.
Schmid 196. 198. 249.* 385. 474. 492. 514. 712. II, 92. 177. 186. 277. 430. 550. 985.* 1035. 1078.*
Schmidel II, 342. 351. 484.
Schmider II, 85. 98. 127. 1032.
Schmidius II, 483. 1032.
Schmidt 190. 270.* 319. 423. 450. 466. 474. 521. II, 32. 86.* 138. 165. 228. 249.* 297. 343. 380. 496. 527. 531. 667. 909. 985.* 1035. 1050.* 1065.* 1079.* 1095. 1096.* 1113. 1126.*
Schmiedel II, 380.* 469.* 560.*
Schmidtmann II, 1127.
Schmilauer 154.
Schmitner 152. 215.
Schmitt II, 155. 959.*
Schmitz 406.*
Schmitzerus 230.
Schmoller 423.
Schmuck II, 985. 1012.
Schmucker II, 711.* 775.* 811.* 857.*
Schnebergerus 55.* 57.* 76.
Schneider 139. 226.* 252. 253.* 263.* 267.* 290.* 291.* 298. 306. 311. 314. 319. 331. 336. 374. 379.* 387. 391. 400. 406. 409.* 416. 423. 450. 668.* 669.* 670.* 688.* 689.* 702.* 704.* 721.* II, 138. 355. 358.* 570. 575. 661.* 789. 1050. 1075.
Schnell II, 400.
Schobelt II, 565. 739. 878. 892. 927. 985.*
Schober II, 186. 364.
Schobinger 154. 253.
Schockelius 52.
Schockius 282.
Schönaich 159.
Schoenbach II, 86.
Schoene 696.
Schönemann II, 1066.*
Schoenfeld 391. 429.
Schoenfelder 712.
Schoenheider II, 711.* 724.* 775. 1066.
Schoenheyder II, 625. 634. 750. 832.*
Schoenenberg II, 560.*
Schoenmezel II, 601.
Schoenwald II, 625.
Schoepfer 484.
Schoepff II, 798. 985.
Schoengast 325. 699.
Schoettgen II, 105.
Scholten II, 560.*
Scholtz 409.
Scholvin II, 310.
Scholz 365. II, 483.
Scholzius 110.* 604.*
Schombart II, 1127.
Schomberg II, 577.
Schomburg 475. 832.*
Schonaeus 603.
Schoner 230.
Schonlinus 175.
Schook 285. 686.
Schoovelingius 440.
Schorer 295. 303.* 306. 686.*
Schoretics II, 591.
Schote II, 711.
Schott 298.* 676. II, 113.* 155.
Schottelius 391.
Schouten 527.* 744.* II, 224.* 334.
Schrader 384.* 450. 455. 466. 467.* 474. 498. 509. II, 78. 359. 476.* 543.* 614.
Schraffius II, 729. 739.
Schrage 747.
Schramm 298. 484.
Schrau II, 77.
Schreger II, 946.* 956. 1050.
Schreiber II, 41. 59. 233. 237. 496.* 579. 659.*
Schreiter II, 389.
Schrey II, 155.
Schreyer 750. II, 724. 892.
Schrick 15.
Schrizmeyer 298.
Schroeer II, 1065.
Schroek II, 407. 636.
Schroeder 82. 128. 219.* 406.* 465. 498. 504. II, 119. 139.* 320. 351. 372.* 431. 577.* 583.* 599. 614.* 625. 711. 739.* 776. 798. 976.
Schroedter II, 1025.*
Schroeer 492. 504. 509. II, 51. 544. 983.
Schroeter 122. 128. 132. 163.* 172. 230. 336. 484. 605.* II, 281. 560. 625. 1012.
Schubart II, 372.
Schubarth 521.

Schubert 714. II, 570. 858.
Schuchardus II, 149.
Schuette II, 149. 484.* 724.*
Schuetz II, 739.*
Schütze 332. II, 372. 407. 509.* 1096.*
Schuez II, 1096.
Schuirmann 466.
Schuler II, 966.*
Schull II, 384.
Schultetus 223. 353.
Schulthesius II, 890.* 1032.
Schultz 198. 252. 267. 336. II, 459. 483. 496. 531.
Schultze 276. 528. II, 138. 325.
Schultzen 715.
Schultzius 504. II, 62.
Schulz 212. 714.* II, 320. 461.
Schulze 379. 406. 423.* 480. II, 139.* 207.* 275. 277. 278. 281.* 287. 297.* 306.* 320. 327. 340.* 351. 490. 532. 543. 570. 711. 715.
Schumacher II, 256.
Schumann 456. II, 963.*
Schuncke II, 85.
Schuppart II, 208.
Schur 406.
Schurer II, 311.*
Schurig II, 163.* 186.* 207.* 237.* 242.* 249.* 256. 351.*
Schurzelfleischius 440. 521.
Schurzmann II, 1050.
Schuster 276. 282. 351. 474. II, 195. 327. 483.* 614. 651.
Schutt II, 431.
Schuurmann II, 351. 985.
Schwaab II, 249.
Schwab II, 37. 244.
Schwager II, 858.
Schwalbe II, 497.
Schwarts II, 832.
Schwartz 267. 450. II, 383. 509.
Schwarz II, 599. 762.
Schwarze II, 985.
Schwartzenberg II, 573. 578.
v. Schwedenborg II, 739.
Schwediaur II, 798. 892.*
Schweighard 198.
Schweikhart II, 578. 946.*
Schweitzer 444.
Schweling 435.
Schwellingius 716.
Schwenckfeld II, 56.
Schwenke II, 266.* 497.*
Schwenkfeld 127.*
Schwiger 324.
Schwimmer 305. 332. 374. 379. 471. 474. 696.
Scopoli II, 445.
Scot 82.
Scott II, 591. 711. 740. 788. 1079.* 1096. 1114.
Scotus 5. 8. 9. 18. 122.
Scourion 567.
Screta à Zavorzig 326. 368.
Screvelius 236.
Scriba 330. II, 177.
Scribonius 92.* 169. 732.* II, 311.*
Scribonius Largus 13.* 267.*
Scrincus II, 287. 372. 389. 397. 411.*
Scriverius 192.
Scultetus 110. 255. 267.*
Scutellarius 60.
Seaman II, 1012.
Sebach II, 68.
Sebiz 46. 226. 242. 260. 263. 266. 276. 285. 291. 295.* 298. 306. 314. 325. 676. 710. II, 195.
Seboldt II, 1066.
Sebutus Daripinus 534.
le Secq 110.
Sedgwick II, 208.
Sédillot II, 469. 1035.* 1096.
Seeber II, 121.
Seeger II, 892.*
Seegert II, 1112.
Seeliger II, 187.
Seelmann II, 154.
Seelmatter II, 163. 1066.*
Seemann II, 1096.
Seesemann II, 1079.*
Segarra 110.
Segerus 429. II, 484.
Segner II, 327. 372. 373. 427.
Segni 587.
Segnitz II, 963.
Segretain II, 469.
Seguer II, 373. 377.
Seguyn 92. 208. 232. 622.
Seibilus 276.
Seibt II, 212.
Seidel 105. 311.* 635.
Seidelius 99.* 101. 298.*
Seifert 239.
Seiier 115. 183. 384. 444.
Seilerus 711.
Seip II, 484. 694.*
Seitz 9.
Seiz II, 121. 484.
Selig II, 560.* 1065. 1066.* 1127.
Seliger 298.

Seligmann 722.
Seligo II, 832.*
Selle II, 811. 832. 892.*
Sellin II, 740.* 776. 858.*
Sellius 704.
Selp II, 429.
Semler II, 484. 543.* 560.* 614. 636. 740.
Semmedo II, 149.
de Senac II, 711.*
Senault 332.*
Sendel II, 343.
Seneca 136.
Senft II, 764.
Senftleben 439.*
Senguard II, 127.
Senguerd 319. 325.
Senkenberg II, 297.*
Senner II, 249.
Sennert 123.* 144. 148. 156. 169. 172.* 175. 179. 183. 187. 190. 192. 194.* 196. 198.* 205. 211. 215. 223.* 266.* 291. 298. 299. 319.* 400.* 647. 651.* 653.* 654.* 656. 687.
Senter II, 694. 985. 1035.*
Septalius 253.* 650.*
Sequira II, 858.
Serces II, 237.*
Serenus Quintus 542.*
Serin 509. 743.
Serna 215.
Serrao II, 334.* 407.
Serrarius 689.
Serrejus 128.
Serrieis II, 469.
Serveto 538.*
Servius 211.* 299. 658.
Seton II, 909.
Setti II, 943.*
Seufferheld II, 164.
Severinus 227.* 236.* 264. 368.* 652.* 660.*
de Sevelinges II, 469.
Seyffert II, 181.
de Seze II, 892.*
Shadwell II, 694. 1012.
Sharp II, 320.* 469.
Sharpe 166.
Sharwood II, 301.
Shaw II, 208. 281. 287.
Shebbeare II, 484.*
Shechy II, 1079.
Sheldrake II, 832.
Shepman II, 636.
Sherven II, 711.* 740.
Shoaft II, 946.
Short II, 242. 298. 407.* 614.
Shoust II, 695.*
Sibbern II, 352. 711.* 725.*
Sibutus 7.
Siccelius II, 352.
Sichi II, 578.*
Sidrén II, 373. 626.* 651. 673.* 678.* 695. 725. 833. 878.* 892.
Siebenhaar II, 571.
Siebold II, 636.* 776.* 946. 985.* 1012.* 1035. 1051. 1066.* 1096.*
Sieffert II, 51.
Siegel 169. 212. 219. 224. 319. 325.
Siegfried 141. II, 127.
Siegling II, 917.
Siegwart II, 532. 578. 776. 858.*
Sielentz II, 505.
Siess II, 788.*
Sievers II, 1035.
Sigaud de la Fond II, 661.* 676. 963.*
Sigault II, 725. 740. 750.
Sigbert 260.
Sigfrid 90. 136. 154.
Siglicius 128. 132. 154.
Sigwart II, 509. 636.* 787.
Sikora II, 1012.*
de Silhon 298.
Silva II, 348.
Silvaticus 607.*
Silvester II, 445. 521.
Simes II, 695. 1127.
Simler 327. 700.
Simmons II, 677. 878.* 985. 1012. 1051. 1079.
Simon 58. 271. 336. 416. II, 85. 550. 600. 1035.* 1036.*
Simon de Lowicz 22.*
Simonetta 534.
Simplicius 587.
Simpson 336.
Sims II, 578. 695.* 725.* 764. 909.* 947.* 1036. 1066.*
Simson II, 431.* 550.
Sinapius 141. 514.* 527.* II, 34.
Sincerus II, 155.*
Sincerus Janitor II, 119.
Sincerus Philalethes II, 121.*
Sōnōbaldus 223.* II, 79.*
Sintenis II, 1100.*
Sismus 504.
Sitonus 249.*
Skene II, 1127.
Skiadon II, 1051.

Skinner II, 909. 1114.
Skragge 445.
Skrimshire II, 1012.
Skunk 699. 702. 704.
Sladus 212. 250.
Slanovius 192.
Slapper II, 484.
Slare II, 249.
Sledenkopf II, 878.
Slegel 657.*
Slegelius 213. 466.
Sleigh II, 445.
Slekerus 166.
Slevogt 474. 498. 502. 504. 508. 510. 514. 527. 649. 747. II, 37. 56. 109.* 68. 79. 85. 127.* 177. 551.
Sloane II, 79.* 614.
van Slooten II, 195.
Smedingh 714.
Small II, 521.
Smalzius 461.
Smellie II, 600.*
Smetius 82. 148.* 156.* 938.*
Smith II, 521. 578. 614.* 626.* 695.* 725. 859.* 963.* 985. 1051. 1114.
Smollius 744.*
Smutz 379.
Smyth II, 833. 1127.
Sneeberger 572.
Snell II, 1035.
Sniet II, 651.
Snowden II, 878.
Soave II, 1036.
Sobernheim II, 334.
Sobry II, 1127.
Socin II, 543. 751.
Socrates 669.
von Soemmerring II, 764.* 878.* 892.* 927.* 985.* 1036.* 1066.* 1079.* 1114.* 1127.
Soenneberg II, 1095.
Soergelius 328.
Sograsi II, 1036.* 1051.
Sohan II, 110.
Sohlberg II, 256.
Solander II, 740.
Solenander 105.*
Solger II, 776.*
Solingen 493.* 788.
Soliscus II, 859.*
Solva 34.
von Som 336. II, 651.
de Someren 239.
Somers II, 833.
Sommer 493. II, 60. 66. 345. 1066.* 1079.*
Sommerfeldt II, 352.
Sondermann II, 1114.
de la Sone II, 410. 418.
Soner 144. 154. 195.
Sonnenburg II, 647.
Sonnenmayer II, 618. 629.
Sonntag II, 51. 692.
Sonyer du Lac II, 543.
Sophron II, 1114.
de Sorbait 374.* 704.*
de Sourselier de la Tour II, 859.
Souville II, 83.
Spachius 29. 58. 110.
Spadow 688. 712.
Spach 96. II, 1113.
Spagirico II, 725.
Spagnius II, 711.
Spalding II, 626.* 927. 1051.*
Spandow de Callicée II, 1096.*
Spangenberg 405. 409. II, 195. 578.
Sparschuch II, 551. 626.
Spechels II, 569.
Specht 196.
Spectalius 156.*
Spee 198. 250. 498. II, 249.
Speirman 428.
Speirmann II, 798.
Speisegger II, 343.*
Spenn II, 1009.
Spence II, 1012.
Spener 466. II, 53. 56.
Spengler 391. II, 445. 469.*
Spenn II, 1067.
Sperlette de Montguyon II, 256.
Sperling 196. 205. 237. 239. 250. 255. 271. 424. 445. 498. 510. 652. 657. 661. 672.* 674.* II, 35. 37. 56. 63.
Spiegel II, 1079.
Spielmann II, 600.* 859.* 990.
Spies II, 237.
Spiess 139. 506. II. 56. 195. 1067.*
à Spiessenhoff II, 306.
Spigelius 190.* 232.* 249.
Spilker II, 469.
de Spina 166. II, 43.*
Spinci 568.
Spindler 480.*
Spinoza II, 878.
Spiritus II, 1067.
Spitzeln 735.
Spoerlin II, 233.
Spoerri II, 1013.
Spohr II, 833, 947. 1025.* 1080.

Spon 301. 409.* 435. 450. 471.
Sponitzer II, 1067.
Spontoni 187. 209.* 266.
Spoorwater 463.
Spreckelen 527.
Sprengel II, 1013.* 1097.*
Sprenger II, 858.* 859.*
Sprenkel de Lenis II, 740.*
Spring II, 509, 521.
Sproegel 445. II, 364. 397. 431.* 798.
Spruit II, 990, 1080.
Spry II, 614. 626. 1127.
Spudaeus 250.
van der Spyk 450.
Squarelo II, 373.
Squaria II, 397.
Squire II, 591. 695.
Squirrell II, 1114.
Stabel II, 281.
Stadtmann II, 878.
Staehelin II, 105.
Staehlig II, 1013.
Staffert 714.
Stahl 480. 484. 504. 510.* 514.* 522.* 696. II, 32. 37.* 43.* 44.* 51.* 62.* 68.* 79.* 86.* 97.* 110.* 118.* 121.* 133. 144. 156.* 164.* 165. 180. 186. 187. 237. 242. 243. 245. 250. 259. 264. 277. 298.* 306. 311. 418. 618. 990. 1114.
v. Staël-Holstein II, 1097.*
Stalpart 435. 455.* 462.* II, 225.*
Stalpaardt von der Wiel 731.*
Stangius II, 32.
Stanhope Smith II, 947.
Stapleton II, 751. 1067.
Starnvasnig II, 788.
Starck II, 776. 1036.
Starcklof II, 243.
Stark 423. II, 833.*
Starke II, 751. 798.* 811.* 947.* 1114.*
Starr II, 591.
Staudius 610.
Staudt II, 776.
Staunton II, 1097.*
Stauss II, 659.
Stearne 266. 282.
Stearns II, 990.
Steavenson II, 764.
Stebler II, 298.
Stechmann II, 715.
Stedman II, 811.
Steeghius 618.*
Steegmayer II, 209.
v. Steenbergen II, 250. 614.*
Steep 306.
Steeve 740.
Stefanowitz-Donzow II, 1097.*
Steffanus II, 37. 97.
Steffart 400.
Steffecius 175.
Steglitz 619.
Stegmann 484. 697. II, 43. 1046.
Stegmayer II, 118.
Stehelin II, 418.
Stegmeyer II, 910.*
Steidele II, 740.*
Steigell II, 209.
Steigenthal II, 591.
Stein 160. 391. II, 68. 381. 1013. 1037.*
Steinbach 81. II, 959, 964.
Steinbruchel II, 363.
de Steinen II, 391.*
Steiner II, 787.* 982.
Steinfels 332.
Steinhart II, 1036.
Steinhauer II, 445.
Steininger 185.
Steinmetz 97. 160.
Stella 332.*
Stellati 641. 656.
Stelter 744.*
Steman 504.
Steminga II, 626.
Stengel 661.*
Stenon 368.* 379.
Stenonius 722.*
Stenson 298. 416.*
Stentze II, 471.
Stentzel II, 209.* 287. 295. 304. 315. 320. 321. 327.* 373.
Stenzel II, 224. 275. 281.*
Stephanus 25. 46.* 215. 544.*
Stephen II, 711.
Sterck II, 320. 571.
Stern 504. II, 615. 1046. 1067.*
van der Sterre 463.*
Sterzinger II, 600, 893.
Steudner 285. II, 153.
Steuer II, 195.
Steurlin II, 51. 105.
Stevart II, 751.
Steven II, 811.*
Stevenart II, 927.
von Steveninck II, 600.
Stevenson II, 469. 927. 1127.
Stever II, 167.* 490.*
Steward II, 1013.

Stewart II, 910. 1051.*
Stiebritz II, 445. 521.
Stieck 990.
Stieff II, 320. 343.
Stieglitz II, 1067.
Stieler II, 97. 543.*
Stilling II, 215. 1080.
Stimmelius 132.
Stirna 456.
Stirtz II, 429.
Stisser 306. 379. 409. 455.* 474.*
Stochius II, 509.
Stock II, 195. 247. 255. 311. 321. 334. 381. 394. 469. 477. 483. 495.
Stocke II, 266, 359.
Stocker II, 1036.
Stocket 455.
Stockhausen 270.* 522.
Stockius II, 497.*
Stockmann 172. 185. 219. 237. II, 375.
Stoeller II, 484. 752.* 1097.*
Stoelzer II, 1093.
Stoer 172.
Stoerck II, 532.* 543.* 551.* 560. 571.* 591.* 637.* 661.* 662.*
Stoerzel II, 603.*
Stoffregen II, 696.
Stoiber II, 509.*
Stoker II, 798.*
Stoll II, 751.* 798. 893.* 928.*
Stolle II, 266.
Stolterfoht 454. 484. 653.
Stoltz II, 31. 79.
Stoltzen 483.
Stopr II, 859.
Storace II, 431. 445.
Storch II, 381.* 407.*
Storck 450. II, 445.
Storicius II, 408.
Storie II, 893.
Storke II, 947.*
Storr II, 788. 859.*
Stosch II, 180.*
Stovin II, 833.
Stoy II, 752.
van der Straaten II, 418.
Strack II, 470. 510. 677. 752.* 1097.
Straekt II, 811.
Straett II, 910.
Strandberg II, 591.* 725.
Strassberg II, 187.
Strassburg 253. 311.
Stratenus 224.
Strauch 319.
Strauss 192. 255. 299. 314.* 440. 450. 688.
Strehlin 502.
Streiter 166.
Streibhardt II, 1036.
Streithorst II, 910.
Stridtbeckh 475.
Striebhardt II, 1026.*
Strobelberger 185.*
Stroem II, 833.
Stroemer 10. II, 725.
Stromer von Auerbach 17.
Stromeyer II, 696.
Strooth II, 45.
Struempfler II, 554. 561.
Struppius 52.
Strusberg 510.
Struthius 25.*
Struve II, 62. 327. 377. 408. 587.* 637. 677.* 711.* 712. 1067.* 1080.* 1097. 1114. 1127.
Struvius 400. 462. II, 200. 470.*
Strycke 374.
van Strydonk II, 287.
Stryk 450.* 730.
Stuart II, 105. 256.* 311. 591. 752. 776. 798.*
Stubbe 314.
Stubbes II, 591.*
Stubenrauch 466.
Stuckeley II, 188.
Stuckens II, 910.
Stütz II, 1067.*
Stuckens II, 1080.
Stuckius 110.
Stueven II. 195.
Stumpf 86.*
Stumphius II, 287. 614.*
Stunzer II, 798.* 1037.
Stupanus 128. 132. 154. 172. 215. 599. 635.* II, 389.
Sturm 253.* 410. 455. 492. 493. 498. 515. 527.* 582.
Stute II, 594. 618.
Stuthenius 205.
Stuttgarder II, 497.
Styl II, 470.
van de Stylle 661.*
Stymmelius 106.
Styrius II, 591.
Styx II, 811.* 859. 1067.*
Suart 190. 646.
Suchland 742. II, 389.
van Suchtelen II, 150.

Sucré 736.
Sucro II, 408.* 532.
Suden II, 127.
Sue II, 373. 1097.* 1114.* 1127.*
Suesse II, 677.
de Sueur II, 626.
Suizerus II, 1033.
Sulzberger 192. 312.* 314. 670. II, 497. 990.* 1114.
Sulzenberger 332.
Sulzer II, 37. 418. 445. 510. 561. 571. 578. 615.* 695. 725. 787.* 1067.
Sumeire II, 470. 578. 764. 799.
Summers II, 418.
Sundius II, 468.
Supprian II, 352. 361.
Sussenbach II, 166. 228.
Suterus 528.
Swagermann II, 551. 561. 615.*
Swahn II, 578.
Swainson II, 910.*
Swainston II, 1080.*
Swalmius 463.
Swalve 311.* 319.* 440.
Swan II, 1037.*
Swart II, 211.
Swedenborg II, 277. 327.* 637. 662.
Swencke II, 188.
Swertner II, 696.
van Swieten II, 364.* 445.* 470.* 497. 695.* 811.*
Swinden II, 238.* 878.
Sydenham 435.* 440.* 504.* 497. II, 105.* 188.* 224.*
Sykes II, 306.*
Syler 265.
Sylvanius 42.
Sylvaticus 119.* 271.*
Sylvester 669.
Sylvestre II, 470.
Sylvius 22. 57. 108. 196. 210. 227. 295. 325. 336. 544.* 560.* 724.* II, 287.* 298.
Sylvius de la Boë 219. 291. 303.* 319. 368.* 416.* 657.* 690.*
Synesius 3. 13. 39. 41. 44. 533. 536.* 586.
Syng II, 1114.
Sytz 9.

T. 505.* II, 470. 811.
Taal 455.
Tabarrani II, 345.* 446.*
Tabor II, 195.* 893. 910. 964. 1013. 1037. 1051.
Tacconus II, 418.* 510.
Tack 280. 463.
Tackius II, 79.
Tacquet 544.
Taendler 122. 129. 132. 139.
Taillière II, 470.
Taisnierus 53.
Tallar II, 859.
Tallmann II, 1037.*
Tamayo 145.
Tamburinus 175.
Tamianus II, 134.
Tamitius 180.
Tanaron II, 470.*
Tandlerus 152. 154. 157.
Tant 480.
Tappius 230. 237. 250. 260. 263.* 282. 285. 291. 295. 303. 325. 400. 440. 690.
Taquet 106. 110.
Taranget II, 471. 859. 990.
Tarbes II, 471.
Tardy de Moravelle II, 893. 910. 928.
Targioni II, 833.*
Targioni-Tozzetti II, 431.*
Tarin II, 408.*
Tartarotti II, 397. 419.
Tasgresti 728.
Taswell II, 521. 730.
Tatai 703.
Tathwell II, 497.
du Tau II, 37.
Taube II, 339.* 381.* 662. 812.*
Tauber II, 51.
Taurellus II, 284.*
Taut II, 188.
Tauvry 528.* 744. II, 471.
Taxe II, 859.*
Taxil 122. 157.*
Taylor II, 225. 281. 306. 311. 343. 497. 510. 1127.
Teffelen 368. 374.
Tegelik 744.
Teicher 368.
Teichert II, 1078.
Teichmann 185.
Teichmeyer II, 97. 110. 150.* 233. 238. 265. 287. 321. 328.* 343. 427.* 510.* 561.*
Teissier II, 97.
von Tekelenburg II, 990. 1080.
Telemann Tame II, 180.
Telenge II, 662.

Telesius 582.*
Teller II, 740.
le Tellier 169. 190. 192. II, 45. 281. 306.
Temmik II, 68.*
Tempelius II, 947.
Temple II, 1013.*
Templeman II, 298.*
Tenghill II, 990.
Tenner II, 752. 1114.
Tennert II, 334.*
le Tenneur II, 725.
Tennstedt II, 394.
Tenot 70.
Tentzel 194.*
Tenzel 314.* II, 211. 446.*
Terpinet II, 471.
Terras II, 397.
Terrasson II, 471.
du Tertre 319.*
Tertullianus 539.
Terwen 400.
Teske II, 352.* 431.* 532. 591.*
Teskop 295.
Tesserarius 186.*
Tessier II, 725. 740.* 752.
Testa II, 910. 964.*
Testi 498.*
Tetzel 440.
Teubeler II, 400.* 764.
Teubner II, 211.
Teucher II, 86. 97.
Textoris II, 321.
Tezel 521.
Thaer II, 712.
Thamm II, 510.
Thassander II, 281.*
Thebes II, 320.
Thebesius II, 105. 391. 397. 573.
Thebit 669.
Theden II, 662.* 764. 812. 928.
Thedesius 129.
Theill 325. 699.*
Theisnerus 367.
Themel II, 279.
Themistius 19.* 538.
Theodosius 4.* 44.*
Theophrastus 3. 169.* 212. 213. 541.* 560.* 561 vgl. Paracelsus.
Theophrastus Eresius 72.* 83.* 215.
Thesendorff II, 250.
Thevart 213. 215.
Thevenyn 224.
Thibault 33. II, 990.*
Thiebault II, 1013.*
Thiebaut II, 923.*
Thiel 484. II, 225. 551.*
Thielemann II, 947.
Thielow II, 1051.*
Thieming II, 1013.*
Thiermaier 379.*
Thierry II, 390. 403.* 508.
Thiers 417. 522. II, 110.
Thies II, 139.
Thiesen II, 521.
Thiesma 475.
le Thieullier II, 344. 938.
Thile 451.* 463.
Thileu II, 225.
Thielenius II, 622. 947.* 990.
Thilo 229. 662. 699. II, 63.
Thom II, 1127.*
Thoma 639.
Thomae II, 150. 551.
Thomann II, 1128.*
Thomas 669. II, 297. 677. 695. 740. 812.* 833.
Thomasius 471. 493. 510. 683. 697. II, 37. 43.* 56.* 92. 108. 110. 118. 156. 167.* 188.* 211. 214. 238. 256. 334. 397. 447. 725.
Thomasseau 397. 400. 713.
Thomassen a Thuéssink II, 879.*
Thomassin II, 752.
Thomé II, 118.
Thoming 649.
Thomingius 215.
Thomlinson II, 637.
Thompson II, 695.
Thomschlaeger 471.
Thomson II, 32. 63.* 277. 471. 799. 812. 1115.*
Thon II, 431.
Thoner 250.* 255.* 662.*
Thorel II, 471. 799.
Thorius 256.
Thornton II, 1051. 1080.
Thorp II, 964.*
Thouret II, 715. 725. 740.* 766. 801. 812.* 859. 863. 879. 893. 910. 964.
Thourryus II, 752.*
Thouvenel II, 776.* 799. 893. 1013.*
Thouvenet 303.*
Thoyer II, 472. 695.
Thretful II, 677.*
Thriverius 20.
a Thuéssink II, 725. 1013.* 1115.
Thuillier 515. 308. 516. 511. II, 32. 177.
Thulemeier 260.

Thulstrup II, 57.
Thummius 319.
Thunberg II, 1051.* 1098.*
Thurm 697.
Thurneisser zum Thurm 74.* 587.
Thyraeus 604. II, 572.*
Tibertus 541.
Tidicaeus 136.* 648.
Tiedemann II, 373. 753. 833. 879. 910.* 1115.* 1128.
Tieffenbach 522.*
Tielen 299.
de Tien 336.
Tietzen II, 1067.*
van Til II, 484. 725.
Tilberg II, 32.
Tilemann 406.
Tilemannus 253.
Tilenius II, 1098.
Tiling 435.
Tilingius 368. 484. 493. 522.
Tillet II, 677.
Tilling II, 591.* 298.*
du Tilliot II, 328.*
Tillius II, 588.
Tillon II, 990.
Tilton II, 712. 1051.
Timaeus 299.* 319.* 406.* 480.* II, 125.*
Timaeus a Guldenklee 715.*
Timm II, 281.*
Timme II, 233. 281.*
Timmermann 219. II, 118. 764. 893.
Timmers II, 510.
Timpler 166.
Tinctorius 208. 215. 285.
Tinelli 130.*
Tingstadius II, 623.
Tiraquellius 53.
Tirellus 196.*
Tirion 506.
Tissot II, 510. 551.* 562.* 600. 637. 651.* 662.* 663.* 764. 776.* 783.* 799. 812. 833.* 879. 928.* 964.* 1115.* 1128.*
de Titis 291.*
de Titius II, 79. 345. 663. 961.* 1013.* 1098.*
Titsingh II, 256.* 268.* 419.*
Tittmann II, 1128. 1129.*
Titus II, 593. 789.
Tobler II, 1013. 1051.
Tode II, 63. 712.* 725.* 726. 764.* 777.* 833.* 893.* 911.* 928. 964.* 1037. 1051.* 1068.* 1098.* 1115.*
Toël II, 389.
Toggenburger II, 543.
Tolberg II, 1068.
Toll 203.
Tollius 471.
Tommaso d'Aquino II, 1052.
le Tonnelier II, 256.
Tonnellier 515.
Toppius II, 233.
Toraese 481.
Toren II, 846.
Torraeus 185.
Torreblanca 154.* 180.* 410.* 654.
de Torres Villarroël II, 432.*
Torricella 542.
Tortus II, 497.*
de la Touche II, 677.
du Tour II, 408. 521. 525.*
Tourbier 413.* 726.
Tourelli 82.
Touret 62.
Tournay II, 764. 789. 812. 833. 860.
Tournefort 745.
de la Tourri II, 389.*
Tourtelle II, 615. 1098.
Toussaint II, 397. 419. 626.
Toutain 152. 177.
Toxites 619.
Tozzi 429. 493.* 735.*
Traber 391.
Trainer II, 139.*
Tralles II, 282.* 397.* 432.* 510.* 532.* 543.* 663. 677.* 741. 764.
Trampel II, 928.* 990.* 1037.*
Trant II, 177.
Trautmann II, 964.*
Trecourt II, 344.* 471. 510. 637.* 1013.
Trenner II, 911.*
Tresbauch 276.
Tresselt II, 386.
Tretter 407.
Treu II, 243.
Treuer II, 139.
Treuner 481. II, 833.* 948.
Treviranus II, 990. 1037. 1098.* 1129.*
Treyling II, 432.
Trew II, 195. 256. 344.
Trezel 686. 744.
Tribolet II, 591.
Tricasso de Carasari 538.*
Tricassus 440. 556.*
Trichard II, 25.
Trickov 132.

Trier II, 250.* 266.*
Triewald II, 521.
Triller 456. II, 471. 532. 544. 551. 591.* 600.* 637. 718. 732. 789. 812.
Trimolt II, 1129.*
Trincavella 110.*
Trincavellius 63.* 70.* 89.* 567.*
Trinkhusius 320. 374.
Trioen II, 344.*
Triplett II, 1115.
Trischlin II, 753.*
Trithemius 17. II, 177.
Tritschler II, 911.*
Triumphius 320.
Triverus Hieromius 35.
Trnka de Krzowitz II, 754.* 764. 799.* 964.*
Trocy II, 879.
Troels II, 637.
Troester II, 140.
Troja II, 789.
Trombetti 384.
Tronchin II, 510. 663.
Troni 82.
Troppaneger II, 267.
Troppaneiger 396.*
Troppaniger 445.
Trothemus 669.
Trotter 374. II, 928.
Trotula 33.*
Trotz II, 321.*
Troubat II, 471.
Troyel II, 991.*
Trubenbach 80.
Truckenmiller II, 893.*
Truebe II, 32.
Trumphius 697.*
Trunconius 99.*
Trye II, 860.*
Trzebiczki II, 677.* 1037.
Tschauter II, 63.
Tschautern II, 180.*
de Tscheffeli II, 910.
Tschientschi 307. 320.
Tschirmer II, 1013.*
van Tschirnhaus 455.* 463.*
Tschudi II, 127. 213. 615.*
le Tual II, 471. 765.
Tudecius 493. II, 551.
Tullerin 498.
Tullon 202.
Tullone 159. 170.
Tulpius 219.* 260.* 374.* 451.*
Turner II, 92.* 238. 251. 344.* 471. 497.* 879.*
Turpin II, 712. 799.
Tweedie II, 1129.
Twells II, 447.*
Tychonius 507.
Tylkowsky 384.*
Tyson II, 32. 591.

U. II, 911.
Udemans 429.
Uden II, 334. 860.*
Ueberwasser II, 911.
Uffenbach 145.*
Ugroczy II, 695.
d'Uhlan 493.*
Uhlenius II, 1063.
Uibelacher II, 812. 948.
Uken II, 534.*
Ulan II, 277.
Ulianus 110.
Ulicroenus 33.
Ullmann II, 520.
Ulrici 320.
Ulsterius 45.
Umann 513.
Umfreville II, 344.
Ungelenk 684.
Ungenad II, 833.*
Unger 493. II, 325.
Ungius 600.
Unsenius 369.
Untzer 157.* 163.
Unverzagt 166.
Unzer 205. 423. 655.* II, 373.* 381.* 398. 408.* 419.* 532.* 601.* 626.* 637.* 663. 726.*
Ursinus 130. 260.* 271. 276. 295.* 575. 705. II, 95.
Unwürde II, 551.
Usteri II, 928. 991.*
Usterius II. 1032.
Utkofer 433.
Uvedale II. 521.
Uven II, 562.
Uwicki 108.
Uylhoorn II, 256.*

Vacher II, 321.* 551. 615.
Vacheret 190.
Vachler II. 569.
Vagetius 506.
Vahlkampff II, 479.

Vaillant II, 79.
de Vailly 160. 635. 650.
Vairus 80.
Vake 332.
du Val 76. 196. 208. 232. 297.
de Valangin II, 626.
Valcarenghi II, 484.*
Valckenaer II, 390. 398.
Valdanius 63.
Val d'Eve 41.
Valearenghi II, 373.
Valentin 423. II, 32. 37.*
Valentini 429. 481. II, 57.* 105.* 419. 799.* *
de Valenzi II, 1080.*
Valescus de Taranta 113.*
Valckenaar II, 398.
Valet 56.
Valetta II, 68.*
Valla 15. 534.*
de la Vallée II, 471. 626.
de Valle de Mouron 643.
Valleton de Boissière II, 911.*
de Vallemont II, 93.
Valleriola 46.* 66.* 564.*
Vallesius 61. 607.* 619.*
Valleton de Boissière II, 879.
Valli II, 1014. 1037. 1052.
Vallisneri II, 139.* 267.*
Vallus 7.
Valsalva II, 57.* 79.* 321.*
Valmarana 646.
Valvasors 471.*
Valverda 48.*
Vandelli II, 497.* 498.
Vandorpe II, 471.
Vandermonde II, 265. 328. 508. 544.
de la Vanguyon 510.
Vanini 160. 163.* II, 284.*
Vannier II, 432. 578.
Varandaeus 173.*
Vardier II, 534.*
de Varignana 11.*
Varnhagen II, 429.
Varnier II, 652. 879.
Varolius 65.* 96.*
Varin 730.
Varismannus 86. 456.
Varnier II, 789.
Varolius 67. 96. 565.*
Varro 91.
Varus 130. 137. 141. 145. II, 93.
Vascher II, 328.
Vascus Castellus 163.*
Vaslet 332. 695.
Vasquez 80.
Vassé 27.*. II, 171. 188.
Vater (Abr.) 445. 481. 522. II, 37. 63. 80. 86. 105. 134. 139. 177. 182. 186. 188. 211. 215. 225. 233. 243. 256. 268. 288.* 321. 417.* 419. 592. 789.
—, (Chr.) 423. 453. 510. 528. 735. 744. II, 32. 40. 43. 68. 181. 712.
Vattier 242.
Vaughan 250. II, 280. 765.* 777.* 911. 948. 1098. 1115.
Vauquelin II, 991.
Vaunier II, 578.
Vauroiiy 207.
Veaumorell II, 893.
Vecchius 220.*
Vechner 159. 170.
Veegens II, 860.*
Veerman 712.
de Vega 55.* 89.* 99.* 192. 568.*
de Vege 175.
Vegius 532.
Vehr 299. 429. 435. 471. 475. 522. II, 37. 62.
a Veiga 101. 410. II, 447.
Veirac II, 601.
Veit II, 1098.
Veithans II, 991.
Velasco 535.
Velasquez 576. 730.
Velden 237. 242.*
Velin 448.
Veling II, 799.*
Velschius 320.* 375. 391.* 400. 964.
Vellorino 381.
Velsius 24. 27.
v. Velthuyzen 742.
Venafrani 76.
Venator 170.
Venerius 183.
Venner 211. 253.
Venusti 63.* 129.
Veratti II, 390.* 408. 484. 696.
Verberckmoes II, 1098.*
Vercellone II, 578.
Verdeit II, 812.
Verdelhan II, 352.
Verdier II, 627.*
Verdries II, 110.* 121. 195. 215. 225. 256. 833.
Verduc 742.* II, 139.*
Vereycken 185.

du Verger II, 712.*
Vergilius 728.
de la Vergue II, 472. 929. 1014.
Verheik II, 510.
Verheyen 528.*
Verhowitz II, 965.
Verle 423.
Vermeiteri 325.
Vermeiren 320. 690.
Vermeule II, 195.
Verna II, 521.*
Verner II, 51.
du Verney 440.* 445. 515.* 528. II, 32.
Vernon II, 58.
du Verney II, 58. 419.*
Verschuir II, 601.
Vertel II, 991.*
Vertunianus 74.
Verzascha 282. 299. 407.* 716.*
Vesalius 23.* 29.* 81. 111.* 543.* 560.*
Vesling 690.*
Veslingius 315. 407.
Veson 369.
Vesti 392. 451. 463. 466. 471. 475. 481. 484. 498. 506. 510. 515. 522. 528. 737. 738.* II, 37. 41. 43. 51. 58. 86. 105. 110. 118. 121.
Vétillard II, 472. 652.*
Vetranus 276.
Vetter 417. II, 911.* 948.
Viale II, 472. 627.*
de Viana 208.
Vianelli II, 1037.
Viborg II, 1129.*
Vicat II, 789.* 911.*
Vicbeg 384.
Vicentius 96.*
Vicomereatus 70.
Vicq d'Azyr II, 672.* 741. 754. 765. 777. 799.* 860.* 893.* 911.
Vicrac II, 696. 777.
Victor 145.
de Victoria 145.
Victorius 35. 48.* 53. 104.* 154. 215.* 553.*
Vidal II, 712. 879.
Vidius 543.* 630.*
Vieillard II, 472. 571. 601. 627.*
de Vieri 60. 568.
Vierthaler II, 257.
de Vieussens 83. 445. 451.* 475. II, 63.* 121.* 127.* 134. 712.*
Vigier 683.*
Vigierius 175. 285.*
de la Vigne 194. 243.
de Vigo 537.*
le Vignon 654. 655.
de Vilches II, 1037.
de Vildt II, 472.
Villa II, 1037. 1080.
de Villanova 6.* 11.* 614.*
Villarino 67.
de Villars II, 298. 498. 517. 521.
Villaume II, 894. 929. 948.*
Villier II, 93.
Vimont II, 472. 1129.
Vinali II, 1037.
Vincentius 74.
Vincerdon II, 1014.*
de Violaines 67.
Vipacher II, 536.
Virgilius 9. 669.
Viricel II, 1115.
Viridet 481. II, 215.* 282.*
Vischer 86. 70. 400. II, 498.
Visenius 63.
van Visoliet II, 139. 334.
de Vitalinis 539. 550.
Vitalioni 253.
Vitus 227.
Vivenzio II, 860.
Viver II, 472.
Vlaardingeruond II, 98.
Vlaeveld 731.
Vlietarpius 375.
Voccius 600.
Voelcker II, 860.*
Voelker 466. II, 777.*
Voelter II, 181.*
Vogel 322. 325. II, 185. 252. 257. 288. 535.* 544.* 567. 571.* 615.* 627.* 637.* 663. 674.* 696. 715. 726.* 741. 754.* 765.* 799.* 1052. 1099.*
Vogelius 369. 714.
Vogler 253. 295.* 321. 400.
Vogli II, 165.*
Vogt II, 112.* 257.* 991.
Vogter 617.*
Vogtherr II, 51.
Voigt 320. 410. 697. II, 578.
Voigtel II, 1014.*
Voisin II, 98.
du Voisin II, 37.
Volaire II, 472.
Volcamerus 230.
Volcherus Coiter 65.*
Volckamer 220. II. 311. 445.

Volckenaar II, 398.
Volckmarus 291.
Volger II, 757. 833. 879.*
Volkamer II, 498.
Volland 410. II. 182.
Vollhardt 266. 435.
Vollnagel II, 330.
Vollmar II, 777.
Volmar 286. II, 1068.
Volney II, 929.
Volpini II, 51.* 98.*
Volta II, 1014. 1038.* 1080.
Voltaire II, 307. 637.*
Voltelen II, 991.*
Volzius 747.
Voorda 670.
Voorduin II, 741.
van der Vorn 295.*
Vorstius 202. 611. 617.
Vos II, 948.
Voss II, 352. 1038.* 1068. 1099.*
Vounck II, 820. 912.
Voyer II, 639.
Vranken II, 1080.
de Vries 484.
de Vriga II, 485.
de Vrye II, 225.
Vulpius 466.
Vultejo 699.
Vylhoorn II, 268.*

W. II, 860. 912. 1129.
von Waardt 429.
Wachtel 382.*
Wachter II, 251. 401.
Wadson II, 664.
Wadström II, 663.
Waechter II, 238.
Waenerberg II, 592.
Waerlich II, 1052.
Wagenitz 515.
Wagler II, 696.
Wagner 495. 515. 522. 705. II, 68. 86.* 98. 177. 385. 517.* 777. 800. 1014.* 1052.* 1063. 1080. 1099.*
Wagnitz II, 991. 1099.
Wahlin II, 663.
Wahrlich II, 165.
Wahrmund II, 139.* 238.* 263.* 268.*
Wainmann II, 800.
Wainwright II, 485.
Waitz II, 965.
Walaeus 224. 237.* 239. 242.
Walch II, 282. 447.
An und vom Wald 78. 119.
Walden II, 696.*
Waldinus II, 498.
Waldon II, 1129.
Waldschmid 157. 400.* 410. 424. 484. 696.
Waldschmied 417. II, 140.
Waldschmidt 311. 315. 321. 407. 456. 506.* 747.* II, 38. 121. 150. 162. 215. 544.
Walkert II, 601.
Walker II, 712. 880. 894.* 1080.
Wall II, 592.* 789.
Wallberg II, 364.
van de Walle 515.
Wallenberger 177.
Wallerius II, 51. 110. 965.
Wallich 333.* 334.* 392. 721. II, 1025.*
Wallinus II, 233.
Wallis 266.* II, 225. 592.*
Wallmann 435.
Wallonius II, 521.
Walnerus 224.
Walrabe II, 876.
Walraben 227.
Walsch II, 813.* 860.
Walsdorf II, 447.*
Walter II, 726. 765. 813. 834.* 880.* 912. 965. 1038. 1052.* 1068. 1081.* 1099.
Walterus 466. 736.*
Walther 464. 517. II, 34. 127.* 150. 188.* 225. 243.* 268.* 282. 298.* 311.* 321. 329. 344. 351.* 381. 522.
Wanckal 256.
Wandal 242.
Wangner-Eckius II, 233.
Wanley II, 929.
Wanochius 737.
Wanters II, 472. 1115.*
Wantscher 315.
Warburg II, 649. 664. 726. 948.* 1052.
Ward II, 696. 1129. 1130.*
Wardenberg II, 1014.
Wardrole II, 664.
Ware II, 696.* 912. 1007.* 1014. 1068.*
Waren 127.* 128.
Warlitz II, 63. 121.*
Warlitzius II, 121*

Warner II, 472.* 592.
Warren II, 627.* 677. 929.*
Wartenberg 471.
Waserus II, 890.* 1032. 1033.
à Wassenaer 291.
Wassenius 661.
Wasserberg II, 726.*
Waterhouse II, 789.
Wathen II, 741.
Waton II, 1038.*
Watson II, 522. 571. 578. 592.* 880. 965.*
Watts II, 447. 472.* 485. 965.*
Wattsaeck II, 1130.
Watzel II, 760.*
Waxmann 459.
Weaver II, 880.
Weber 187. 635. 647. II, 578.* 592. 615.* 726.* 741.* 754. 800. 813. 834. 912.* 966.* 991. 1068.
Webster II, 156.* 800.* 1115.
Wechtler 299.
Weckerus 299. 615.*
Wedekind II, 777. 1014.* 1068.*
Wedel 379.* 380. 384. 385. 388. 392. 401. 407. 418. 424. 427. 429. 433. 434. 435. 441. 444. 445. 452. 456.* 463.* 466. 471. 475. 481.* 484.* 492. 493. 506. 510. 512. 515. 522.* 523. 528.* 705. 726. 730. 731.* 741. 747. II, 32.* 34. 38.* 55. 58. 61. 63. 80. 86.* 98. 110. 121. 127.* 134.* 140. 165.* 177.* 229. 233. 241. 243. 269. 280. 288. 312. 321. 329. 335. 344. 352. 364. 664. 719. 1014.
Wedeling 727.
Wedemeyer II, 496.
Wedenberg II, 678.*
de Wedig 481.
Weerkempe 523.
Wegelin II, 233. 601. 777. 805. 912.* 1015.
Wegener II, 429.
Weger II, 181.
Wegerle 690.
Weghorst 299.
van der Wehrt II, 277. 860.
Weichardt II, 712. 726.
Weick 139.
Weickard 187.*
Weickart II, 716.
Weidemüller 528.
Weidenbach 523.
Weidenbusch II, 633.
Weidle II, 899.*
Weidler 445.
Weidling 731.
Weidner 207.
Weier cf. Wier.*
Weigel II, 364. 991.* 1115.*
Weiher 58.
Weikard II, 696.* 726.* 765.* 991.* 1115. 1116.* 1130.*
Weineck II, 571. 1099.
Weinlig 396. 401.
Weinlin 442. 729.*
Weinrich 104. II, 1068.*
Weinschenk II, 880.
Weinsperger 266.
Weisbrodt II, 144.
Weis 194.
Weise II, 451. 665. 678. 777. 1068.
Weishaupt II, 912. 1052.
Weisius II, 535.*
Weismannus II, 127. 134. 510.*
Weiss 424. II, 269. 282. 381. 432. 551. 665.
Weissbach II, 257.*
Weisse II, 1081.*
Weisser 325.
Weissmann II, 81.*
Weitbrecht II, 352.
Weitz 311. 510.
Weiz II, 789.* 912. 948.
Weizenbreyer II, 834.*
Wekherlin II, 929.*
Welch II, 1130.
Welden II, 1052.*
Welge II, 834.* 894. 912.
Wellendorfer 8.*
Wells II, 1015. 1068.*
Welman 657.
Welmersdingh 435.
Welsch 213. 295. 321.* 325.* 369.* 385. 401.* 674. 676. II, 98. 157.*
Welsted II, 216.
Weltbrecht II, 269.
Weltz II, 364.*
Weltzien II, 948.*
Wenck 188.
de Wenckh II, 140.
Wencker 492. 506.
Wendeland 484.
Wendeler II, 447.
Wendelstadt II, 912. 991. 1068. 1099.* 1116.*
Wendius 737.*
Wendler II, 1058. 1112.

Wendt II, 106. 110. 352. 364. 427. 560.* 834.* 863.* 1068.*
Wenesteel 337.
Wentorp 697.
Wenzlow 475.
Wepfer 307. 311. 417.* 429.* II, 98. 134.* 195.* 225.* 364. 485.
Werdenhagen 202.
Werder II, 51.
Werdermann II, 1038.
Werger 676.
van de Werke II, 282.
Werkmeister 498.
Werlhof II, 259.* 269. 726.* 727.*
Werndoius 321.
Werner 72. 157. II, 51. 351. 381. 432. 535. 664. 741. 949.*
Wernher 523. II, 68.
Wernicher 623.
Werther II, 93.
Wesener II, 880.*
Wesche II, 565.
Wesenfeld 510.
Wesenfelt 705.
Weser II, 626.
Wesley II, 664.
Wesling 498.
Wessel Linden II, 664.*
Westberg II, 834.
Westenberg 170. 266.
Westendorf II, 696.
a Westerfeld 295.
Westhoff 326.
Westphal 315. II, 43. 80.* 498. 578. 579.* 615. 678. 1069.*
Weszprem II, 510.*
Wetzel II, 754.
Wewel II, 1101.
Wewitzer II, 527.
Weyer 58. 148.
Weyland II, 321.
Whateley II, 860.
Whistling II, 759.*
Whit 528.
White II, 432. 522. 652.* 696.* 713.* 741. 813. 880. 1116.* 1130.
Whitehurst II, 861.
Whiters II, 593. 777.
Whytt II, 408. 419.* 432.* 472. 485.* 498. 510.* 551. 571. 592.* 601. 616. 627. 664.* 754. 1052.
Wibel II, 627.
Wiber II, 127.*
Wichmann II, 105. 562. 601. 652. 664.* 789. 813. 966.* 1052.* 1069.* 1099.* 1130.*
Wick II, 1081.*
Wickmann II, 282.
Widder II, 420.
Wideburgius 742. II, 165.
Widemann 196. II, 1099.*
Wider II, 58.
Widholtz 256.
Widemann II, 1019.* 1099.
Widt 291.
Wiedemann II, 1069. 1116.
Wiedenfeld II, 627.*
Wiediburg II, 1130.
Wiedmann II, 517.
Wiegleb II, 777.
Wieland II, 485. 777.*
van der Wielē II, 157.
Wiener II, 477.
Wienholt II, 912. 1130.
Wier 58.* 81. 87.* 73.* 75. 76. 276.* 291.* 337.
van Wiert II, 433.
Wietzel 401.
Wigand II, 1069. 1116.*
Wiggan II, 273.*
Wightmann II, 949.
Wilbraham II, 447. 592.
Wilcke II, 1069.
Wild II, 395. 741. 1099.*
Wildberg II, 1069.*
Wilhelm II, 58. 713.* 834. 929.
Wilisch II, 140.
Wilkinson II, 592.* 834. 880. 966.* 991. 1015. 1116.
Wilkius 615.
Will II, 713.
Willan II, 880.* 966.* 991.
Willemel II, 801.
Willemse II, 485. 696.*
Willenberg 744.
Willerbroch 88.
Williams II, 592.* 601.* 1052.
Willich 54. 515. 541. II, 327. 778.* 949. 1069.
Willichius 29. 208.
Willis 72. 307.* 321.* 337.* 369. 375.* 385.* 401.* 407.* 417.* 424.* 429. 435.* 452. 467. 727. II, 86.*
Willisius 74. 385. 722.
Willius 369. 710.*
Willmans II. 485.
Willy II, 352.
Wilmer II, 880.

Wilrich 417.
Wils 724.
Wilsius 751.*
Wilson II, 427. 472. 522. 713.* 741. 755. 930. 1069.*
Winclerus 424. 467. II, 390.
Winckler 207. 528. II, 1069. 1116.
Winddorfferus 657.*
Winkler II, 544. 616. 652.
de Wind II, 593.
Windberger II, 521.
Winiken II, 522.
Winkler 445. II, 282. 312. 335. 365. 447.
Winneseil 424.
Winnicke II, 1015.
Winslow 506. II, 58. 282. 312. 713. 727. 834.
Winter 410. 452. 523. II, 38. 95. 129. 195. 288. 381. 601. 1038.*
Winterbach II, 238. 373.
Winterl II, 616.*
Winther 484. II, 80.
Wintringham II, 697. 713. 834.* 992.*
Wipacher II, 135.
van der Wippel 506.
Wirdig 379.* 385. 467.* II, 80.*
Wirsung 568.*
Wirtensohn II, 727.*
Wirth II, 277. 966.
Wirthius 295.
Wirzburger 170.
Wischke II, 1068.
Wisemann 401. 714.*
Wisner II, 755.
Wissar II, 894.
Wissnitzer II, 211.
With 750.
Wither 498.
Withering II, 713. 894.*
Withers II, 894. 912.
Withofius II, 498.
Witt 475. II, 312.
Witte 690. II, 141. 390. 1081.
Witten II, 181.
Wittfoot 737.
Wittich 62. 97. 99.* 128.* II, 1015.*
Witting II, 664.*
Wittwer 376.
Wittwerk II, 834.
Wizleben II, 43.
v. Wocher II, 778.*
Woeltge II, 834.* 861.
Woellner II, 68. 226.
Woeltge 441.*
von Woensel II, 778.*
Woerner II, 593.
Woertmann II, 433.
Woesthoven 528.
de Wogan II, 713.
Wohlert II, 741.
Wohlheimer II, 41.
Wohlrab II, 1081.* 1116.*
Wolf 177. 180. 190. 697. II, 58. 140.* 165. 243.* 352.* 627. 741. 1130.
de Wolf II, 259.* 321.*
Wolfarth II, 627.*
Wolfeshusius 96.
Wolff 157. 173. 198. 445. 463. 485. 511. 515. 750.* II, 51. 69. 81. 93. 150. 225. 398.* 408. 447. 472. 912. 966.* 992.* 1038. 1069.* 1081. 1116.* 1130.*
Wolffgang 223.
Wolfius 175. 315. 475. 748. II, 298. 352. 1032. 1033.
Wollaston II, 593.
Wolleb II, 755.
Wollenhaupt II, 69.
Wolff II, 433.
Wollhardt 292.
Wollin 295.
Wolpert II, 447.
Wolperth II, 894.*
Wolphius 58.
Wolter II, 644. 727.
Wolz II, 778.
Wonna 688.*
Wood II, 966.
Woodhouse II, 128.
Woodville II, 727.
Woodward II, 298.* 510.*
Woolcombe II, 755.
Worb II, 344.
Woren 392.
Worm 242. 266.
Wormer 511.
Worms 463.
Worst 268.
Worthington II, 1015. 1038.*
Woyt II, 43.* 180. 225.
Wrede II, 177.*
Wreden II, 329.
Wright II, 522. 861. 1015. 1052. 1099.
Wrigt II, 697.
Wright II, 912.
Wrigthson II, 627. 678.
Wrisberg II, 322. 571. 755.* 765. 789. 801.* 849. 880. 894.*

Wucherer II, 14. 150. 157.* 177.* 181. 193.
de Wuellen II, 741.
Wuensch II, 755. 1081.*
Würz II, 912.
Wunder II, 984.
Wunderlich II, 1126.*
Wunsch II, 713. 749.
Wurffhain II, 38.
Wurm II, 741.*
Wurtz 634.*
Wurzer II, 912. 930. 1099.
Wurzius 250.*
Wuttge II, 354.
van Wy II, 727. 894.* 1053.*
Wyberdus 230.
Wychgel II, 778.
van Wyk de Vos II, 535.
van de Wynpersse II, 118. 307. 639.
Wynsott 475.
Wynstok II, 473.

Xell II, 861.*
Xhore II, 373.
Xylander 474.

Yon 704.
de S. Yon 705.
St. Yon 215. 231. 338. 506. 511.
Yonge 436. 452.
Young 410. 715. II, 447.* 544.* 593.
Younk II, 813.*
Ypelaer 463. 686.
Ypey II, 727.
de St. Yves II, 181.* 288.* 616.

Zabarella 582.* 639.
Zaccharinus II, 632.
Zacchias 177.* 196.* 213.* 230. 256.* 369.* 417.* II, 298.*
Zacchiroli II, 966. 1053.
Zacharides II, 401.
Zachler II, 259.
Zacutus Lusitanus 205.* 220.* 250.* 676.*
Zadich II, 1130.
Zaeslin 463.
Zagius II, 593.
Zahn 511.*
Zajgeskowski 506.
Zanardus 173.
Zanbaldi II, 616.
Zander 499.
Zanders II, 551.
Zandonella II, 861. 1038.
Zannichelli II, 473.
Zanten 424.
Zapata 511.
Zapfius 186.*
Zara 160.
Zauschner II, 677.* 1038.
Zavona 253.
v. Zaworzitz 392.* 436. 463.
Zechius 119.* 253.*
Zehner 635. II, 59.
Zeibich II, 727.
Zeidler 196. 198. 208. 227. 303.* 371. 380. 475. II, 128. 238. 742.
Zeidlerus 194.
Zeiher II, 404. 420.
Zeisius 118.
Zeisoldus 683. 696.
Zeit II, 801.
Zeiz II, 259.
Zeller 420. 499.* II, 59.* 81.* 101. 394. 616. 894.
Zeltner II, 122.
Zenck II, 135. 141.
Zencker II, 365.
Zentgrav 326.* 407. 493. 499.
Zenzen II, 949.*
Zerener II, 1053.
Zetzel II, 462. 473.
Zetzeli II, 498.
Zeutschner 170.
Zeviani II, 485.* 551. 727. 1015. 1038.* 1053.* 1081. 1130.
Ziegler 170. 173. 515. II, 181. 196. 554. 562. 913.*
Ziegra 285. 295. 429. 686. 689. 695.
Zier II, 789.
Ziervogel II, 544.
Zigemarius 306.
Zihn 429. II, 192.
Zimara 13. 186. 188.* 452.
Zimmer II, 613.
Zimmermann 215. 222. 499. II, 420.* 473. 551. 578.* 616.* 834.* 861.* 1033.
Zincke II, 1116.
Zincken II, 1069.*
Zinken II, 1130.
Zinn 506. II, 381. 398.* 433. 448.* 486.* 522. 627.

Ziphaelius 263.
Zirotti II, 894.
Ztttavius II, 713.
Zittmann II, 69.
Zoellner II, 801.
Zoetmann II, 43.
Zollikoffer 436. 441.
Zollikofer ab Altenklingen II, 1053.
Zopff 401.
Zopfius II, 269.
Zornius II, 365.
Zoroaster 669.
Zoude II, 1081.
Zschiese II, 101.
Zschokke II, 1038.
von Zuberbühler II, 265.
Zuberus II, 926. 1032.
Zuccarini II, 966.* 1038. 1100.
v. Zuckerbühler II, 365.
Zueckert II, 578.* 627. 664.* 861.
Zueckius II, 69.
Zuelichius II, 134. 165.
Zuetterig 515.
Zulatti II, 894. 1039.*
Zuliani-Gibellini II, 949.
Zulianus II, 966.
Zwaerdaeroon 617.
Zweigel II, 269.
Zwickus 456.
Zwinger 57.* 63.* 75. 81. 111. 190. 475. 485. 506. 528. II, 43. 63. 81. 98.* 122.* 128. 181.* 189. 233. 420. 486. 498. 522.
Zwinglius II, 926. 1032.
van Zyl 499.

Real-Register

zum 1. und 2. Bande.

Abstinentia Inedia. Agrippa ab Nettelsheym 16. Alsacius a Cruce 192. Bauhinus 127. Berg II, 517. Binder 572. Boerhaave II, 356. Boisotus 464. Bucoldianus 27. 35. 88. Buechnerus II, 331. Buxtorf II, 603. Cary 88. Castro 178. Catharina Bindlo 82. Chifflet 166. Daebel II, 124. 190. Detharding II, 167. Devilliers II, 492. Donnolus 382. Eccles II, 348. Eobanus Hessus 546. Erosistratus 91. Faber 189. Fabricius 618. Fontanus 216. Fontenettes II, 294. Franco 293. Halle II, 901. Harvet 106. Heineccius II, 316. Helwig 422. Hobbes 698. Hoessle II, 782. Ilsemann II, 429. Iscan 408. Joubert 106. Krueger II, 517. Kundmann II, 137. 193. Lancisi II, 147. Langius 129. Lentulus 127. Licetus 150. Lipsius 147. 408. Lossau II, 235. Mackenzie II, 749. Maetke II, 429. Mercadier II, 589. Mercurialis 91. Millar II, 959. Mutzel II, 981. Panarolus 259. Paulus Aegineta 27. 28. Percival 674. Piso II, 286. 333. Plott 405. Poggius 42. Porphyrius 179. Portius 548. Possidonius 40. de Provanchere 152. 163. Rantzovius 600. Ritter II, 297. 429. Riverius II, 114. Rollin 89. Sampsonius 428. Scarlatinus 746. Schilver II, 1126. Schönheider II, 711. Sebiz II, 195. Selp II, 429. Sennert 651. Smetius 148. Staravasnig II, 788. Stirz II, 429. Stolpart 462. Taxe II, 859. Thoner 663. Tulpius 220. Umfreville II, 344. Vandermonde II, 544. Varnhagen II, 429. Velschius 375. Waerlich II, 1052. Willan II, 966. v. Wocher II, 778. Zacutus Lusitanus 677. 678. Zwinger 64. 190. 1587. 1602. 1637. 1669. 1670. 1719. 1722. 1724.

Anatomia. Abugalius 679. Achillinus 536. Ackermann II, 916. Admiral II, 304. 305. Aëtius 36. Adolph II, 628. Ahlstedt II, 1071. Akermann II, 1016. 1030. Albatius 579. Albinus II, 345. 474. 522. 714. Andersch II, 968. 1083. Apomasar 72. Arculanus 541. Argenterius 625. Aristoteles 567. 681. 682. Arnisaeus 627. Artemidorus 30. de Asche II, 400. Assur II, 1046. Baeyer II, 1074. Baglivi II, 123. 261. Bang II, 653. 969. Barbaut II, 307. Barbette 735. 736. Baring II, 144. Bartholinus 270. 402. 657. II, 314. Bauer II, 203. Baumer II, 716. Baumgarten II, 976. Beare II, 93. Behrends II, 553. Bell II, 864. 1118. Berengarius 537. v. Bergen II, 245. 271. 283. 301. 323. 410. Bertin II, 488. Beyckert II, 671. Bichat II, 865. Bidloo II, 82. Blaes 307. 312. 315. Blumenbach II, 767. 1118. Boehmer II, 743. Boerhaave II, 271. 355. 366. 367. 489. 545. 666. Boetticher II, 144. Bohl II, 216. 346. Bolten II, 315. Bonetus 387. 729. Bonhomme II, 283. Bontems 629. Bonzelius II, 1084. Borrichius 707. Bose II, 565. Brachmann II, 268. Brandon

467. Brendel II, 70. 424. Bretschneider II, 1084. a Brunn de Hammerstein II, 124. Brunner 464. II, 124. Briggs 437. Brunner 736. Bruns II, 537. de Buchwald II, 315. Bulwer 243. Bunon II, 323. Bursinck II, 884. Cabrolius 264. 611. Caldani II, 1020. Caminius 264. Camper II, 537. 768. Capivaccius 592. Caputus II, 324. Cartesius 722. Case 749. Casserius 114. 189. 606. Castellini 661. le Cat II, 315. 347. Caverhill II, 667. Celsus 57. Charas 448. Charlton 303. 308. de la Charrière II, 44. Cheselden II, 324. 582. Chesneau II, 338. Claessens II, 820. Cocus 599. Coiter 564. Comparetti II, 934. Coopmans II, 935. Cortesius 647. Coste II, 884. Cotunnius II, 538. 546. 619. de Courcelles II, 339. Cowper 512. 750. Daubenton II, 574. Delius II, 492. Descartes 296. 394. Dietrich 644. Disdier II, 437. de Doblhoff II, 170. Doerffler II, 622. de Diemerbroeck 458. Dionis 517. Douglas II, 277. Drake II, 71. Drelincurtius II, 220. Driessen II, 681. Dryander 20. 541. Dürr II, 956. Duncan 516. Duverney 742. Duvernoy 437. II, 383. Ebel II, 919. 953. Eggert II, 233. Eichmann 20. Ekman II, 1073. Entius 732. Eschenbach II, 402. 759. Estève II, 412. Ettmüller 751. II, 171. 229. Eustachius 55. 565. II, 71. 245. 345. 522. Fabricius 153. 618. II, 526. Fabricius ab Aquapendente 115. Falkenberg 643. Fallopia 90. Fanoisius 365. Faselius II, 526. 555. Fernelius 134. Fischer II, 974. Fleischmann II, 309. Fontana II, 1025. Fontanus 629. Fourcroy II, 1024. Fracassati 309. 329. Franck II, 1106. Frankenius 184. Freigius 83. Freind II, 279. Friderici 685. Frotscher II, 920. Fuchsius 616. 617. Galen 48. 679. Garengeot II, 229. Gautier d'Agoty II, 360. Gellentin II, 110. Gelmann 420. 668. de Genettes II, 1025. Genga 477. Gennarus II, 804. Geoffroy II, 782. Gerberon 193. Gerold II, 469. van Gesscher II, 606. van Geuns II, 938. Gieseler II, 238. Girardi II, 975. 1025. Glaser 420. Glissonius 309. Goeckel 309. Gockelius II, 28. Goelicke II, 143. 284. 294. 304. de Gorter II, 555. Graetz 507. II, 145. 349. Grambs II, 325. Guenther II, 884. 938. Guenz II, 393. 403. 441. Guettard II, 344. Guido Francisi 368. Guinther 563. 564. van der Haar II, 1044. Haase II, 668. 794. 938. 956. 976. 1026. v. Haller II, 339. 400. 504. 522. 621. 682. 683. 759. du Hamel 426. Harder II, 95. Harless II, 1058. Hebenstreit II, 304. 310. Heintze II, 203. Heister II, 137. Hellwig 723. Herfelt 733. 734. 735. Heyn II, 415. Hick II, 555. Highmore 668. Hildebrandt II, 902. Hill II, 516. Hintze II, 376. Hippocrates 281. Hirsch II, 585. 621. Hoefer II, 238. Hoermann II, 555. Hoffmann II, 46. Hofmann 636. 644. 726. 740. Hofmannus 681. Home II, 1027. 1122. von Horne 671. Horstius 269. 630. II, 127. Huber II, 310. 325. 350. 403. Hunauld II, 240. Hunter II, 887. Ingegneri 181. Ingrassius 615. Isenflamm II, 622. 657. 1060. Iwanoff II, 783. Jacobaeus 707. Jacobinus 264. Jadelot II, 823. 884. Jaeschke II, 62. Jancke II, 441. 555. Janeke II, 586. Janin II, 669. 735. Joerdeno II, 922. Johnstone II, 657. Josephi II, 1007. Jüngken II, 204. Junker II, 315. 395. Jursky II, 591. Kannegiesser II, 394. Kempsen II, 549. Kirkland II, 704. 823. Klepperbein II, 139. Klint II, 849. Klinkosch II, 596. 720. Knobloch 150. Kremer II, 125. Krüger II, 517. Kulmus II, 350. Ladmiral II, 304. 305. Langue II, 648. Lancisi II, 148. 153. 184. Larrey II, 706. Laurenberg 655. Laurentius 111. Lawrence 506. van der Leeuw II, 872. van Loewenhock 460. Leger de Goucy II, 130. Lehmann II, 326. Lieutaud II, 806. Lisignolo II, 878. Lobstein II, 540. 597. 671. 808. Lochner 726. Loder II, 749. 761.

Loschge II, 873. Louis 394. 597. Ludolff II, 394. Ludwig II, 540. 671. 771. 980. Lyonet II, 540. Lyser 262. Macquart II, 672. Magir II, 304. Magirus 640. Maitrejean II, 378. Malacarne II, 736. 784. 980. 1061. Malpighi 310. 330. 438. 454. 460. Manget II, 130. Mangili II, 1062. Marc II, 1109. de Marchetti 668. 669. Martin II, 568. 795. Martini II, 575. Massa 540. Massini II, 597. Matthieu II, 518. Mauchart II, 380. Mayer II, 772. 1046. Meckel II, 386. 395. 417. 589. 623. 649. 708. Melanchthon 580. Mercurialis 96. Méry II, 635. Metzger II, 598. 958. 1046. Meyerus 213. Meysonnier 661. Michaelis II, 958. Moeller II, 395. Monro II, 214. 254. 285. 484. 519. 557. 568. 785. 905. 1091. Mont-Altus 587. Morgagni II, 154. 319. 557. 559. Morton II, 223. Mueller II, 762. 1026. Munro 235. Muralt 404. Muraltus 710. Murray II, 673. 944. 1030. 1046. 1063. 1092. Musitanus II, 131. Muys II, 305. Myslowski 140. Neander II, 294. Neubauer II, 673. Niccoius 532. Nicolai II, 206. Nihell II, 785. Nimptsch 502. Noethig II, 878. 892. Noraeus II, 1030. 1046. Okes II, 649. Paaw 270. 399. 636. 637. Pacchioni II, 35. 109. 113. 175. 241. Pacius 682. Palfyn II, 42. Palletta II, 853. 982. Panzani II, 709. Paraeus 597. 598. Parisanus 646. Paulus Aegineta 28. Peiligk 533. Peipers II, 1031. Perolle II, 808. Peschel II, 668. Petersen II, 224. 394. Petri 567. Peucer 52. Peyer II, 598. Pfeffinger II, 808. 829. Pfutsch II, 540. Piccard II, 823. Piccolhomini 86. II, 466. Pinel II, 1125. Planer 77. Platner 276. Pona 649. Porterfield II, 530. Prochasca II, 773. Quarin II, 276. Reichel II, 671. Reil II, 1064. 1078. Rheginus 559. Richter II, 577. Ridley 503. II, 50. 207. 277. 406. Riolan 187. 244. 245. 246. 248. Ritzenius 196. Robinson II, 236. de la Roche II, 763. 1048.

Roederer II, 483. Rosarius 58. Rosen II, 373. Rudolphi II, 1078. Rumelin II, 380. Ruysch 507. 513. 750. 751. II, 31. 145. 176. 207. 216. 224. 306. 522. Sabatier II, 625. 724. Salzmann 331. Sandifort II, 1034. Santorius II, 194. Sattler 606. Scarlatinus 745. 746. Scarpa II, 543. 775. 878. 909. 1011. 1050. Schaarschmidt II, 407. 500. 927. Schacher II, 62. von Schaeffer II, 724. Schaver II, 171. Schlung II, 233. Schmidel II, 342. 351. Schmiedel II, 380. 469. Schmidt II, 243. 1050. Schneider 252. 263. 267. 290. 450. 668. 669. 670. 689. 704. Schorer 306. Schott II, 155. Schrader 467. Schramm II, 298. Schreger II, 956. Schroeder II, 876. Schulz 714. Schurig II, 160. Schwenke II, 266. Seligo II, 832. Sennert 687. Severinus 264. 660. Sidrén II, 373. 673. Sigaud de la Fond II, 663. Simon 56. 1035. Simson II, 431. Sleevogt 474. II, 127. Soemmerring II, 764. 878. 892. 905. 927. 985. 1079. 1114. 1127. Schan II, 110. de Sorbait 724. Sperling 661. 673. 674. Spigelius 232. Spörlin II, 233. Stahl II, 110. v. Steenbergen II, 150. 614. Stenonius 722. Stenson 298. 365. 368. 416. Stenzel II, 234. Stephanus 544. Stieck II, 990. Strauss 314. Stumph II, 287. 614. Stupanus 599. 636. Styx II, 811. 859. Sylvius 725. Sylvius de la Boc 219. 416. 657. Tabarrani II, 446. Tarin II, 408. Taube II, 339. Taylor II, 306. Thomasius II, 43. Teichmeyer II, 233. 238. Teissier II, 97. Theophrastus 170. Thevenot 368. Thomson II, 277. Thouret II, 964. Tilling II, 591. Timm II, 281. Tissot II, 776. de Torres Villarroel II, 432. Traber 391. Triller II, 600. Ullmann II, 520. Uvedale II, 521. Valsalia II, 57. 79. 321. Vallesius 619. Vardier II, 534. Varolius 65. 67. 96. 565. 647. Vasse 27. Vater II, 326. Verney II, 522. Vesalius 23. 29. 290. 560. Verheyen 528. Verle 423.

du Verney 440. Vesalius 543. Veslingius 315. 690. Vesti 738. Vetter II, 948. Vicq d'Azyr II, 672. 754. 799. 860. 893. 911. Vedius 630. Vieussens 83. 445. 451. 475. II, 134. 522. Volmar II, 1068. Vounck II, 820. Vrancken II, 1080. Waldschmidt 748. Walker II, 1080. Walter II, 765. 834. 880. 912. 1038. Walther II, 225. 243. 268. 282. 381. Weber II, 741. Weitbrecht II, 352. Welman 657. Welsch 213. 385. Wepfer 307. Werner II, 351. 381. Wildberg II, 1069. Willis 307. 401. 424. 727. Winterbach II, 238. Winterl II, 616. Wolff II, 992. Woyt II, 226. Wrisberg II, 571. 755. 765. 789. 849. 880. 894. Wünsch II, 755. Xylander 474. Zacchias II, 299. Zacutus Lusitanus 678. Zenius II, 1092. Zerener II, 1053. Zinn II, 448. 486. 522. 627. Zwingerus II, 98. 233.
1670. 1685. 1706. 1750. 1758. 1775. 1786. 1792.

Anat., pathol. Abernethy II, 1016. Ackermann II, 950. Acrel II, 743. Adami II, 573. Adams II, 1. Alberti II, 197. Albrecht II, 329. 382. 573. 697. Alischer II, 166. Alix II, 697. Alsarius a Cruce 124. Anderson II, 422. 951. Angeli II, 1017. Anonymus 424. Anselin II, 450. 653. Arnemann II, 882. Arnold II, 660. 837. Babington II, 838. Bader II, 552. 994. Bacon II, 434. Baglivi II, 2. 123. 261. Baillie II, 864. 1040. 1101. 1117. Ballonius 239. 499. Balme II, 450. Bang II, 817. 951. Barbut II, 450. Barrère II, 410. Bartholinus 263. 264. 299. 300. 315. 316. 377. 381. 699. II, 314. 818. Battie II, 512. Bauder II, 553. Baugrand 418. Baumer II, 716. Bayle II, 451. Beck II, 144. Beckher 286. van der Beets 224. Behrends II, 1054. Behrens II, 772. Bell II, 757. 1118. Benevenuti II, 617. Bertram II, 791. Besson II, 791. Betheder II, 451. 475. 501. Beyer II, 201. 906. Bianchi II, 410. Bilgner II, 565. Billot 721. Black II, 1054. Blancard 418. 464. Blanchot II, 422. Blane II, 1019. 1020. Blasius 402. Blegny 721. Blumenbach II, 819. Blumi II, 106. Boehmer II, 422. Boennecken II, 290. 423. Bonetus 441. 728. 729. II, 3. 17. Bonn II, 819. 1042. Bontius 494. Bootius de Boot 243. Botallus 683. Boudrye II, 452. Brady II, 580. Brechtfeld 706. II, 594. Brion II, 918. Brisseau, II, 63. 128. Brogiani II, 424. Bromel II, 201. Bromfield II, 680. Brunnerus 494. Buchholz II, 780. 803. Buchwald II, 315. Buechner II, 228. 573. 644. Buettner II, 629. 654. 680. Bulkeley II, 581. Burserius II, 898. Burton 175. 182. Bussières II, 581. Caldani II, 884. Callisen II, 820. Camerarius II, 106. 179. 502. Camper II, 537. Cappel II, 792. 820. Carlisle II, 1020. Casaubon II, 972. Caspart II, 262. le Cat II, 477. 581. Cattier 261. Chabrot II, 454. Chambon de Montaux II, 972. Charleton 693. Charlton 304. 308. Chavasse II, 884. Cheselden II, 582. Chesneau 362. 377. Chizeau II, 1119. Chomel II, 70. 94. Clericus 425. II, 792. Coeler II, 253. Cole II, 25. 582. Columbus 51. 93. Conradi II, 1055. 1072. Cooper II, 716. Coopmans II, 935. Cotunnus II, 573. Cowper 512, II, 25. Crellius II, 359. 425. Currie II, 1021. Curtius 545. Dankwerts II, 279. Darlue II, 457. Debruck II, 979. Delamare II, 457. Denys II, 582. Desault II, 284. 1119. von Dimerbroeck 327. 328. 372. Dionis II, 94. Dodonaeus 161. 644. Dolignon II, 885. Doneaud II, 667. le Dran II, 246. Drelincurtius. Dreysig II, 1120. Dufour II, 655. Dufraigne II, 1001. Duising II, 324. Duncker II, 1001. Dupré 524. II, 583. Duvernoy II, 39. Eller II, 239. Emerich II, 94. Engel II, 732. 1023. des Essarts II, 745. Ettmüller 382. Faber 189. II, 179. 802. Fabricius 618. II, 309. 821. Fabricius Hildanus 232. 233. 431. Fahner II, 1120. Falconer II, 620. Fantonus 524. II, 304. Faste II, 1120. 1121.

Fehr II, 954. Feldhahn 803. Fernelius 565. Ferriar II, 973. 1057. Ferro II, 1057. Fidelis 711. Fischer II, 937. Fleisch II, 1121. Foderé II, 1002. Folkert Snip II, 547. Fontana II, 869. Fontanus 216. Ford II, 845. 955. Forestus 122. Forlani II, 632. Franck II, 920. Freind II, 273. Fribe II, 492. Frickhinger II, 793. Gabuccini Fanestrini 52. Gadogan II, 937. Gaede II, 876. Gaillard 512. Galli II, 547. 886. Garmann II, 119. Gemma 70. Geoffroy II, 65. Gesnerus II. 348. Gherardini II, 921. Glisson 287. Gohl II, 95. Goutard II, 493. de Graaf 305. 334. Greding II, 633. 956. Gruhlmann II, 45. Guargantus 153. Guenz II, 60. Hagen II, 668. Hagendorn 472. de Haller II, 332. 340. 349. 360. 479. 493. 505. 567. 656. 685. Hamilton II, 870. Harder 459. Hartmann II, 595. 1044. Harvey 387. Hasenörl II, 548. Haslan II, 1044. 1106. de Hautesierck II, 596. Heesham II, 939. Hebenstreit II, 340. Heister II, 137. 240. 279. Heim II, 805. Helwig 421. 422. Hellwig 723. Henkel II, 633. Heuermann II, 585. de Heyde 454. Heysham II, 703. Hill II, 669. Hillary II, 734. Hinze II, 770. Hippocrates 278. 280. Hochsteller II, 847. Hoefer 274. 388. 389. Hoffmann 171. 172. 318. 493. 939. Hofrichter II, 977. Hollerius 73. Home II, 794. 957. Hooper II, 902. Horst 209. Hoyeveen II, 847. Huber II, 539. Hufeland II, 1059. Hunauld II, 275. Hunter II, 247. Isenflamm II, 657. Jacobaeus 707. II, 90. Jadelot II, 1123. Jaenistus II, 493. Jemois II, 461. Johnston II, 607. Johnstone II, 689. Kaehler II, 613. Kaltschmid II, 427. Kakring 534. Kiernander II, 704. King 381. 454. II, 587. Klaunig II, 146. Klinkosch II, 596. 720. 748. Knackstedt II, 979. Kniphoff II, 427. Koelpin II, 979. Koenig II, 556. Kortum II, 941. Kruegelstein II, 224. Kruse II, 1061. Kupferschmid II, 126. Laborde II, 462. Ladmiral II, 304. Lambert 182. 189. Lamzweerde 454. 459. Lancisi II, 78. 147. 148. Lauffer II, 340. Lavienne II, 462. Leduc II, 587. Lemnius 51. Leautaud II, 462. 607. Lemannier II, 462. Lentilius II, 108. Lentin II, 706. 771. 824. 849. 888. Leske II, 706. Leonhard II, 577. Lettsom II, 706. 904. Leveling II, 706. Lieutaud II, 462. Lisignolo II, 878. Littre II, 61. Locke 223. Loder II, 771. Loeffler II, 1109. v. Loder II, 771. Loesecke II, 463. Loew 477. Loftie II, 736. Lossau II, 236. Lower 329. II, 222. Ludwig II, 107. Lyser 270. Magnenus 241. Malacarne II, 980. Manget II, 180. Mappus 460. II, 508. Marat II, 850. de la Mare II, 463. 648. de Marinis 413. Marquisius 434. II, 806. Marrigues II, 648. Martini II, 576. 634. Mascagni II, 850. Massa 21. 540. Meckel II, 464. 576. 598. 700. 924. van Meekren 434. van der Meer 191. Megaporeti II, 61. Meier II. 772. 807. de Mera 660. Merk II, 889. Méry 513. II, 708. de la Mettrie II, 341. Metzger II, 796. 807. 1009. Michaelis II, 1062. Minter II, 876. Mistichelli II, 90. Mittelhaeuser II, 427. Moebius 294. Molinetti 391. Monro II, 852. 874. 1030. 1046. Monteggia II, 959. de Moor 502. Moorcroft II, 981. Morand II, 623. Morel II, 495. Morgagni II, 66. 550. 557. 609. Morgen II, 1009. Moritz II, 1009. du Moulin II, 46. Mueller II, 465. Muraltus 478. Murray II, 772. Mursinna II, 807. Muzell II, 673. Naef II, 1092. Nannetti II, 550. Naumburg II, 1092. Nebel II, 960. Neubauer II, 808. Neuhold II, 265. Nuck 366. Oberteuffer II, 1124. Okes II, 649. Opitz II, 906. Osiander II, 906. Ostermannus 650. Otto II, 1031. Paaw 270. Pacchioni II, 61. 326. Paleyn II, 241. Palletta II. 1047. Panarolus 259. Parmenio II, 333. Paullini 497. II, 66. Pechlin 479. Penada II, 1031. Pereyra II, 417. Peroy II, 944. Petermann II, 78. Petit

II, 62. 149. 589. 709. de Peyronnie II, 91. 326. Pezold II, 126. Pigraeus 151. Pinson II, 907. Piso 666. Pistor II, 738. Pitschel II, 326. 854. Plancus II, 429. Plater 423. Platner II, 286. 297. 613. Plenciz II, 829. 1032. Pohlius II, 286. 577. 660. le Pois 168. Portal II, 650. 723. 797. 1126. Pott II, 624. Poupart II, 62. du Pré II, 31. de Preval II, 855. Preston II, 590. Prochasca II, 786. 855. Pyl II, 830. 876. 984. 1032. Quarin II, 890. Rahn II, 1010. Rambaud II, 876. Ramdohr II, 738. Ravaton II, 624. Raygerus 428. II, 483. Recamier II, 1094. Reghellini II, 577. Reil II, 962. Reinesius 114. Reinhard II, 531. Reininger II, 180. Reiset II, 569. Reneaulme 526. 527. Rhaetus II, 155. Rhodius 275. 276. Richter II, 248. 908. Ridley II, 50. Riedel II, 496. Riolanus 246. Riverius 226. Rivot 416. Roberti 160. Robin de Kiavallo II, 468. 651. Roche II, 710. Rocon II, 1011. Roederer II, 520. 560. Rolfinck 270. Roncalli II, 379. Ronsseus 582. de Roose II, 1113. Rosarius 58. Rossi II, 891. van Rossum II, 856. van Rotterdam II, 856. Rouhault II, 163. Rowley II, 926. Rozier de la Chassagne II, 625. Ruer II, 572. Rumler 324. Ruysch II, 36. Sabatier II, 1095. Sachs 311. Saillant II, 810. Salmuth 242. Saltzmannus 331. II, 163. 241. 265. Sandifort II, 750. 775. 831. 857. 877. 1034. Saviard II, 36. 857. Sbaragli II, 56. Scarabicius 266. 409. Scarlatinus 746. Schacher 281. Schade II, 876. Scheid 460. 735. II, 508. Schelhammer II, 651. Schenck 116. Schenckius a Grafenberg 695. Schinz II, 909. Schmalz II, 857. Schmidt II, 960, 1050. Schmucker II, 711. 811. 857. 858. Schneider 263. Scholtz 489. Schrader 384. Schroeck II, 407. 636. Schuchardus II, 149. Schurig II, 164. 186. 187. 242. 351. Schweickhard II, 946. Scultetus 267. Schulze II, 340. Sedillot II, 469. Sennert 319. Sibbern II, 725. Sidrén II, 626. Siebold II, 1012. Simmons II, 878. Simson II, 431. Smetius 148. 156. Smith II, 859. Soemmerring II, 878. Sorbait 374. Spon 409. Stalpart 435. 455. II, 225. Stengel 661. Stenon 380. Stenzel II, 224. Stoll II, 751. 928. van de Stylle 661. Sue II, 1114. van Swieten II, 470. Tacconus II, 418. Targioni-Jozzetti II, 431. Teichmeyer II, 427. Temple II, 1013. Thiebault II, 1013. Thilenius II, 662. 947. Thom II, 1127. Thomassin II, 752. Thoner 255. 256. 663. Timmius II, 281. 282. Tissot II, 788. 833. Trecourt II, 637. Triller II, 600. Trioen II, 344. Tulpius 220. Turner II, 92. Ullmann II, 520. Untzer 157. Vallisneri II, 268. de Vega 99. Veirac II, 601. Velschius 320. 391. Verdeil II, 812. Verdier II, 627. de la Vergue II, 929. Verney II, 32. Verzascha 407. Vesalius 23. 29. 560. Vesling 690. Vicq d'Azyr II, 860. Vicrac II, 777. Vieussenius II, 106. 712. Vigier 683. Viridet II, 282. Völker II, 777. Wagler II, 696. Wagner II, 1014. Waitz II, 965. Walrabe II, 876. Walter II, 726. 1081. Walther II, 127. 225. Wanters II, 1115. Watzel II, 760. Weinrich 104. II, 1068. Weissmann II, 81. Weiz II, 948. Wendt II, 560. 834. Wepfer 282. 311. 429. II, 98. 485. Wichmann II, 1052. Widnmann II, 1012. Wildberg II, 1069. Willis 321. 375. 376. 385. 436. Winstow 506. II, 282. 312. Wisemann 401. 714. Wunder II, 984. Zacchias II, 299. Zacutus Lusitanus 205. 221. Zechius 120. Zeller II, 81. Zeviani II, 1081. Zier II, 789. Zinn II, 381. Zwinger 485. II, 81. 420 522.

1670. 1673. 1683. 1685. 1687. 1688. 1697. 1699. 1703. 1705. 1709. 1711. 1713. 1717. 1718. 1720. 1721. 1725. 1726. 1731. 1733. 1736. 1737. 1742. 1749. 1754. 1755. 1756. 1758. 1765. 1768. 1771. 1774. 1775. 1783. 1785. 1786. 1787. 1791. 1795. 1799.

Anstalten. Anon II, 815. Berlin II, 901. Bethlem II, 178. 476. 766. 815. 819. 926. 1131. Billings II,

476. Bicêtre II, 913. Bowen II, 819. Bridewell II, 1131. Brieg II, 869. Cheadle II, 993. Colombier II, 283. 884. Cornachini II, 513. Currie II, 1085. Delarive II, 1103. England II, 747. 940. Europa 940. Florenz II, 967. Frankreich II, 940. Garzoni 100. Gheel II, 938. Glawnig II, 869. Ghesquierus II, 938. Guenz II, 921. Howard II, 747. 940. Hoxton II, 352. Iberti II, 978. Irland II, 940. Liverpool II, 1085. Manchester II, 69. Mason II, 924. Merxhausen II, 862. Pforzheim II, 531. de Recalde II, 890. Reinhard II, 531. Robin II, 926. Salpétrière II, 913. Sarragossa II, 978. Schleswig-Holstein II, 714. Smetius II, 938. Torgau II, 1131. Venetia 165. Wagner II, 1080. Wagnitz II, 901. Waldheim II, 921. Wales II, 747. Willis II, 1080. York II, 924. 1103.
1759. 1790.

Apoplexia. Aaskow II, 697. Abulgarius 680. Adam II, 232. 573. Aëtius 36. Ahar II, 82. Alberti II, 151. 198. 323. 474. Albinus 471. Albucasis 17. Alexander II, 968. Alix II, 697. Aller 523. II, 434. Alsters II, 1040. Alt II, 239. ab Altomari 562. Amatus Lusitanus 547. 570. 642. Amicabulus 722. Andrews II, 1016. Arcularus 542. Aretaeus 188. II, 617. Argenterius 551. 625. 626. 627. Argyropolus II, 572. Arnisaeus 141. 154. Arnoldus Villanova 574. Arnoult II, 816. Atkins 493. Atlaen 160. Augenius 106. 601. Avicenna II, 1. Aurelianus II, 178. Bachovius 418. Bacmeister 148. 205. Bacon de Verulam 890. Bader II, 552. 1040. de Bagella 499. Baglivi 523. II, 123. Baillie II, 864. Baldinger II, 580. Balfour 738. Ballonius II, 553. Bang II, 817. Baptista II, 434. Bartholinus 263. 316. 381. 818. Bastier de la Mirande II, 545. Battallia II, 151. Bayle 392. 402. Bayrus 555. Beauchesne 139. Becker II, 767. Beckherus 285. van Beest 410. Behr II, 422. Bell II, 1072. Bellani II, 951. Bellinus 437. Benedictus 251. Benivenius 56. Bennet 268. Berault 164. van Bercharen II, 183. de Berger II, 135. Bergius 173. Berner II, 159. Bervaldus 8. Bethge II, 1083. Bethke II, 1118. Bezold II, 969. Bierling 494. Biester II, 59. 124. Billebault II, 93. Blackmore II, 201. 212. Blacvod 139. 171. Blagden II, 618. Blancaard II, 33. Blane II, 1020. Blochmann II, 84. Blockwich 197. Blum 171. Boeracker II, 1118. Boerhaave II, 87. 289. 355. 366. 374. 423. 469. 545. Boerner II, 780. Bokel 84. Bolton II, 995. Bonetus 698. 729. II, 3. 7. 9. 10. 17. Bongaerts II, 336. Borellus 268. 239. Borrichius 292. 293. 706. van den Bosch II, 897. Boucher II, 452. 730. Brandius 524. Brauns II, 971. Brayer 170. Brendelius 154. 158. van Bronchorst 458. II, 183. Brügge 494. Brunner 111. 164. II, 218. 262. Buechner II, 190. 217. 234. 502. 546. 573. de Bugella 499. Burdach II, 1102. Burggrave II, 840. Burmann II, 105. Burserius II, 865. Butler II, 94. Caelius Aurelianus II, 89. 700. Caesalpinus 618. Caldani II, 884. Callisen II, 820. Camerarius 437. II, 135. van Campen 482. 739. Campiani II, 524. Capivaccius 590. 591. 593. Capmas II, 716. Cardan 301. Carl II, 262. Carli II, 758. 1020. Carmichael 494. Cartney II, 898. a Castro 175. le Cat II, 581. Catherwood II, 124. Celsus II, 401. Cesamajor II, 331. Chandler II, 866. 898. Charleton II, 645. Chavey II, 454. Cheyne II, 202. Chifflet 145. Chartier 164. Chasles 190. Chesneau 377. 400. II, 151. Cheyne II, 202. Chomel II, 94. Chuno 403. Clare II, 866. Clauder II, 239. Clumper II, 780. Cole 468. II, 25. 582. Colombier II, 667. Columbus 93. Conradi 152. II, 1055. 1072. 1103. Conring 214. Cooper II, 867. Coquereau II, 731. Cornarius 36. Cortnummius

371. 403. 713. Couan 164. Courtin 8. 88. Craanen 403. Crato a Krafftheim 102. 571. Crausius 468. Crell II, 768. Crespon 224. Cresse II, 45. Cullen II, 952. Cuyper 524. Dahl II, 111. Daniel II, 731. Dauter II, 842. Dazuin 507. Decker 327. Deckers 708. 710. Delamare II, 457. Desir II, 1001. de Diemerbroeck 458. Dietrich II, 59. Digby 362. Dionis II, 94. de Doblhoff II, 170. Dodonaeus 77. 637. Donatus ab Altomari 552. Donner 378. Dorel II, 1104. Dourlen II, 821. Douven II, 744. Douw 430. Dover II, 253. Drelincurtius 261. 365. 378. II, 220. Duclaux 491. Duising II, 324. Dupon II, 936. Dyker 472. II, 89. Dyrrhius 100. Edzardi II, 359. Eggert II, 233. Ehinger II, 220. Eman ab Egg 139. Emett II, 437. Emrici II, 26. Emerich II, 94. Engel II, 732. 842. Enslin II, 1073. Erastus 102. Erndl II, 240. Entius 732. Esthius 127. Ettmüller II, 39. Eugalenus 90. Eybeschitz II, 960. Eyselius II, 107. Eyssonius 243. Faber 269. Fabricius 322. Fabricius Hildanus 232. 234. 431. Falconer II, 919. 936. Felix II, 960. Fermethius II, 145. Fernelius 35. 135. 247. Feror II, 213. 309. Ferrara II, 605. Ferro II, 1057. de la Feutric II, 605. le Fevre II, 294. Fischer II, 745. 1121. a Flammerdinge 365. Flemyng II, 565. a Fonseca 178. Fontanonus 548. de la Fontaine II, 1003. Fontanus 209. 272. 655. a Fonte 137. Forberger 372. Forestus 93. 121. 611. 645. Formey II, 1121. Fothergill II, 513. Fortis 725. Fracassatus II, 192. Fragoso 118. Frambesarius 102. Franck II, 920. Francus 293. 396. Franklyn II, 869. Freind II, 279. Fresne 507. Frick 524. Friderici 294. 322. Frieset II, 632. Fuchsius 616. Fumanellus 49. Gagliardus II, 152. Gailhard 525. Galenus 84. 203. 626. Gariopontus 538. Gataria 614. Gauberus 158. Geach II, 438. Geerdinarius 180. Gelez II, 822. German 88. Gempp 147. Ghisi II, 393. Gilibert II, 975. Gitler 81. Glaser 372. Glesler II, 921. Glosemeyer 468. Gloxin II, 332. Gockelius II, 27. Godefroy II, 1087. Goeldli 67. Goelicke II, 235. Gohl II, 263. Goniaeus 129. Gooch II, 606. Gottsched II, 240. Gramannus 161. 167. Grandelas II, 213. Grass II, 80. Graux II, 1004. Gravius 449. Greslet 88. Groen II, 240. Grubenius 158. Grubinski 100. Grueling 322. 421. II, 107. Gryn 155. Guarinarius 142. 534. Guillemeau II, 460. 574. Guindant II, 460. Guinther 563. Guttmann II, 235. Gvarinonius 628. de Haen 231. II, 360. 526. 621. 682. Hais 167. Hall II, 770. Halle II, 901. Haller II, 479. Hamberger II, 462. 479. du Hamel II, 384. Hantin 92. Harder 459. Harmus II, 886. Hartmann 680. Harwey 387. 468. II, 40. Hasebard 80. 98. Hasler II, 902. 977. Hausleutner II, 1058. Hebenstreit II, 1102. ab Heer 182. Heigl 209. Heiland 421. Heister II, 332. 431. 440. 505. Helbing II, 1087. Helbling 262. Helcher II, 235. Held 238. Hellwig 724. a Helmont 229. II, 72. 75. Helvetius II, 53. 221. Helwig 421. 422. 453. 502. Hempel II, 1047. Henckel II, 376. Henriquez 334. Henry II, 776. de Heredia 302. Herment II, 253. Heuser II, 981. Hevrnius 581. 594. de Heyde 454. Hieraulme 171. Hildebrand 136. II, 546. Hildesheim 149. Hillary II, 734. Hilscher II, 310. Hinze II, 770. Hippocrates 215. 246. 273. 277. 278. Hoefer 388. Hoffmann 207. 323. II, 29. 84. 173. 230. 231. 232. 585. Hoheb II, 441. Holler 740. Hollerius 56. 57. 73. Holstein 274. Horst 97. 98. 184. 195. 269. 270. 289. Hoserus 229. Hufeland 1108. Hugo 294. Hugonius II, 54. Hueber 262. Huwe II, 174. Huxhan II, 575. Huygens II, 633. Ingenhouse II, 1027. 1045. Isenflamm II, 704. J. 449. Jacchinus 644. Jacobaeus 366. Jaenichen

II, 622. Janthe II, 295. Jasser II, 805. 848. Joel 92. Johnston II, 794. Johrenius 373. Juch II, 394. Jungcken II, 264. Junker II, 184. 275. Justi II, 770. Kannegiesser II, 493. Keuchen 159. Kirchheim 207. Kirchhenus 207. Kirkland II, 1006. 1045. Kite II, 957. Klaerich II, 404. Klaunich II, 146. Klatt II, 675. Koch II, 614. 770. Kolichen 366. Kortum II, 871. Kreysig II, 1089. 1109. Kuehn II, 205. Kunrath 40. 96. Lajoie II, 462. 549. Lamb II, 1045. Lamzweerde 459. Lancisi II, 78. 147. 378. Lang II, 795. Lange 580. Lange II, 54. 462. 479. Langhammer II, 275. Larynge 449. Lawrence II, 506. Ledel II, 275. Leichner 473. Leidenfrost II, 657. Leitersperger II, 108. Lemnius 68. Lentilius II, 102. Lentin II, 771. 979. Lepecq de la Cloture II, 872. Letus 128. Leveling II, 706. Lichtenvaldt II, 942. Liddel 129. Liebitsch II, 179. Liege 473. Lieutaud II, 607. Littre II, 41. Loeffler II, 923. Loew II, 205. Lommius II, 310. de Long 310. Loner 105. Lonyer Villermay II, 1090. Lotich 206. 229. Lottichius 659. Louis II, 597. Luchtenius 136. Lucius 147. Ludloff II, 179. Ludovicus II, 108. Luther II, 254. Lyser 270. van Maaren II, 394. Magis II, 795. Malaval II, 285. de Malon II, 648. Malpighi 513. II, 378. Mangetus 460. Mangin II, 795. Mangold II, 588. Manotti II, 549. Manoury II, 463. Marcard II, 1028. Marcellus Donatus 85. March 282. Marchius 50. Marcus II, 1123. Marquet II, 648. Marquisius 434. II, 806. Martini II, 634. Mappus II, 460. Marqvard 469. Marteau 310. Martinet II, 943. Martinius 373. Martius 324. Masius 223. Mason II, 507. Maurin 434. de Mayerne 126. McCann II, 722. McCartney II, 905. Meckel II, 576. Medicus II, 576. Meibom II, 185. Melville II, 1091. Menn II, 568. Merckel 324. Mercurialis 89. de la Mettrie II, 482. Metzger II, 807. Metzner II, 474. Meysonerius 78. Mezler II, 924. Michaelis 290. 399. 450. 1091. Minder 86. Mistichelli II, 90. Moccha 174. Moder 79. Moegling 100. Möhring II, 311. Moeller 119. 122. Mohrenheim II, 796. Molinsius II, 442. Moll II, 785. 924. Moneta II, 568. Montagnana 7. de Moor 502. II, 55. Morgagni II, 557. 609. Morton II, 223. la Motte II, 559. Mueller II, 109. 1009. Muldener 98. Mulenius 714. Muller 461. Musgrave II, 78. 286. Musitanus II, 130. Muzell II, 673. Nausius 617. Nebel II, 959. 981. Nicolai II, 659. 797. Niemann II, 674. Nitsch II, 852. Noesler 195. Nonnemann II, 659. Nonus 553. Nuernberger II, 960. 1047. de Nurretein II, 1077. Nyenhof 404. Nymann 193. 335. Nymman 172. 248. Offermans II, 255. Obsopocus 162. Olivier II, 428. Omeis 428. II, 797. Omichius 193. Oribasius 45. Ottermann 136. Padbrugge 302. Pallement 265. Panarolus 259. Pancovius 115. Pantier 255. Paracelsus 55. 126. 169. Paraeus 79. Parent 391. Parzani II, 889. Pauli 204. Paullini 520. II, 66. 388. Paullns 722. Paulus Aegineta 19. 27. Pechey II, 85. Pechlin 318. 405. II, 508. Pedillot II, 1077. Penada II, 1031. Pereda 607. Petit II, 589. Petraeus 159. Pew II, 906. Peyerus II, 185. Pezold II, 126. 576. 829. Physick II, 1010. Piqué II, 467. 723. Piso 665. 666. II, 286. Plater 128. 156. 216. Plenciz II, 829. Ploucquet II, 1073. le Pois 168. Polisius 444. Pons II, 444. Ponsart II, 363. 723. Portal II, 797. 855. 876. 907. Posewit II, 960. Poterius 163. 521. Pott II, 773. Pourret 434. Praefectus 554. Pressavin II, 676. Preusmann 405. Prosper Alpinus II, 155. Putod II, 762. Puységur II, 890. Quarin II, 890. Quercitanus 131. 634. Quiqueboeuf 110. 128. Ram 255. Ranchinus 190. Ranoë II, 830. 984. Reada 672. Recamier II, 1094. Reil II, 962. 1058. Reimann II, 155. Reineccerus

141. Reinesius 414. Rewinkel 262. Rennberg 439. Reus 521. Reverovicius 655. Rheginus 559. Rhodius 275. Rhumelius 241. Riedlin 503. II, 191. Riolanus 244. 246. 247. 248. 675. Rippius II, 67. Riverius 165. 701. II, 114. 115. Rivinus II, 97. Rocher II, 1095. Roesler 97. Rogerius II, 577. Rogersius 306. Rolfinck 196. 294. 311. 712. 717. 719. 720. Rolinski 223. Roncalli II, 327. 379. de Roose II, 1113. van Rooye II, 661. Rotarius II, 277. Rowley II, 926. 963. Ruddimann-Steuart. Rudelgast II, 42. a Ruoff 306. Ruthe II, 78. Rymer II, 877. Sabatier II, 1095. Sage II, 750. 763. Salzmann II, 163. Sand 439. de Sala 435. Sandifort II, 831. Sans II, 787. Sattlerus 192. Savonarola 555. Saxonia 614. Scarlatinus 745. Scarlett II, 1065. Scarrachius 207. Schaap II, 176. Schaeffer II, 831. Schaarschmid II, 333. Schato 116. Scheid 460. Scheidemantel II, 832. Scheller II, 1126. Schellwaldt II, 105. Schenck 79. 116. 187. Schenckius a Grafenberg 695. Scheuner II, 62. Schicht II, 287. Schilling 175. 177. Schinz II, 909. Schlauhovius 211. Schleifer II, 138. Schmalz II, 857. Schmid II, 186. Schmidt 450. II, 343. Schmitt II, 959. Schmucker II, 857. Schneider 226. 298. 331. 374. 400. 704. Schoenheyder II, 750. 832. 1066. Scholzius 604. Scholvin II, 310. Schomburg II, 832. Schorer 295. 303. 686. Schreiber II, 496. Schreiter II, 389. Schroeder 504. II, 614. 625. Schubarth 521. Schuchardus II, 149. Schultetus 253. 267. Schultze II, 138. Schulze II, 570. Schurig II, 164. 187. 237. 242. 351. Schwenke II, 266. le Secq 110. Seidelius 99. Seiler 444. Seiz II, 121. Seguyn 92. Selle II, 811. Sennert 148. 266. 651. Septalius 253. 650. 651. Severinus 236. 368. Silvaticus 608. Sincerus II, 155. Skene II, 1127. Smedingh 714. Sobernheim II, 334. de Sorbait 374. 704. 705. Spectalius 156. Spengler 391. Spenn II, 1067. Spindler 480. van der Spyk 450. Stahl II, 165. 237. Stalpart 462. Stauss II, 659. Steeghius 618. Steinbach II, 959. Stella 332. Steuerlinus II, 51. Stevart II, 751. Stewart II, 910. Stochius II, 509. Stockmann 219. Stoerck II, 532. Stoll II, 751. 928. Strassburg 311. Stupanus 132. 636. Suart 190. Sumeire II, 470. Swainson II, 910. van Swieten II, 364. Sydenham 504. II, 105. 224. Sylvius 544. 724. Tappius 303. Teichmeyer II, 233. 328. 561. le Tellier II, 45. Tennstaedt II, 394. Testa II, 964. Thamm II, 510. Theophrastus Paracelsus 560. Thevenyn 224. Thibault 33. Thilenius II, 947. Thomann II, 1128. Thomassin II, 752. Thon, II, 431. Thoner 250. 255. 663. Tilenius II, 1098. Tiling 435. Timaeus 319. Tinctorius 285. Tissot II, 551. 776. 833. Tode II, 712. 726. 911. Tozzius 493. Tralles II, 282. Trautmann II, 964. Triplett II, 1115. Truckenmüller II, 893. Tschudi II, 213. Tullove 170. Tulpius 219. 220. 374. 451. Tweedie II, 1129. Ursinus 375. 705. de Vailly 160. Valleriola 46. 67. Vallesius 620. Vallisneri II, 267. Valsalva II, 57. 79. 321. Varolius 65. Varus 145. Vater II, 225. Veratti II, 696. Verzascha 282. 299. Vesti 522. Vicat II, 789. Victorius 553. de Vieussens II, 63. 712. Viridet II, 282. Vogel II, 754. 800. Vogter 617. Vorstius 202. 617. Waechter II, 238. Wagner 522. Wahrmund II, 268. an und vom Wald 119. Waldschmidt 748. Wallmann 435. Walter II, 880. Wanters II, 1115. Warenius 127. Weber II, 578. Webster II, 800. 1115. Wedel 418. II, 80. Wegelin II, 601. Weikard II, 765. 991. Weissbach II, 257. Wepfer 283. 429. II, 98. 195. 226. Werlhof II, 726. Wesenfelt 705. Westerfeld 295. Westphal II, 615. Wilhelm II, 884. 929. Williams II, 1052. Willis

321. 728. Winther II, 80. Wirsung 568. Wittich 99. Wolf 196. II, 58. Woyt II, 227. Wucherer II, 150. de Wüllen II, 741. Zacchias 177. 196. II, 299. 300. Zacutus Lusitanus 205. 221. 250. 676. 677. 678. Zajgezkowski 506. Zeidler 196. 475. Zenck II, 135. Zeutschner 170. Zimara 188. Zueckert II, 664. Zuliani Gibellini II, 949. Zulianus II, 966.

1670. 1697. 1711. 1717. 1718. 1721. 1723. 1731. 1732. 1733. 1736. 1737. 1739. 1740. 1741. 1746. 1749. 1751. 1754. 1758. 1759. 1761. 1766. 1767. 1775. 1779. 1782. 1785. 1786. 1787. 1790. 1792. 1794.

Asthma. Angina pectoris. Lipothymia. Dyspnoea. Aaskow II, 697. Abernethie II, 450. Acevedo 296. Actuarius 549. Aepli II, 950. Aëtius 36. Akakia 61. Akenside II, 863. Alberti 92. II, 158. 182. 199. 212. 244. 323. Albertin 166. Albertus 78. Albrecht II, 140. 261. 696. Alexander II, 950. 968. Alexander Trallianus 26. Allen II, 434. ab Almelaveen 424. ab Altomari 562. Amatus 315. Amatus Lusitanus 570. 643. Anonymus 424. Antipater 601. Archer II, 1101. Arculanus 542. Aretaeus 43. 188. II, 665. Armstrong II, 932. Arnoldt II, 233. Arnoldus de Villanova 573. Argentarius 627. Artocophinus 101. Augenius 106. 601. 602. Aurelianus 35. II, 179. Aurivillius II, 564. Avicenna II, 2. de Azeudo 684. Baast II, 698. Bache II, 1117. Baglivi II, 123. de Baillou 599. Baldinger II, 665. 838. Ballonius 206. II, 552. Bang II, 864. Barbette 735. Bard II, 653. Bardili 231. Bartholettus 202. Bartholinus 300. 315. 316. 377. II, 314. Bauhinus 392. Baverius 12. Baylay II, 791. Bayrus 555. Beck 410. Becker 222. Beckherus 285. Beddoes II, 1040. Beguinus 251. Bekker 452. Belet 180. Bellinus 437. Berger II, 839. de Berger II, 3. Berlage II, 97. Berner II, 87. 159. Bierling 494. Black II, 1054. Blacvod 141. 164. Blancaard II, 33.* Blasius 402. Boehmer II, 405. 699. Boerhaave II, 289. 355. 366. 423. 489. Bohlen II, 94. Bohn 452. II, 52. Bonetus 729. II, 24. Boom II, 554. Bootius 402. 403. Bordenave II, 618. Borellus 272. Borrichius 706. II, 819. Bost II, 699. Bovillon II, 367. Bousquet II, 743. Brambilla II, 679. Brauser II, 490. Bree II, 1084. Bredhauer II, 38. Bruno 471. II, 87. Brunner II, 218. 262. Bryant II, 819. Bachhaave II, 971. Budaeus II, 121. Buechner II, 228. Bulgetius 272. Burgauer II, 696. Burggrave II, 840. Burmester II, 283. Burserius II, 865. Butter II, 680. 971. Bywaart 437. Caelius Aurelianus II, 700. Caesalpinus 618. Caesar 419. Caldwell II, 1072. Camerarius 425. 437. 453. Capivaccius 591. 592. Cappe 139. Carpentier 61. Carrick II, 898. Cartheuser II, 244. 436. Castellus 160. Cattier 261. Celosse 737. Celsus 57. de la Chambre 270. Chapelain 56. Chaussier II, 867. Chavasse II, 884. Chesneau 377. II, 151. 152. 337. Cheyne II, 331. Chicot 327. Chomel II, 70. Cirillo II, 302. Clacius II, 309. Clendening II, 972. Clerselier 109. Clophane. II, 502. Cluzard II, 61. Columbus 93. le Comte II, 935. Conrougius 212. Constant 253. Cookson II, 780. Coschwitz II, 167. Cousin 378. Cowper II, 25. Cramer 425. Crause 437. Crawford II, 655. 1055. Crell II, 781. Croize 507. Cullen II, 952. 953. Daniel II, 383. Dauter II, 842. Davidsohn II, 1056. Deckers 707. 710. Desiderius 129. Dick II, 538. 973. 1085. v. Diemerbroeck 449. 458. Dino II, 26. Disney II, 1043. Dodonaeus 77. van Doeveren II, 935. Dolaeus 476. Donatus ab Altomari 552. Donnolus 382 d'Orell 328. 330. Dover II, 253. Dubourdieu II, 1022. Duising II, 272. Duncker II, 392. Ebeling II, 696. van Ee II, 39. Ehinger II, 179. Elsner II, 758. Enaux II, 867. Engelhart II, 1086. Engel II,

402. Enslin II, 867. Entius 732. Ettmüller 365. II, 39. 40. 94. Evelyn 750. Faber 317. Fabri 83. 697. Fabricius Hildanus 233. 432. Fabricius 187. Fairtlough. Falconer II, 919. de Fancy II, 26. Fasch 443. Feldhahn II, 803. Fenwik II, 793. Fernelius 135. 573. Ferriar 1023. Feyerabend II, 574. Fischer II, 94. 171. 745. Flach 109. Fleisch II, 1121. Floyer 518. II, 136. 213. 547. 869. Fontanonus 548. Fontanus 209. Forestus 121. Fortis 725. Fothergill II, 733. Foucalt 444. Frank II, 68. Freind II, 273. Freytag 287. Friderici 313. Fuchsius 616. Gabelkhover 146. 694. Gakenholz II, 94. Galen 85. 203. Gardane II, 702. Gariopontus 538. Gatinaria 614. Geiger 254. Georgi 443. Gerstmann 269. Ghisi II, 392. Gloxin II, 332. Gmelin II, 606. Gockelius II, 27. Gohl II, 94. de Gorter II, 413. Graham II, 733. Gregory II, 804. Grummann II, 505. Griscovius 187. Grüling 421. II, 107. Gruner II, 804. Guarinarius 142. Guillot II. 61. von Gulick II, 734. Gutsleff II, 539. Gvarinonius 628. Hayendorn 473. Halle II, 901. Haller II, 682. 683. Hamilton II, 870. Harderus 413. Harrison II, 887. Hartmann 680. 681. II, 976. Hayes II, 887. Haygarth II, 870. ab Hayn II, 436. Hayne 301. Heath II, 902. Heberden II, 668. 870. ab Heer 182. Heinsius II, 127. Heister II, 392. Helcher II, 235. Held 238. Hellenius 323. van Helmont II, 72. 74. 75. Helvetius II, 221. Henriquez 334. 433. de Heredia 332. Hert 370. Hettenbach 118. Heurnius 138. 153. 581. de Heyde 453. Hiddingh 686. Hildernis 483. Hilscher II, 370. Hippocrates 163. 247. 278. 279. Hirsch II, 875. Hoefer 380. 388. Hoffmann 390. 425. 427. II, 77. 146. 171. 230. 231. 233. 384. 585. Hollerius 56. 59. ab Hoolwerf 378. Hooper II, 1005. Hoppius 266. Hufelandt II, 167. Hultman II, 567. Hundt 15. Imbert II, 137. 633. Jacchinus 644. Jaeschke II, 657. Joepser 422. Johnston 195. Johnstone II, 1007. Juengken II, 204. 264. Juncker II, 427. Jungschulz II, 696. Kaltschmid II, 505. Kennedy II, 1045. Kerr II, 979. Kisselius 465. Kite II, 957. Klounig II, 146. Knechtius II, 54. Knell II, 871. Koch II, 185. Koerper 449. Kohlmann II, 979. Kolichen 366. Kramer 509. Krenet II, 699. Kreysig II, 1109. Lallement II, 923. Lancisi II, 78. 147. 378. Lanckisch II, 77. Lange 580. II, 705. Largius 138. Lavater II, 126. Lazerme II, 404. Law II, 549. Leidenfrost II, 657. 824. Lentilius II, 101. Lescrivain 599. Lieutaud II, 462. 608. van der Linden 671. Loenius 508. Loew 450. II, 205. de Loges II, 824. Lohr II, 696. Lommius II, 310. Loss 398. Lottichius 659. 660. Ludloff II, 174. Ludovici 29. Lupin II, 575. Macastius 323. de Malon II, 648. Macneven II, 721. Macqueen II, 850. Magnenus 241. de Malon II, 648. Malpighi II, 378. Marcellus Donatus 85. Marqvard 469. Martinius 207. de Mayerne 126. McTaggert II, 1109. Mead II, 54. Meckel II, 527. Meibomius 379. Melliar II, 749. Malovin II, 386. Meniot 383. Mercurialis 91. 578. de la Mettrie II, 404. Meyer II, 772. Mezger 391. Michaelis 208. 270. Millar II, 635. Möbius 274. 283. Möller II, 696. v. Moinichen 520. Montagnana 9. Moolenaar 469. de Moor II, 55. Morlandus 526. Morton 508. Munker 469. v. Muralt II, 623. Muraltus 478. Murray II, 635. Musgrave II, 78. 286. Musitanus II, 131. Neithard II, 1092. Nunn II, 979. v. Oberkamp II, 875. Ogle 508. Obsopaeus 159. Oribasius 45. Otto II, 696. Paaw 617. Pancovius 139. 143. Panzerbieter II, 804. del Papa II, 276. 351. Paracelsus 70. 169. Paraeus 79. Parry II, 1125. Paullini 469. 479. 526, II, 388. Paulus Aegineta 19. Pechey 497. Pelargus II, 193. Pereda 607. Perkins II,

1010. Petetin II, 1111. Paucerus 65. Petraeus 159. Pezold II, 126. Peucerus 65. Pfeifer 399.' Pichard II, 508. Piso 665. 666. II, 286. Pitcairn II, 297. Planer II, 297. Plater 156. 219. Ploumier 511. Plumb II, 889. Plusius II, 91. le Pois 168. Polisius 466. Pons II, 444. Portal II, 650. Portsch 444. Poterius 521. Pötter 239. Praevotius 696. de Pré II, 185. Pressavin II, 676. Previnaire II, 962. Primerofius 266. Prosper Alpinus II, 155. Quellmalz II, 406. Quercitanus 132. 635. Rahn II, 908. Reinesius 414. Réné II, 531. Reneaulme 527. Rhan II, 696. Rheginus 559. Rhumelius 241. Ridley II, 50. 305. 763. Riedlin 415. 416. 479. 503. 738. 739. II, 92. Riesenberger II, 696. Riolanus 244. 245. 702. Riverius 226. 236. II, 115. Rivinus 444. II, 97. Roempler II, 158. Rolfinc 712. 718. Ronstorf II, 824. 1095. Roth 35. Rubens 136. Rumler 324. Rupitz 336. Rush II, 651. Ruysch 480. Ryan II, 856. 1034. Sachs II, 287. Sage II, 469. Salius Diversus 86. Salmuth 243. Salzmann 197. 202. de Sandris 509. de Sarte 270. de Sauvages II, 67. 508. 570. Savarre 180. Savonarola II, 555. Savonia 614. Schacher II, 215. Schaeffer II, 909. Schaelmann 466. Schaller 179. Scharmayer 298. Scheibner II, 496. Schelhammer 498. Schenck 117. 298. Schenckius a Gravenberg 695. Schlemmer II, 798. Schmid II, 92. Schmidt II, 32. 1035. 1096. Scholz 365. Scholzius 604. Schrader 384. 509. II, 78. Schrizmeyer 298. Schroeder II, 739. Schroeter II, 281. Schuhmann 456. Schuirmann 466. Schulze II, 281. Schurig II, 164. 186. 208. Schwartz 267. Scott II, 740. Sebiz 226. 306. Seip II, 694. de Senac II, 711. Sendel II, 343. Sennert 651. Septalius 650. Serenus Quintus 542. Siccelius II, 352. Silvaticus 607. Simson II, 550. Sincerus II, 156. Sismus 504. Sitonus 250. Sladus 212. 250. Slevogt 527. Smetius 156. de Sorbait 705. Sperling 498. Sproegel 445. Steeghius 618. Stein II, 1037. Stentzel II, 209. Stern II, 615. Stilling II, 215. Stisser 455. Stoffregen II, 696. Straett II, 910. Stromeyer II, 696. Sulzberger II, 1114. Swainson II, 910. Swart II, 211. Swertner II, 696. van Swieten II, 364. Sydenhan 504. II, 224. Sylvaticus 271. Silvius 544. Tappius 250. Teichmeyer II, 97. 328. 561. Testa II, 964. Theophrastus Eresius 83. Thiel 484. Thomassen II, 879. Thoner 662. 663. Thornton II, 1051. Timaeus a Guldenklee 299. 319. 320. 406. 481. Tissot II, 776. Tode II, 928. Tolle II, 696. Trickov 132. Trincavallius 89. 567. Tschientschi 307. 320. Tullerin 498. Tullon 202. Unger 493. Valentin II, 419. Vallisneri II, 268. Vascus Castellus 163. Vater 445. II, 233. 243. Vechner 159. Vehr 471. Verdries II, 215. Verzascha 716. Vesti 392. 510. II. 118. de Viana 208. Victorius 53. 215. 553. de Vieussens II, 63. Viridet II, 215. Vlaeveld 731. Voelter II, 181. Vogel II, 696. 741. 800. Volland II, 182. Volpini II, 51. 98. van der Vorm 295. Wagner II, 68. Waldschmidt 748. II, 215. Wall II, 789. Wallich 392. Wanters II, 472. Weber II, 741. Webster II, 800. Wedel 385. 429. 441. 456. 471. II, 32. 121. 127. 140. Weise II, 665. Welck 139. Wendt II, 427. Werner II, 741. 949. Westendorf II, 696. Wichmann II, 1069. 1099. Wienholt II, 696. Willerbroch 88. Willis 321. 337. 375. Wilson II, 1069. de With 751. Withers II, 894. 912. Witte 690. Wolf 180. Worms 463. Woyt II, 227. Wright II, 861. de Yon 510. Young II, 544. Zacchias 177. 390. Zacutus Lusitanus 221. 678. Zeidler 194. II, 238. Ziegler II, 696. Zuccarini II, 1100. Zwaerdaeroon 617. Zwinger 64.

1622. 1670. 1681. 1705. 1706. 1717. 1724. 1731. 1736. 1739. 1741. 1742. 1743. 1745. 1773. 1775 1776. 1785.

Auditus. Abugalius 679. Acidalius 213. Actuarius 549. Actius 36. 39. Agerius 648. Alberti 95. II, 197. 199. 322. 422. Albinus II, 714. Alexander Trallianus 47. Allen II, 433. Alsarius a Cruce 192. ab Altomari 562. Apomasar 72. Acculanus 542. Argenterius 551. 625. 627. Aristoteles 98. 152. Arnemann II, 994. Arnoldus Villanova 574. d'Aubenton II, 401. Avicenna 679. Bachmann II, 994. Bacon de Verulam 691. 692. 693. Ballonius II, 553. Barbetta 736. Bartholinus 263. 706. Bauhinus 457. Baumes. Bayrus 555. Belz II, 572. a Bergen II, 451. Berghaus II, 1118. Blochmann II, 84. Boerhaave II, 271. 355. 366. 367. 423. 489. 666. du Bois II, 201. Bolten II, 223. Bonaventura 725. Bonetus 698. 729. II, 23. Bonnet II, 643. Bootius de Boot 243. Boult 173. Brehm 253. Brendel II, 375. v. Büchner II, 524. 603. Buffon II, 401. Burserius II, 865. Caesalpinus 618. Candisius 649. Capivaccius 590. 591. 593. Cordanus 545. 552. Cartheuser II, 644. Cassebohn II, 272. Casserius 114. 606. le Camus II, 436. le Cat II, 315. 347. 604. 610. des Champs II, 744. Charleton 693. du Chesne 664. Chesneau II, 337. Cirillo II, 303. Coiter 564. Comparetti II, 934. de Condillac II, 455. 998. Connor II, 65. Cotunnius II, 538. 546. Crausius 425. 494. Curio 561. Deckers 708. 710. Demeherene II, 94. Derham II, 111. Descartes 394. de Diemerbroeck 458. Duverney 742. Digby 362. de Dohlhoff II, 170. Dodonaeus 161. Dolbeare II, 1022. Donatus ab Altomari 552. Duenkler II, 717. Duvernoy 437. II, 246. Entius 732. Elliot II, 402. 781. 867. Eobanus Hessus 547. Eschke II, 1105. Estève II, 412. Ettmüller 749. II, 39. Euler II, 309. Eulerus II, 220. Eustachius 55. 564. II, 71. Ewald II, 843. Fabricius ab Aquapendente 114. 456. Fabricius 152. 613. Fallopius 115. 564. Felibien II, 45. Fernelius 134. 573. Finckenau II, 65. Fischer II, 160. 603. 821. Fontanella II, 45. Forestus 121. 585. 646. Fortis 725. Franco II, 583. Franzen II, 566. Freind II, 279. Frize II, 937. Fuchsius 616. Gabelkhover 694. Gadroys 715. Galen 22. Garmannus II, 40. Gaubius II, 900. Geiger 254. Geoffroy II, 782. Gesner II, 632. van Gesscher II, 606. Giebelhausen II, 1121. Gockelius II, 27. Goebel 190. Gordon II, 718. Grammaeus 118. Gregory II, 804. Grüling 421. II, 107. Guarinerius 533. Gvarinonius 628. Hagen II, 247. Haguenot II, 415. Haller II, 682. Hartmann 680. 681. Hase II, 657. 804. Heister II, 440. Helbich 329. 525. Helmont 317. II, 45. Herelius II, 252. Herfelt 734. Herholdt II, 1122. Heurnius 140. 611. 624. Hieronymus Mercurialis 118. Hilscher II, 370. Hippocrates 274. 277. Hoefer 388. Hoffmann II, 46. 84. 230. 274. 295. 370. 586. 939. Hofmeister II, 325. Hohenfelder 98. Holder 323. Homborgius 670. Home II, 1122. Horlacher II, 1005. Horstius 288. 631. 632. Huxham II, 575. Ingrassius 615. Jacchinus 644. Jantke II, 370. Jasser II, 805. Joachinus 542. Joël 163. Jüngken II, 205. Kayner 744. Keuchen 159. Kleinius 422. Koch II, 185. Kritter II, 1027. Kulmus II, 232. 350. Kwiatkowski II, 849. Lancisi II, 378. Laurenberg 637. Leidenfrost II, 849. Leuchtius 113. Liebler 98. Lillie II, 341. Limpruner. Lindhult II, 428. Lottichius 659. Lyser 669. Malpighi II, 378. Magirus 640. Marquard 469. Martineng II, 943. Martini 619. Matthesius 560. Meisner 474. II, 214. Menjotius 179. 289. Mercurialis 91. 94. 578. Meruys 715. Méry 404. Metzger II, 849. Michael Scotus 612. Milleradories. Mills II, 1091. Molinetius 330. Monro II, 1091. Morgagni II, 319. Moritz II, 828. Münchenrod II, 46. Mundella 22. Murray II, 635. Musitanus 131. Naboth II, 46. Nicolai II, 362. Nonus 553. Nurretien II,

1069. Nymmannus II, 100. Ott 722. Ovirsfeld 470. Paraeus 598. Parisanus 646. Paullini 520. 526. Paulus Aegineta 17. Perolle II, 888. Perrault 423. Petraeus 159. Pino II, 650. Piso 665. II, 286. Plater 92. 97. 218. Plato 92. 218. Poll 607. Portius II, 36. Poterius 521. de Pré II, 185. Püschel II, 774. Pyl II, 333. Quercetanus 635. Read II, 531. Renaudot 414. Rheginus 559. Reverovicius 655. Reyher 772. Rhumelius 241. de Ribadeneira 79. Riedlin 479. 503. 738. 739. Riolanus 244. 245. 246. 282. 702. Riverius 701. II, 117. Roberdeau 428. Rolfinc 712. Rondelet 72. le Roy II, 521. Sabatier II, 724. Sandifort II, 750. de Sauvages II, 570. Savonarola 555. Saxonia 614. Scarpa II, 946. 1050. Scarlatinus 746. 747. Schelhammer 444. Schenck 318. Schenckius a Grafenberg 695. Schmid 474. Schneider 263. 291. Scholzius 604. Schott II, 155. Schrader 498. Schulze II, 327. 496. Schurig II, 186. Screta a Zavorzig 346. 368. Sennert 187. Sharpe 166. Sincerus II, 156. Sleigh II, 445. Sömmerring II, 989. Somers II, 833. de Sorbait 705. Sperling 673. Stalpart 462. Steeghius 618. Steudner 285. Strooth II, 45. Stupanus 636. Sylvius 724. Thoner 662. 663. Tiedemann II, 753. Timaeus 319. Tozzus 429. Trincavellius 567. Tschudi II, 127. Valescus de Taranta 113. Vallesius 619. Valsalva II, 57. 79. 319. 321. Veegens II, 860. du Verney 440. 445. Verzascha 716. Vesalius 560. Vogel II, 800. Vogter 617. Volmar II, 1068. Waldschmidt 748. Wallis II, 225. Weckerus 616. Weibel II, 627. Weissbach 258. Welch II, 1130. Wepfer II, 226. Werlhof II, 726. Wesener II, 880. Wildberg II, 1069. Willis 728. Winkler II, 544. Wirsung 568. Wolter II, 644. 727. Woyt II, 227. Wünsch II, 755. 1081. Zabarella 582. Zacchias 370. II, 299. Zacutus Lusitanus 677. a Zaworzitz 436. Zeidler 196. Zinn II, 448. 1622. 1659. 1670. 1703. 1711. 1718. 1750. 1754. 1786.

Bruta. Thiere. Abilgaard II, 714. Acrell II, 523. Aeneas Gazaens 554. Alberti II, 70. Albinus II, 715. Antonius le Grand 711. ab Aquapendente 456. Argenterius 625. Arnd II, 82. Arnemann II, 882. Artemidorus 30. d'Aubenton II, 401. Avicenna 608. Bacon 656. Bacher II, 653. Bacon de Verulam 691. Barbieri II, 572. Barthez II, 1101. Bartholinus 230. 326. Baumer II, 475. Bertram II, 314. Bidloo II, 124. Binsfeld 599. Blumroeder II, 151. Boerhaave II, 290. 355. 409. Bonnet II, 278. 644. Bonzelius II, 1084. Borelli 723. Bougeant II, 308. 434. Bouillier II, 228. Bretschneider II, 1084. a Brunn II, 434. Brunner 736. Buffon II, 401. Caldanus II, 502. Camerarius 494. Camper II, 1020. Cardanus 50. Carthesius II, 456. Casserius 606. le Cat II, 347. Celsus II, 456. Chabert II, 996. de la Chambre 661. II, 331. 934. Chanet 661. Charpentier II, 213. de la Chesnaye des Bois II, 308. Chokier de Surlet 664. Coiter 564. de Condillac II, 477. 999. Contarius 652. Cowper 750. Cruikshank II, 731. Crusius II, 375. Cureau de la Chambre 686. Cyprianus 713. Dalham II, 456. Darmonson 442. 476. Daubenton II, 574. Dechanus 464. Democritus II, 101. Derham II, 111. Deusing 269. de Diemerbroeck 458. Dieterich II, 53. Dilly 420. 713. Drechsler 378. II, 39. Ebel II, 919. Einigk II, 34. Engelken II, 348. Fabricius 613. Fabricius ab Aquapendente 124. 182. Falck 464. Fernelius 134. Fienus 206. Floerken II, 1106. Fog 507. Fontane II, 583. Fourcroy II, 1024. Fracastorius 566. Frank 737. Freitag 211. Frommann II, 45. Gabuccini Fanestrini 52. Gadroys 715. Galatneau 713. Geoffroy II, 782. Gesner 42. van Geuns II, 938. le Grand 413. Grillandus 589. Gros 420. Guer II, 393.

Halle II, 921. du Hamel 426. Hartmannus II, 264. Haupt 309. II, 65. Hausswolff II, 224. Heilmann II, 498. Hellwig 723. Herfelt 734. van Helmont II, 73. Henning 717. Hennings II, 703. 747. 822. Herbst 724. Herrich II, 956. Hoffmann II, 230. Hofmann 737. Hofmannus 681. Hume II, 549. Hupel II, 704. Jacquinelle II, 957. Joachinus 542. Josephi II, 1007. Kaimes II, 704. Kerenflech II, 622. Koenig 433. Konhard II, 146. Krazenstein II, 371. Lactantius II, 456. la Lande de Lignac II, 416. Lang 469. Langenhert 737. Lavater II, 670. Lemnius 68. Lentilius II, 108. Leske II, 784. Libavius 605. Loescher II, 214. Lotteri II, 507. Ludovici 492. Luisinus 557. Lupus 216. M. II, 824. Machy II, 296. Magirus 640. Malacarne II, 1061. Mangili II, 1062. Meier II, 395. Mercurialis 578. de la Mettrie II, 442. Michelitz II, 807. Moehring 321. II, 254. Molinaeus 391. Monhemius 33. Monro II, 1091. Montahari II, 550. de Moor II, 54. Moorcroft II, 981. Morfonage de Beaumont II, 254. Muench II, 828. Muller II, 154. 255. Nuernberg II, 41. Oberius II, 38. Olaus Magnus 606. Pacchioni II, 326. Papi II, 66. Papken II, 224. Paraeus 597. 598. Pascoli II, 36. Pardies 704. Pereira 45. II, 456. Peschier II, 1093. Pfandius II, 45. Plato II, 456. Plinius II, 456. Plitt II, 396. Plaz II, 396. Plutarch 608. Preussing 252. Pythagoras II, 456. Read II, 660. v. Rebour II, 984. Rechtenbach 378. Reimarus II, 207. 542. 651. 693. Riborius II, 236. Riolanus 245. Robinet II, 636. Roderici à Castro 613. Rorarius 266. 314. II, 232. 456. Rossander II, 1095. le Roy 721. Rudolphi 444. Salmasius II, 456. Sbaragli II, 132. Scaliger 143. Scarlatinus 745. Scarpa II, 946. Schmidt 474. II, 249. 343. Schneider 670. Schockius 202. Segnitz II, 963. Seligmann 722. Sennert 148. II, 456. Silvaticus 608. Smith II, 626. 963. Soemmerring II, 764. Sonneberg II, 1095. Spagirico II, 725. Sperling 673. 674. Stahl II, 62. Stalpart 462. Thomasius 697. II, 43. 118. Tiedemann II, 753. Treviranus II, 1129. Trier II, 250. Trimolt II, 1129. Tychonius 507. Vicq d'Azyr II, 777. Virgilius II, 456. Voigt 321. Waldinus II, 498. Waldschmidt II, 38. Walstorff II, 447. Weckerus 615. 616. Weikard II, 1116. Wepfer 417. Wilkinson II, 1116. Willis 375. 436. 727. Winkler II, 335. 365. Winterus 452. Xenocrates II, 456.
1670. 1742. 1743. 1744. 1751. 1755. 1769. 1774. 1786. 1787.

Cardialgia. Acrel II, 1054. Aillaud II, 882. Alberti II, 178. 198. 323. Albinus 475. Alexander Trallianus 26. 47. Alexius Pedimontanus 554. Allen II, 433. ab Altomari 562. Amatus Lusitanus 643. Amilhon II, 450. Arcel II, 1083. Arculanus 542. Arnold II, 660. Arnoult II, 816. Augenius 106. 600. 601. Bacmeister 436. Bader II, 552. Baine II, 512. Bajon II, 790. Baker II, 698. 917. Ballonius II, 552. Bang II, 817. Barbette 371. Bartholinus 263. 705. 706. Bastiani II, 545. Bauhinus 108. Baume II, 451. Baverius 12. Baylies II, 422. Bayrus 556. Behr II, 410. Behrends II, 995. Belcome II, 969. Benedictus 251. Benivenius 6. de Berger II, 757. 818. Biedermann II, 1054. Bierling 410. 411. Binninger 377. Black II, 1054. Blasius 402. Bleuland II, 179. Bötticher II, 201. Bonetus 729. II, 24. Borck II, 245. Borrichius 292. 706. 707. Bottin II, 452. Bousson II, 840. Brambilla II, 679. Brandemart II, 453. Brehm II, 1042. Brendel 194. Brenner 164. II, 340. Brueckmann II, 308. 767. Brun II, 453. Bruns II, 537. Buchhave II, 792. 819. Buddeus II, 391. Buechner II, 217. 228. 234. Buisière 448. Burggrave II, 841. Burserius II, 865. Caille II, 1020. Capivaccius 124. 591. Cardanus 133. Carl II, 262. Cartheuser II, 359. a Castro 190.

Chesneau 377. II, 337. Chifflet 145. Cirillo II, 302. 303. Class II, 952. Conradi II, 1055. Contulus II, 1119. Cornarius 101. Crafft 176. Cranz 430. Crato a Krafftheim 102. Cullen II, 952. 953. Deodatus II, 619. Desmilleville II, 595. Detmer II, 335. v. Diemerbroeck 328. Digby 362. Dedonaeus 637. van der Does II, 202. Donatus ab Altomari 552. Dreissig II, 1056. Drelincurtius 736. Duncan II, 768. Dupan II, 458. Engel II, 792. Erythropol II, 125. Ettmüller II, 39. 83. Fabricius Hildanus 233. 284. 431. Fahner II, 1120. Falconer II, 620. 681. Fernelius 78. 135. 573. le Fevre II, 294. a Fonseca 178. a Fonte 187. Forestus 611. 645. Fortis 725. Fournier II, 460. Franck II, 1003. Friderici 365. Gabelkhover 146. 694. Galenus 84. 203. Gebel II, 1057. Gerard II, 869. Gesner II, 633. Gilibert II, 975. Giller II, 900. Glaser 317. 372. 433. Gockelius II, 27. Goelicke II, 229. de Gradibus 8. Groner II, 264. Grüling 322. II, 107. Guarinarius 142. Habicht II, 247. Hagendorn 473. Hahn II, 393. Hallé II, 782. Haller II, 683. Hamburger II, 157. Harris II, 220. Hartmann 204. 680. II, 719. 720. Hearnes II, 1087. Heister II, 440. Heller II, 1058. von Helmont II, 73. Helwig 422. Hemman II, 770. 847. d'Henouille II, 440. Hertodt 365. Hettenbach 142. Hippocrates 273. 278. Hoefer 274. 388. 390. Hoffmann II, 171. 230. 231. 232. 247. 274. 384. 385. 586. Hojerus 465. Holdefreund II, 719. Hollerius 56. Horstius 207. Hufeland II, 940. Hulsius II, 54. Huth 518. 525. Huxham II, 575. Ideler II, 1059. Illini II, 403. Jacchinus 644. Jacobi II, 121. Jawandt II, 903. Jemois II, 461. Joubert 74. Juch II, 340. Kercksig II, 1006. Kest 181. Knaus II, 1061. Koch II, 185. Kolichen 366. Koehler II, 406. Krebs II, 806. Krueger II, 720. de Krzowitz II, 872. Lange 580. II, 706. Langhans 496. Langius 129. Latour II, 771. Lanzani II, 138. Lentilius 519. II, 102. 168. 622. Lentin II, 942. 1061. Lind II, 873. Lieutaud II, 607. Lodin II, 1123. Lojecius 136. Lorry II, 648. Lossius 373. Lotichius 229. 659. 660. Ludolff II, 206. Luther II, 736. Manardus 11. Mangetus 460. Marcard II, 761. 850. Marcellus Donatus 85. Marcet II, 690. Marchand II, 463. Marcus II, 1123. Marescotti II, 185. de Marinis 413. Marteau de Grandvilliers II, 540. Martini II, 417. Marx II, 737. Massaria 179. Meckel II, 527. Medicus II, 576. van Meckren 434. Meibomius 273. 483. de la Mettrie II, 341. Meusel 408. Michaelis 208. Moccha 174. de Monconys 404. Montagnana 9. Montanus 52. Morgagni II, 611. a Müller II, 559. Musgrave II, 78. 589. Musitanus II, 131. Nebel II, 311. 635. Negrini II, 465. Odier II, 466. Orth II, 405. Osiander II, 1047. Panarolus 259. Pardini II, 829. Paullini 526. II, 55. Pelargus II, 193. 194. Pereda 607. Petit II, 341. Pezold II, 126. 1077. Piso 665. II, 286. Plater 219. Plinius Secundus 10. Pohlius II, 660. Polzius II, 55. Pomme II, 541. Portal II, 855. Posnerus 190. Poterius 163. 521. Praevatius 696. de Pré II, 185. Pressavin II, 676. Probsting II, 1078. Prosper Alpinus II, 154. 155. Pye II, 520. Quarin II, 550. Ranoë II, 830. Rahn II, 907. Rantzovius 600. Rast II, 113. Reinhart II, 359. Rénard II, 468. 599. Renealmus 132. Reverovicius 655. 656. Rhodius 275. Richter 367. II, 406. Ridley II, 50. 306. Riedlin 415. 416. 738. 739. II, 91. Riolan 187. 244. 282. Riverius 235. 331. 701. II, 116. Ribol II, 429. de la Roche II, 786. Roderici à Castro 613. Rolfink 208. 318. 697. 712, II, 614. Rosier II, 750. von Rossum II, 856. Ruland II, 233. Sandifort II, 750. de Sauvages

II, 542. 570. Savonarola 555. Saxonia 172. Schacher II, 133. Scherff II, 343. Schaperus II, 163. Scheidemantel II, 724. Schenck 117. Schenckius a Grafenberg 695. Schoenfeld 429. Schlüter II, 1078. Scholzius 110. Schurig II, 186. 208. Schusterus II, 351. 483. Scultetus 267. Scribonius Longus 13. Seelmatter II, 1066. Sennert 179. 190. 651. Septalius 650. Sims II, 725. Small II, 521. Saalmatter II, 1066. Smetius 156. Solenander 105. de Sorbait 705. Sperling II, 56. Spindler 480. Stahl 522. II, 37. 121. 245. Starke II, 811. Steeghius 618. Stein II, 1037. de Stein II, 68. Stock II, 195. Stockhausen 271. Stoerck II, 561. Stoll II, 751. 928. Stupanus II, 389. Suterus 528. van Swieten II, 811. Sylvaticus 271. Sylvius 544. 725. Teichmeyer II, 328. 343. Thilenius II, 947. Thoner 250. 663. Tieffenbach 522. Timaeus 406. Trincavellius 70. 567. Triumphius 320. Trumphius 697. Ugroczy II, 695. Vallisneri II, 267. de Varignana 11. Velschius 320. Venusti 63. Verheyen 528. Verzascha 716. Vesti 515. Vetillart II, 472. Vicat II, 789. Victorius 215. 553. Vierthaler II, 257. Voelcker II, 860. Vogel II, 637. 799. Vogter 617. Walch II, 282. Waldschmidt 747. Wall II, 592. Walterus 736. Weber II, 578. Webster II, 800. Wedekind II, 1068. Wedel 466. II, 127. 157. 335. Weickardus 187. Weikard II, 765. Weissbach II, 257. Welmersdingh 435. Wendt II, 1068. Werlhof II, 726. White II, 696. 1116. Wilrich 417. Wincler II, 1116. Wintringham II, 834. Wirsung 569. Wolff II, 1130. Wolffius II, 298. Zacchias 370. Zacutus Lusitanus 221. 677. 678. Zagius II, 593. Zechius 120. Zehner II, 59. Ziegler II, 913. Zueckert 664. Zwinger 64.
1670. 1703. 1704. 1706. 1711. 1720. 1723. 1725. 1733. 1734. 1739. 1741. 1742. 1744. 1749. 1752. 1774. 1780. 1783. 1789. 1792. 1794. 1795.

Catalepsia, catochus; catoche. Abraham II, 815. Aëtius 37. Albertus II, 323. Albinus 392. Allen II, 433. Alsarius a Cruce 192. ab Altomari 562. Amatus Lusitanus 570. 642. Anhorn II, 178. Argenterius 57. 551. Arnoldus Villanova 574. Attalin II, 321. Baldinger II, 766. Baron II, 144. Bartholinus II, 314. 818. Baumer II, 730. Bayrus 555. Behrends II, 767. Benard II, 314. Benedictus 23. Bierling 411. Blancard 419. Blochmann II, 84. Boerhaave II, 87. 289. 434. Bonet 441. Bonetus 729. II, 12. Bonté II, 730. Borellus 258. Borrichius 403. Bowitz 251. Braak 491. Brendel II, 25. Brodtbeck 286. Bulcking II, 767. Burserius II, 865. Caelius Aurelianus II, 88. 700. Camerarius 472. II, 106. Capivaccius 590. Chesneau II, 151. Clacius II, 309. Claessens II, 856. Clopthae 458. Colle 176. Corfinius 327. Cosnier II, 690. Craanen II, 935. Crato a Krafftheim 102. Cullen II, 952. Deidier II, 111. 303. Delamare II. 457. Delius II, 392. 457. v. Diemerbroeck 258. 305. 449. Dionis II, 89. 94. 145. de Doblhoff II, 170. Dodonaeus 420. Donatus ab Altomari 552. Dufour II, 899. Ehlen II, 437. Erastus 102. Fabri II, 781. 885. Fehr 313. 317. 425. II, 478. Fitzpatrick II, 885. a Fonseca 178. Fontananus 548. Fontanus 216. Forestus 93. 121. 645. Fortis 725. Fuchsius 616. Gardane II, 702. Gariopontus 538. Gaultier II, 646. Gerson II, 1086. 1121. Gmelin II, 976. Goulard II, 793. van de Graef 397. Guinther 563. Guisard II, 376. Gundram II, 734. Hagendorn 472. Haller II, 683. Hartmann 680. II, 760. ab Heer 182. Heister II, 440. van Helmont II, 76. Helwig 422. Henning II, 922. Henriquez 334. Herzog II, 922. Hevrnius 595. Hirschel II, 633. Hochstetter 382. Hoffmann 483. II, 84. 231. 232. 384. Hufeland II, 1045. Jawandt II, 1060. 1088. Jebb II, 806. Jüngken II, 204.

Khonn 297. Klaunig II, 146. Lambergen II, 735. Lambesius 309. de Lon II, 795. 806. Lange 580. Latour II, 428. 462. Lazerne II, 386. Ledru II, 690. 823. de Leeuw 745. Libermeister II, 392. Lommius 658. Lomnius II, 310. 361. du Man 704. Mangold 378. Marcellus Donatus 85. Marx 568. 588. 737. Mazars de Chazelles II, 464. 556. Meniot 289. 290. 513. de la Mettrie II, 296. Metzel II, 1046. Michel II, 464. 527. 608. Moebius 366. 368. de Moor II, 54. Musitanus II, 130. Muys II, 35. Osius II, 1165. Oswald II, 1125. Paullini II, 67. Paulus Aegineta 27. Pessault de la Tour II, 495. Petetin II, 906. 1111. Pezold II, 693. Philippe 455. Piscault de la Tour II, 467. Piso II, 286. Pizler II, 86. de Plaigne II, 589. Plater 216. Postel de Franciere II, 467. 577. de Pré II, 162. Pressavin II, 675. Prosper Alpinus II, 155. Rehfeldt II, 922. Reverovicius 655. Reynel II, 265. 281. 287. 590. Rhodius 275. 276. Riolanus 244. Roeser 484. Rolfinc 712. von Rossum II, 856. Sachs II, 508. Sala 706. de Sauvages II, 333. Saxonia 614. Schaarschmid II, 334. Schelhammer 252. Schenck 117. 368. Schenckius a Grafenberg 695. Schilling 400. Schleyermacher 498. Schomburg 475. Schroeter 484. Schraffius II, 739. Schurig II, 164. 208. 242. Selle II, 811. Sennert 319. Septalius 650. Sigaud de la Fond II, 963. Silvaticus 608. de Sorbait 704. Stoll II, 928. Starke II, 811. van Swieten II, 364. 445. Sylvaticus 271. Sylvius 368. 544. 725. Tappius 291. Targioni-Tazzetti II, 431. Teichmeyer II, 328. Thom II, 1127. Thoner 250. 663. a Thuéssink II, 879. Tissot II, 764. 788. 928. 964. Triven II, 344. Truckenmüller II, 893. Tulpius 374. 451. Vacher II, 321. Valentinus II, 105. Valeriola 67. Valisneri II, 139. Venusti 63. Vesti 471. 737. Viale II, 472. 627. de Vieussens II, 712. Vogel II, 800. Waldschmid 410. Waldschmidt 748. Walt II, 592. Webster II, 800. van de Wehrt II, 277. 860. Wedel 475. II, 86. Wendius 737. Wepfer II, 226. Werlhof II, 726. Westphal II, 80. Winther 484. Wolpert II, 447. Zacchias 196. II, 299. Zaccutus Lusitanus 221. 676. Zwinger 64. 1697. 1731. 1733. 1739. 1742. 1743. 1749. 1754. 1756. 1762. 1779.

Cephalalgia. Aarend 385. Actuarius 44. 549. Aetius 36. Alberti II, 199. Albrecht II, 573. Albucasis 17. 26. Alexander Trallianus 26. 47. Alexius 533. Alexius Pedemontanus 554. Allen II, 433. ab Altomari 562. Amatus Lusitanus 51. 642. Ampsing 171. Anderson II, 422. 951. Anhalt II, 189. Arculanus 542. Aretaeus 43. 166. II, 616. Argenterius 626. Arnold II, 52. Arnoldus Villanova 574. 575. Aubert II, 450. 932. Augenius 106. 601. Aurelianus 35. II, 179. Avicenna 18. II, 1. Avon II, 917. Bacon de Verulam 691. Bader II, 552. Baersch II, 590. 602. Baglivi II, 2. 261. Baldinger II, 580. 653. Balemann 475. Ballonius 206. 213. 239. II, 582. Balme II, 450. Bang II, 817. Baptista II, 301. Barby II, 450. Bartholinus 263. 292. 299. 300. 315. 376. II, 314. 818. Bauhinus 402. Baur II, 896. Baverius 12. Bayrus 555. Beckherus 285. 286. van der Belen II, 751. 897. Bellinus 437. Benedictus 2. 251. Benivenius 6. Bentzig II, 245. Benz 523. Beyer 381. Beyfus II, 390. Bierling 410. 411. Binninger 377. Blancard 418. II, 33. Blanc II, 1020. Blegny 419. Blier 296. Blochwich 197. Blumenbach II, 819. Bodolo 419. Boehmer II, 422. Bohn 419. 422. Bokel 92. Bonetus 387. 698. 729. II, 3. 4. 5. 6. Bootius 402. Borellus 258. 268. 412. Borrichius 293. 706. de Boueix II, 452. Bourdon 442. Bourienne II, 452. Brendel 158. II, 374. Brisseau II, 128. Brigelius II, 53. Briggs II,

699. Broski Brossius 148. Brueckner 491. Brunner II, 262. Bruno 430. 437. 438. le Bryn II, 145. Buechner II, 573. Buchholz II, 767. Bullmann 512. Burserius II, 865. 898. Caelius Aurelianus II, 88. 700. Caesalpinus 617. 618. Camerarius II, 53. 202. Capivaccius 590. 591. 592. 594. Caron 39. Carr 476. Cattier 261. 269. de Cazelles II, 454. Celsus 57. II, 401. Cermisonus 6. Chabrot II, 454. Chavasse II, 866. Cheselden II, 582. Chesneau 362. 377. II, 151. 337. Chifflet 145. Cirillo II, 820. Clapiceus 6. Conradi II, 972. 1072. Cook II, 884. Coquereau II, 781. Cordelle 381. Cornarius 111. Cox II, 952. Crato a Krafftheim 102. Cullen II, 952. Curio 561. Daniel II, 392. Darwin II, 1073. Dauter II, 842. Deckers 697. 708. Delamare II, 457. Deslandes II, 458. de Doblhoff II, 170. Dodonaeus 161. 637. Donatus ab Altomari 552. Douglas II, 392. Drawitz 238. Drelincurtius II, 220. Dürr II, 1056. Dunus 46. Dussans II, 619. v. Diemerbroeck 251. 327. 328. Duncan II, 1073. Dwight II, 1120. Eger II, 303. Eichmann II, 374. Eller II, 239. Emett II, 437. l'Epine II, 627. Epiphanias 146. Ettmüller II, 39. Eyselius II, 45. Fabricius 133. 604. Fabricius Hildanus 164. 214. 232. 233. 234. 431. Fernelius 135. 588. Ferraria 642. Ferrus 22. le Fevre II, 294. Fielitz II, 900. Fienus 224. Fischer II, 745. 845. 868. 1121. Fontanonus 548. 549. Fontanus 655. a Fonte 137. Fordyce II, 513. 595. Forestus 90. 93. 120. 610. Forlani II, 632. Fortis 725. Fothergill II, 845. Frambesarius 102. Franc 400. Freind II, 213. 273. 279. Frick II, 1004. Frida 130. Friz 372. Frommann 261. Fuchsius 616. Fuerstenau II, 136. Gabelkhover 694. Gadogan II, 937. Gaillard 381. 512. Galenus 84. 203. 246. Galli II, 547. Gariopontus 538. Geiger 254. Gerding II, 497. German II, 920. Gesner 72. Gilibert II, 975. Gockelius II, 27. Goh 602. Goupyl 39. de Graaf 334. de Gradibus 8. Graevius 98. Grant II, 718. Grembs 272. Grimm II, 1121. Grüling 322. 421. II, 107. Guarinarius 142. 534. Guinther 563. 564. Gumbertus 443. Gvarinonius 628. Habbach 273. de Haen II, 621. 682. 1057. Hagendorn 472. Halle II, 901. Haller II, 683. du Hamel 426. Hannaeus 365. Hannemann II, 65. Harris 468. Hartmann 680. Harvejus 375. de Hautesierck II, 596. Hee II, 439. 719. Heesham II, 939. Heinemann II, 1005. Heister II, 274. 440. 505. Heland 149. Helcher II, 235. van Helmont II, 73. 76. Helvigius 171. II, 153. Henning II, 1122. Henninger 477. 483. Hennings II, 939. Henriquez 334. Henry II, 902. 939. Hessler II, 340. Hevrnius 594. Hey II, 516. van der Heyde 243. 454. Heysham II, 703. Hilbrand 323. Hildesheim 149. Hill II, 669. Hippocrates 18. 273. 277. 400. Hochstetter II, 902. Hoechstetter 323. Hoefer 274. 388. Hoffmann II, 232. 240. 245. 280. 384. 385. 585. Holdefreund II, 719. Holler 740. Hollerius 56. 59. 73. Home II, 794. van Hoogheweghe II, 922. Hoppius 259. Hornung 184. Horstius 184. 207. 288. Hudelist II, 669. Hunauld 518. II, 120. Huxham II, 575. van Innis II, 903. Jacchinus 55. 644. Jaegerschmidt 438. Johnston 202. Johren 383. Joubert 605. Jungken II, 204. Junker II, 325. 377. 979. Kentmann 56. Kerkring 334. Kilgour II, 704. Kilianstein 211. van der Kluyt II, 523. König II, 80. Kopff 456. 478. Kornmann II, 214. Kreienberg 473. Krokisius II, 46. Lambert 189. Lamzweerde 366. Lancisi II, 378. Lange 422. 580. II, 705. 706. 823. Langius 129. II, 54. de Laudun II, 441. van Leempoel II, 923. Lemnius 69. Lentilius 519. II, 101. 108. Lentin II, 824. 942. 1061. Leske II, 706. Lettsom II, 748. 904. Leydeck 512. Libavius 94. Lieutaud

II, 607. van der Linder 289. 383. Linné II, 721. Littre II, 85. Loder II, 1045. Loeber II, 889. Loew 525. II, 206. Lombard II, 463. Lommius 658. II, 310. 361. Lossius 310. Lotichius 229. 659. 660. Loyseau 165. Lupin II, 575. Lyser 310. Maj 740. Maloët II, 265. Malpighi II, 378. Manardus 11. Manne II, 236. Manotti II, 549. Mantinus 18. Mappus 478. Marcellus Donatus 85. de Marchetti 305. Marcus II, 1091. 1123. de la Mare II, 463. Marillier 381. Marino II, 943. Marqvard 469. Martin 444. Marx II, 394. Masius 215. Massa 27. 41. Matthiae II, 333. Mattiolus 53. Maxwell 413. May 478. de Mayerne 474. 478. a Meekren 324. 434. Meibom 179. 330. 373. Meier II, 772. Menuret II, 784. Menz 525. Mercado 88. Mercurialis 89. 130. 578. Mobach II, 65. Moccha 174. Moebius 262. 290. 373. Möhring II, 311. Möllenbroccius 302. v. Moinichen 520. Mohrenheim II, 785. de Monconys 404. de Moneta II, 943. Monro II, 737. 874. Montagnana 9. Monteggia II, 959. de Moor 502. II, 55. Moreau II, 943. Morel II, 465. Morgagni II, 609. Morgan II, 635. Morton II, 223. 224. la Motte II, 559. Mueller II, 889. Muller 461. II, 280. Muraltus 478. Murray II, 635. Mursinna II, 807. Musgrave II, 78. 286. Musitanus II, 130. Muys 497. Nicolai 454. II, 207. 286. 571. 868. 889. 1046. Nietzki II, 649. Nisser II, 519. Nonus 553. Normand II, 465. Nuck 484. Nuys 520. van Opdorf II, 944. Oppermann II, 377. Oribasius 45. Osiander II, 906. Ottermann 136. Otto II, 1031. Paracelsus 70. 169. Paraeus 79. Paranolus 259. Paris 292. Parry II, 692. 709. Pascal II, 466. Patin 450. Pauli 513. Paullini 466. 526. II, 67. 388. Paulmier II, 785. Paulus Aegineta 19. 27. Percival II, 613. Pererius 168. Pereyra II, 417. Perzyna II, 1032. Petit II, 709. Petraeus 159. Pezold II, 126. Pfannius II, 363. Picqué II, 466. Pinel II, 944. Piso 665. Placcius 194. Plater 156. 219. 423. Plinius Secundus 10. Ploucquet II, 896. le Pois 168. Polidamus 25. Polza II, 945. Ponty II, 305. Portal II, 786. Portius 23. 42. Posner 259. Poterius 163. 521. II, 162. Pouteau II, 542. 830. Praefectus 555. Praevotius 696. Prag II, 1048. du Pré II, 185. le Prevot 329. Prosper Alpinus II, 155. Purmann 497. II, 96. 132. de la Pryme II, 590. Quensel II, 1064. Quercetanus 635. Quesnay II, 342. Rademacher II, 1064. Ranchinus 190. Ranoë II, 830. 984. Reghellini II, 577. Regner 414. Reichel II, 590. 625. Reil II, 962. 984. Reineccerus 148. Renard II, 468. Renealmus 132. Reneaulme 526. 527. Rheginus 559. Reverovicius 655. Rhodius 275. Rhumelius 241. von Rhyne 330. Richter II, 1033. Ridley II, 50. 306. Riedlin 414. 434. 479. 503. 738. 739. II, 91. Riolanus 244. 246. 247. 675. Riverius 226. 235. 701. II, 114. 115. Roboretus 97. Roderici à Castro 613. Rolfinck 194. 204. 215. 325. 331. 367. 712. 718. 719. 721. Roncalli II, 379. 380. Ronsseus 94. Rosenberg 183. Rossel II, 483. Rotarius 435. Rubeus 79. Ruland II, 232. Rumler 324. Ruppius II, 256. Ruysch 480. II, 327. Sachs 461. Sala 163. Salmuth 242. Salzmann 165. Sancassani II, 36. 249. 774. Sandifort II, 831. Sarden II, 878. Sascher 73. de Sauvages II, 570. Saviard II, 36. 857. Savonarola 555. Saxonia 614. Scardona II, 372. Scarlatinus 74. Schaarschmid II, 334. Schacher II, 256. Schaller 166. 374. Scheler II, 653. Schelhammer 409. Schenck 116. Schenckius a Grafenberg 695. Schilling 172. Schlitt 471. Schmucker II, 857. Schobelt II, 739. 878. 892. 927. Schoenaich 159. Schönemann II, 1066. Scholzius 110. 604. Schouten II, 224. Schrader 384. 466. Schurig II, 163. 186. 237. Scriba 330. Scri-

bonius Longus 13. Selig II, 1066. Selle II, 811. Sennert 196. Serenus Quintus 542. Severeni 236. 368. Sibbern II, 725. Siebold II, 1066. Sincerus II, 155. Sitonus 250. Slapper II, 484. Slevogt II, 109. Sloane II, 79. Smetius 156. 157. Smith II, 521. 859. Solenander 105. Soergelius 325. Soliscus II, 859. de Sorbait 374. 704. 705. Specht 196. Spiess II, 237. Spindler 480. Stahl 522. 696. II, 180. Stapleton II, 751. 1067. Starke II, 811. Steeghius 618. Steinbruchel II, 363. Stentzel II, 209. Stern II, 1046. Stocker II, 1036. Stocket 455. Stockius II, 497. Stoerck II, 561. 591. 637. Stoll II, 751. 928. Strandberg II, 591. Struvius 400. Stuckens II, 910. 1080. Stupanus 636. Suess II, 984. Sumeire II, 470. 799. Sylvaticus 271. Sylvius 544. Taxe II, 859. Teichmeyer II, 528. de Tertre 319. Terwen 400. Thilenius II, 947. Thomann II, 1128. Thoner 250. 662. 663. Thouvenot 303. Tieffenbach 522. Timaeus 319. 406. 481. Timmius II, 281. Tissot II, 663. 764. 776. 788. 833. Tode II, 777. 833. 911. Tozzius 493. Trecourt II, 637. Trincavellius 70. 110. Trye II, 860. Tulpius 219. 220. 374. 451. Uzer II, 325. 533. Valleriola 66. Vallisneri II, 267. Vandermonde II, 265. Varandaeus 173. Vaughan 250. Veegens II, 860. Velschius 320. 391. Venusti 63. Verzascha 407. 716. Vicat II, 789. 911. Vicq d'Azyr II, 765. Victorius 215. 553. Victorius Faventinus 48. Vieillard II, 627. de Vieussens II, 712. Viridet II, 282. Vischerus 86. Vogel II, 535. 765. 799. 1099. Wagner 515. Wagenitz 515. II, 1099. Waldschmidt 748. Walter II, 880. Warburg II, 649. 664. Warenius 127. Weckerus 615. Wedel 456. II, 80. Weikard II, 765. Weineck II, 571. Weisius II, 535. Weissbach II, 257. 258. Welsch 325. Wepfer 429. II, 226. Wilcke II, 1069. Willis 307. 375. 728. Willy II, 352. Wirsung 568. Wolf II, 58. Wolfarth II, 627. Wurzius 250. 634. van Wy II, 894. de St. Yves II, 181. Zacchias II, 300. Zacutus Lusitanus 205. 221. 676. 677. 678. Zeller 499. Zimara 188. Zecchius 253. Zimmermann 215. Zittavius II, 713. Zuccarini II, 1038. Zwinger 57. II, 98.

1622. 1660. 1670. 1699. 1706. 1708. 1715. 1717. 1720. 1722. 1724. 1725. 1732. 1739. 1740. 1741. 1742. 1745. 1746. 1749. 1754. 1757. 1758. 1779. 1782. 1788. 1792. 1794. 1795. 1799.

Chemia. Duncan 717. v. Crell II, 841. Fourcroy II, 1024. de Haller II, 759. Hensing II, 153. Moench II, 1110. Spielmann II, 600. Teichmeyer II, 150. Thouret II, 893. Troyel II, 991.

Coffea. Albertini II, 239. Andalori II, 38. Andronicus II, 244. Anonymus II, 616. Barnesius 366. Bartholinus 315. Reintema II, 336. de Blegny 457. Boehmer II, 802. 933. Boetticher II, 330. Della Bona II, 411. Bontekoe 411. 441. Borck II, 250. Bradley II, 167. Buchoz II, 865. 918. 933. Calvet II, 554. Camerius 494. Carr 476. le Clerc 506. Constantini II. 655. Corvard 501. Cosnier II, 935. Couthier II, 392. Curteis II, 53. Detharding II, 250. Döllinger II, 1043. Dufour 491. 517. II, 59. Duncan II, 60. 71. Ettorre II, 973. Fantonus II, 555. Felix II, 547. Fermethius II, 145. Fischer II, 203. Fogni 387. Galart 525. Gayant II, 125. Gentil II, 793. Georgius II, 426. Gleditsch II, 265. 349. Gmelin II, 426. Gockelius II, 27. Gomez Arias II, 426. Grimmann II, 239. Haller II, 683. Hilscher II, 221. Hofer II, 794. Hoffmann II, 230. Hufeland II, 940. Hunauld 518. Ittner II, 633. James II, 361. Jüngken II, 204. Karg II, 941. Knoll II, 427. Krueger II, 350. 371. Lavedan II, 1076. Lentin II, 942. Linnaeus II, 551. Lochner II, 130. Ludolff II, 193. Magri 366. Mappus 492. 502. Manduyt 461. Medicus II, 161.

Meisner II, 161. de Meza II, 708. Mitzky II, 807. Monier II, 935. le Monnier II, 417. Moreau II, 417. Moseley II, 874. 889. 1009. Muller II, 221. Mundius 450. Munier II, 341. Nutzky II, 802. Ottleben II, 785. Paldamus II, 925. Pasch 502. Paulus 310, II, 372. Percival II, 613. 674. 693. Petersen 314. Piepenbring II, 1111. Plaz II, 265. Rambaldi 479. Riedlin II, 92. Rolfinc 718. Rumsey 276. Schrader II, 614. Sparschuch II, 551. Spon 450. Stahl II, 250. Stoll II, 751. Strauss 314. Taylor II, 1127. Thesendorff II, 250. Thom II, 1127. Thuillier 515. Tonnellier 515. Trischlin II, 753. Unzer II, 533. Waldschmidt 748. Webster II, 800. Weichardt II, 712. Weidenbach 523. Weidenbusch II, 633. Weikard II, 726. Wencker 492. Willis 375. 385. Worb II, 344. de St. Yon 506. Zannichelli II, 473.

1670. 1683. 1685. 1695. 1710. 1712. 1771. 1775.

Colica saturnina. Colica Pictonum.

Aasheim II, 882. Adair II, 678. 697. Aegineta 14. Agricola 238. Alcock II, 629. Allen II, 433. Astrus II, 400. 410. 500. Baker II, 602. 665. 917. Ballonius 239. Bang II, 817. 951. Barchewitz II, 1019. Beamish II, 1101. Beauval 377. Betheder II, 593. Bonte II, 452. Bordeu II, 452. Bourdois II, 452. 1084. Bonvart II, 512. 602. de Brambilla II, 679. 897. Brand II, 383. ten Bruggen II, 840. Brugnone II, 983. Buechner II, 622. 625. Bull II, 272. Calmette II, 53. Camper II, 537. Carten II, 768. Chalmers II, 918. Chesneau II, 152. 337. Cheyne II, 202. 331. Citesius 161. 212. Clarc II, 701. 952. Clutterbuck II, 1042. Combalusier II, 546. Dixon II, 1104. Doazan II, 538. Ebell II, 1043. Ernst II, 1002. Eyerel II, 732. 885. Falconer II, 620. Fischer II, 1073. Foersch II, 955. Formey II, 1121. Fothergill II, 513. 733. Fourage II, 745. Friese II, 1121. Frye II, 886. Gardane II, 620. 681. Goeckel 512. Grashuys II, 426. 478. 794. Gurnett II, 682. Haebert II, 846. de Haen II, 360. de Haende II, 794. Hahnemann II, 822. Hardy II, 759. Harrison II, 887. Henckel II, 360. Hoffmann II, 902. Hillary II, 734. Huxham II, 575. Ilsemann II, 427. Jaegerschmid 518. 742. Kemme II, 622. 735. Koenig II, 575. Kühn II, 849. Lauwers II, 957. Lentin II, 706. 771. 824. 942. Like II, 721. Maloët II, 410. Matthissen II, 361. Mauduyt II, 905. de Meza II, 981. Mohrenheim II, 796. de Molinariis 373. Morand II, 569. Musgrave II, 286. Necterus 465. de Nicolais de Saulsay II, 576. Nissaeus II, 982. Odier II, 466. 875. Paracelsus 60. Paulus Aegineta 19. Percival II, 709. 773. Pett II, 1033. Planchon II, 467. Poitevin II, 541. Pokorny II, 749. Quarin II, 890. Reid II, 890. Riedlin 415. Riverius 702. II, 115. Rodrigues II, 926. Romans II, 739. de Saulsay II, 469. de Sauvages II, 661. Schomberg II, 577. Schroeder II, 798. Schroeter II, 625. Seerupius II, 81. Segner II, 427. Septalius 650. Sommer II, 1066. Stephan II, 711. Stockhausen 271. II, 110. Stoll II, 751. 798. 928. Strack II, 677. 794. Stubbes II, 591. Sydenham 504. II, 105. 188. 225. Tissot II, 652. 777. Tronchin II, 510. 663. Tralles II, 532. 663. Tronchin II, 794. Tulpius 220. Unzer II, 534. Vandermonde II, 544. Vaunier II, 578. Warren II, 627. 677. 929. Weber II, 578. Wedekind II, 777. Wedel II, 110. 177. Weissmann II, 81. Werlhof II, 726. Whitschurst II, 861. Whytt II, 472. Wilson II, 522. Withering II, 713. Wolf II, 58. Zeller II, 81. Zinken II, 1130.

1670. 1754. 1756. 1757. 1758. 1766. 1773. 1788. 1790. 1794.

Coma. Carus. Lethargus. Sopor. Stupor. Catochus. Cataphora.

Abugalius 679. Acrell II, 523. Actuarius 549. 550. Alberti II, 197. 322. Alexander Trallianus

47. Allen II, 433. Alsarius a Cruce 164. Altomari 562. Amatus Lusitanus 570. 642. Arantius II, 896. Arculanus 542. Aretaeus 188. Argenterius 48. 551. 627. Arnoldus Villanova 575. Augenius 602. Aurelianus II, 178. Avicenna 679. II, 1. Ballonius 206. 214. II, 552. 553. Bang II, 698. 715.817. Baptista II, 301. Barbetta 736. Bartelmaeus 697. Bartholinus 300. 377. 705. II, 818. Bayrus 555.556. de Beauchêne II, 883. Beaumes II, 969. Beck II, 144. Beckher 202. Behrends II, 1054. van der Belen II, 839. Bellinus 437. Benedictus 77. van Beverwyck 216. Bierling 410. 411. Blech II, 839. Blegny 430. Blochmann II, 84. Boerhaave II, 87. 289. 356. 366. 423. 489. 546. Bokel 92. Bonetus 698. 729. II, 10. 20. Borellus 258. 268. Borrichius 292. 706. Bourbon-Lancy II, 452. Brady II, 512. 618. Brendel II, 374. 424. Brunner II, 219. 262. Buchholz II, 767. Buechner II, 647. 654. Caesalpinus 617. 618. Caelius Aurelianus II, 89. 700. Camerarius 437. II, 106. Capivaccius 124. 590. 591. 593. Celsus II, 401. Chesneau 377. II, 151. 357. Cheyne II, 202. Chicot 269. Christiani 80. Clossy II, 565. le Comte 507. Cornarius 101. Coschwitz II, 202. Coyttarus 73. Craanen 468. Crato von Kraffthein 102. Crispus 322. Cullen II, 841. 952. Curio 561. Decker 327. Deckers 708. 710. Desportes II, 645. de Diemerbroeck 254. Dilectus Lusitanus 222. de Doblhoff II, 170. Dodonaeus 164. 420. 637. Domenich y Arnaya II, 1056. Donatus ab Altomari 552. Dop 316. le Dran II, 246. Drelincurtius II, 220. Duverney 437. Eckhout II, 263. Ehinger 524. Eisen 382. 412. Erastus 78. 102. Ettmüller 407. II, 620. Eugalenus 90. Eysel II, 53. Fabricius Hildanus 233. 234. 431. 433. Fallopius 115. Faudacq II, 368. Faxe II, 1121. Fernelius Ambianus 78. 135. Fielitz II, 937. Fischer II, 745. Fladius II, 202. Fontanonus 548. 549. Fontanus 655. Forestus 90. 93. 121. 122. 611. Formey II, 702. Fortis 725. Foss 164. Freind II, 273. 279. Friderici 329. Fuchsius 616. Gabelkhover 146. Galenus 84. 203. Gallot II, 718. Gariopontus 538. Gerke II, 374. Glaser 322. 372. Gontard II, 460. Govaerts II, 839. Grommee 443. Guarinarius 142. 534. Guinther 563. 564. Guyart 477. Gvarinonius 628. Hachette 111. Hagendorn 472. Haller II, 684. Harder 459. Harscher 323. Hardouin 111. ab Hartenfels II, 574. Hartmann 680. 681. II, 759. Hecquet II, 264. Heinz 403. 413. Heister II, 440. van Helmont II, 76. Helwig 421. 422. Henriquez 334. Hepnerus 140. Heuppel 78. Hevrnius 581. 595. 596. 597. Hildeshein 149. Hilscher II, 274. Hinze II, 805. Hippocrates 273. 277. 278. 280. 285. Hoefd 492. Hoefer 388. Hoffmann II, 84. 230. 384. 385. 585. Holler 740. Hollerius 59. Hooke II, 214. Horstius 289. Houlier 42. Hugo 525. Hunauld II, 120. Ittig 407. II, 620. Jacobaeus 365. 380. Jacchinus 644. de Jaen II, 740. Jantke II, 275. Jasser II, 805. 848. Jassoy II, 46. Joel 195. Juch II, 275. Jüngken II, 204. Juncker II, 647. 654. Junius 48. II, 84. Kaempfer II, 108. Kerkring 334. Kolb II, 46. Kolichen 366. Kozak 302. Kueffer 130. Kuffer 174. Lamzweerde 459. Lancisi II, 78. Lange 580. Langguth II, 736. Lauterbach 129. Leempoel II, 923. Leidig II, 941. Lemnius 53. Lentilius 519. Libavius 94. Loehr II, 424. Lohen 450. Lommius 658. II, 310. Ludovicus II, 108. Major 422. Mallet 216. Malvicinus 433. Marechal de Rougères II, 463. Marqvard 469. Mattiolus 53. Mattot 477. Meniot 383. Mercurialis 579. de Meza II, 823. Michaelis 208. Michel II, 464. Millus 265. Mochinger 174. 193. v. Moinichen 520. Moller II, 312. de Moor II, 55. Morasch II, 185. Morgagni

II, 550. 558. 612. Morton 508. II, 223. 224. 611. la Motte II, 559. Musitanus II, 131. Mutzel II, 981. Nandeau II, 465. Zum Neuenhahn 179. Neuenhaus 174. Nonus 553. van Noort II, 66. Oberkampf II, 736. Oliver II, 589. Oribasius 45. d'Orville 444. Ottermann 136. Paaw 603. Pacchionus II, 326. Pallu 216. Panarolus 259. Parma 139. Paullini II, 66. Paulus Aegineta 19. 28. Pelargus II, 193. Pereda 607. Pergbauer II, 185. Petit II, 341. Petraeus 159. Pezold II, 126. Pimpelius 520. Piso 665. 666. 668. II, 286. 333. Pizler II, 86. de Plaigne II, 467. Plater 216. 423. le Pois 168. Polisius 466. Poterius II, 162. Praefectus 555. Praevotius 696. Prosper Alpinus II, 154. 155. Regnitz II, 276. Reinhard II, 531. Renaudot 414. Rennberg 439. Reverovicius 655. 656. Rheginus 559. Rhodius 275. 276. de Ribadeneira 79. Riedlin 416. 738. 739. II, 91. Riolanus 244. 245. 702. Riverius 235. 701. II, 115. Robineau 42. Roboretus 97. Rolfinck 194. 196. 260. 712. 718. 719. Roncalli II, 379. Rumpler 159. Rupitz II, 274. Rusius 318. Salmon 498. Salmuth 242. Sand 450. Sarcone II, 577. de Sauvages II, 570. Savonarola 555. Saxonia 614. Schaarschmid II, 334. Schaller 166. Scheel II, 1129. Schelhammer 484. Schenck 117. Schenckius a Grafenberg 695. Schmidt II, 343. Schneider 331. Scholzius 604. Schonaeus 603. Schramm 484. Schuette II, 149. Sedillot II, 469. Sennert 652. Serenus 542. de Sevelinges II, 469. Severinus 368. Smetius 156. de Sorbait 704. Steeghius 618. Stoll II, 928. Stupanus 154. 172. 636. van Swieten II, 364. Sydenham II, 105. Sylvaticus 271. Sylvius 544. 725. Tappius 325. Taranget II, 471. Teichmeyer II, 328. Terras II, 397. Theodosius 44. Thiebaut II, 923. Thoner 662. Thouret II, 740. Thuillier II, 177. Timaeus 319. 407. 481. Tissot II, 776. Toggenburger II, 543. Tralles II, 432. Trampel II, 928. Trotter 374. Truckenmüller II, 893. Tulpius 220. Unzer II, 533. Vallesius 620. Vater 528. Veegens II, 860. Verzascha 407. 756. Viborg II, 1129. Victorius 553. Vischerus 86. Vogel II, 535. 536. 754. Volckamer 220. 445. Waldschmidt 748. Webster II, 800. Weckerus 616. Wedel II, 58. 86. Weissbach II, 256. 257. Welsch 321. 325. Wendelstadt II, 1099. Wepfer II, 226. Werlhof II, 627. 727. Willis 321. 375. 376. 385. 728. Wirsung 569. Wirtensohn II, 727. Wolff II, 1038. Woesthoven 528. Ypselaar 463. Zacchias 177. 196. 370. II, 299. 300. Zacutus Lusitanus 205. 221. 250. 676. 677. 678. Zanten 424. de Zaworzitz 392. Ziegler II, 913. Zimara 188. Zimmermann II, 551. Zwinger 57. 1622. 1670. 1706. 1713. 1717. 1732. 1739. 1751. 1754. 1757. 1769. 1781.

Consuetudo. Actuarius 549. Alberti II, 261. Alibert II, 1082. 1101. Amman 710. Argenterius 626. Arnoldus Villanova 574. 575. Bartholinus 315. Bayle II, 3. Beverovicius 660. Blane II, 917. Blumenbach II, 261. Boerhaave II, 366. 489. Bohn II, 52. Boissier II, 536. Brauser II, 495. Bruno 463. Brunus 584. Camerarius 437. Cartheuser II, 491. le Cat II, 347. Corvinus II, 944. Cullen II, 781. Cvrio 561. Dannolus 382. Deckers 708. Dunbar II, 341. Eobanus Hessus 546. Fuchsius 616. Galenus 84. de Gorter II, 414. Hahn II, 415. Hauenschild II, 977. Haxby II, 1058. Heimbach II, 325. Heineccius 581. Hoefer 389. Isaac II, 295. Jordens II, 1027. Juch II, 295. Jung II, 61. Jungnickel II, 295. Junker II, 325. Kampe II, 622. Klotz II, 622. la Lande de Lignac II, 116. Maty II, 319. Meibomius 428. Mercatus 578. Mercurio 126. Michael Scotus 611. Mont-Altus 587. v. Muschenbroeck II, 341. Muller II, 275. Paullini 465. Otto II, 1031. Pechlin 479. Plater 218. Ploucquet II,

944. Raissant 399. Reil II, 1064. 1078. 1094. 1126. Reinesius 414. Rhetius II, 55. Richter II, 495. Riedlin 503. Riverius II, 114. de la Roche II, 1049. 1065. 1095. Rolfinc 718. Ronsseus 94. Rose II, 351. Sanctorius 122. Scarlatinus 745. Schaeffer II, 1050. Schmidt II, 86. Scholzius 605. Schulze II, 275. Seeger II, 892. Seneca 546. Sennert 319. Severini 236. Shepran II, 636. Silvaticus 608. 609. Songer du Lac II, 543. Speirmann II, 798. Stalpart 462. Steghius 618. Stentzel II, 295. Stock II, 56. 321. Tempelius II, 947. Testa II, 964. Thomasseau 400. Triller II, 600. Trimolt II, 1129. Unzer II, 533. Valentini 481. II, 32. Vallerius 620. Vogel II, 754. Wahrmund II, 140. Werder II, 51. Weyland II, 321. Wisner II, 755. Zacutus Lusitanus 221. 678.

1670. 1749.

Convulsiones. Spasmus. Tenesmus. Tetanus. Trismus. Tussis convulsiva. Singultus (cf. Nervenkr.) Kribelkrankh. Aasheim II, 896. Aaskow II, 742. 814. 896. Abulgarius 680. Ackermann II, 579. 714. 756. 766. 825. Actuarius 549. Aëtius 36. Albani 194. Alberti II, 128. 197. 198. 199. 228. 301. 323. 336. Albrechtus II, 289. 346. Alde II, 70. Alexander II, 950. 968. Alexander Trallianus 47. Alix II, 697. Allamann II, 500. Allen II, 433. 434. ab Altomari 562. Amatus Lusitanus 48. 548. 570. 642. 643. d'Ambon II, 457. Amman 703. Amstein II, 994. Anderson II, 951. 968. André II, 488. Andreae II, 994. 1083. Andreas II, 182. Appenrad II, 128. Arand II, 642. Arcaeus 565. Arculanus 542. Aretaeus 43. 188. Argenterius 551. 626. Armstrong II, 743. 864. 932. Arnemann II, 968. Arnoldus Villanova 574. Asclepiades II, 402. Astruc II, 283. Atkins 493. Augenius 106. 601. Aurelianus II, 178. Avicenna 680. II, 1. 2. Bacchwitz II, 536. Backer II, 917. Bacon de Verulam 691. 693. Bader II, 552. Baglivi II, 123. Baignerus II, 790. Bajon II, 743. Balbi II, 572. Baldinger II, 653. 766. 1019. Ballonius 206. 213. II, 552. Balz II, 995. 1083. Bang II, 817. Baptista II, 301. Barbeck 376. Barbette 736. Baricellus 164. Baron II, 617. Barré II, 1019. Bareto de Voiga II, 434. Bartholinus 263. 264. 292. 299. 300. 307. 316. 705. II, 314. Bartram II, 1019. Baumer II, 654. Baumes II, 932. Baynard II, 179. Bayon II, 450. 629. Bayrus 555. 556. de Beauchêne II, 833. Beauchesne 66. 157. Beaumes II, 969. Becker 416. II, 152. Beckher 202. 285. Beckmann II, 573. van der Beets 224. Beguilet II, 653. Behr II, 332. 422. Behrends II, 767. 1083. Bell II, 698. Bellonus 437. Benedictus 2. 251. Benemann II, 77. Benivenius 6. Bennecke II, 643. Berends II, 897. 1041. a Bergen II, 330. 501. Berger II, 665. 743. 818. Bergius II, 475. 757. Bernd II, 302. Bernier 430. Bertram II, 791. Besuchet II, 451. Beumelberg II, 512. Bexselt II, 716. Bianchi II, 1107. Bierling 411. 497. Bikker II, 617. Bilfinger II, 564. Bilger II, 82. Bilgner II, 970. 995. la Billardiere II, 1102. Binninger 377. Birch 393. Birkholtz II, 1072. Bisset II, 593. Blancard 419. 441. Bland II, 791. Blane II, 917. Blauberg II, 982. Bloch II, 699. Blossius 148. Boehmer II, 451. 554. 580. 629. 643. Boennecken II, 489. Boer II, 970. Boerhaave II, 87. 289. 357. 358. 359. 366. 367. 374. 423. 490. Boerner II, 780. Bohlen II, 94. Bohn 750. Boissier II, 523. Bokel 88. de Boneix II, 452. 654. Bonetus 698. 729. II, 18 Bonhomme II, 452. Bontius 222 276. Booke II, 264. Borelli 411 723. II, 272. Bornemann 525 Borrichius 292. 706. Botallus 80 Boucher II, 554. Bourke II, 1042 Bournainville II, 452. de Brambilla II, 898. Brawe II, 654. 666 Brechtfeld 706. Bredhauer II, 38

Bree II, 1084. Brendel II, 359. 411. 374. 476. Brengger 178. Brera II, 1102. Briggs II, 25. Brockmann II, 791. Bromfield II, 680. Bronner II, 840. Brote II, 453. Brown II, 1102. Bruening 666. 680. le Brun II, 780. Brunner II, 179. 219. Bruno II, 135. Bryant II, 819. Buchhave II, 792. 819. 971. Budaeus II, 121. 124. 135. Buddeus II, 77. de Buechner II, 228. 234. 239. 302. 400. 401. 554. 573. Buendell II, 618. Bullivant II, 699. Burat II, 453. Burel II, 618. Burggrave II, 840. Burghart II, 283. 294. 304. Burmester II, 971. Burton II, 302. Busch II, 841. 865. Butter II, 705. Buxton II, 898. Buxtorf II, 411. Caelius Aurelianus II, 88. 700. 925. Caesalpinus 617. Caldanus II, 502. Callenau II, 1055. Callisen II, 884. 971. Calmette 403. Camellus II, 581. Camerarius 420. 472. 491. II, 106. 161. Capivaccius 590. 591. 593. 594. Cardanus II, 603. Carl II, 315. 331. Carmichael II, 952. Carminati II, 934. Carré de Montgeron II, 359. Carter II, 884. Cartheuser II, 436. 573. 709. Cassan II, 1084. Cauan II, 239. Cavallini II, 554. Cellier II, 454. 619. Celsus 57. II, 402. Chalmers II, 437. 513. 918. Chambon de Montaux II, 972. Chambre II, 565. Chastelain 476. Chavasse II, 700. 866. 934. Cheselden II, 324. Chesneau 377. II, 152. 337. Cheyne II, 202. 308. Chifflet 145. Cirillo II, 302. 820. Clarke II, 934. 972. 996. 1084. Clarkson II, 1021. Cleghorn II, 730. Clendening II, 972. Clephane II, 513. Clerke II, 972. Clossius II, 604. Cochrane II, 841. Cocke II, 1103. Coffinières II, 1085. Cohen II, 315. Colbatsch II, 183. Cole II, 582. 594. Colle 175. Collin II, 667. Congelius II, 135. Connell II, 455. 573. Conradi II, 1055. Conring 210. Consbruch II, 630. 680. 744. Constant 253. Conyngham II, 680. 935. Coohran II, 701. Cornelison II, 1021. Coschwitz II, 70. Cothenius II, 478. Cotte II, 667. Craanen 468. Crato von Krafftheim 102. Crause 403. 442. 507. Crell II, 717. 768. 781. Crocius 700. Croner II, 629. Crooks II, 1021. Cullen II, 952. Curry II, 680. 701. Curne II, 1001. Cvrio 561. Dallas II, 1119. Daniel II, 383. Danz II, 972. Darwin II, 1073. Davidis II, 657. Dazille II, 867. 918. Deckers 708. 709. Deiman II, 768. Delaroche II, 457. Delius II, 492. Demach II, 918. Denman II, 619. 973. Dern II, 145. Desessarts II, 458. Desgranges II, 1022. Desportes II, 646. Detharding II, 899. van Deventer II, 309. Dexter II, 1022. Dick II, 973. v. Diemerbroeck 328. 449. Digby 362. Dilthey II, 324. de Doblhoff II, 170. Dodart 396. Dobson II, 513. Dodonaeus 637. Donatus ab Altomari 552. Dob II, 1104. Douglas II, 513. Dozauer II, 1085. Drawitz II, 135. Dubourdieu II, 1022. Dubrac de la Salle II, 538. Dürr II, 1056. Dufeau II, 458. 605. Dufour II, 458. 899. Dufresnoy II, 1043. Dugud II, 701. Duising II, 272. Dumont II, 1085. Duncan II, 768. 953. 1073. Dupont II, 458. Duval II, 459. 899. Ebart II, 459. Ebeling II, 619. Eckhout II, 263. Edgar II, 1023. Efraim II, 235. Ehinger II, 83. Eicke II, 1025. Ellis II, 101. 1056. Enaux II, 821. Enckelmann 211. Engel 517. Engelhart II, 973. 1086. Engelmann II, 426. Erastus 77. 102. Eschenbach II, 538. 632. 655. Ettmüller II, 39. 83. Evans II, 513. 885. Evers II, 812. 899. Eysel II, 83. 136. Fabricius 604. II, 412. 503. 565. Fabricius Hildanus 232. 234. 432. 433. Facchinetti II, 821. Fahner II, 868. 1037. 1120. Fairtlough II, 868. Falconer II, 620. 919. Falk II, 459. Fallière II, 632. Farr II, 513. 656. Fayssoux II, 632. Fehr 317. Fenwik II, 793. Fermin II, 574. Fernelius 135. 573. Ferrarius 72. Fevillerade II, 459. le Fevre II, 294. Fielitz II, 900. Fischer II, 136. 220. 229. 821. 868. 1073. 1121. Fitzpatrick

II, 937. Flebbe II, 745. Floyer II, 191. van Flye II, 1002. Focken II, 656. Foerster II, 246. a Fonseca 171. 178. Fontanonus 549. Fontanus 272. a Fonte 137. Forbes II, 339. 459. Forestus 91. 121. 579. 611. 645. Forke II, 1025. Formey II, 1121. Forschius 83. Forsok II, 459. Fothergill II, 519. 605. Fougeroux II, 821. Fouquet II, 759. Frambesarius 102. Franciscus 518. Franck II, 920. Francke II, 1086. Francken II, 316. Frankus de Frankenau 433. Freind II, 26. 273. 583. von Frenz II, 620. Fresenius 512. Freudenberg II, 53. Freund II, 34. Friderici 334. 372. Froelich 146. 176. Frolichius 174. Fuchsius 616. II, 759. Fuerstenau II, 136. 246. 360. 384. Fumanellus 49. Fynney II, 869. Gabelkhover 694. Galen 21. 84. 203. Galley II, 869. Gallot II, 460. Gam II, 938. Garbon II, 974. Gariopontus 558. Garsault II, 478. Gatinaria 614. Gaubius II, 656. 900. Gaylard 737. Gehler II, 734. Geiger 254. Geller II, 566. 769. Gelpke II, 350. 461. Gemma 70. Gennip 161. Gerdesius 518. Gerischer II, 734. Gernhard II, 478. Gerson II, 737. Gesner II, 633. Gessler II, 584. Gilibert II, 975. Girdlestone II, 900. Gleize II, 886. Gloster II, 656. 702. Goeckel 438. Glytz 433. Gockelius 728. II, 27. 60. Godar II, 584. Goeckel 438. 441. 730. Goelicke II, 112. Gohlius II, 83. 184. 213. Gondela II, 415. Goodsir II, 702. a Goor 166. Gordack II, 555. von Gotter II, 393. Gottriedt II, 263. Goutard II, 606. Graaf II, 479. Graf II, 982. Graham II, 733. Grembs 273. Grest II, 759. Grüling 322. 421. II, 107. Gruelmann II, 804. Gruenwald II, 40. Gruhlmann II, 45. Gruner II, 793. 1025. Guainerius 3. 142. 535. Guindant II, 595. Guerin II, 460. Guinther 73. Gulbrand II, 822. Gutsch II, 734. Gutsleff II, 539. Gvarinonius 628. Gyrsting II, 718. Gyser II, 1075. van der Haar II, 921. Haberkorn II, 135.

137. Haberler II, 846. Habla II, 668. de Hoen II, 584. 621. 1057. Haertel II, 316. de Hagen II, 438. 1044. Hagendorn 472. Hahnemann II, 770. Haidenreich II, 1121. Hake II, 181. Halle II, 901. Haller II, 682. 683. Halls II, 1026. Hamberger II, 413. Handtwig II, 304. Hannes II, 734. Hansa II, 1058. Hanscome II, 1121. Harder 459. Harding II, 939. Hardouineau II, 606. Hargens II, 1058. Harris 468. II, 1106. Harrison II, 1026. Hart II, 668. de Hartog-Lémon II, 761. Hartmann 680. 681. II, 567. 956. Harvey 387. Hasler II, 939. Havart 473. de Hautesierck II, 596. Haylarts II, 1106. Haymann II, 273. Hazon II, 461. Heath II, 902. Hebenstreit II, 426. Hecker II, 479. Hecquet 204. II, 264. ab Heer 182. Hegner 491. II, 548. Heidenreich II, 332. Heiligtag II, 397. Heilmann II, 440. a Heimbach II, 325. Heineken II, 1122. Heise II, 1087. Heister II, 137. 440. 505. Helcher II, 235. Held de Hagelsheim II, 312. de Hellwich II, 107. Hellwig 724. van Helmont II, 74. 76. Helwig 442. Hempel II, 760. Henckelius II, 264. 633. Henneberg II, 977. Hennimann II, 325. Henning II, 1122. Henriquez 334. Henry II, 1044. Henschel II, 1058. Hensler II, 669. St. Heran II, 461. de Heredia 302. Hermann II, 235. 703. 719. Herold II, 1025. Hertel II, 554. Herz II, 747. 805. 1058. Herzberg II, 1025. Herzog II, 300. Heurnius 624. Heurteloup II, 1026. Hevrnius 581. 593. Heysham II, 703. Hieraume 66. Hildebrand II, 847. Hildesheim 149. Hillary II, 734. Hilscher II, 384. Hinze II, 902. 1059. Hippocrates 273. 274. 277. 280. 281. Hirschel II, 606. 669. Hochstetter 382. II, 782. Hock II, 555. Hoefer 388. 389. Hoelder II, 788. Hoepfner II, 770. Hofer II, 415. Hoffberg II, 669. Hoffmann 174. 433. 525. II, 40. 70. 77. 146. 171. 172. 222. 230. 232. 248. 254. 255. 264. 269. 274. 385. 412. 586. 1059. Hoffmeyer II, 135.

332. Hofmann 269. Holdefreund II, 574. 735. Holder 740. Hollerius 59. Holtermann II, 887. Home II, 794. Hopfengärtner II, 1059. Horstius 191. 289. 631. 648. Hosak II, 1108. Houlke II, 871. Housset II, 647. van der Hout II, 847. Houttuyn II, 393. Huefer II, 812. Hufeland II, 940. 1059. Hulke II, 847. Hundertmark II, 256. Hurlebusch II, 735. Hutchinson II, 940. Huxham II, 575. Jacchinus 644. Jacobi II, 427. Jacotius 71. Jaeger II, 940. Jani II, 983. Jaurion II, 1108. Jawandt II, 903. Jesu II, 29. Joerdens II, 1060. 1075. Johnston 492. II, 689. Johnstone II, 1060. Jones II, 1060. 1076. Joubertus 78. 605. Juch II, 275. 325. 415. 479. 505. Juengken II, 34. 204. 240. Junius II, 310. Junker II, 310. 318. 325. 350. 427. 461. Jussi II, 823. de Jussieu II, 590. 669. Justi II, 957. Kaehler II, 719. 761. 849. Kaempfer II, 108. Kaltschmied II, 459. Kaltschmidt II, 512. 567. Kannegiesser II, 340. 350. Kanold II, 192. 242. Keck II, 823. 903. Kelp II, 577. Ker II, 957. Keyser 323. Kinner 731. Kinzel II, 981. Kirkland II, 669. 905. Klaunig 525. II, 146. Klein II, 1089. Klinger II, 957. Klose II, 1123. Knolton II, 690. Koch II, 185. 648. Koellner II, 973. Koenig II, 370. Kortum II, 1061. 1089. Krass II, 923. 1109. Krebs II, 806. Kretschmar II, 137. Kreysig II, 1109. Krueger II, 350. 461. 465. 849. Kulm II, 254. Laitenberger II, 161. Lallemant II, 416. 923. Lambert 189. Lamsma II, 494. Lamzweerde 459. Lancisi II, 378 Lanckisch II, 77. Lang II, 138. Landrien 259. Lange II, 138. 149. 705. Langguth II, 574. Langhans II, 648. Langius 138. Langlois 259. Lason II, 872. Latour II, 462. 748. Latta II, 1045. Laurent II, 1089. Laurentius 112. Lausberg II, 350. Lavienne II, 462. Law II, 549. Ledel II, 275. van der Leeuw 460. Lefoulon II, 1109. Leidenfrost II, 648. 657. 824. Leidig II, 941. Leigh II, 588. Leischner 398. 715. Leisner II, 135. de Lémon II, 761. Lemonnier II, 462. Lentilius 519. II, 102. Lentin II, 634. 706. 721. 771. 824. 942. Lettsom II, 706. 748. Lichfield 497. Liddel 129. Lieb II, 872. Lind II, 622. von Lindern II, 138. Linné II, 707. Lobb II, 494. Lodemann II, 1090. Loeffler II, 658. 904. 920. van Loenen II, 1090. Loew 525. Loew de Ersfeld II, 90. Loewe II, 1041. Lombach 125. Lommius 658. II, 310. Long 698. Longolius II, 135. 138. Lorry II, 736. Lossius 444. Lotichius 229. 659. 660. Lucas II, 958. Luchtenius 143. 174. Ludaeus II, 149. Lucq II, 463. Ludolff II, 135. 222. Luetzelberger II, 1123. Lupin II, 575. Luther II, 275. Lyser 262. Lyson II, 527. Macauley II, 556. Machal II, 401. Maclachan II, 708. Maenhaut II, 980. Malmy II, 692. Malpighi II, 378. Manget 460. II, 708. Mannoir 159. Marcard II, 850. Marcellus Donatus 85. Marcellus Cumanus 698. Marc II, 1007. Marcard II, 672. 690. 761. 1028. de la Mare II, 463. 648. Marggrafius 284. II, 265. Mariotte II, 463. Marqvard 469. Marschall II, 980. Marteau de Grandvilliers II, 540. Martin II, 374. Marx II, 568. 737. 800. 905. Marzuri II, 850. 1029. Masars de Gazelles II, 784. Massa 27. Matthissen II, 361. Mauduyt II, 806. 905. Maumery II, 464. Maurer II, 1008. von May II, 126. 888. Mayer II, 847. 851. McTaggert II, 1109. Mead II, 41. Meglin II, 464. Meier II, 772. Melliar II, 749. Mellin II, 649. Melzer II, 958. 981. Meniot 289. 290. 383. Mentz II, 417. Menuret II, 784. Mercurialis 130. Mercurius 167. Metternich II, 752. Metzler II, 958. Meurs II, 784. Mey 439. Meyenberg II, 461. Meyer II, 692. 812. 851. de Meza II, 708. 825. 981. Mezger II, 722. Mezler II, 772. 958. Michaelis 208. II, 889. 981. 1062. Michel II, 41. des

Michels de Champoreia II, 527. Mill II, 874. Millar II, 635. Mills II, 874. Milnes II, 417. Mironius 44. Model II, 658. Moehring II, 254. Moeller II, 589. Mohrenheim II, 796. Molinetius 330. Moller II, 312. Molmy II, 464. Monro II, 395. Montanus 52. de Montroeil 157. de Moor II, 54. 55. 149. Morand II, 737. Morgagni II, 550. 558. 611. Moritz II, 1009. Morris II, 519. Morton 508. II, 221. 223. 387. Moscati II, 1077. Moscherosch II, 465. Moseley II, 959. la Motte II, 559. Muecke II, 649. Mueller 444. II, 109. 501. 508. Muller II, 330. 436. Munro II, 828. Munson II, 924. Murray II, 737. 875. Musgrave II, 78. 286. Musitanus II, 131. Muys 434. Mylius 167. Nannetti II, 550. Nardius 208. 672. Neale II, 959. Nebel II, 659. 673. 981. Negrivi II, 465. Nenter II, 175. Neugebauer II, 709. Nicolai II, 569. 613. 692. 981. 982. Nicolas II, 906. Nicolau II, 519. Nicole II, 265. Niethammer II, 1092. Nitsch II, 248. Noeller II, 580. Nonne II, 636. Nonus 553. Normand II, 465. Nottbeck II, 1031. Nowack II, 1124. Nürnberger II, 829. Nyegaard II, 341. Odhelius II, 982. 1010. Odier II, 466. 692. Oertel 373. Oribasius 45. Osiander II, 1047. Paaw 636. Pacchionus II, 326. Pallas II, 660. Palletta II, 906. Palmier 108. Panarolus 259. del Papa II, 276. 351. Paraeus 79. 597. Parry II, 693. 944. Partington II, 762. Parzani II, 889. Patuna II, 876. Pauli II, 42. Paullini 256. II, 388. Paulus Aegineta 19. 27. 28. Pearson II, 982. Pechey II, 85. Peeters II, 1010. Pelargus II, 193. Penada II, 1031. Percival II, 613. 674. 693. Percy II, 466. 1010. Pereda 607. Petersen II, 738. Petetin II, 1111. Petit II, 710. Petraeus 159. Petri II, 960. Peyer 439. Pfeifer 399. Pfündel II, 829. Pfeffer II, 757. Picqué II, 710. Piderit II, 1047. Pietsch II, 255. 444. Pilling II, 98. Piso 241. II, 286. 665. 666. Pitcairn II, 297. Pitsch II, 255. Planer 94. Plater 216. Plaz II, 228. Plenciz II, 829. Plenk II, 635. 650. 907. 925. Ploucquet II, 983. Plumb II, 889. Pohl II, 944. le Pois 168. Pole II, 1048. Polisius 466. Polt II, 693. 945. Pomard II, 589. Pons II, 444. Poterius 1●, 162. 175. Poupart II, 31. Praevotius 696. Prangen II, 1033. de Pré II, 185. Pressavin II, 650. 675. le Preux II, 590. Prosper Alpinus 119. II, 155. Pujol II, 467. 613. 624. 925. Purmann II, 96. Rademacher II, 1064. Rahn II, 908. Ramel II, 468. 926. 1033. Ranoë II, 830. 984. Rauschenberg II, 415. Read II, 660. Realis II, 42. Reich II, 797. Reil II, 963. 1011. 1094. Reinesius 414. Reinhard II, 1025. Reisinger II, 945. Renard II, 468. Renaudot 414. René 531. Rencalmus 132. Rengger II, 1011. Rennalis II, 1095. Ridley II, 50. 306. Riedel II, 841. Riedlin 480. Reuss II, 926. Reussing II, 982. Reverovicius 655. Rheginus 559. 560. Rhenau 159. Rhodius 275. Richter II, 43. Riedlin 103. 415. 479. 738. 739. II, 42. 92. Riem II, 891. Rigel II, 810. Rinck II, 908. 1033. Riolanus 245. 247. 248. 676. Riverius 235. 701. 702. II, 114. 115. Robertson II, 1023. Robinson II, 237. Roboretus 97. de la Roche II, 468. 693. Rochlitz 108. Roedder II, 676. Roquemont II, 468. Rolfinck 197. 260. 262. 712. 718. 720. Romans II, 739. Romanus 94. Roncalli II, 379. Ronsseus 94. Ronsdorf II, 824. Rork 139. Rosaeus 176. von Roonhuyse 384. la Rose II, 774. Rosen II, 397. Rosenblad II, 831. 877. Rossig II, 891. Rothart II, 710. Rothman II, 568. Roucher II, 468. 1033. le Roux II, 1065. Rowley II, 926. Rückert 450. Rueling II, 774. Ruland II, 233. Rush II, 694. 891. 908. 945. 1034. van Rustingh II, 67. Ryan II, 856. S. II, 856. Sabatier II, 469. 985. Saccharus 461. Saillant II, 739. 774. Salerne

II, 483. la Salle II, 856. Salmuth 242. Salzmann 174. II, 636. Samuel II, 177. Sancerotte II, 694. Sanctorius 122. von Sanden II, 277. Sandifort II, 625. 927. Sangiorgio II, 676. Sans II, 469. Sarcone II, 577. de Sauvages II, 570. Saviard II, 36. Savonarola 555. Savoye II, 787. 946. Saxonia 614. Say II, 694. 1011. Schacht II, 651. 729. 730. Schaeffer II, 1035. 1065. 1113. Schafonsky II, 570. Schato 116. Scheffel II, 140. 544. Schelhammer 226. Schenck 117. Schenckius a Grafenberg 695. Schenk 336. Scherer II, 1065. Scherff II, 342. Scheuchzer II, 266. Scheuffelhut II, 1065. Schlegel II, 653. Schleger II, 651. 676. 694. Schlemmer II, 798. Schlichting II, 445. Schmalz II, 857. Schmidt II, 343. Schmucker II, 858. Schneider 400. 406. 409. 416. 429. 721. II, 739. 858. Schobelt II, 565. Schober II, 186. Schoenbach II, 86. Schoenfeld 391. Scholzius 604. Schouten 527. 744. Schrader II, 359. 476. Schreyer II, 892. Schroeder 128. 219. II, 431. Schroedter II, 1025. Schroeer II, 1065. Schroeter 128. 484. II, 1012. Schull II, 384. Schulz II, 320. Schuncke II, 85. Schurig II, 163. Schwarzenberg II, 543. Schwediaur II, 798. Schwenkfeld 127. II, 56. Scott II, 1079. Scrincus II, 287. Scultetus 267. Sédillot II, 469. 1096. Seidelius 298. 311. Selig II, 1066. 1127. Selle II, 892. Sennert 651. 652. 653. Septalius 650. 651. Sequira II, 858. Sherven II, 711. Schoaft II, 946. Shoust II, 695. Sibbern II, 725. Sidrén II, 678. 695. 833. Siebold II, 1012. 1051. Silvester II, 445. 521. Simler 700. Simmons II, 1079. Simson II, 431. 550. Slevogt II, 109. 177. Sloane II, 79. Smalzius 461. Smellie II, 600. Smetius 148. 156. 157. Smith II, 695. Soliscus II, 859. de Someren 239. Sommer II, 1079. Sonntag II, 692. de Sorbait 705. Spechels II, 569. a Spiessenhoff II, 306. Spindler 450. Spiritus II, 1067. Spohr II, 947. 1025. Sproegel II, 798. Stadtmann II, 878. Stahl 510. 514. II, 43. 306. Stalpart 455. Starke II, 751. 798. Stefanowitz-Donzow II, 1097. Stegmeyer II, 910. Steigenthal II, 591. Steidele II, 740. Stein II, 1013. Steiner II, 982. Stern II, 1067. Stevenson II, 927. Stocke II, 859. Stockhausen 271. Stoerck II, 532. 551. 561. 591. 637. 661. Stöller II, 752. Stoll II, 751. 928. Storr II, 788. Strack II, 752. Strandberg II, 725. Striebhardt II, 1025. Stroem II, 833. Stroemer II, 725. Struemphler II, 554. 561. Struthius 25. Struve 1067. Stuart II, 256. 776. Stütz II, 1067. Stupanus 636. Styx II, 1067. Sulzberger 670. II, 1114. Sulzer II, 1067. Sumeire II, 470. 578. Swalmius 463. van Swieten II, 364. Sydenham 504. II, 105. 225. Sylvestre II, 470. Sylvius 544. 545. 724. 725. Tailliere II, 470. Tallmann II, 1037. Taranget II, 471. 990. Tathwell II, 497. Tavbe II, 662. 812. Teichmann 185. Teichmeyer II, 328. von Tekelenburg II, 990. Tenzel II, 446. Teske II, 431. Teubeler II, 400. Theden II, 662. Thevart 213. Thile 451. Thilenius II, 948. Thom II, 1127. Thomann II, 1128. Thompson II, 695. Thoner 250. 255. 662. 663. 664. Thuessink II, 725. 1013. Thunberg II, 1098. Tiedemann II, 373. Tietzen II, 1067. Tillet II, 677. Timaeus 481. Tissot II, 600. 652. 663. 776. Tode II, 63. 725. 1037. 1068. Tralles II, 510. Trecourt II, 1013. Treuner II, 911. 948. Treviranus II, 1129. Trincavellius 63. 567. Trnka de Krzowitz II, 754. Trocy II, 991. Troyel II, 991. Trunconius 99. le Tual II, 471. 765. Tullone 159. Tulpius 374. 375. Turner II, 497. Unzer II, 373. 381. Valentin 423. 429. de la Vallée II, 441. 626. Vallesius 620. Vandelli II, 497. Vandermonde II, 328. de Varignana 11. Vater II, 86. 182. 256. 268. 417. Veegens II, 860. de Veiga II, 447. Veizhans II, 991. Veling II, 799.

Vellorino 391. Velschius 391. Verberckmoes II, 1098. Verdries II, 256. de la Vergue II, 472. 1014. Verzascha 407. 716. Vetillard II, 652. Victorius 553. Vierthaler II, 257. de Vieussens II, 63. 712. Vimont II, 472. 429. Viridet II, 215. 282. Voelter II, 181. Vogel II, 535. 663. 726. 754. 799. Vogter 617. Volkamer II, 498. Volland II, 182. Volpini II, 51. 98. van der Vorm 295. de Vriga II, 485. W. II, 860. 1129. Wadstroem II, 663. Wahrmund II, 238. 268. Walaeus 239. an und vom Wald 119. Waldschmid 157. II, 121. 140. 544. Waldschmidt 748. Wall II, 592. Wallich II, 1025. Walter II, 965. Walther II, 225. 312. Wanters II, 472. Warburg II, 948. Ward II, 1130. Warner II, 472. a Wassenaer 291. Watson II, 522. 578. 592. 664. Weber II, 726. 741. 966. Webster II, 800. Weckerus 615. Wedel 441. 444. 515. II, 34. 38. 98. 140. 312. 321. 664. Wedenberg II, 678. Wegelin II, 912. Weikard II, 765. Weise II, 777. 1068. Weisius II, 257. 258. Welsch 369. Wendelstadt II, 912. Wendt II, 834. Wepfer 417. II, 134. 226. Werlhof II, 726. 727. Werner II, 949. Westphal II, 80. 498. 579. White II, 522. Whytt II, 664. Wichmann II, 105. 601. 652. 1099. Widnmann II, 1012. 1069. 1116. Wigand II, 1069. Wild II, 1099. Wilisch II, 135. 140. Wilkinson II, 1015. Williams II, 601. Willis 72. 321. 337. 338. 375. 385. 407. 426. 467. 727. Wilson II, 930. Winclerus 424. Winckler II, 1069. Winslow II, 713. 834. Wintringham II, 834. v. d. Wippel 506. Wirsung 569. Wirth II, 966. v. Wocher II, 778. Woellner II, 226. von Woensel II, 778. Wolf II, 140. Wolff II, 1069. Wood II, 966. 992. Woodward II, 298. Worthington II, 1015. 1038. Woyt II, 227. Wright II, 522. 1052. 1100. Young II, 448. Zacchias 370. II, 299. Zacutus Lusitanus 205. 221. 677. 678. Zadich II, 1130. Zanders II, 551. Zandonella II, 861. 1038. Zecchius 253. Zeidler II, 128. Zeit II, 801. 966. Zeller 420. Zimmer II, 613. Zimmermann II, 420. 616. Zueckert II, 664. Zulatti II, 984. 1039. Zweigel II, 269.

1622. 1670. 1673. 1676. 1682. 1701. 1706. 1710. 1717. 1718. 1719. 1720. 1723. 1724. 1726. 1732. 1733. 1734. 1736. 1737. 1738. 1742. 1743. 1744. 1745. 1748. 1749. 1756. 1757. 1760. 1763. 1765. 1768. 1770. 1771. 1772. 1773. 1774. 1775. 1776. 1777. 1779. 1780. 1782. 1783. 1785. 1786. 1787. 1788. 1790. 1791. 1792. 1794. 1798.

Cretinismus. Ackermann II, 950. Blumenbach II, 819. Bourrit II, 791. Clayton II, 867. 1085. Core II, 792. Fodéré II, 1002. Gautieri II, 1044. Haller II, 668. Hoefer 274. 288. Knackstedt II, 1089. Krebs II, 783. Lehmann II, 958. Malacarne II, 819. 924. Michaelis II, 1062. v. Orell II, 982. Platerus 123. 156. de Razoumowsky II, 865. 945. Saussure II, 775. Sprengel II, 1097. Staunton II, 1097. Storr II, 859. Stumpf 86. Wellendorfer 8.

Deliria. Abugalius 679. Aëtius 39. Alberti II, 199. Albrecht II, 261. Alexander Tallianus 47. Allart II, 801. Allen II, 434. Alpinus II, 354. Ammann 333. Arculanus 542. Argenterius 551. 626. Baldinger II, 766. Avicenna 679. Ballonius II, 553. Bang II, 817. 995. Barbek 447. Bartholinus 292. 300. Baumer II, 564. Beckher 286. van der Belen II, 802. Bierling 411. Bilstein 428. Bing II, 262. 818. Blancard 419. Blasius 402. Bodenburg II, 501. Boerhaave II, 87. 289. 356. Bonetus 729. II, 12. 17. Borrichius 293. Bouvier II, 453. Boyle 304. Bucholtz II, 527. de Buchwald II, 716. Buechner II, 400. 490. 501. 581. Burserius II, 865. von dem Busch 322. Caelius 10. Camerarius II, 111. 179. Capi-

vaccius 592. le Cat II, 454. 477. Cirillo II, 303. Cnobloch 61. Constant 253. Crauanen 468. Crause 453. Cummius 453. Danz II, 899. Darwin II, 1073. Doboux II, 457. Deckers 708. 709. Delahon II, 581. Detharding II, 899. Deusing 277. Doddridge II, 582. Doering II, 239. 953. Donckers 296. Dunus 46. Elvert II, 1002. Ettmüller II, 39. Faber II, 110. 179. Fabricius 171. Fantonus 524. Fernelius 565. Fontanonus 548. Fontanus 216. Forbes-Leith II, 620. Forestus 90. 261. 610. Franck II, 920. Franco 293. Freind II, 273. Gabelkhover 146. Gam II, 938. Gaubius II, 566. 900. Geiger 254. Germania 317. Gilibert II, 975. Gimenez de Laque II, 668. de Gorter II, 324. 478. Gottschalck II, 559. Grant II, 718. Grüling 421. Hagendorn 472. Haller II, 683. Harder 459. Hartmann 680. 681. Hasenöhrl II, 548. Haunoldt 98. du Hamel 426. Hebenstreit II, 184. Hechlinus II, 461. Heinicke II, 760. van Helmont II, 73. 76. Helwig 421. Henriquez 334. de Heredia 309. 449. Hildeshein 149. Hippocrates 278. 279. 280. Hochstetter 382. Hoefer 388. Hoffmann II, 146. 295. 384. 586. Hofmann 724. Holdefreund II, 574. Hopfengärtner II, 1005. Huxham II, 575. Joerdens II, 1060. Johnston 240. Junker II, 461. Kaempfer II, 108. Keil II, 329. Kite II, 957. Kleinius 422. Knight II, 871. Koch II, 185. Kohlhas II, 761. Kortum II, 1061. Krieg II, 327. Kulmus II, 46. Lactantius 540. Lamzweerde 459. Langguth II, 574. Langswerth II, 720. Langius 138. Leith II, 622. Lentilius 519. II, 102. Lentin II, 942. van der Linden 671. Locher II, 556. Loeffler II, 923. Lommius 658. II, 310. Lovell 378. Luther II, 248. Magatus 637. Mangold 428. II, 795. Marquet II, 404. Marcellus Donatus 85. Marechal de Rougères II, 463. Martin II, 464. Marx II, 41. 673. Matthis 700. Medicus II, 546. Meniot 389. 390. 513. Meyer II, 1091. de Meza II, 785. Morasch II, 185. Morgagni II, 611. Moritz II, 826. Morton 508. II, 223. 224. Mueller II, 852. Munkley II, 589. Muraltus 478. de Muralt II, 635. Muratori II, 362. Nicolai II, 527. Nicolau II, 519. Nucella 751. Nunn II, 559. Odier II, 875. Oertel II, 265. Osiander II, 1093. Paracelsus 70. 162. Parry II, 692. Paraeus 597. Paullini II, 66. Paulus Aegineta 19. 28. Pauly 330. Pelardus II, 194. Pererius 168. Pereymond II, 466. Pergbauer II, 185. Perzyna II, 1032. Pezold II, 559. Piderit II, 1047. Piso 666. Platner II, 613. Plieninger II, 773. 808. Poerner II, 467. Ponte de Santa Cruze 194. Portal II, 1093. Posewitz II, 1126. Poterius II, 162. Pothonier II, 467. Praevotius 696. de Pré II, 185. Quellmalz II, 467. Ranoë II, 830. Reymund II, 856. Reccard II, 569. Reichard II, 908. Reil II, 1094. Reneaulme 527. Reverovicius 655. Rey II, 121. Rhegius 559. Rhodius 275. Riedlin 415. 416. 738. 739. Riolanus 675. 702. Riverius 226. II, 114. Roboretus 97. Roderici a Castro 614. Rolfinc 718. Roncalli II, 380. Rowley II, 927. Rufus 226. Ruland II, 232. Sage II, 763. Salmuth 242. Sarcone II, 577. Saunders II, 694. Saviard II, 36. 857. Schaef II, 496. Schalbruch 447. Schenck 116. Schmidt II, 527. Schmucker II, 775. Schneider 423. II, 789. Schurig II, 164. 242. Schuster II, 483. Selle II, 811. Sennert 319. 651. Sidrén II, 626. Silvaticus 607. Smetius 148. 156. Smith II, 963. Sommerfeldt II, 352. Sperling 510. Stark II, 776. Steeghius 618. Stein II, 381. Stentzel II, 210. 327. Steven II, 811. Stockmann 172. Stoeller II, 752. Stoll II, 751. Stolpart 462. Struve II, 1067. Stubbes II, 591. Stupanus 636. Sumeire II, 470. van Swieten II, 364. Sydenham II, 105. Teichmeyer II, 265. 561. Thom II, 1127. Thoner 662. Thuillier II,

177. Timaeus 319. 481. Tode II. 833. Trotz II, 321. Turner II, 92. Unzer II, 533. Valetta II, 68. Valleriola 66. Vater 423. II, 134. 789. Veegens II, 860. Vehr 299. 435. Veling II, 799. de Vieussens II, 63. Vogel II, 185. 754. Waldschmidt 748. Walther 329. Wanters II, 472. Warburg II, 948. Webster II, 800. Wedel II, 352. Weikard II, 765. Weissbach II, 257. Weitzius 310. Westphalus II, 43. Widenfeld II, 627. Willich II, 778. Willis 728. Wilsius 751. Wirdig 380. Wirsung 569. Withering II, 894. Wolf II, 741. Wolff II, 966. 1130. Xell II, 861. Zacchias 370. II, 299. Zacutus Lusitanus 677. 1670. 1673. 1701. 1706. 1708. 1710. 1717. 1733. 1736. 1739. 1741. 1743. 1774. 1775. 1781. 1795.

Dolor. Abernethy II, 1016. Actuarius 549. Adolphus II, 307. Aëtius 37. Akakias 42. Alberti II, 158. 240. Albinus II, 715. Albrecht II, 994. Albucasis 17. Alefeld II, 642. Alexander Trallianus 47. Allen II, 434. Alpinus II, 354. Amatus Lusitanus 48. 570. Andreae 285. Argenterius 551. 626. 627. Arnisaeus 173. Annaard II, 28. ab Aqua pendente 457. Arnoldus Villanova 574. Ascher II, 1017. Aubert II, 932. Augenius 106. 600. 601. 602. Aurelianus 14. Aurivillius II, 580. Avicenna 187 II, 1. Bacher 101. Baglivi II, 123. Baillon 101. Ballonius 214. II, 552. Balme II, 450. Bang II, 995. Banzer 263. Bartholinus 263. 377. 706. Bauhinus 108. Becherel II, 451. Becker II, 158. Beckherus 286. Behr II, 289. Bellinus 437. Bentzig II, 245. Berger II, 642. Blancquebyl 467. Blum 382. Boerhaave II, 87. 289. 355. 374. 423. Boëtius 689. Bogdanus 261. Bohn 467. Boissier II, 501. Bonard 77. Bonetus II, 5. 24. Bonvarlet 298. Bootius de Boot 243. 402. Bordenave II, 501. Borelli 258. 723. Borrichius 706. Boutonnier 169. Boyle 304. Brande II, 951. Brant 194. Bredenbeck 269. Brera II, 865. Briccius 258. Brocking 175. Brodhag II, 490. Bromfield II, 262. van Bronchorst 458. Brunner II, 218. de Buchwald II, 272. Buechner II, 618. Bunon II, 323. Buonacossa 43. Caesalpinus 617. Camerarius 491. Capivaccius 590. 591. 592. Cardanus II, 603. Casaubon II, 972. a Castro 190. le Cat II, 347. 604. Celsus II, 401. 402. Chesneau II, 151. 152. 337. Chicot 269. Chuden II, 89. Cirillo II, 302. 820. Coeler II, 731. Couthier II, 348. Cramer 154. Crato a Krafftheim 101. 571. Cravelius 254. Cunisius 501. Dacon II, 972. Dapinoy II, 501. Deckers 709. Delius II, 593. Desault II, 284. Descartes 394. Detharding II, 169. 179. v. Diemerbroeck 327. Dimsdale II, 655. Dodonaeus 637. Döblin II, 246. Dolbeare II, 1022. Donatus Altomari 552. Duscaux II, 459. Dussans II, 619. am Ende 137. Enguchard 404. Entius 732. Eschenbach II, 667. Ettmüller 365. 382. II, 39. Ewald II, 845. F. II, 513. Faber 77. Fabricius Hildanus 431. 433. Fallopius 563. Fantonus 524. Farjon II, 513. Fernelius 134. 135. Fernet II, 324. Fesquet 284. Fidelis 711. Fischer II, 403. Flachius 81, Fontanus 655. Forestus 120. 646. de la Forge 329. Forstmann II, 955. Fortis 725. Franck II, 920. Frankenfeld II, 1057. Freind II, 273. Fuchsius 617. Fürstenau II, 426. 438. Funn II, 514. Gabelchover 105. Galenus 84. 91. 203. Gatinaria 614. Gaubius II, 900. Geiger 254. Geinitz II, 65. Gerber 435. Gerike II, 310. Gerlich II, 246. Gesner 73. II, 263. 633. Geyss II, 240. Gilibert II, 975. Goclenius 137. Gooch II, 682. Gosse II, 900. 1025. 1074. de Gotter II, 393. Goutart II, 606. Gregory II, 804. Graham II, 702. Grembs 272. Grimm 467. Grabel 329. Gruner II, 793. Guettard II, 1075. Guinther 563. Gutierez 323. Gvarinonius 628. Habicht II, 247. Hagen II, 956. Hagendorn 473.

Hahnemann II, 1058. Haighton II, 939. Hake 465. Hamberger II, 403. du Hamel 426. Hannemann II, 65. Harder 460. Harris 468. II, 220. v. Hartenfels II, 976. Hartley II, 369. Hartmann 680. 681. Hebich 191. Hecht II, 376. Heister II, 440. Helcher II, 235. Hellwig 724. van Helmont II, 73. 75. 76. Heesham II, 939. Henriquez 334. Herlicius 176. Heuermann II, 585. Hettenbach 142, von der Heyde 243. Heurteloup II, 1107. Hevrnius 581. 594. van der Heyden II, 426. Hilchen II, 279. Hilscher II, 304. 340. Himmelreich II, 939. Hippocrates 273. 278. 279. Hochstetter 382. Hoefer 191. 260. 389. Hoffmann 305. 433. II, 77. 172. 230. 240. 246. 248. 253. 274. 585. Hohberg 427. Holber 740. Hollerius 59. v. Hoogheweghe II, 922. Horstius 191. 225. 286. de Horta II, 567. Hunauld II, 120. Huxham II, 575. Illini II, 403. Ingram II, 978. Jackson II, 978. Jaconaeus 287. Jasser II, 805. Jenisch 107. Joachinus 542. Josephi II, 1088. Jossius 75. 125. Joy II, 310. 1027. Junker II, 480. 490. Justi II, 957. Kaufung 91. 109. Keck II, 318. Kirchenius 130. Kite II, 871. Kup II, 941. Kuppe II, 310. Lactantius 540. Lallement II, 923. Lambert 182. II, 494. Lamorier II, 295. Lampsweerde 460. Lancisi II, 78. 147. 378. Landois II, 441. Lange 580. II, 705. Langius 138. Lapi II, 416. Laurentius 102. 107. Lautenbach 129. Laval 404. Leautaud II, 517. Leidenfrost II, 1090. Lejeune II, 130. Lemnius 68. Lemos II, 1110. Lentin II, 506. 942. Lentilius II, 102. Lescrivain 101. Libavius 185. Liberati 209. van der Linden 671. Lindhult II, 428. Loder II, 1045. Loeffler II, 658. Loew II, 206. Lookemann 391. Lottichius 659. Ludolph II, 240. Ludwig II, 634. Luther II, 923. Macneven II, 495. Malpighi II, 378. Mangetus 460. Marat II, 722. Marcard II, 1028. de Marchetti 306. Marianus Sanctus Barolitanus 540. Marqvard 469. Masius 215. Matthiae 439. Mauriceau II, 175. Maynwaring 513. Mead II, 41. Meckel II, 1110. van Meckren 434. Menjotius 734. Mercado 88. Mercatus 578. Mercurialis 91. 578. Mercurius 167. Metzger II, 956. de Meza II, 784. Menuret II, 784. le Mercier 126. Michaelis II, 1091. Mill II, 874. Mock 109. Moeller 136. Mont- Altus 587. Monteith II, 215. de Moor II, 54. Moore II, 852. Moreau 282. 298. Morgan II, 635. de Mortière II, 465. Morton 508. II, 223. Müller 187. II, 508. Muhlmann II, 465. Musgrave II, 78. Muteau de Roquemont II, 465. Nenter II, 175. Nicolai II, 363. 519. Netsch II, 248. Nonus 553. Ochelius II, 1010. Ortlob 513. Pamphilus Mantivs 541. Panzer II, 749. Paraeus 79. 597. Parolinus 129. Parry II, 1010. Parsons II, 372. Paullini 509. 526. Paulus Aegineta 19. 28. Paxton II, 36. Pechlin 479. Pelardus II, 294. Percival II, 983. Perrault 423. Perreau 282. Perthes II, 466. Petit II, 1111. 1125. Pezold 509. Piso 665. 666. Plater 123. 140. 155. 216. 218. Platner II, 1010. Pletain II, 907. 1078. Plinius Secundus 10. 91. le Pois 168. Poitevin II, 541. Polisius 208. Portius II, 36. Poterius 163. 521. Pouteau II, 830. Praevotius 696. Pratonsis 275. de Pré II, 186. Pressavin II, 675. Primerosius 266. Prosper Alpinus II, 155. Prueffe 399. Puchner II. 179. Quarin II, 550. Rabe II, 1064. Rabeux 126. Rahn II, 908. Radnizky II, 495. Randenius 105. Reil II, 962, 1078. Reitzius 119. Renard II, 468. Revdenius 600. Reverovicius 655. Rheginus 559. Rhumelius 241. van Rhyn II, 613. Ridley II, 50. 306. Riedlin 739. II, 91. Rietmackers 179. Riolanus 244. 675. 702. Ritter II, 1065. Riverius 216. 235. II, 115. Roderici à Castro 613. Rotfinc 209. 290. 718. 720. Romanus 94. Roncalli II, 379. Rosen II, 661. Rouleau II, 55. le Roy II, 364. 763. Ruffer II, 618. Rulich 156. Rush II, 908.

Rydbaeck II, 590. Sachs 127. 129. Sachtleben II, 909. Sagittarius 105. Sanctorius 187. Sala Vincentinus 156. de Sauvages II, 407. 418. 508. Saxonia 614. Scarlatinus 747. Schacht II, 181. Schaller 169. Schelhammer 196. 208. 255. Schenk 116. Schmucker II, 858. Schoenemann II, 1066. Schrader 384. 450. Schroeder 465. II, 320. 577. Schüz II, 1096. Schulz II, 320. Schulze II, 297. 320. 496. Scrincus II, 372. Sebiz 46. 260. 266. Seelmatter II, 1066. Senavit 332. Sennert 156. 196. 651. 653. Septalius 651. Serenus Quintus 542. Severini 236. 268. Sherven II, 711. Siebold II, 1096. Silvaticus 607. 608. Simpson 336. Sinapius 141. 514. 527. Slevogt 504. Smetius 156. Sneeberger 572. Solander II, 740. Spielmann II, 990. Spies II, 237. Spindler 480. Stabel II, 281. Stahl II, 86. 186. 250. Stalpart 462. Steinmetz 160. Stock II, 195. Stoeller II, 484. Stoerck II, 561. 661. 662. Strassburg 253. Strauss 450. Struthius 25. Stuckèns II, 1080. Stupanus 636. Sue II, 1127. Swalve 311. van Swieten II, 364. Sydenham II, 105. Sylvaticus 271. Sylvius 227. 325. 368. 560. 724. Tappius 282. Teichmeyer II, 328. 561. le Tellier 169. 192. Terpinet II, 471. Teske II, 591. de Tertre 319. Theden II, 662. Thomas II, 297. Thomassen II, 879. Thoner 250. 662. Thouret II, 740. Timaeus 320. 481. Tissot II, 776. Tode II, 712. 1115. Toël II, 389. Torella 5. Tournay II, 860. Tozzius 493. Treuner II, 911. Troels II, 637. Tschirnhaus 455. Unverzagt 166. Unzer II, 381. Utkofer 433. Val d'Eve 41. Valentinus II, 37. Valleriola 66. Vallesias 619. 620. Valisneri II, 267. Vater 510. Velschius 320. Venafrani 76. du Verney 441. Vesalius 23. Vesti 510. Victorius 553. Vieillard II, 627. de Vilches II, 1037. Vlaardingermond II, 98. Viridet II, 282. Vliotarpius 375. Voccius 600. Vogel II, 571. Volcherus Coiter 65. Volckamer II, 311. Volpini II, 98. Vounk II, 912. Wadstroem II, 663. Warner II, 472. Waton II, 1038. Watts II. 485. Webster II, 800. Weckerus 616. Wedel 424. 427. 435. 481. II, 352. Weger II, 181. Weineck II, 571. Weissbach II, 258. Welsch 295. Wendt II, 1068. Wernerus 72. Wigand II, 1116. Wilcke II, 1069. Willis 385. Wintringham II, 834. Woerner II, 593. Wolff II, 966. Wormer 511. Woyt II, 227. Wynsott 475. Young II, 448. Zacchias 370. II, 299. 300. Zacutus Lusitanus 221. 250. 677. 678. de Zaworzitz 392. Zeidler 208. Ziegler II, 181. Zollikoffer 436. Zuccarini II, 1038. Zwinger 81. 1670. 1706. 1726. 1731 1732. 1756. 1791. 1795.

Dysuria. Ischuria. Stranguria. Ardor urinae. Abernethy II, 1016. de Abreu 180. Acrel II, 743. 916. Aëtius 37. Agasson II, 289. 450. Agustinus 299. Alberti II, 189. 199. 228. 323. Albertus II, 917. Albrecht II, 601. Albukasis 26. Alexander Trallianus 26. Alix II, 698. Allen II, 434. Althof II, 968. Amatus Lusitanus 643. Amyand II, 580. Andrée II, 511. Angeli II, 1017. d'Apples II, 409. Aretaeus II, 617. Aristoteles 91. Arnaud II, 572. Astruc II, 434. Aurelianus II, 178. 179. de Ayala 703. Bach II, 896. Bader II, 552. Baillie II, 1040. Ballonius 216. 240. II, 552. Balme II, 450. Bang II, 817. Baronius 139. Bartholinus 264. 299. 300. 315. II, 314. Bass II, 245. Bauhinus 108. Baverius 12. Baynard II, 580. de Beauregard II, 602. Becker 162. II, 52. Beckherus 286. van der Belen II, 818. 897. Bell II, 1118. Benevoli II, 374. Berger 739. de Berger 476. Bergst II, 382. Bierling 410. Billavatus 393. Binninger 377. Bird II, 512. Bishop II, 970. Blanc II, 1020. Blancard 419. Blasius 402. Blass II, 3. Blegny 419. 424. Block II, 839. Blum II, 283. Blumenthal II, 665. 679. Bodmer II, 995. de Bollingen II, 523. Boerhaave II, 356. 358. 367. 423.

489. Boettcher II, 970. Bonetus 729. Bonn II, 970. van der Boonmesch II, 883. Borchard II, 400. Bordeneuve II, 580. Bouffey II, 452. Boyle 301. Brady II, 580. Brendel 158. Brisbane II, 666. Brockhausen II, 791. Bromfield II, 581. Brünie II, 1072. Büchele II, 996. Buesen II, 820. Caelius Aurelianus II, 88. 700. Caesalpinus 97. Cagnion II, 971. Calmette 403. Camerarius 437. Camper II, 537. Cantwell II, 581. Capivaccius 591. 592. 593. 790. Carter II, 972. de Castro 222. le Cat II, 582. Cavallini II, 554. Celsus II, 401. Chamberlaine II, 680. Chesneau 377. II, 151. 337. Cheston II, 655. 952. Cheyne II, 202. Chretien II, 866. Christiani 453. Cirillo II, 302. 303. Cleemann II, 332. Clement II, 455. Cline II, 1103. Colot II, 219. Conradi II, 972. 1055. Cornarius 101. Coste II, 455. Cowper 494. Cramer II, 392. Crato von Krafftheim 102. Crause 453. Crell II, 781. Croft II, 952. le Croix II, 455. Cullen II, 513. 952. Darwin II, 680. 1073. Dauter II, 842. Dawson II, 582. Deckers 708. 709. Degenets II, 457. Denys II, 246. 458. Desault II, 973. 1119. Desgranges II, 458. Dibon II, 383. v. Diemerbroeck 326. 459. van Dinter II, 744. Dionys II, 316. Dodonaeus 77. 420. 637. 644. Doeveren II, 582. Dolignon II, 458. Dorndorf II, 1085. Dorfmüller II, 1104. Doye 495. Drawitz 238. Drouin 495. Dumonceau II, 458. Dumont II, 1085. Duncan II, 583. 701. Dupont II, 459. Dussaussoy II, 459. Duvernoy II, 437. Eberhard II, 919. Empereur II, 459. Eschenbach 333. Ettmüller II, 39. Eysel II, 101. 112. 136. Faber II, 396. Fabricius Hildanus 234. 432. Fahner II, 1120. Falconet II, 184. Faventinus 229. Fernelius 78. 135. 573. Ferrarius 72. le Fevre II, 294. Fielitz II, 656. Fincke II, 900. Fischer II, 656. 745. 1086. Flevrant II, 538. a Fonseca 178. Foot II, 745. 1024. Forestus 105. 120. 121. 646. Foucquet II, 460. 804. Fowler II, 869. Fragoso 118. Frambesarius 102. Franck II, 920. Franco 293. Francus 453. II, 886. Frank 731. Freind II, 273. Friderici 317. Fuerstenau II, 136. Fumanellus 49. Gaebelkhover 102. Galen 85. Garengeot II, 160. Gariopontus 538. Gatinaria 8. Gavassetius 129. 507. Gebel II, 1086. Geiger 254. Gensel 525. Geny II, 460. Gerard II, 869. Gerike II, 284. Geron II, 460. Gianella II, 273. Gignoux II, 459. Gilibert II, 975. Gilli 495. Gloxin II, 548. Goeckel 438. Gontard II, 606. de Gradibus 8. Grandchamp II, 1075. Grashuys II, 426. Grembs 273. Gruber 382. Grueling 322. 323. II, 107. Guarinarius 142. Guide 443. Guinot II, 461. Guinther 563. Gulbrand II, 822. van der Haar II, 956. Haas II, 822. Haeseler II, 770. Hagen II, 346. Hagendorn 473. Haller II, 479. 683. Hamilton II, 584. 1026. Hannaeus 365. Hartmann 680. 681. Hasenöhrl II, 539. Hauser 475. 508. de Hautesierck II, 595. Hees II, 325. Heister II, 440. Hellwig 724. van Helmont II, 76. Helvetius II, 90. Helwig 422. Henniken II, 505. Herholdt II, 977. Heuermann II, 585. Heurnius 624. de Heyde 454. v. d. Heyden II, 902. Heysham II, 703. Hippocrates 274. 279. Hochstetter 382. Hoefer 389. Hoffmann II, 228. 232. 271. 384. 586. Hollerius 56. 59. Home II, 794. Hopfengärtner II, 1059. Horn II, 977. Hornung 184. Horstius 289. Hunter II, 1027. Huth II, 46. Huxham 575. Jamot 422. Jas II, 979. Jawandt II, 1068. Juch II, 332. Jüngken II, 204. Junker II, 340. Kausch II, 1060. Kerschner II, 517. Kissel 445. Kleefeld II, 1109. Klein II, 1089. Kleinfeld II, 125. 129. Koch II, 304. Kramer II, 480. Krause 731. Krazenstein 433. II, 806. Lafont de Fressinet II, 872. Lange 580. II, 705. Langius 138. 313. Lapi

II, 416. 462. Latham II, 706. 957. Latta II, 1045. Lautenbach 7. Lechel 310. Leautaud II, 462. van der Leeuw II, 979. Lefert 443. Lehmann 477. Lempereur II, 462. Lentilius II, 102. Lentin II, 634. 771. 942. Lettsom II, 690. Levingston II, 690. Libavius 229. Lieb II, 872. v. d. Linden 270. 672. Linneus II, 608. Loeffler II, 658. 904. 923. Loew 525. Lommius II, 310. Lotichius 229. 659. Louis II, 341. Lucas II, 850. 873. Ludwig II, 608. 631. Luxmore II, 690. Lysons II, 588. Macbeth II, 708. Magnan II, 736. Makenzie II, 518. Mannoir II, 980. Marcard II, 850. Marcellus Donatus 85. Marechal de Rougères II, 463. Marianus Sanctus 50. Marinelli 335. Martin II, 394. 463. Mattieu II, 980. Maurel II, 464. Mauriceau II, 175. Mayer II, 873. Mayerne 477. Mazars de Chazelles II, 464. van Meekren 434. Meibom 399. Mercurialis 91. Mery II, 35. Meyer II, 222. 851. de Meza II, 825. Michaelis II, 658. 1091. Middelaer II, 311. Moccha 174. Moehring II, 254. Moeller II, 772. Montagnana 52. Montanus 52. del Monte II, 1062. Morand II, 464. 737. Morgagni II, 610. 611. Morton II, 223. la Motte II, 559. Mourik 324. Müller II, 109. 981. Mulder II, 598. Muntz II, 959. Murray II, 749. Nahuys II, 875. Neuhof II, 101. Noël II, 982. Nordmann II, 519. Oberteuffer II, 1010. Oliphant II, 466. 723. Oribasius 45. Osiander II, 1010. Paisker II, 319. Pamard II, 466. Panarolus 259. Paraeus 79. 598. 599. Parea II, 1047. Parker II, 1111. Paulli 215. II, 120. Paullini II, 67. Paulus Aegineta 19. 29. Pearson II, 519. Pechlin 479. Pelargus II, 193. 194. de la Perche II, 749. Pereda 607. Peterson II, 674. Petit II, 709. Petraeus 162. Physick II, 1111. Piderit II, 1047. Pigraeus 151. Piso 665. II, 286. Planchon II, 467. Plater 219. Plessius 282. Ploucquet II, 962. Pohl II, 396. le Pois 168. Pomme II, 467. 541. Portal II, 650. Poterius 163. 521. Pressavin II, 675. Primerosius 266. Prosper Alpinus 587. a Pueto 152. Quensel II, 1064. Rademacher II, 1064. Rahn II, 908. Ramby II, 590. Ranchinus 190. Ranoë II, 831. Raulin II, 468. Rave II, 1064. Raygerus 492. Raymund II, 520. Reveroviccius 680. Reid II, 763. Rheginus 559. Rhodius 275. Riebius 492. Rickemann 336. Riedlin 415. 416. 434. 480. 738. 739. II, 92. Riolanus 244. 675. Riverius 226. 235. 701. Rivinus 434. Rocon II, 1011. Roderici a Castro 614. Roncalli II, 380. Ronsseus 95. von Roonhuyse 384. Rosa II, 55. Ruland II, 232. 233. Rung II, 927. Ruysch 480. II, 327. Sabatier II, 763. 984. Sabourinus II, 155. Salchow II, 636. Salius Diversus 86. Salmuth 242. Sandifort II, 750. 831. 1034. Sarcone II, 577. de Sauvages II, 570. Saxonia 614. Saxtorph II, 710. 831. Schaarschmid II, 333. Schaeffer II, 1113. Schenck 117. Schmid II, 177. Schmucker II, 858. Schneider II, 661. Scholzius 605. Schorer 303. Schroeck II, 636. Schroeder II, 739. Schulze II, 306. Schurig II, 187. Schuster 276. Schwediauer II, 892. Scultetus 267. Sebiz 276. Sedillot II. 469. Segretain II, 469. Selig II, 1066. Senter II, 694. 985. 1035. Severinus 368. Siebold II, 1012. Sinibaldi 123. Smetius 148. 156. 157. Smith II, 963. Snowden II, 878. Solingen 493. Spindler 480. Spohr II, 833. Squire II, 695. Stalpaart 455. II, 225. Stark 423. Starke II, 1114. Staudt II, 776. Steeghius 618. Steidele II, 740. Stevenson II, 469. 927. Stoerck II, 551. Stoll II, 752. 928. Stovin II, 833. Stupanus 636. Sylvaticus 271. Sylvius 368. 545. Teffeln 368. 374. Teichmeyer II, 328. Teubeler II, 400. Theden II, 662. Theophrastus 170. 560. van Thiel II, 225. Thom II, 1127. Thomann II, 1128. Thomlinson II, 637.

Thoner 250. 663. Thuillier 510. Timaeus a Guldenklee 299. 320. 481. Timmers II, 510. Tolet 493. Trampel II. 1037. Treuner II, 911. 948. Trew II, 344. Trincavellius 70. 567. Triven II, 344. Trye II, 860. Tulpius 220. 375. 451. Turner II, 471. 879. Uffenbach 145. Vallisneri II, 268. Vandorpe II, 471. Velschius 320. Verberekmoes II, 1099. de Verignana 11. Verzascha 407. 716. Victorius 48. 553. de Vildt II, 472. Voelter II, 181. Vogel II, 535. 754. 873. Volpini II, 98. Wagner II, 777. Waldschmidt 748. Wanters II, 472. Warburg II, 948. Ward II, 696. Ware II, 696. Warner II, 592. Watson II, 880. 965. Weber II, 578. Webster II, 800. Wedel 528. II, 55. 58. 177. Weerkempe 523. Wegelin II, 777. Weineck II, 1099. Weissbach II, 257. Wegelin II, 233. 912. Welden II, 1052. Welsch 369. Weltbrecht II, 269. Werlhof II, 727. Werndoius 321. Wichmann II, 1052. Wierus 276. Willan II, 880. 991. Winkler 445. Witte II, 390. Wilson II, 713. Wirsung 569. Woyt II, 43. Wrigt II, 697. van Wy II, 1053 de Yon 511. Young II, 593. Zacutus Lusitanus 221. 678. Zeviani II, 1015.

1622. 1670. 1700. 1702. 1706. 1714. 1719. 1720. 1723. 1727. 1731. 1733. 1734. 1738. 1739. 1743. 1745. 1749. 1751. 1752. 1754. 1756. 1758. 1763. 1773. 1774. 1779. 1787. 1790. 1791. 1797.

Ebietas. Trunkenheit. Trunksucht. Alcoholica. Spirituosa. Abrahamoviz II, 336. Actuarius 549. Aeneas Gazaeus 554. Aëtius 37. Alander II, 552. Alberti II, 198. 199. 200. 252. 294. 323. 336. Albrecht II, 278. Alexander Trallianus 26. Alpinus II, 354. Arcelin II, 939. Argenterius 626. Arnold II, 660. Arnoldus de Villanova 573. 574. 575. Artimedorus 32. Bugenius 602. Bacon de Verulam 691. 692. Ballonius 206. Bartholonus 264. 296. 300. Battus II. 261. Bayrus 555. Behrens II, 93. Bellot II, 969. Benedictus 23. de Berg II, 278. 517. Berger II, 92. 144. Bernd II, 302. Beyer II, 906. Bertram II, 346. Bierling 410. 411. Binnninger II, 411. Boerhaave II, 356. 366. de Boetticher II, 382. du Bois II, 336. Borellus 268. Borrichius 706. Bourgoon 72. Bourry II, 580. Brendel 158. Breyer 464. 516. Bronquiart II, 969. Brückmann II, 375. Brunner II, 179. Brugerinus 51. Bulisius II, 315. Burmester II, 971. Callisen II, 768. 820. Camerarius 437. 516. Capivaccius 591. Carr 476. Cartheuser II, 315. 565. Caserta 180. Chevallier II, 359. Chūdenius 495. le Clerc 506. von Collen II, 744. Conforti 61. Cordelle II, 119. Cothmann 208. Curne II, 1001. Currie II, 1085. Curteis II, 53. Cvrio 561. Daignan II, 455. Darwin II, 1073. Deboux II, 457. Digby 364. Dolaeus 476. Dorigny II, 392. Drelincurtius II, 220. Duercks II, 731. Ellises II, 758. Eobanus Hessus 545. Ettmüller 476. Eysel II, 34. Faber 189. Fabricius Hildanus 433. Febr 317. Fernelius 135. Ficinus 102. Fidelis 711. Forestus 93. 120. 610. Fothergill II, 1074. Fracastorius 566. Frank 14. de Frankenau 495. Freind II, 273. Froeseweit II, 565. Fumanellus 21. Galenus 608. Garibaldo II, 974. Garn II, 975. Gaubius II, 369. Gazabar 49. Gazius 34. Gerlach 313. de Gevigland II, 392. Gladbach II, 34. Glauber 272. Gmelin II, 616. 702. Gockelius II, 28. Goehrs II, 294. Guenault II, 339. Guering II, 336. de Haen II, 1057. Halle II, 901. Hannemann 413. ab Heer 182. Heliot 231. van Helmont II, 73. 74. 77. Henauer 181. Henckel II, 160. Herings 313. Hermsen II, 783. Hessus 42. 60. Hevrnius 594. 624. Hildebrand 142. Hildesheim 149. Hippocrates 273. 279. le Hoc II, 264. 340. 388. 939. Hoefer 390. Hoffmann II, 231. Hollerius 59. Homeyer II, 336. Hommers 225. Horstius 184. 289. Horus II, 377. Hufeland II, 1088. 1108. Hygliophili

262. Jaenisch II, 1027. Johnston 202. Joachinus 542. Jüngken II, 205. Juch II, 325. Kannegiesser II, 377. Keller II, 304. Knoll II, 404. Kraft II, 1109. Krueger II, 517. Kurz II, 325. Lallement II, 339. Langius 129. 138. 313. Langlois 310. Languis II, 275. Launay 181. Leidenfrost II, 783. Lembken II, 261. Lemmius 53. 68. 69. Lemos II, 280. Lentilius II, 102. Lentin II, 824. Lepy II, 119. Levy II, 296. Lincke II, 707. van der Linden 671. Linnaeus II, 394. Loew II, 206. Loner 335. Lotichius 229. Lutheritz II, 315. 319. Magen II, 495. Magirus 167. Majault II, 296. Mallinkrott II, 185. Marqvard 469. Matenesius 147. Mathesius II, 385. Mauchart II, 1007. Meibom 324. Mercurialis 91. Mercurio 126. Meyer II, 341. Michael Scotus 611. Mithoff II, 924. de Moor II, 55. Morand 231. Moreau II, 580. Mosselage II, 395. Mueller 314. II, 369. 465. Musitanus II, 131. Nicolai II, 570. Noel II, 91. Nonus 553. Nucella 751. Nuernberger II, 1009. Opitz II, 906. Opsopeus 49. Paldamus II, 925. Papen II, 278. Pasor 262. Paullini II, 66. Paulus Aegineta 28. de Pedemontio 122. Percy II, 466. 1010. Picoté II, 388. Pisanelli 86. Pictorius 45. 63. Pincierus 96. Piso 665. Plater 156. 216. Platner II, 1127. Plinius Secundus 10. Ploucquet II, 786. Pohlius II, 660. Poissonier II, 336. Praefectus 554. 555. Praevotius 696. du Pré II, 160. 185. Quercitanus 132. Ramel II, 1033. Ranchinus 190. Rantzovius 600. Rast 434. Raymannus II, 333. Reineccerus 141. Reinesius 414. Reinick II, 287. Reverovicius 655. Richman 318. Richter II, 908. Riedlin 415. 466. 503. 738. Riverius 115. 702. Roderici à Castro 613. Rolfinck 318. 718. Roncalli II, 380. Rugenwald II, 92. 144. Rush II, 891. Ruysch II, 327. Sachs 295. Salmuth 242. Sandifort 527. II, 877. Scaliger 144. Scarlatinus 746. Schenck 116. 117. Schenckius a Grafenberg 695. Scherer II, 570. Schmidt II, 343. Schoepfer 484. Schott 298. Schrader 384. Schrick 15. Schulze II, 278. Schurig II, 163. 164. 208. 242. Schnurmann II, 985. Sedgwick II, 208. Seidelius 101. Semmedo II, 149. Sennert 319. Seufferheld II, 164. Sharwood II, 311. Short II, 407. Sikora II, 1013. Silvaticus 607. 608. Speun II, 1009. Stenius 101. Stenon 368. Stentzel II, 304. 315. Stenzel II, 275. Stock II, 495. Stoll II, 928. Stroemer 10. Stromer von Aurbach 17. Swalwe 311. Theophrastus 170. Timaeus 319. 320. 481. Tirellus 196. Tozzius 493. Trotter II, 928. Unzer II, 533. Vauquelin II, 991. Völker II, 777. 860. Vogel II, 252. 257. Vogter 617. Waldschmidt 407. Walter II, 880. Wattsack II, 1130. Weber II, 578. Weckerus 615. 616. Wedel 484. Weidler 445. Weiss 424. Wepfer II, 226. Willichius 29. Willis 375. 385. Wilsius 951. Wirdig 380. Wirsung 568. 569. Wittich 62. Wolff 445. Woyt II, 227. Wünsch II, 1081. de St. Yon 506. Zacchias 196. II, 299. Zacutus Lusitanus 221. 678. Zeller II, 616. Zeviani II, 1081. Ziphaelius 263.

1615. 1622. 1670. 1706. 1711. 1717. 1743. 1752. 1762. 1785. 1774. 1782. 1785. 1794. 1795. 1796. 1797.

Ecstasis. Fanatismus. Adelung II, 863. Agrippa ab Nettesheyn 16. Albini II, 36. Albrechtus II, 289. Appel II, 837. Bacon de Verulam 691. Baier II, 176. 177. Bang II, 817. Bashuysen II, 151. Baumes II, 729. Bernier 333. Betinelli II, 1041. Bodinus 612. Brunnemann II, 217. Bonetus 927. Burserius II, 865. Camilla 55. Cardanus 552. Casavboni II, 82. Castilhon II, 645. Chesneau II, 151. Chifflet 166. Cobolti 127. Cohausen II, 213. Cole II, 605. Corvini II, 33. Cullen II, 953. Eber II, 744. Eberhard II, 745. v. Eckertshausen II, 936. Ewald II, 843. Foerster II, 503. Fracastorius 566. Franco 293.

Gedeon II, 733. Geiger 254. Gemma 70. Gerdesius 483. Glawnig II, 976. Hannemann 726. Hardwig II, 479. Hartmann 680. Heineccius II, 318. Heydenreich II, 1107. Heyler II, 255. Hippocrates 279. Hornung 184. Hoyerus II, 295. Hufeland II, 1108. J. II, 555. Jacob II, 978. Justi II, 1089. Kaempfer II, 108. Lappenberg II, 903. Leister II, 503. Lentilius II, 102. Leppentin II, 904. Locke II, 507. Loew II, 206. Ludolff II, 795. Malebranche II, 736. Maimon II, 828. Meiners II, 691. Meister II, 519. 722. Moritz II, 826. 828. Muratori II, 875. Oesfeld II, 508. Panecius 502. Saulus Aegineta 23. Perfect II, 785. Petraeus II, 36. Platner II, 255. Pockels II, 1112. Primerosius 330. Rheginus 559. Riolanus 244. de Sauvages II, 570. Scarlatinus 746. Schaar II, 176. 177. Schookius 686. Schott 298. Schraffius II, 729. Schurig II, 208. Schuster II, 651. de Sorbait 705. Stockmann 185. Stolterfoht 484. Teichmeyer II, 561. Tiedemann II, 753. 879. Tissot II, 764. 777. 928. 964. Vahlkampff II, 479. Vertel II, 991. Webster II, 800. Wedel II, 58. Wegerle 690. Weikard II, 1116. Weishaupt II, 912. Wünsch II, 1081. Zacchias 117. II, 299. Zornius II, 365.
1670. 1720. 1731. 1745. 1779. 1787. 1788. 1797.

Electricitas. Aasheim II, 993. Abildgaard II, 714. Albanus II, 950. Alberti II, 572. Aldini II, 994. Allaman II, 500. Bakar II, 382. 580. Bang II, 817. von Barnefeld II, 216. 779. 864. Bartholinus 706. Bauer II, 602. 642. Baumer II, 475. 501. Beccaria II, 602. Beckett II, 679. Beckmann II, 767. Belissan II, 505. Bell II, 995. Bérand II, 382. Berdoë II, 654. Berthollet II, 1072. Bertholon de St. Lazare II, 779. 791. 883. 917. 932. Bianchini II, 391. 400. Birch II, 767. 995. Blizard II, 951. Blohm II, 495. Blunt II, 865. 883. Boeckmann II, 883. 897. Boese II, 950. Bohadsch II, 411. Boissier II, 391. 476. 536. Bonnefoy II, 802. 819. Bose II, 302. 336. 347. 359. 374. de Boneix II, 452. Brugnatelli II, 996. Brydone II, 502. Buechner II, 537. 594. Buzzi II, 1020. Caldani II, 996. le Camus II, 546. Carmichael II, 573. 952. Carmoy II, 841. 866. Cartheuser II, 581. le Cat II, 347. 454. Cavallo II, 744. 860. 1055. de la Caze II, 477. de Cazelle II, 803. Chifolian II, 841. Cigna II, 502. 688. Comus II, 701. 823. Corradori II, 1021. Cosnier II, 690. Crêve II, 1021. 1073. Currie II, 899. Deiman II, 768. 1021. Delius II, 348. 359. Descemet II, 458. Deshais II, 152. 392. 502. Disnay II, 953. Domin II, 1073. Duboucik II, 803. Dutour II, 538. Eason II, 744. Eberhard II, 538. Erastus 66. Evans II, 459. 503. 513. Evart II, 713. Fabricius ab Aquapendente 238. Faulwetter II, 1043. Feller II, 868. Floyer II, 412. 426. Fontana II, 717. 1003. Fortis 725. Fothergill II, 769. Fowler II, 1024. 1076. Franklin II, 412. 426. 503. 514. 632. Fuchselius II, 547. Fuerstenau II, 360. Galvani II, 974. 1004. de Gardane II, 620. Gardin II, 1004. Gautier d'Agoty II, 718. Geller II, 769. de Genettes II, 1044. Gerhard II, 668. Gosner II, 633. Göbby II, 1004. Gilby II, 955. Graham II, 733. Greve II, 1025. Grimm II, 1121. Grosser II, 901. Haase II, 868. de Haen II, 526. 621. 682. de Hais II, 391. Haliday II, 886. Hall II, 656. Halle II, 901. 921. Haller II, 682. 683. Hamilton II, 1005. Hart II, 493. Hartmann II, 415. 647. Housenius II, 340. Hausleutner II, 445. Hazon II, 493. Hecker II, 1026. Herholdt II, 1107. Hermbstaedt II, 1087. Hey II, 516. 734. Himly II, 1087. Hjortberg II, 735. Hjorther II, 585. Hoadly II, 427. Hoffmann II, 594. Home II, 794. Huber II, 385. Hufeland II, 822. v. Humboldt II, 1075. Hunczovsky II, 822. Hutchinson II, 940. Huyberechts II, 1006. Imbert II, 505. Imhoff II, 1075. Jallabert II, 385. 393.

Kessler II, 377. 385. 404. Kirchvogel II, 416. 607. Kitz II, 871. 903. Klaerich II, 480. Knox II, 941. Kohler 496. Koestlin II, 720. Kratzenstein 231. II, 350. 361. 441. Krueger II, 505. Kruenitz II, 634. 670. Kuehn II, 823. 872. 1076. Kuhn II, 1116. Lamphier II, 941. Lavirotte II, 428. Ledry II, 690. 823. Leiner II, 1090. Lentin II, 506. Lichtenberg II, 771. van der Linden 671. Lindhult II, 428. Linneus II, 462. Lobé II, 333. Louis II, 377. Lovett II, 494. 540. 721. Lowndes II, 904. 980. 1007. Ludolf II, 495. Maculloh II, 1028. Magirus 640. du Man II, 721. Mangin II, 428, 429. Marat II, 386. 850. Marherr II, 597. 722. Marx II, 722. Mason II, 540. Mauduyt II, 737. 749. 762. 772. 784. 806. 850. 873. 905. 980. 1008. Mazars II, 784. 924. Mertens II, 851. Metzger II, 1009. Michaelis II, 658. Michelitz II, 807. Morand II, 443. Morgen II, 1009. Moritz II, 1009. Morris II, 443. de la Motte II, 465. Muller II, 482. Munson II, 924. Nairne II, 829. Nebel II, 519. 762. Neifeld II, 443. 465. Nicholson II, 944. Nicolas II, 785. 808. a Nollet II, 405. 443. 465. North II, 709. Oberkamp II, 519. Ollivier de Villeneuve II, 388. Oppermannus II, 371. Oserezkowski II, 773. Paets van Trovstwyk II, 925. Palmer II, 875. Pardington II, 589. 762. Paulsohn II, 428. Pech II, 925. Perfect II, 762. 785. Perkins II, 1125. 1077. Peters II, 797. Petetin II, 1111. Pfaff II, 1032. 1047. 1063. 1077. Pfotenhauer II, 773. Pickel II, 763. Pivatti II, 379. 388. 396. 429. Platz II, 773. Poma II, 907. Pomme II, 467. 925. Priesley II, 636. 676. 723. Quellmaltz II, 351. 363. 445. Rafn II, 1107. Rackstron II, 388. Reil II, 1094. Rénaud II, 467. 907. 925. Retz II, 877. Reutlinger II, 599. Richter II, 636. 661. Robertson II, 856. 1095. Robinson II, 856. Roedder II, 676. Rosenberg II, 364. de Rosiers II, 468. 831. le Roy II, 445. 483. 521. 550. Sans II, 469. 676. 673. 787. 810. Saunders II, 710. 857. de Saussure II, 676. de Sauvages II, 392. 407. 418. Schaeffer II, 430. 560. 599. Schenckius a Grafenberg 695. Schinz II, 750. Schmuck II, 985. 1012. Schmucker II, 857. Schöpf II, 985. Schulze II, 305. 496. 570. Schwarz II, 762. Segnitz II, 963. Scrinoi II, 411. Senft II, 764. Sennert 652. Shebbeare II, 484. Siebold II, 1035. Sielentz II, 505. Sigaud de la Fond II, 661. 676. Snowden II, 878. Socin II, 543. 751. Sommer II, 1067. Spengler II, 445. 469. Spry II, 614. Squaredo II, 373. Steavenson II, 764. Stein II, 1013. Stroemer II, 725. Struve II, 1067. 1080. 1114. 1127. Stuttgarder II, 497. van Swinden II, 878. Teske II, 352. 431. Thorp II, 964. Thouret II, 872. Thourryus II, 752. Thouvenel II, 799. 1013. Tissot II, 557, Titius II, 663. Tode II, 1115. de la Tourri II, 389. Trnka II, 754. 799. Unzer II, 533. 534. Valli II, 1013. Vaughan II, 1098. 1115. Verratti II, 390. 408. 484. Vinall II, 1037. Vivenzio II, 860. Volta II, 1014. Wall II, 592. Walther II, 351. Ware II, 696. 912. 1014. Watson II, 578. 592. Weber II, 592. 800. 991. Webster II, 80. Weikard II, 765. Wells II, 1068. Werner II, 432. Wesley II, 664. Whitchurst II, 861. Whytt II, 510. 664. Wilhelm II, 713. Wilkinson II, 834. 991. Willemel II, 801. Wilson II, 427. Winklerus II, 390. 447. 616. 652. Wohlrab II, 1081. 1116. Woodward II, 298. Zetzel II, 462. 473. 498. Zwinger II, 486.

1632. 1718. 1746. 1747. 1749. 1750. 1751. 1752. 1753. 1754. 1756. 1757. 1758. 1759. 1761. 1762. 1763. 1764. 1770. 1777. 1779. 1780. 1783. 1787. 1789. 1791. 1794. 1795.

Epidemie. Endemie. Aaskow II, 742. Aegineta 14. Alcock II, 620. Alberti II, 228. Albrecht II, 346. Andreas II, 182. Ansiaux II, 864. Arand II, 642. Armstrong II, 864. Baglivi II, 123. Baker II, 602. Baldinger II, 1019.

Ballonius 212. 213. Barailon II, 766. Baty II, 716. Begullet II, 654. a Bergen II, 330. 501. Bergius II, 475. Bernier 430. Birsch 393. Blanc II, 917. Boehmer II, 666. Boneix II, 654. Booke II, 264. van dem Bosch II, 629. Boucher II, 554. Brawe II, 666. Brown 723. Bruening II, 666. 680. Bruno II, 135. Budaeus II, 124. Burghart II, 294. Caelius Aurelianus II, 88. Cleghorn II, 730. Congolius II, 135. Cothenius II, 478. Cotte II, 667. Cullen II, 953. Davidis II, 657. Desgranges II, 1022. Dodart 396. Drawitz II, 135. Drelincurtius 736. Eicke II, 1025. Eisenmenger 201. Eschenbach II, 655. Ewers II, 812. Faxe II, 1121. Focken II, 656. Forke II, 656. 1025. Formey II, 1121. Forsok II, 459. Fougeroux II, 821. Fracastorius 41. Franco 293. von Frenz II, 620. Geller II, 566. Gohl II, 184. 213. Gruner II, 1025. Haberkorn II, 135. 137. Haberler II, 846. Harris 468. Hartmann 635. Hasenöhrl II, 539. Haygarth II, 1122. Hacquet 204. II, 264. Hegner II, 548. Heiligtag II, 397. Hempel II, 760. Hensler II, 669. Hermann II, 703. 719. Herold II, 1025. Herzberg II, 1025. Hillary II, 734. Hippocrates 274. Hoffmann II, 135. 230. 264. Hofmeyer II, 135. 332. Holdefreund II, 735. Hooke II, 214. Horstius 191. Hüfer II, 812. Hufeland II, 940. de Jussieu II, 669. Kannegiesserus II, 350. Kopff 478. Lallement II, 923. Lang II, 138. Lange II, 149. Langsvert II, 720. Layard II, 761. Leidenfrost II, 648. 657. Leischner 398. 715. Leisner II, 135. Lentilius II, 102. 108. Lentin II, 706. 721. Lepecq de la Cloture II, 872. Libavius 185. Linné II, 568. Longolius II, 135. 138. Ludaeus II, 149. Ludolff II, 135. 222. Maj 740. Malebranche II, 736. Marcard II, 672. 690. Mare II, 135. May 478. Mercurialis 578. de Meserey II, 442. Metzger II, 807. Mey 439. Meyer II, 812. de Meza II, 708. Millar II, 635. Model II, 658. Morgagni II, 609. Moscati II, 1077. Müller II, 501. Muller II, 330. Nebel II, 659. 673. Paracelsus 55. Parry II, 762. Pelargus II, 194. Pichler II, 889. Plater 219. Plaz II, 228. Quellmalz II, 333. 429. Razoux II, 613. Read II, 660. Reewe II, 351. Reimann II, 155. Reinhard II, 1025. Riem II, 891. Roedder II, 676. Rosen II, 397. Rosenblad II, 831. 877. Rossum II, 891. Rothe II, 429. Rothmann II, 568. Saalmann II, 927. Saillant II, 739. Salerne II, 483. Sangiorgio II, 676. Schaeffer II, 831. Scheffel II, 140. 544. Scheibner II, 496. Schenck 116. Schleger II, 651. 676. 694. Saillant II, 739. 774. Schaeffer II, 831. Schober II, 186. Schroedter II, 1025. Schroeter 484. II, 1012. Schwenckfeld II, 56. Scrincus II, 287. Selle II, 811. Sennert 172. Sims II, 695. 725. Slegel 657. Spohr II, 947. 1025. Stahl 522. Stefanowitz-Danzow II, 1097. Stoll II, 751. 928. Striebhardt II, 1025. van Swieten II, 811. Sydenham 505. Tavbe II, 662. 812. Testi 498. Teophrast 212. Thevart 212. Thile 451. Tillet II, 677. Tissot II, 600. 637. 652. 663. 776. Trautmann II, 964. Troyel II, 991. Vater II, 182. 268. Vétillard II, 652. Vogel II, 663. 799. Waldschmid 157. 121. II, 140. 544. Wallich II, 1025. Walterus 736. Weber II, 741. 812. Wedel II, 140. 664. Weikard II, 765. Wichmann II, 105. 652. Wilisch II, 135. 140. Willis 337. 385. Winddorfferus 657. Winter II, 1038. Woellner II, 226. Wolf II, 140. Zanders II, 551.

1646. 1676. 1711. 1717. 1718. 1720. 1722. 1723. 1726. 1735. 1736. 1738. 1748. 1749. 1768. 1770. 1771. 1772. 1775. 1785. 1786.

Epilepsia. Abel II, 158. Abernethe 164. Abugalius 680. Ackermann II, 579. 950. Actuarius 549. Aedel 456. Aegineta 14. Aëtius

37. Agricola 210. Agrippa ab Nettesheym 16. Ahlefeld II, 59. 579. Alberti II, 144. 197. 198. 200. Albertini II, 562. Albinus 392. 506. Albrecht II, 261. Alexander II, 950. 968. Alexius 533. Alibert II, 1082 Alexander Pedemontanus 554. Alexander Trallianus 26. 47. 48. Alix II, 698. Allionius II, 863. Alsarius a Cruce 124. 164. ab Altomari 50. 562. Amatus Lusitanus 43. 570. 642. Ammann 333. 402. 741. Anderson II, 951. Andreae 283. Andla 175. Andrée II, 366. 572. Angel. Sala 238. Anonymus II, 678, 1017. 1072. Ansiaux II, 864. Appel II, 111. Arcelin II, 546. 551. Arculanus 542. Aretaeus 188. II, 617. Argenterius 626. Aristoteles 91, Armet II, 994. Arnisaeus 141. Arnold 418. II, 189. Arnoldus de Villanova 82. 574. 575. 576. Arnoldt II, 502. Astorius 193. Aufmolk II, 1019. Augenius 601. 602. Aulber II, 82. Auracher II, 82. Aurelianus II, 179. Avicenna 635. 679. B—n II, 838. Bader II, 552. Baier II, 63. 82. 883. Baldinger II, 653. 698. Ball II, 564. Ballonius 206. 213. 239. II, 552. Baltingk 326. Bang II, 951. Bange II, 653. 661. Bapst 104. Barailon II, 729. 766. Barbette 283. 307. 736. Barthold II, 34. Bartholomaeus 504. Bartholinus 264. 315. 316. 377. 705. II, 314. Battus 611. Baucynet 81. Bauder II, 553. Bauer II, 59. Bauhin 371. Baume II, 897. Baumes II, 757. 951. Bayrus 555. Bazin 128. 141. 193. Beard 136. II, 1124. Beattie II, 779. Beaumes II, 969. Bee 699. Bechstedt II, 679. Beck II, 118. Becker II, 52. Beckh 157. II, 122. 124. Beckher 202. 285. 286. Beddevole 424. van der Beetz 224. Behrens 438. Behling II, 285. Behr II, 273. van der Belen II, 802. Bell II, 679. Below 523. Benedicti II, 70. Benivenius 6. Berengarius 10. II, 124. Berger II, 1054. de Berger 471. Bergius II, 475. Benchard II, 475. du Bernois II, 951. Bertholon de St. Lazare II, 932. Bertram II, 791. Bierling 410. 411. 511. Biester 371. Bindi 276. Binninger 377. Bland II, 818. Blankard 464. II, 33. Blankenhain II, 523. Blegny 411. 419. Bloch II, 699. Blochwich 197. Boehmer II, 593. 618. 666. 917. Boerhaave II, 87. 290. 366. 423. 489. Boesius 453. Boerner II, 780. Boëtius 689. Boettcher II, 970. Boetticher II, 346. Bonafos II, 666. de Boneix II, 629. Bonetus 698. 729. II, 10. 14. 17. 18. Bontius 494. Booke II, 264. Bootius de Boot 243. 402. Borellus 258. Boretius II, 189. 217. 502. Bornemann 525. Borrichius 292. 381. 419. 707. von den Bosch II, 629. Bose II, 918. Bostock II, 1118. Bouche 204. Bourgand 214. Bouteille II, 744. Bouvard 128. Bovius 79. 96. Boyrot de Joncheres II, 546. a Bra 160. 491. Brandes 276. 419. Brandius 524. Bredel II, 629. Breden II, 1119. van Brederve 736. Brescon II, 331. Breuel II, 918. a Brisseau 482. Broeder II, 228. Bromfield II, 680. Brosci Broscius 148. Brouzet II, 453. Brown II, 87. 101. 791. Brückmann II, 190. 275. 279. 383. Brunner II, 135. 217. 218. 262. Bruno 524. Bruz II, 716. Buchhaave 361. II, 819. Buchholz II, 319. Buchwald II, 159. 160. 435. Buechner II, 234. 239. 391. 476. 595. Buettner II, 252. Bultingk 327. Burchardi II, 201. 211. Burdach II, 1102. Burggrave II, 840. Burmester II, 971. Burmet 448. Burserius II, 898. Busch II, 767. 918. Busse 284. Buxdorf II, 996. Bylwerf 722. Caelius Aurelianus II, 700. Caesalpinus 617. Calendus 105. Camerarius 437. 516. II, 106. Cannengiesser 371. Capivaccius 124. 590. 591. 592. 594. Cappe II, 1103. Cappel II, 792. 820. Cardanus 41. 133. 301. Cardilucius 393. Carl II, 262. Carminati II, 918. Carmoy II, 841. Caron 470. Carterius 164. Cartheuser II, 604. de Castro 207. 214. 222. Celsus 57. Chalmers II, 730. le Chandelier

II, 525. Charles 193. Chesneau 362. 378. II, 151. 337. Chevalier II, 538. Cheyne II, 190. 202. 308. Chifflet 145. Chilianus 283. Chirac II, 348. Cirillo II, 302. Clacius II, 309. Clarke, II, 792. Clauderus 442. du Cledat 231. le Clerc II, 101. Coeller 277. Colbatsch II, 383. 731. Cole II, 38. 582. Colesberry II, 996. Columna 96. 161. le Comte II, 935. Conring 222. 269. Consbruch II, 744. Cornarius 101. Corvejus 639. Coschwitz II, 229. Cracovius II, 253. Cranen 392. 472. Crato a Krafftheim 102. 571. Crause II, 106. Crellius II, 253. 425. 781. Crinitius 12. Croasdaile II, 1119. Crügener 393. Crüger II, 106. Cruso II, 34. Culigius 152. Cullen II, 841. 925. 953. Culpeper 739. Cuninghame II, 202. Currie II, 1056. Dahl II, 542. Dalby II, 554. Dalhemius 333. van Dauren II, 70. Decker 327. Deckers 145. 378. 482. 708. 709. 710. Deiman II, 1021. Delius II, 359. 492. 619. Demeherene de la Conseillere. II, 94. Desault II, 263. Desdames 247. Deshais II, 392. Detharding II, 543. 781. Diaetophilus II, 1103. de Diemerbroeck 258. 327. 449. Dietrich 442. 468. Digby 363. Dioscorides 545. Diversus 84. de Doblhoff II, 170. Dodonaeus 637. Döderlein II, 375. van Doeveren II, 731. Dolaeus 476. Donat 152. Donatus ab Altomari 552. Donnolus 382. Douglass II, 973. Doussain-Dubreuil II, 1085. 1120. Drawitz 238. Dresky II, 731. Dubb II, 659. Dufour II, 717. Duncan II, 758. 936. Dupan II, 936. Durande II, 681. 701. Eggebert 254. Ehinger II, 39. Eickmeyer 517. Elfwenberg II, 684. Elsholtz 317. Emett II, 437. ab Engelen 438. Engelhard 228. Engelhart II, 1002. Enslin II, 842. 867. Epilepsia 588. Epiphanias 146. Erastus 64. 66. 77. 102. Erberfeld II, 60. Ernst 412. Ettmüller 387. 396. 438. 449. 476. II, 39. 83. Etzler 471. Eugalenus 90. Evast II, 713. Eyselius 517. Eysenmenger 113. Faber 269. 507. 512. Fabre II, 769. Fabri 258. Fabricius II, 294. 303. 492. 583. Fabricius Hildanus 233. 234. 431. Fahner II, 420. Fahrmann 174. Falconer II, 919. Falk II, 459. Fantonus 524. II, 304. Fasch 412. 453. Fedronis 70. Fehr 322. Feller II, 868. Fernelius 35. 43. 77. 97. 133. 135. 565. 566. 573. 589. Feurstein II, 1002. le Fevre II, 294. Fichard 33. Fincke II, 900. Fischer II, 220. 229. Fitzmann 482. Fleischhauer 313. Floyer II, 191. 392. a Fonseca 120. 190. Fontanonus 548. a Fonte 137. de la Fontaine II, 1003. Fontanus 209. 272. 655. Forestus 93. 611. 645. Forlasse II, 101. Formey II, 1074. Forst 420. Forster 413. Fortis 725. Fothergill II, 793. 845. 846. 1121. Fouquet II, 717. Franck 438. II, 1003. de. Frankenau II, 160. 192. Franklin II, 503. Freind II, 279. Frauendorfer 524. du Fresnoy II, 759. 920. Freudenberg II, 53. Fribe II, 503. Friderici 333. Fries II, 769. Friese 277. Fries II, 273. Fuchsius 616. Fueldez 231. Fuerstenau II, 136. Gabelkhover 694. Gabuzzini Fanestrini 52. Galega de la Serna 202. Galenus 17. 203. 625. 635. Ganivet 155. Gardane II, 681. Gariopontus 538. Garmannus 425. II, 65. Gartz 224. Gasser 322. Gatinaria 615. Gaulken 491. Gay 453. II, 886. Gerbezius II, 40. Gerhard II, 160. v. Gersdorf II, 1106. Gesenius II, 886. Gesner 42. 73. 161. II, 632. Gilgius 261. Gilibert II, 975. 1005. Gilles 70. Gmelin II, 1004. 1025. Gockelius II, 27. Godard II, 469. 539. Godwin II, 633. Goeckel 438. Goelicke II, 220. Goniaeus 129. Gooch II, 606. Gordak II, 646. Goritz II, 240. de Gortes II, 349. de Graaf 305. II, 376. Graba 317. Grainger II, 438. Greatrake II, 29. Greding II, 633. 646. 938. 956. Grimberg 468. 502. Grossie Duhaume II, 769. Grubinski 100. Grüling 421. II, 107. Gruelmann II, 804. Gruendel 401. Gruenwald II, 40. Gruner II, 759.

Gualdo II, 927. Guarinarius 142. 534. Guenault 158. Guignon II, 759. Guillermet 127. II, 53. Guinther 563. Gulbrand II, 746. Gyfzer II, 1075. Gvarinonius 628. Haase II, 804. 868. Hachette 110. Hadenius 713. Haebert II, 846. de Haen II, 567. van Hagen II, 439. Hagendorn 472. Halle II, 901. Haller II, 621. 682. 683. Halvigius 147. Hannemann 413. 707. II, 65. Hannes II, 595. 647. Harder 459. Harris II, 220. Hart II, 668. ab Hartenfels 465. 477. Hartenkeil II, 956. Hartmann 443. 635. 680. II, 684. 760. 887. 902. Hawenreuter 85. Heden 397. ab Heers 449. van Hus II, 360. v. Heimbach II, 325. Heintke 387. Heintze 176. Heister II, 240. 349. 505. Helcher II, 235. Hellwig 724. ab Helmbach 142. Helmershausen II, 596. a Helmont 229. II, 72. 74. 75. Helvetius 397. Helwig 422. II, 108. Hemman II, 760. 1107. Henault 141. 147. Henning II, 921. 1107. Hennimann II, 325. Henninger II, 145. Henrici II, 95. de Heredia 473. Herlitz 105. Hermbstaedt II, 1087. Hermes II, 703. Herrmann 438. II, 213. Heucher II, 29. Heurnius 100. 581. 596. van der Heuvel II, 902. Hildesheim 150. Heurnius 100. 594. 595. 597. Heydecker II, 1059. Hippocrates 91. 198. 246. 278. 279. 280. 448. 635. Hirschel II, 606. 703. Hobbes II, 802. Hochstetter 127. 189. 382. Hoefer 274. 388. 389. II, 101. Hoehn II, 427. Hoepfner II, 887. Hoffberg II, 585. Hoffmann 390. 525. II, 34. 40. 113. 171. 172. 203. 230. 231. 252. 264. 586. 735. 747. 805. Höflich II, 240. 784. Hofmann 118. 454. II, 135. 285. Hoin II, 549. Holandre II, 789. Holler 740. Hollerius 56. 59. Horn II, 567. Hornung 184. Horstius 184. 225. de Horta II, 567. Hotz II, 1088. Houlston II, 903. Housset II, 647. Hovius II, 285. van Hoven II, 940. Hübner II, 34. Hueber II, 805. Hufeland II, 1059. Hugo 477. Huguet 66. Hurlebusch II, 735. Jacchinus 644. Jachini 68. Jacobson II, 1006. Jacquinette II, 657. 957. Jaeger II, 805. Jaegerschmidt 443. Jaenichen II, 622. Jahn II, 957. Jante II, 285. Jantke II, 285. Jawandt II, 903. le Jayant II, 783. Jens II, 517. Joël 165. 167. Johnson II, 747. Johnston 492. Johnstone II, 903. Johrenius II, 30. Jourdain II, 689. Juch II, 325. Jungcken 427. II, 34. 204. 235. Junker II, 241. 325. 403. 567. 586. 957. Kaempf II, 657. 761. 887. Kaeuffer II, 1045. Kanngiesser 373. Kanold II, 192. 214. Karcher II, 205. Kite II, 957. 1060. Knaefer II, 1006. Koch II, 185. Koelderer II, 377. Koenig 433. Kolb II, 95. Kornmann II, 214. Kornzweig II, 113. Kortum II, 597. 941. Kowacs 335. Kramer II, 264. Krause II, 517. 1006. 1027. Krebs II, 871. Kretschmer II, 1031. Kriegel II, 179. Kronland II, 761. Krünitz II, 394. Kuehn II, 872. Lachmann II, 823. Lamzweerde 366. 459. Lancisi II, 147. 378. Lange 580. II, 66. 120. 705. 706. Longelott 235. Langius 129. Langloias 214. Lautter II, 549. Lauwers II, 795. 923. Lawrence II, 506. Lechandelier II, 607. Ledru II, 823. Leigh II, 30. Lemnius 53. 69. 94. Lentilius 519. II, 101. 568. Leo 700. Lepner 294. Lepois 638. Lettsom II, 1007. Leveling II, 706. Libavius 100. 105. 185. Lieutaud II, 904. Lind II, 888. Lindhult II, 428. Lindinger II, 707. Link 438. 465. Linnaeus II, 463. Locher II, 556. Loder II, 1046. Loeber II, 361. Loeffler II, 979. Loeppen 143. Loesecke II, 463. Loew II, 206. Lommius 658. II, 310. Loof II, 658. Lopacki 282. Lotichius 229. 659. 660. Lubini 255. Lucius 147. Ludolf II, 386. Ludwig II, 958. Lupin 508. II, 575. Luther II, 240. 784. Lyson II, 672. 707. Macasius 230. 404. **Mackerang II, 435.** Malpighi II, 378. **Malvicinus 433.** Marnadus 11. **Manet 195. 214.** Mangetus 460. **Mangin II, 428.** Mangold II, 575. **608. 634.**

Mangoldt 371. Mangor II, 980. Marcard II, 1028. Marce 644. Marchant 66. Marchard II, 30. de Marchetti 306. Marcus de Kronland 408. II, 761. de Marées II, 722. Mareschal 700. Maret II, 850. Marles 179. Marquard 469. Marquisius 434. Marryat II, 1028. Marteau II, 761. Martini II, 319. 784. Martius 122. 324. Marx II, 673. 795. Masius 215. Massa 17. 42. 540. II, 549. Massario 153. Mauchart II, 361. Mauduyt II, 749. Maures II, 1008. Mauriceau II, 232. de Mayerne 474. Mead II, 54. 395. Meskel II, 540. Medicus II, 464. 576. van Meekren 324. 699. Megaporiti II, 61. Meibom II, 319. Meier 105. II, 807. Melleret II, 824. 851. 873. Menabenus 77. Meniot 383. 513. Mercatus 139. 578. Mercerius II, 78. Mercurialis 91. 109. 578. 579. Mercurio 126. Mercurius 167. de Meserey II, 442. Mezger II, 193. 796. 1029. de Meyer 483. de Meza II, 708. 796. Metzger II, 109. 175. Michaelis 208. 465. II, 61. Millar II, 568. 905. Millars II, 296. Mironius 44. Miscoli II, 943. Mithoff II, 924. Mobach II, 65. Mockius 140. Model II, 709. Moebius 283. 284. 408. Moeller 122. Moehring II, 254. Moench II, 943. de Molinariis 373. Moncerbert II, 589. de Moneta II, 943. Monjé II, 874. Monram 187. Monschen II, 30. Montagnana 3. Montanus 49. 50. de Moor 502. II, 46. 54. Moranus 187. Moritz II, 1009. Morris II, 443. Morton 508. II, 221. 223. 224. Motherby II, 1124. la Motte II, 559. Mudie II, 1124. Mueller II, 109. 508. 888. Muench II, 649. 828. Munier II, 722. Munting 450. Murray II, 659. Musitanus II, 131. Muys 434. Muzell II, 673. Mylius 153. 159. Nagel 126. II, 1030. Nasse II, 86. Nebel II, 1046. Nettelbladt 318. Neumann II, 1011. Nicolas II, 906. Nigrisolius 474. Nonus 553. Nord II, 1140. Nunn II, 576. de Nurretein II, 1077. Nymmannus 97. 172. Oberteuffer II, 1031. Odhelius II, 598. 623. Opsspocus 155. Orlovius II, 535. Orne II, 960. Osiander II, 1077. Otter 155. Ottermann 136. Otto II, 1031. 1077. P. II, 906. Panarolus 259. Panzani II, 738. Paracelsus 55. 60. 66. 70. 162. 169. 561. Pargeter II, 1031. Parmentier II, 709. 723. Paschken II, 193. Pasquallat II, 598. Paulli 384. Paullin 502. Paullini 469. 520. 526. II, 67. Paulaus II, 1125. Paulus Aegineta 19. 28. Pechlin 405. 408. 479. Pecerlin 434. Pelargus II, 193. 194. Percival II, 613. Pereda 607. Perfect II, 773. 797. 966. Perzyna II, 1032. Petermann II, 91. Peterson II, 224. Petit 298. II, 559. Petraeus 153. 159. 639. Petri II, 960. Petrus Hispanus 13. Peucerus 136. Pew II, 906. Pfeffer II, 757. Pfuendel II, 1078. Phaedrus 71. van Phetsum II, 559. Pietsch II, 444. Pijard 136. 179. Pijart 644. Piso 665. 666. 667. 668. II, 286. Pitcairn 509. II, 297. Planer 81. 86. Platearius 3. Plater 81. 156. 423. Platner II, 1106. Ploucquet II, 907. le Pois 168. Polex II, 576. Pomme II, 723. 925. Ponche II, 829. Pons II, 444. Poppius 210. Porcinus II, 255. Portius II, 36. Possidonius 41. Porterius 163. 521. II, 320. Pott II, 650. Poupart II, 62. Pouteau II, 542. Praevotius 696. Pratensis 41. de Pré 185. 186. Pressavin II, 675. Prosper Alpinus II, 155. Pũzos II, 531. Purari 399. Purmann 497. II, 96. Pyl II, 829. Quarin II, 890. Quercitanus 127. 131. 634. Rahn II, 908. Rainssant 298. Raumert II, 902. Ramsowerus 165. Ranoë II, 830. 984. Rantzovius 600. Rayger 479. Raymund II, 508. Razoux II, 786. Reddelien II, 1046. Regius 275. Rehfeldt II, 921. Reil II, 1011. 1094. Reineck II, 856. Reinhard II, 786. Reinhardt II, 361. Reinhold II, 476. Reiniger II, 710. Reisseisen II, 176. Renaud II, 925. Renaudot 214. 414. Renealmus 132. Rese II, 926. Retenbacher II, 577. Reussner 399.

Reverovicius 655. Rex 143. Rhaetus II, 155. Rheginus 559. Rhodius 276. Rhumelius 195. 241. ten Rhyn 439. de Ribadeneira 79. Riccius 373. Richard 470. Richardson II, 520. Richter 444. II, 1033. Ricolin 415. 416. 480. Riedlin 503. 739. II, 91. Riolanus 244. 246. 247. 675. 676. 702. Riverius 226. 284. 399. 701. II, 115. Rivinus II, 97. Robillat 158. Robinson II, 237. Roboel II, 739. Rochard II, 468. 599. 945. Roche II, 710. Roderici à Castro 613. 614. Roederer II, 445. 542. Roediger II, 287. Roeser 379. Roesler 97. Rolfinck 194. 209. 215. 260. 331. 712. 717. 718. 719. 720. 721. Roncalli II, 380. Rondelet 72. Ronzaeus 163. Rosin II, 468. 661. Rost II, 162. Roth 26. Rougemont II, 1050. le Roux II, 1065. Rubens 179. Rucker II, 311. Rudolph II, 619. Rueft II, 787. Ruegemer II, 429. Ruer II, 908. Ruhland II, 963. Rügemer II, 429. Rumbaum 136. Rumler 324. Rumpelt II, 1027. 1034. Russel II, 194. van Ryckegem 461. S. II, 614. Sagar II, 661. Sager II, 1050. Saillant II, 774. 810. Salmuth 242. Salomon Raphaele in mundo 196. Samson II, 496. de Santa Cruz 198. Satler 514. Saur II, 694. de Sauvages II, 392. Saviard II, 857. Savonarola 555. Saxonia 614. Scarlatinus 746. Scarrachius 205. Schacher II, 253. 256. Schacht II, 614. Schaefferus II, 43. Schafter 237. Schaller 169. Schaper 504. 527. II, 50. Schato 116. Scheffer 144. Scheler II, 653. Scheidt II, 85. Scheitsmeier 423. 429. Scheler II, 653. Schelhammer 230. 461. Scherbius 156. II, 963. Schilling 208. Schmalkalden 461. Schmeltz 474. Schmidt 319. 423. 466. 514. II, 343. Schmucker II, 858. Schneeberger 76. Schneider 253. 291. 319. 336. 409. II, 575. Schobelt II, 985. Schoenfelder 712. Scholzius 110. 604. Schoner 230. Schott II, 113. Schreiber II, 59. 579. Schreyer II, 724. Schroeck II, 407. Schroeder II, 372. Schroeter 163, 172. Schulze 423. II, 139. 207. 287. Schurig II, 186. 208. 237. 242. 256. Schwartz 450. Schweikhardt II, 578. Schwenke II, 497. Sebitz 242. 295. Seger II, 497. Segner II, 373. Seidel 105. Senkenberg II, 297. Sennert 123. 156. 169. 223. 172. 653. Septalius 253. 651. Serenus Quintus 542. Serrarius 689. Setti II, 943. Severini 236. Sidrén II, 678. Sieffert II, 51. Siegelius 224. Siegfrid 141. Siegwart II, 578. Siglicius 132. Sigwart II, 787. Silva II, 348. Silvaticus 607. 608. 609. Simon 336. 416. Simon de Lowicz 22. Sims II, 1066. Sinapius 514. Sincerus II, 155. Sinibaldi 224. II, 79. Slevogt 508. 510. Smetius 148. Sneeberger 572. Sommer II, 1079. Sorbait 374. 705. Spengler II, 469. Spiess 139. II, 195. de Spina II, 43. Spindler 480. Spoerri II, 1013. Sponius 435. 471. Sprengel II, 1013. Stahl II, 51. 144. 242. 618. Starke II, 947. Steeghius 618. Steglitz 619. Stein II, 1037. Steinbach 81. de Steinen II, 391. Stenon 368. Stenzel II, 281. Stern 504. Stieler II, 543. Stisser 409. 474. Stocker II, 798. Stoerk II, 591. 662. Stoll II, 928. Stolpart 462. Storch II, 381. 407. Streiter 166. Struve II, 677. 958. Stupanus 636. Sturm 253. Sulzberger II, 990. Sundio II, 468. Swalve 311. 440. van Swieten II, 364. Sydenham 505. II, 188. 225. Sylvaticus 271. Sylvius 227. 368. 544. 724. 725. Tamaro 92. 145. Tappius 201. Taquet 110. Tatai 703. Taube II, 812. Taxot 122. Teicher 368. II, 86. 97. Teichmeyer II, 328. 561. Tenot 70. Tenzel II, 446. Theden II, 662. Theophrastus 170. 560. Thibault 33. Thielemann II, 947. Thielow II, 1051. Thilenius II, 948. Thomae II, 551. Thomasius 510. Thoner 256. 662. 663. Thouvenel II, 776. Thulemeier 260. Thretfal II, 677. Thunberg II, 1051. Tidicaeus 648. de Tien 336. Tiesma 475. Tilemannus 253. 406. Timaeus 319. 320. 474. Timmius

II, 282. Tinctorius 208. Tissot II, 651. 662. 776. 879. 928. 964. Titius II, 1013. Titus II, 593. Tode II, 764. 1051. Torraeus 185. Tortus II, 497. Tournay II, 789. Tralles II, 282. 543. Trecourt II, 1013. Trenner II, 833. Tresselt II, 386. Trezel 686. Trincavallius 89. Tritschler II, 911. Troppaneger II, 267. Tulpius 219. 220. 374. 451. Turpin II, 712. 799. Ungenad II, 833. Untzer 163. Unzer 205. 655. II, 533. 726. Vacher II, 551. du Val 76. Valleriola 67. Vallesius 620. Varandaeus 173. Vater II, 43. 211. a Vega 89. 99. 175. 192. 410. Velden 237. 242. Velschius 391. Vermeule II, 195. Verzascha 716. Vesalius 111. Vesti 463. Vicq d'Azyr II, 860. Vicrac II, 696. 777. de Victoria 145. Victorius 553. de Vieussens II, 121. 712. de Villanova 6. 614. Viridet 481. II, 282. Voelker 466. Vogel II, 627. 800. Vogter 617. Volcherus Coiter 65. Volney II, 929. de Vrye II, 225. Waenerberg II, 592. Wagner II, 517. 1014. Wahlin II, 663. Waldschmid 400. Wainmann II, 800. Walaeus 237. an und vom Wald 78. 119. Waldschmidt 748. Walker II, 880. Wallich 334. Walther II, 127. Ware II, 1007. Warenius 127. Watts II, 447. Weber II, 741. Webster II, 800. Wedel 379. 380. 401. 463. II, 86. Weigel II, 1115. Weikard II, 726. Weinlich 396. 401. Weinrich 104. II, 1068. Weismann II, 510. Weiss II, 269. Weissbach II, 257. Weizenbreyer II, 834. Welsch 321. II, 157. Wendeland 484. Wenesteel 337. Wepfer 417. II, 226. Werlhof II, 726. 727. Werner II, 535. Wessel Linden II, 664. Westphal II, 498. 579. White II, 1116. Widenfeld II, 627. van der Wiele II, 157. Whistling II, 759. White II, 1130. Wichmann II, 789. Wilhelm II, 713. van Wiert II, 433. Wierus 73. Willichius 208. Willis 301. 337. 727. Winneseil 424. Winclerus 467. Winter II, 38. 195. 1038. Wirdig 380. 467. Wirsung 569. Withering II, 894. Woellner II, 68. Woeltge II, 834. Wolf 177. II, 58. 627. Wolffius II, 352. Woodward II, 298. Wolpert II, 894. Woyt II, 227. Wucherer II, 157. van Wyk de Vos II, 535. Yon 231. Zacchias II, 299. Zacutus Lusitanus 676. 677. 678. Zechias 120. 253. Zeidler 380. Zeller II, 59. Zetzel II, 462. Ziegler 170. 173. Zimara 188. Zimmermann II, 578. Zwinger II, 122.

1622. 1670. 1673. 1688. 1690. 1691. 1692. 1694. 1703. 1704. 1705. 1706. 1710. 1711. 1712. 1713. 1717. 1718. 1719. 1720. 1721. 1722. 1724. 1725. 1726. 1727. 1731. 1733. 1734. 1735. 1736. 1737. 1738. 1740. 1741. 1745. 1752. 1753. 1754. 1755. 1757. 1760. 1761. 1765. 1768. 1772. 1775. 1776. 1777. 1779. 1781. 1782. 1783. 1784. 1786. 1787. 1788. 1790. 1791. 1794. 1796. 1798. 1799.

Erotomania. Nymphomania. Satyriasis. Amor insanus. Salacitas. Priapismus. Actuarius 44. Agenois 202. Aetius 38. Alberti II, 323. Albinus II, 450. 475. ab Altomari 562. Ammann 467. Aretaeus 43. 188. Astruc II, 864. Avicenna II, 2. Baldinger II, 766. Ballonius 206. II, 553. Bartholinus 316. Bauhinus 154. Behr II, 434. 451. Betheder II, 593. de Bienville II, 654. 665. 757. 932. Bierling 494. Blancard 419. Bonetus 698. 729. Borrichius 293. Bosius II, 758. Bouteille II, 840. Bremer 476. Buchholz II, 375. v. Buechner II, 228. 375. Caelius Aurelianus II, 88. Caesalpinus 618. Camerarius 472. Camper II, 841. Capivaccius 591. 593. 594. Carré II, 161. Cassan II, 1084. a Castro 190. Chretien II, 866. Clement II, 455. Crause 476. Crueger II, 124. Cutten II, 953. Darwin II, 1073. Deguise II, 457. Delius II, 758. Detharding II, 153. Devilliers II, 492. Donatus ab Altomari 552. Elvert II, 1002. Emmerich II, 84. Epiphanias 146. Erastus 67. Ermel II, 152. l'Espicier 207. 453. Ettmüller II, 40. Eyselius 495. 497.

II, 125. Fahner II, 1120. Fasch 468. Ferrand 180. 214. Fischer II, 160. 229. Forestus 93. Franz II, 758. Fuchs II, 229. Fuchsius 616. Galen 85. Gariopontus 538. Geier 459. Gesnerus II, 348. Glückius II, 160. Goetzius II, 240. Grühling 322. Guinther 564. Hagen II, 84. Hahn II, 921. Hatté II, 460. 479. ab Heer 182. Heintze II, 153. Heisterbergk II, 384. von Helwig II, 40. Henckel 422. Heyne II, 761. v. Hildenbrand II, 1087. Hoefer 389. Hollerius 59. Horstius 147. 184. 289. 309. Huhn II, 922. Iken 449. Jonquet 212. Kaltschmid II, 384. Kamitzer II, 61. Kolichen 366. Kunadus 427. Lange 580. Langius 138. Laurentius 648. Lehmann II, 125. Leidenfrost II, 1090. Lemnius 68. Lentilius 519. II, 104. 108. Lentin II, 706. 942. Liebmann II, 539. Lienard 274. Lochner 444. Lommius II, 318. Loss 428. Ludovicus II, 108. de Magny II, 161. Manardus 11. Marinelli 335. Marquard II, 66. Maul II, 35. Maurin 274. Mercado 88. Meniot 289. 290. Mercurialis 579. Merlet 297. de Meza II, 785. Mizaldus 97. Moschion 58. Moller II, 85. Muller 469. Musitanus II, 131. Neuhof II, 101. Neumann II, 138. Nicolau II, 519. 852. Nietner 497. Nonus 553. Oribasius 45. Panarolus 259. Paraeus 79. Paullini 497. 520. II, 66. 67. Petit 450. Piso II, 286. Plater 219. Plinius Secundus 10. Primerosius 266. Prosper Alpinus II, 154. 155. Reil II, 1094. Richter II, 327. Riedlin 415. Riolanus 245. 675. 676. 702. Riverius 675. II, 115. Rodamel II, 1095. Roderici a Castro 614. le Roy II, 1095. Ryffius 34. Salmuth 242. de Sauvages II, 570. Saxonia 614. Schenckius a Grafenberg 695. Schmider II, 127. Schmidt 521. Schurig II, 163. 164. 237. 242. Sennert 319. 652. Sinibaldi 223. de Sorbait 705. Sperling II, 35. Steeghius 618. Stupanus 636. Sumeire II, 470. Teichmeyer II, 328. Theodosius 44. Thilenius II, 947. Timaeus 320. Trincavellius 567. Trotula 33. du Val 297. Valentini II, 799. Varandaeus 173. Vetter II, 911. Warlitzius II, 121. Weissbach II, 258. Welsch 369. Wepfer II, 226. Woyt II, 227. Wucherer II, 141. Yon 207. Zacchias II, 299. Zecchias 177. Zacutas Lusitanus 205. 221. 677. 678.

1704. 1718. 1739. 1776. 1783.

Flagellanten. Aetius 38. Boileau II, 252. Detharding II, 170. Meibomius 1062. Schoettgen II, 105. Stever II, 170.

1701.

Forensische Psychiatrie. Alberti II, 189. 196. 200. 374. v. Benzel II, 1041. Berends II, 969. 1019. Bischof II, 1083. Bluhm II, 904. Brydall II, 25. Camerarius II, 265. 546. Charitinus II, 83. van Doeveren II, 973. v. Eckartshausen II, 973. Elwert II, 1002. 1043. Eobanus Hessus 547. Erasmus 12. Floercke II, 171. Frommann 266. Gaede II, 876. Gagel II. 1004. v. Gersdorf II, 1106. v. d. Goes II, 253. Glawnig II, 976, Goehausen 195. Goelicke II, 203. Gottel II, 1025. Grillandus 589. Gruner II, 834. 846. 956. 1026. 1057. Hanemann II, 886. Hansen II, 189. Hasenest II, 479. Hebenstreit II, 439. Heidsik II, 719. Heinecke II, 374. Hoff II, 1026. Ipsen II, 108. Kite II, 957. Klein II, 65. 78. Klügelius II, 941. Laymann II, 95. Lentilius II, 103. Leyser II, 296. Löw II, 205. Ludwig II, 904. Meyer II, 185. Winter II, 876. 890. Moehsen II, 959. Muench II, 1124. Oettinger II, 265. 546. Parmenio II, 333. Paulssen II, 319. Plater 217. 218. Platner II, 1106. Ploucquet II, 889. Pyl II, 829. 830. 876. 890. 984. 1032. Quin II, 984. Reinesius 414. Reinkingk II, 109. Richter II, 248. S. II, 614. Salmius II, 31. Sand II, 1113. Scarlatinus 747. Schade II, 876. Schurig II, 163. 187. 207. Schuster II, 614. Sikora II, 1013. Sinapius 141. Sperling 674. Spinci

568. Streibhardt II, 1036. Spee II, 249. Teichmeyer II, 561. Thomasius II, 108. 110. 188. 238. 397. Troppaneger II, 267. Valentinus II, 105. Walrabe II, 876. Weiz II, 912. Wendler II, 1112. Wittwerk II, 834. Zacchias 117. 196. Zittmann II, 69.
1645. 1670. 1719. 1739. 1786. 1790. 1792.
Gehirnkrankheiten. Gehirndefecte. Gehirnmissbildungen. Abercromby II, 382. Abernethy II, 1016. Abrahamson II, 931. Abugalius 679. Ackermann II, 950. Acrel II, 743. Actuarius 44. 549. Adams II, 1. Acoluth II, 642. Acrel II, 390. Acrey II, 790. 932. Aëtius 37. Agrippa ab Nettescheyn 16. Alberti II, 123. 197. 200. 278. 323. Albertini 166. 239. Albrecht II, 323. Albucasis 17. 26. Alexander Trallianus 26. 47. Alexius 533. Alexius Pedemontanus 554. Alischer II, 166. Alix II, 698. Allen II, 433. Amatus Lusitanus 48. 642. Ammann 741. Anderson II, 951. 968. Andres Velasquez 82. Anselin II, 653. Arantius II, 896. Archer 376. Arculanus 542. Aretaeus 188. Arnoldus Villanova 574. Astruc II, 314. Augenius 106. Aurivillius II, 564. Austrius 24. Avicenna II, 1. 679. Bader II, 1040. Baillie II, 864. 1040. 1101. 1117. 1118. Baldinger II, 653. Ballonius II, 553. Bang II, 883. Barbette 735. Barbut II, 729. Baron II, 271. Barrère II, 410. Bartholinus 263. 264. 300. 672. 705. II, 818. Baster II, 580. Bauduyn 65. Bauer II, 679. Baugrund 418. Baumer II, 1118. Baverius 12. Baynols II, 93. Beardsley II, 917. Beauregard II, 451. Beaumes II, 969. Beckett II, 501. Beckherus 286. Beelo II, 1101. Behrends II, 330. van der Belen II, 839. Bell II, 864. 1072. Benedictus 18. 77. Berdot II, 679. Berengarius 10. de Bergen II, 698. Bertapalia 4. Besson II, 791. Betheder II, 451. 475. 501. Beza 283. Bianchi II, 665. Bierling 411. Binninger 377. Blackmore II, 201. le Blanc II, 451. Blancard 419. 464. 471. Blanchot II, 422. Blasius 402. Blech II, 839. Blegny 419. Blochmann II, 84. Blumenbach II, 819. Boecler II, 323. Boehmer II, 422. Boerhaave II, 289. 545. Boetius 689. Bokel 92. Bonetus 441. 729. II, 7. 22. 24. Bootius de Boot 243. Borellus 258. Borrichius 292. Botthius 171. Bourienne II, 840. 883. Brambilla II, 679. Brandau II, 476. Brendel 158. Brevis II, 228. Brion II, 918. Brisseau II, 63. Bromel II, 201. Bromfield II, 680. Brown 487. II, 308. 1119. Brunnerus 494. Bruns II, 537. Brydone II, 502. Buchholtz II, 780. Buchholz II, 767. de Buchwald II, 315. v. Buechner II, 228. 323. Buettner II, 629. 654. 680. Burggrave II, 252. Burserius II, 865. 898. de Caballis 453. Cabrolius 264. Caesalpinus 618. Caldani II, 884. Caldwell II, 1072. Callisen II, 820. Camerarius 437. II, 101. 153. Caminius 264. Campbell II, 700. 866. 934. Camper 464. Capivaccius 124. 590. Cappel II, 820. Capelletti II, 453. Cardanus 56. 133. de Carro II, 1020. Casaubon II, 972. Castellus 160. Castet II, 454. 491. a Castro 190. le Cat II, 582. Cattierus 269. Cavallini II, 554. Celsus 57. II, 401. Chalmers 918. Chamicus 9. Chesneau 377. II, 337. Chicvineau II, 236. Chifflet 145. Chizeau II, 454. Claessens II, 820. Clerk II, 730. Clumper II, 780. Coeler II, 731. Coiter 564. Collado 636. Conrad II, 758. Conradi II, 1055. 1073. 1103. Conringius 258. Cools 222. Cooper II, 716. Cortesius 201. Cortilius 174. Corvinus II, 392. Cothillon 65. Cowper 750. Cramer 502. Crato a Krafftheim 102. Creuzwieser II, 768. Culden II, 952. 953. Cuminius 442. Currie II, 1021. Darwin II, 1073. Dawson II, 701. Deckers 608. 708. Desault II, 1119. Deslandes II, 458. 605. von Diemerbroeck 372. 449. Dionis II, 71. Dixon

II, 701. 953. Dobson II, 701. 842. Dodonaeus 9. 77. Dolignon II, 885. Dodonaeus 637. Doneaud II, 667. Dossé II, 179. Douglas II, 392. Drage 308. le Dran II, 246. 309. 339. Dufraigne II, 803. 1001. Dufour II, 655. Dummer 308. Duncan II, 768. Duntze II, 502. Dupré 524. Duvernoy II, 39. Eason II, 701. 899. 936. Ehinger 524. Ekmark II, 564. Eller II, 619. Emmerich II, 84. Engel II, 732. 842. Epiphanias 146. Ettmüller II, 39. Evans II, 885. Egerel II, 885. Faber 186. Fabricius 603. Fabricius ab Aquapendente 238. 431. 432. Fabricius Hildanus 232. 233. 234. Falconer II, 620. Fallopius 63. 115. 246. 563. Fautonus 524. Fasch 453. Faudacq II, 368. Faventinus 34. Faxe II, 759. 1121. Fernandez II, 40. Fernelius 135. 565. Ferrand II, 339. 565. 702. Ferrarius 52. Ferriar II, 1024. 1057. Fielitz II, 900. Fischer II, 803. 1073. 1121. Flajani II, 974. 1073. 1121. Florentini II, 656. a Fonseca 171. 178. Fontanus 209. 216. Foot II, 1106. Fordon II, 869. 955. Forestus 93. 120. 121. 155. 261. 472. 579. 645. Formy 226. Fornenus 164. Fothergill II, 656. Fowler II, 869. Fragoso 118. Franck II, 920. Francus de Frankenau 433. Freind 524. II, 26. 279. 583. French II, 681. 1004. Fribe II, 492. Friderici 329. 700. Gabelkhover 146. Gabuccini Franestrini 52. Gahrliep 297. Galenus 84. 203. 580. Galli II, 547. Gapper II, 681. Gardner II, 702. Garengeot II, 316. Gaudelius II, 566. Gemma 70. Genga 372. Gennarus II, 804. Giesemann II, 846. Girtanner II, 1044. Gockelius 309. II, 27. Godefroy II, 1087. Gontard II, 493. Gooch II, 514. Gramm 258. 297. Grashuys II, 325. Greding II, 633. Greeve II, 718. 870. Grimson II, 870. Grüling 322. Gruhlmann II, 45. Grund II, 125. Guillemain, II, 770. Guyenot II, 702. Gvarinonius 628. de Haen II, 656. 682. Hafenreffer 277. Hagen II, 668. Hagendorn 472. 473. Halbach von der Porten 9. Hall II, 770. Halle II, 901. v. Haller II, 567. 682. 683. du Hamel 426. Hannaeus II, 822. Harder 459. 460. Haré II, 668. Hartmann 403. 680. II, 595. 1044. Harvey 262. Haygarth II, 515. 847. Hazon II, 271. 274. 461. 539. Hecker II, 1075. ab Heer 182. Heintze 191. Held II, 747. Hellot 189. Hellwig 723. van Helmont II, 73. Helvetius II, 221. Helwig 421. 422. Henckel II, 376. 633. Hennequin II, 1122. Henrici II, 479. Henriquez 334. de Heredia 302. Heuermann II, 584. Heurteloup II, 1107. de Heyde 454. Hicks II, 1026. Hildesheim 149. Hill II, 669. 703. Hippocrates 246. 262. 273. 278. 279. 280. Hochstetter 646. Hoffmann 502. II, 84. 146. 153. 172. 231. 232. 384. Hollerius 59. Home II, 957. Hooper II, 689. 902. 939. Hoppius 259. Hornstein II, 977. Horstius 83. 184. 269. 289. Houlston II, 871. Hogeveen II, 847. Huber II, 539. Hufeland II, 940. Hugo II, 505. van Hulst II, 847. Hunter II, 704. Husemann II, 719. Ingrassia 44. Imbert II, 441. Jacobi II, 77. Jameson II, 609. 1006. Jansen II, 544. de Jean II, 689. Joël 161. Joerdens II, 350. Johnstone II, 704. 1060. Joubert 58. 78. 605. Jüngken II, 204. Junker II, 340. Justi 118. II, 770. Kaltschmid II, 427. 704. Kerkring 334. Kling II, 1123. Kleber II, 748. Klinkosch II, 607. 690. Knackstedt II, 979. Knogler II, 200. Koenig II, 556. Kortum II, 1061. van de Laar II, 1045. Laborde II, 462. 903. Lamzweerde 459. 460. Lancisi II, 78. 147. Landeutte II, 597. Lange 580. Langius II, 54. Lanoix II, 1089. de la Lapeyronie II, 90. Lason II, 872. Lauffer II, 340. Laurentius 113. Lawrence II, 506. Ledran II, 248. Leib II, 1027. Lemnius 51. 68. 69. 94. Lentilius 519. Lentin II, 634. 771. 824. 942. Leny 1007. Latta II, 1045. Leske

II, 784. Lettsom II, 869. 904. 942. Leyser 672. Lieutaud II, 607. de Limbourg II, 748. Littré II, 61. Locke 223. Lodemann II, 1007. Loeffler II, 1061. 1109. Loew 525. Lofie II, 518. 736. Lohrmann 314. Lommius 658. II, 310. Lonyer II, 1090. Lotichius 229. 659. Louis II, 707. Lower 329. Ludwig II, 707. Lyser 270. Lyson II, 672. Lysons II, 771. Mackie II, 824. Magirus 174. Majault II, 463. 708. Makie II, 690. Maler II, 749. Manardus 11, 24. Manne II, 236. Mappus 478. Marcellus Donatus 85. Marcerel II, 404. 806. de Marchetti 306. Mardorff 478. de la Mare II, 648. Martini II, 340. 576. Mason II, 507. Massa 540. Mauriteau II, 175. Meckel II, 549. 708. 1029. Medicus II, 576. van Meekren 434. 699. Meibom 179. Meier II, 772. 807. 873. Meisner 193. Melli II, 175. Menzel II, 1123. Mercado 89. Mery II, 513. Metzger II, 1009. Michaelis 208. II, 851. 958. 1062. Mittelhäuser II, 427. Mironius 44. Moebius 274. 294. Mohrenheim II, 785. v. Moinichen 520. Moncet II, 464. Monro II, 623. 874. 1091. Montagnana 3. 128. Monteggia II, 959. de Moor II, 46. 54. 55. Morand II, 236. 737. Morgagni II, 611. 612. Morgen II, 1009. Moriset 189. Morison II, 1124. Moseley II, 874. Mosque II, 828. La Motte II, 559. 569. du Moulin II, 46. Muraltus 478. Murray II, 1092. Murry II, 286. Murry de l'Epine II, 285. Mursinna II, 807. Musitanus II, 131. Muys 434. 731. Naef II, 1092. Naudot II, 981. Nebel II, 959. Noelken II, 1110. Nollessen II, 465. Nonus 553. Oberteuffer II, 1110. Odier II, 482. 772. 785. 808. 875. Oehme II, 692. Okely II, 982. Ollenroth II, 982. Pacchionus II, 326. Palleyn II, 241. Pallas II, 649. Panarolus 259. Paracelsus 262. Paraeus 79. 557. 597. Pascal II, 466. Patterson II, 1047. Paullini 526. II, 66. 388. Paulus Aegineta 18. 19. 28. 29. de Paz 282. Pechlin 479. Pelargus II, 193. 194. Penada II, 1031. Percival II, 693. 983. Perkins II, 693. 906. Petermann II, 78. du Petit II, 62. 236. 341. 710. Petraeus 159. Le Peyre II, 876. de la Peyronie II, 341. Pherner II, 62. Pichot 568. Piduxius 246. Pinson II, 907. le Pipre 159. Piso 665. 667. Pitschel II, 326. 854. Planchon II, 467. Plancus II, 429. Plater 156. 423. Platner II, 363. 613. Plenciz II, 829. Plinius Secundus 19. 35. Pohlius II, 286. 599. 749. le Pois 168. Polis 223. 461. II, 599. Portal II, 786. 1126. Posewitz II, 1126. Possidonius 40. Poterius 163. Poupart II, 31. Pouteau II, 542. Powell II, 1063. Pratensis 41. Pressavin II, 650. Preston 381. Prochasca II, 797. Prosper Alpinus II, 154. Pruckel 329. Purmann 450. 497. II, 96. 131. du Puy II, 286. Quercitanus 185. 634. Quesnay II, 342. Quin II, 774. 962. 1010. de Raedl II, 856. Rahn II, 1064. Rambaud II, 876. Ranchinus 190. Rand II, 962. Ranoë II, 830. Reil II, 962. 1094. Reiset II, 569. Remmett II, 710. 774. Reneaulme 527. Rhazes 3. Rhodius 275. 276. Rhumelius 241. Richter II, 429. 660. 891. Riedlin 434. II, 42. 91. Riolanus 244. 246. Riverius 226. 236. 478. 701. II, 116. 117. Robin de Kynvalle II, 468. 651. Rochard II, 468. Rocon 1011. Rodrigues de Payva II, 418. Roederer II, 429. 560. Rogersius 306. Rolfinck 262. 298. Ronsseus 95. 582. de Roose II, 1113. Rosen von Rosenstein II, 625. von Rossum II, 856. Rougemont II, 1050. Roux II, 468. Rozier de la Chassagne II, 468. 625. Rudius 89. Rush II, 521. 945. 1011. 1034. Ruysch 480. II, 36. Rymer II, 877. Sabatier II, 565. de Saliceto 1. 34. Salius Diversus 86. Salleneuve II, 798. Sanchez II, 750. Sand II, 31. Sandifort II, 831. 1034. de Sandris 509. de Santa-Cruce 199. Saxtorph II, 892. Scarabicius 266. Schaarschmidt II, 320. 334. Schaller 169. Scheidemantel II, 496. Scheler

II, 653. Schelhammer 409. Scheller II, 1029. Schenck 116. 117. 209. 230. 308. Schichting II, 389. Schlepper II, 195. Schmidt II, 138. 343. Schmitt II, 959. Schneider 139. Schombart II, 1127. Schonten 527. Schram II, 77. Schroeter 132. Schuette II, 484. Schultze 528. Scott II, 1079. Scultetas 267. 268. Sebiz 285. Sedillot II, 469. Seeliger II, 187. Seiler 118. Sennert 198. Severinus 227. 237. 368. 652. Sguaria II, 397. Sharp II, 469. Shechy II, 1079. Siebold II, 636. 985. Simmons II, 677. 878. Simon de Lowicz 22. Sincerus II, 156. Skene II, 1127. Smetius 148. 157. Sondermann II, 1114. Spindler 480. Spon 409. Spry II, 1127. Stalpaart von der Wiel 732. Staebelin II, 105. Stalpart 462. Starke II, 1114. Steeghius 618. Steidele II, 740. Steinbach II, 959. Stenon 379. 380. Stockhausen 271. Stoerck II, 532. Stoll II, 751. 928. Stolpart 462. Stoltz II, 31. Storch II, 407. Strobelberger 185. Struwe II, 712. Swagermann II, 551. 561. van Swieten II, 364. 470. Tanaron II, 471. Taranget II, 471. Teichmeyer II, 328. 510. Tenghil II, 990. Teubeler II, 400. Thamm II, 510. Thebesius II, 397. Theden II, 662. Theodosius 4. 52. Thiebault II, 990. 1013. Thiering II, 1013. Thom II, 1127. Thomann II, 1115. 1128. Thomassin II, 752. Thomson II, 1115. Thoner 250. 255. Thretful II, 677. Thulstrup II, 57. Timaeus a Guldenklee 299. 320. 481. Tissot II, 764. 777. 788. 964. Titsingh II, 256. Tode II, 725. 893. Trecourt II, 344. Treyling II, 432. Trincavellius 567. Trioen II, 344. Tudecius II, 551. Tulpius 220. 374. 375. 451. Tylkowsky 384. Tyson II, 32. 591. Untzer 157. Valentinus II, 37. Valeriola 67. Vallesius 620. Vallisneri II, 267. 268. de Varignana 11. Vascher II, 328. Vascus Castellus 164. Vater 528. de la Vauguyon 510. a Vega 568. Velschius 320. II, 964. Verduc 742. II, 139. du Verney II, 32. 58. 419. de la Vergue II, 929. Verzascha 716. Vesalius 29. Vesti 466. Vicrac II, 777. de Vieussens 451. II, 712. Vigier 175. 285. 683. Vogel II, 535. 544. Volaire II, 472. W. II, 1129. Wagler II, 696. Wainwright II, 485. van de Walle 515. Walter II, 1099. Wanters II, 1115. Warren II, 929. Watson II, 522. 664. Weaver II, 880. Webster II, 800. Weigel II, 991. Weikard II, 765. 991. 1116. Weissbach II, 258. Welsch 369. Wendelstadt II, 912. Wendt II, 560. 834. Wepfer 282. 311. II, 226. White II, 880. Whytt II, 592. 627. Wichmann II, 1052. Wildholz 256. Williams II, 592. Willich II, 778. Willis 72. 321. 337. 429. 466. Wilmer II, 880. Wirsung 568. Wisemann 401. 714. Wolf II, 58. Wolfeshusius 96. Wrede II, 177. Wunsch II, 749. van Wy II, 891. Zacchias 177, II, 299. Zacutus Lusitanus 205. 221. 678. Zechius 120. 253. Zeller II, 101. 894. Ziegler II, 913. Zinn II, 433. Zimmermann II, 551. Zwinger 64. II, 420.

1670. 1685. 1704. 1721. 1725. 1726. 1731. 1738. 1739. 1740. 1741. 1743. 1749. 1751. 1756. 1757. 1760. 1766. 1768. 1771. 1774. 1775. 1777. 1780. 1782. 1784. 1789. 1795.

Geisteskrankh. Abrahamson II, 931. Abugalius 283. 678. 679. Ackermann II, 720. Acrel II, 743. Actuarius 47. 549. Aëtius 36. 40. 51. Ahlers II, 212. Aignan II, 166. Akakia 146. Albeck 464. Alberti 283. II, 118. 151. 197. 198. 199. 323. 364. Albinus II, 52. 450. 715. Alexander Trallianus 47. Alexius 533. Alexius Pedemontanus 554. ab Altomari 562. Amatus Lusitanus 642. Amaurich II, 52. Andrau II, 602. Angeli II, 1017. Anon II, 178. 815. d'Aquin II, 994. Aretaeus 91. II, 616. Argenterius 551. 627. Aristoteles 158. Arnold II, 801. 837. 994. Arnoldus Villanova 573. 596. Artemidorus 32. Ascheberg

II, 38. Auenbrugger II, 816. Aurelius Anselmus 130. Avicenna 54. 171. 242. 678. 679. II, 1. Bachusen II, 123. de Backhausz 452. Bacon de Verulam 692. Baeumler II, 244. Baglivi II, 123. 261. Baird II, 1112. Baldinger II, 653. 766. 896. Ballonius II, 553. Bang II, 995. Bartholinus 263. 264. Bartoli 311. Battie II, 512. Battus II, 501. Baumer II, 1118. Baverius 12. Bayrus 555. v. Beausobre II, 523. 617. 642. le Bel 441. Belcher II, 1072. de Belgarrie II, 839. Bellanger 689. v. Benzel II, 1041. Berends II, 897. 969. 1019. Berger II, 278. Bergius II, 757. Bernd II, 301. de Berger 467. Bernet II, 438. de Beunie II, 813. Beuttel 240. van Beverwyck 216. Bieler II, 141. de Bienville II, 654. Billings II, 476. Bithynus II, 1042. Bloch II, 730. Blondel II, 216. Blumenbach II, 819. Boehmer II, 554. Boenneken II, 536. Boerhaave II, 423. 546. Boetticher II, 382. Bohn II, 52. Boileau II, 252. Bolten II, 411. Bonetus 698. II, 15. 16. 24. Borellus 268. Borrichius 706. 707. Bose II, 699. Botallus 80. Bovius 96. Brandreth II, 971. Brauser II, 490. Brecht 412. Brunck II, 294. Brune II, 294. 297. 543. Brunnemann II, 217. Brydall II, 25. Bucholtz II, 1020. Buchholz II, 767. 803. Budaeus 139. II, 87. Bulisius II, 315. Burchard II, 212. Burnet 166. Burserius II, 865. Burton II, 302. Cabbell II, 477. Caelius 10. 700. Calmet II, 933. Camerarius 437. 464. II, 239. Capelle II, 866. Capivaccius 591. Cartheuser II, 401. Celsus 57. Charleton 684. Charterius 216. Chauvelle 379. Chemin 71. Chesneau II, 337. Chew II, 1055. Cheyne II, 331. 437. Chiarugi II, 1020. 1042. 1055. Chirac 524. Clauder II, 239. le Clerc 269. II, 1021. Colombier II, 283. 884. Compegius 7. Cornachini II, 513. Cornarius 36. Cornatus 186. Costaeus 171. Cothmann 208. de la Courvee 211. Cousinot 186. Cox II, 935. 952. Crampier 14. Crause 464. 517. Crichton II, 935. 1103. Crinitus 12. Cullen II, 744. 768. 896. 952. 953. Cutbush II, 1043. Daquin II, 973. Daum II, 53. Deckers 609. Delarive II, 1103. Delius II, 359. Denis 316. Dentrich II, 699. Denzlerus II, 1033. Descartes 269. Diaetophilus II, 1104. Digby 362. 364. Dodonaeus 77. Dolgado II, 701. Domeier II, 842. Donatus ab Altomari 552. Drelincurtius II, 220. Dreyssig II, 1120. Dube 365. Dufour II, 646. Duncan II, 899. Duncker II, 1001. Durande II, 681. Duvernoy II, 53. Ehrmann II, 781. Elain 146. Elvert II, 1002. Emmerich II, 89. Endoxus II, 973. Engel II, 96. Engelhard II, 437. Erasme II, 246. 324. 781. Erastus 66. Erhard II, 1043. Ettmüller 452. l'Eveque 649. Ewald II, 843. Faber 189. della Fabra II, 107. Fabricius II, 1120. Fabricius Hildanus 234. 431. Fahner II, 1120. Fallopius 63. Fallowes II, 60. Faulkner II, 936. Fernelius 134. 135. Ferriar II, 1002. 1023. Forestus 93. 120. 121. 611. 645. Fothergill II, 937. 1003. Fracastorius 566. Franck II, 920. Freind II, 273. 279. Froriep II, 1086. Fuchsius 616. Gabelkhover 694. Gaggel II, 632. Galenus 14. 88. 203. 214. 247. Gam II, 938. Gamare 441. de Garencières 238. Gaubius II, 376. 566. Gauthier 425. Gebhardus II, 229. Gerber II, 85. v. Gersdorf II, 1106. Gessnerus II, 1033. Gesenius II, 886. Gesner II, 632. Ghesquierus II, 938. Gilibert II, 975. Glawnig II, 886. 976. Glockengiesser II, 323. Gmelin II, 1004. Gockelins II, 27. Goddard II, 279. Goerner II, 441. Goeze II, 1074. Gohl II, 235. 263. 304. Goritz II, 240. de Gorter II, 414. Graem II, 846. Grandelas II, 403. Greding II, 332. 938. 955. Grömm II, 430. 496. Grüling 322. 421. II, 107. Grunov II, 360. Guendeville II, 324. Guenz II, 438. Guinther 563. Gumaelius II, 407. Gvarinonius 628. Halle II, 901. v. Haller II, 567. 656. 682. Ham-

berger 75. du Hamel 426. Hanschius II, 220. Harder 459. Harper II, 939. 1106. Harvey 313. Hartmann 680. Haslam II, 1044. 1106. Heckenberg II, 567. Heidsick II, 684. 703. 719. Heister II, 213. 229. v. Helmont 229. 240. II, 72. 75. Hemskerk II, 52. 274. 450. Heron 93. Herwig II, 29. Herz II, 805. Hevrnius 596. de Heyde 454. Heyne II, 922. Hiebnerr von Schneebergk 254. Hildesheim 149. Hilscher II, 96. 1026. Hinze II, 332. Hippocrates 247. 278. 279. 280. Hoefding II, 719. Hoefer 388. Hoff II, 1026. Hoffmann II, 32. 230. 231. 239. 295. 586. Holbein II, 324. Hornung 184. Horstius 184. 289. 633. Hottingerus II, 1033. van der Hout II, 847. Hovinghoff II, 587. Huet II, 304. Hufeland II, 1045. 1108. Hunauld II, 275. Hunter II, 871. Iberti II, 978. Isenflamm II, 704. Jackson II, 1122. Jacobaeus 380. Jacobi II, 657. 794. Jaeger II, 239. Joerdens II, 285. Johnston 240. 241. Juch II, 437. Jones II, 941. Jüngken II, 205. Juncker II, 360. 361. King II, 587. Klausing II, 84. Klöckhof II, 441. 669. Knesch II, 320. Kniphof II, 404. 427. 441. Koch II, 720. Kortum II, 1061. Kortrzewsky II, 720. Krasporkel II, 783. Kratzenstein II, 587. Kuesch II, 320. Kunrath 40. Lactantius 540. Lallemant II, 462. Lamy 698. Lamzweerde 459. Lancisi II, 147. Langermann II, 1089. Langius II, 84. Lanzoni II, 305. Lason II, 872. Lasserre II, 903. Laugier II, 517. Laurentius 648. Lautenbach 129. Leitersperger II, 108. Lentin II, 706. 888. 1109. Lembke II, 361. Lepois 639. Lieutaud II, 607. van der Linden 671. Lipari 310. Lipstorp II, 153. Littré II, 61. Locher II, 556. Loeffler II, 1076. Loew II, 205. 206. Lommius 658. II, 310. Lorry II, 588. 648. Ludwig II, 942. Macbride II, 672. Mackie II, 824. Malacarne II, 980. Malebranche II, 736. Manardus 11. Marcellus Sideta 40. Marcucius 231. Maret II, 691. Marinellus 158. Marquard II, 66. de la Martinière 289. Masius II, 1076. Matthis 700. Mauchart II, 1007. Mayer II, 873. Maynwaring 318. Mead II, 395. Meckel II, 464. 540. 598. Megaporiti II, 61. Mei 252. Meier II, 161. 1033. Menjot 310. 383. Mercer II, 851. Merck II, 824. 839. Mercurialis 91. 578. Metzger II, 807. 1029. de Meza II, 785. Michael Scotus 612. Moehring 379. Moehsen II, 959. Monjé II, 874. de Monpas II, 1062. Monro II, 519. Moreau II, 1124. Moritz II, 825. Morgagni II, 550. 609. Morton II, 223. Mosleder 483. Mourre II, 981. le Moyne 171. Mueller II, 943. 1063. Muench II, 959. Muratori II, 362. 874. Murray II, 1030. Mutzel II, 981. de Mynsicht 197. Neuhof II, 1093. Neuhusius 209. Nicolai II, 519. 925. 1047. 1089. Nicolau II, 519. Niemeyer II, 1063. Nifanius 265. Nord II, 1110. de Nyand 159 Odhelius II, 982. Oertel II, 265. Oliver II, 78. 875. Oram II, 519. Oribasius 45. Osiander II, 1092. 1093. Packbusch 509. Panzani II, 738. Papai II, 118. Paracelsus 55. 60. 126. 162. 282. 561. Pargeter II, 1031. Paraeus 598. Patinus 454. Paullini 526. Paulus Aegineta 28. Payen II, 403. de Pedemontio 122. Perdulcis 212. 216. Pereda 607. Perfect II, 762. 773. 785. 795. 853. 906. 983. Pernety II, 396. Perry II, 185. Perzyna II, 1032. le Pescheur 71. Pichot 69. Pijart 379. Pinel II, 983. 1111. 1120. 1125. Pipping II, 85. Piso 665. Planer 81. Plater 216. 217. Platner II, 320. 1093. 1112. 1126. Plato 569. Plenciz II, 829. Ploucquet II, 983. Pockels II, 1112. Polnerus 202. Possidonius 40. Purdon II, 1126. Purmann II, 96. de Pré II, 175. Pyl II, 830. 984. 1032. Pylon 196. Quellmalz II, 333, 429. Quercitanus 132. Quin II, 984. Rahn II, 809. 1033. Rantzovius 600. Rausch II, 1112. Reid II, 1112. Reil II, 1094. Reineccius 141.

Reinesius 414. Reinhard II, 613. Retz II, 890. Rheginus 559. Rhumelius 241. Riedlin 479. 738. 739. Riolanus 245. 246. 247. 702. Riverius 226. 235. II, 114 117. Robin II, 926. Robinson II, 236. Rodrigues de Payva II, 418. Rondelet 72. Rothe II, 429. Rougemont II, 1050. Rowley II, 926. 945. 963. Rumler 324. Rush II, 521. Sagar II, 569. Salmon 498. Salmuth 242. Salzmann 172. 249. Sanctorius 187. Sauvageon 216. de Sauvages II, 570. 661. 896. Saviard II, 36. Savonarola 555. Saxonia 614. Sayers II, 946. Scaliger 144. Scheffel II, 332. Schenck 117. Schenckius a Grafenberg 695. Schiffmann II, 1113. Schim II, 775. Schirmer II, 1093. Schlegel II, 653. Schmid II, 277. Schmidt II, 86. 165. 343. 1095. 1112. 1126. Schmidtmann II, 1127. Schrader 384. Schultze II, 297. 543. Schurig II, 163. 164. 186. 187. 242. Schweickhard II, 946. Scribonius 169. Seguyn 93. Seidelius 298. Sennert 194. 319. Sibbern II, 711. Siemerling II, 896. Sikora II, 1012. Silvaticus 609. Simes II, 695. 1127. Sintenis II, 1100. Skiadan II, 1051. Smetius 145. 156. II, 938. Sommer II, 1079. de Sorbait 704. 705. Spach II, 1113. Sperlette de Montguyon II, 256. Spiess II, 1067. Spon 409. Sprengel II, 1097. Stahl 480. II, 51. 86. 165. Stangius II, 32. Steeghius 618. Stentzel II, 210. Stoelzer II, 1093. Struthius 25. Sulzer II, 445. van Swieten II, 364. Sydenham 504. II. 105. Sylvaticus 119. Sylvius 368. 417. 724. II, 287. T. II, 811. Taranget II, 990. Taube II, 812. Taxe II, 859. Teichmeyer II, 265. 328. 561. Theophrastus 170. 560. Thom II, 1127. 1128. Thomann II, 1128. Thomasius 471. II, 156. 256. Thomson II, 63. Thoner 663. de Tilliot II, 328. Timaeus a Guldenklee 299. 320. Tissot II, 777. Toggenburger II, 543. de Tralles II, 677. Triewald II, 521. Trioen II, 344. Tulpius 220. Unzer II, 533. du Val 196. de Valangin II, 626. de Valenzi II, 1080. Valleriola 66. de Varignana 11. Vattier 242. 283. Vesalius 29. Vogel II, 288. 567. 677. 800. 873. 896. Vogter 617. Voigt II, 578. Vollmar II, 777. Voss II, 1038. 1099. Wachter II, 401. Wahrmund II, 139. Waitz II, 965. Walter II, 880. Walther 464. 517. Wanters II, 472. Wardenberg II, 151. Warlitzius II, 121. Weber II, 578. Weckerus 615. Wedel 452. Weickardus 187. Weissbach II, 257. 258. Welsted II, 216. Weltz II, 364. Wendler II, 1112. Wepfer II, 226. Werlhof II, 269. Westphal II, 578. Whytt II, 592. Wichmann II, 1130. Willis 376. 436. 728. Wintringham II, 834. Wirdig 380. Wirsung 568. Wissar II, 894. Wittich 128. Wohlrab II, 1081. Wollin 295. Wucherer II, 141. Wunder II, 984. Younk II, 813. Zacchias 177. 196. 256. 370. II, 298. Zacutus Lusitanus 221. 676. 677. Zeiher II, 404. Ziegler II, 554. Zückert II, 578. Zwinger 57. 1645. 1670. 1673. 1682. 1685. 1717. 1719. 1720. 1738. 1757. 1778. 1779. 1782. 1784. 1786. 1787. 1788. 1789. 1791. 1796. 1799.

Gustus. Ackermann II, 950. Actuarius 549. Albinus II, 474. 715. Aristoteles 98. 601. Arnoldus Villafranca 576. Barbette 736. Bellini 56. 307. II, 100. 212. Benigk 471. Blyenburck 430. Boecler II, 323. Boenigk 249. Boerhaave II, 271. 355. 366. 367. 489. 666. Boettcher II, 1042. Bonnet II, 643. Bovius 80. le Camus II, 436. le Cat II, 347. Columbus 51. de Condillac II, 998. Connor II, 65. Contarenus 653. Craton v. Krafftheim 102. Creuzberger II, 392. Cvrio 561. Daniels II, 953. Descartes 394. v. Diemerbroeck 458. Drelincurtius 737. Elliot II, 867. Eobanus Hessus 547. Ettmüller 749. II, 39. Faber II, 405. Fischer 476. II, 821. Forestus 121. Fortis 725. Fracastorius 566. Franck 468. II, 920. Frank 737. Friederici 265. Fuchsius 616. Gaubius

II, 901. Giryllus 58. Gregory II, 804. Guinther 563. du Hamel 426. Hartmann 680. Herz II, 956. Heurnius 624. Hippocrates 287. Hoefer 389. Hoffmann II, 957. Hofmann 737. Hofmannus 682. Hohenfelder 98. Horstius 289. 632. II, 127. Joachinus 542. Knobloch 607. Kulmus II, 232. Lamy 726. Laurenberg 637. Leidenfrost II, 657. 1090. Lentilius II, 102. Luchtmans II, 518. Magirus 640. Malcke II, 232. Marc II, 1090. Martini 619. Matthieu 699. Moers II, 405. Ortlob 743. Pamphilus Montivs 541. Paraeus 598. Piro II, 650. Plohr 523. Puylon 699. Reineccerus 141. Reveroviccius 656. Riolanus 702. Rosenberg 183. Scarlatinus 746. Schamberg 249. 471. Schenck 117. Silvaticus 609. Slevogt 474. Steeghius 618. Stupanus 636. Sturm 582. Sylvaticus 271. Sylvius 724. Teichmeyer II, 328. Telesius 582. Thitenius II, 947. Tiedemann II, 753. Timaeus 581. Tozzus 429. Trincavellius 567. Vallesius 619. Watterus 737. Weissbach II, 258. Wernher 523. Willis 728. Wolff II, 1081. Woyt II, 227. Wünsch II, 1081. Zabarella 582. Zacutus Lusitanus 221. 678. Zeidler 198. Zenzen II, 949.

Hallucinationes. Visiones. Abugalias 679. Andreas Velasquez 82. Arnoldus de Villanova 574. Aubrey II, 166. Avicenna 679. II, 1. Bacon de Verulam 691. Berkley II, 87. Bernaduc II, 521. Berner II, 144. Bonnet II, 743. Bortz II, 716. Briggs II, 25. Chladenius II, 129. Chrysippus 586. Cullen II, 953. de Damvilliers 316. Demours II, 458. v. Eckartshausen II, 1022. 1073. Fabricius 238. Gersonius 740. Halle II, 901. Heister II, 440. Hennings II, 794. Herz II, 1058. Holzhauser II, 1026. Hoppenstedt II, 113. Hyparchus 586. Jortin II, 415. Koch II, 185. Kortum II, 1061. Kunrad II, 138. Lenglet de Fresnoy II, 428. 441. Lentilius II, 102. Linemann 658. Loescher 741. Longius II, 129. Longlet II, 417. Maffeio 83. Martius 508. Mauchart II, 1007. Meister II, 378. de Meza II, 785. Moritz II, 827. Musitanus II, 131. Nider 483. 741. Nicolai II, 1124. Percival II, 693. Plato 586. de Pre II, 185. Pythagoras 586. de Sauvages II, 521. Solva 34. Stahl 522. Stolterfoth 653. Thoner 663. Tiedemann II, 753. de Torres Villaroel II, 432. de Villanova II, 614. Veelson de la Colombiere 336. Wahrmund II, 238. 268. Wallerius II, 51. Weckerus 616. Wegerle 690. Wilkinson II, 1116.
1657. 1660. 1706. 1711. 1735. 1770. 1795.

Hemiplegia. Aepli II, 993. Alberti II, 198. 323. 345. Angeli II, 1017. Aretaeus II, 617. Aurran II, 450. Bang II, 817. Baverius 12. Beckher 452. Benedictus 18. Berdot II, 410. Bethge II, 1083. Bethke II, 1118. Blancard II, 33. Bloch II, 698. Boerhaave II, 290. 366. 367. 489. de Boeticher II, 382. Boissier II, 391. Bose II, 608. 736. Brehmer II, 1055. Brera II, 1102. 1119. Brun II, 308. Burggrave II, 840. Capmas II, 454. 716. Carré de Montgeron II, 359. Celsus II, 401. Cirillo II, 302. 303. Cordes II, 455. Cowling II, 792. Cowper 512. 750. Cullen II, 953. Deshais II, 152. 502. Dethardıng II, 308. 935. Digby 362. Dover II, 272. Ehinger II, 26. Eller II, 239. Ettmüller II, 39. Eugalenus 90. Evers II, 732. 843. Forestus 121. Fabricius Hildanus 432. Fothergill II, 869. Franck II, 920. Frank II, 1024. Gastellier II, 1086. Gohl II, 95. Gulbrand II, 822. Hagendorn 472. des Hais II, 391. Haller II, 684. Hanneken II, 32. Harder 460. Heister II, 440. Helwig 422. Hevrnius 596. Hippocrates 280. Hjorthes II, 585. Hoffmann II, 172. 174. 231. 385. 585. Hotz II, 1088. Hoz II, 1005. Jacobs II, 887. Jaenichen II, 622. Kellner II, 295. Knox II, 517. Lamzweerde 460. Larrey II, 872. Ledel II, 275. Lentilus 519. II,

102. 108. Lentin II, 634. Linneus II, 608. Loher 452. Lommius II, 310. Lonyer Villermay II, 1090. Lottichius 659. Ludwig II, 608. 736. Mertens II, 851. Metzger II, 1009. Millet II, 127. Morelli II, 1009. Morgagni II, 557. 611. 612. Morgen II, 1009. Morton II, 223. Musgrave II, 286. Nonus 553. Orchard 478. Paulus Aegineta 28. Pechlin 479. Pelargus II, 193. Percival II, 983. Piso 666. Greiss II, 1093. Prochaska II, 75. 79. 855. Rahn II, 1010. Ranoë II, 984. Raygerus 492. Riedlin 480. 738. Riolanus 244. de Sauvages II, 570. Schmidt II, 343. Schrader 474. Sennert 298. Smetius 157. Sommer II, 345. Spindler 480. Starke II, 811. Stoll II, 752. Stupanus 636. Thomann II, 1128. Tobler II, 1013. Treuner II, 911. Trioen II, 344. Vallisneri II, 268. Vater II, 32. de Vieussens II, 63. Viridet II, 282. Webster II, 800. Weikard II, 765. Weissbach II, 258. Wepfer II, 226. Werlhof II, 726. Zwinger II, 486.

1741. 1743. 1751. 1798.

Hereditas. Alberti II, 198. Alsarius a Cruce 124. Anonymus II, 329. Apollinaris 547. Bayle 715. Boerhaave II, 423. Booke II, 264. Bornemann 525. Borrichius 707. Burchart II, 68. Burggrave II, 840. Chretien 651. Cosnier II, 508. Dorigny II, 508. Erberfeld II, 60. Fernelius 588. Ferrein II, 508. Grohmann II, 1005. Hamilton II, 870. Hellwig 724. Heurnius 624. Hoefer 388. 389. Hoffmann 525. II, 230. 264. Horstius 189. 633. Hosty II, 507. Hufeland II, 1108. Kirchmayer 686. Lange II, 705. Linnaeus II, 463. Lyonnet 238. Macmahon II, 507. Majault II, 508. Mandini 644. Mesnardière 656. Michaelis II, 61. Millet II, 180. Mithoff II, 924. Morand II, 507. Murry II, 508. Musgrave II, 286. Nardius 672. Paullini 465. Pfotenhauer II, 1005. Ranoë II, 830. Reinesius 414. Reiniger II, 710. Renard II, 527. Renouard 651. Richter II, 43. Riverius 701. II, 116. Rougemont II, 1050. Scarlatinus 746. Schenck 117. Schurig II, 163. 164. 186. Schwalbe II, 497. Sennert 654. Stahl II, 43. 68. Sylvius II, 287. Theophrastus 170. Thiery II, 508. Triller II, 600. Tralles II, 543. Vandermonde II, 508. Wirdig 380. Wirth II, 277. Wolff II, 447. Zetzel II, 463.

1670. 1738. 1741. 1744. 1745. 1779.

Homicidium. Suicidium. Autocheiria. Abugalius 679. Ackermann II, 993. Alberti II, 197. 198. 199. 200. 216. 345. Amatus Lusitanus 642. Auenbrugger II, 816. Avicenna 679. Berends II, 969. Bieck II, 42. Bischof II, 1083. Blumenbach II, 819. Brevning II, 716. Burghard II, 884. Camper II, 700. Cementarius 562. Cheyne II, 263. von Collen II, 744. Deusing 269. Dumas II, 681. Duncker II, 1001. Elvert II, 1001. 1043. Fasch 425. II, 160. Fontanonus 548. Freytag II, 769. Funccius II, 287. Gagel II, 1004. Gerber II, 85. Glawnig II, 886. 976. Gloxin II, 345. Goeze II, 1074. Grasius II, 107. Groddeck II, 870. Gruner II, 886. 956. 1026. 1057. 1087. 1106. Hagendorn 473. Hammius II, 84. Hebenstreit II, 184. Hellwig 724. Hippocrates 278. Hoff II, 1026. Hoffmann 425. II, 160. 171. 172. Jacobi II, 657. 794. Lactantius 519. Lange 580. Lauenbrugger II, 923. Lentilius II, 103. Lentin II, 706. Lottichius 659. Marcard II, 736. Mauchart II, 1007. Moehsen II, 959. Moritz II, 825. Mueller II, 1062. 1077. Nuernberg II, 41. von Osterwyk II, 569. 660. van de Perre II, 508. Pinel II, 983. Plater 217. 218. Ploucquet II, 889. Pockels II, 1112. Posner 275. Pyl II, 876. 1032. Quin II, 984. Reneaulme 527. Robeck II, 287. Röhrensee II, 42. Rowley II, 926. 963. Sailer II, 877. de Sauvages II, 570. Schoenmenzel II, 601. Schweickhard II, 946. Sikora II, 1013. Slevogt II, 79. 85. Streibhardt II, 1036, Teller

II, 740. Titius II, 79. de Tour II, 521. Trischlin II, 753. Walrabe II, 876. Wedel II, 1014. Weickart II, 716. Weisser 325. Winter II, 601. Wizleben II, 43. Wrisberg II, 322. de Zaworzky 392.
1670. 1724. 1742. 1789.

Hydrophobia. Abulgarius 680. Actuarius 44. 549. Adolphus II, 178. Aepil II, 815. Aesti II, 896. Aëtius 36. Agricola 224. Alberti II, 323. Albinus 296. 456. Albrecht II, 261. Alexius Pedemontanus 554. Alix II, 698. Allan II, 1072. 1083. Allen II, 433. Alston II, 450. Amatus Lusitanus 548. 570. Amman 686. Ammann 296. II, 33. Amsiter II, 563. Andrée II, 366. Audry II, 729. 743. 766. 779. 863. Anonymus II, 968. de Apono 531. 544. Ardoynus 53. Aristoteles 189. Arnold II, 698. 1017. Arnoldus Villanova 574. 576. ab Aromaticis 183. 647. Arrestatus II, 187. Arrigoni II, 500. 602. Assalini II, 896. Asti II, 756. Astruc II, 151. Aurelianus II, 178. Avicenna 680. II, 1. 2. Babington II, 838. 951. 1101. Baccius 84. Bader II, 994. 1101. Baldinger II, 766. Baillie II, 864. Ballonius II, 553. Bardsley II, 864. Baricellus 164. Baronio II, 757. Barral II, 896. Barrington II, 951. Bartholinus 264. 300. 315. II, 314. 818. Baudot II, 642. 653. 729. 802. 838. Bauhinus 95. Baumer II, 475. 580. 716. Baumgarten II, 698. 883. 951. 969. Bayrus 555. Beaussier de la Bouchardière II, 679. Beckherus 285. 286. Begontina II, 617. Behr II, 252. Bejer 327. Belleste 749. II, 124. Benge 456. Benvenutius II, 501. Ben sell II, 1019. Berdot II, 743. Bergengrün II, 698. Berger 523. Berkenhout II, 818. Bertram II, 90. 536. Beudo II, 743. de Beunie II, 802. van Beverwyck 216. Bierling 410. 494. Blancard 419. Bloch II, 629. 698. Blumenbach II, 819. Bocoonis 511. Boehr II, 839. Boerhaave II, 87. 290. 356. 374. Boettcher II, 970. Bohadsch II, 716. Boissier II, 391. Bonaventura 189. Bonel de la Brageresse II, 802. 839. Bonetus 729. II, 13. 14. Borellus 268. Borrichius 393. Borrius 576. Borrows II, 1102. Bose II, 918. Bosquillon II, 1084. de la Bouchardière II, 452. Bouret II, 802. Bouteille II, 453. 744. 819. 840. Boyle 300. Brand 393. Bravus 62. 84. Brechtfeld 713. II, 594. 819. Breithaupt II, 1042. Breuel II, 699. Brickett II, 1102. Briex II, 546. Brockenbrough II, 1055. Brodie II, 424. 476. 699. Bruce II, 476. Brueckmann II, 331. 367. Brunnemann II, 217. 588. Buechner II, 212. 621. Bucholz II, 840. 865. v. Buechner II, 214. 594. 602. Bufaletti II, 38. Burdon II, 1102. Burton II, 581. Buxtorf 411. Caelius Aurelianus II, 88. 700. Caesalpinus 617. Calisen II, 700. 820. Calmette 403. Camerarius 437. 494. II, 64. 106. Campanella II, 187. le Camus II, 538. Capivaccius 124. 591. 593. Caranta 180. Cardanus 133. 552. Cardilucius 393. Carrerius 35. Carrichter 74. le Cat II, 480. Catani II, 491. de Cazelles II, 454. Cermisonus 6. Celsus 57. II, 401. Chabert II, 996. Chaussier II, 867. 972. 996. Chesneau II, 338. Cheyne II, 309. Chifflet 145. de Choisel II, 491. Chomel II, 315. Chouteau II, 454. 918. 1020. Colombia II, 455. Clerk II, 538. Codronchi 142. Colombier II, 884. le Compte II, 867. Conradi II, 1085. Corvinus II, 731. Coste II, 701. Couan 638. Cranz II, 830. Crusius II, 1056. Cullen II, 953. Dalby II, 574. a Dalen 685. Dampier II, 582. Daniel Danielis 652. Darlue II, 457. 547. 820. Deck 820. Degner II, 331. Dehne II, 918. Deidier II, 179. Dekkers 494. Demathiis II, 753. 842. Desault II, 263. 272. 283. 491. Desbrest II, 513. Desiderat II, 842. Dexter II, 1056. Dickson II, 513. 605. Digby 362. Dioscorides. 9. 14. Dodonaeus 77. 420. 644. Dolaeus 284. Dolgado II, 701. Dryander 543. Duboucix

II, 821. Duhamel du Monceau II, 667. Dundas II, 899. Dupan II, 458. Duplain II, 1001. Duperrin II, 458. 792. Dupré 651. Durane 638. Durey 293. Effesius Rufus 43. Ehrhart II, 899. Ehrmann II, 732. 758. Elwert II, 1002. 1056. Emeric II, 821. 842. Enaux II, 867. Erpenbeck II, 843. Eschenbach II, 632. Ettmüller II, 39. Eysel II, 60. Fabbroni II, 919. Faber 189. II, 410. Fabricius 308. 603. 604. Fabricius Hildanus 232. 233. 432. 433. Falconer II, 620. 667. Falese II, 309. Faselius II, 574. Fehr II, 937. 954. Fernelius 35. 588. 589. Ferrara 181. Ferriar II, 973. 974. 1002. 1023. 1024. 1057. de Ferrariis 63. Fiedler II, 1044. Fillant 294. Finke II, 845. Finger II, 101. Fischer II, 203. Flachsland II, 782. 793. Flandrin II, 1086. a Fonseca 171. 178. Fontaine 215. II, 1003. Fontanus 655. Foot II, 920. 1003. 1024. Forestus 93. 121. 611. Fortis 725. Fothergill II, 526. 733. 869. Fougerolle II, 845. Fournye II, 234. Fracastorius 34. 566. Franck II, 1057. Franco 293. Frank II, 632. Freind II, 279. Frick 524. Fritsch II, 240. 793. Fuller II, 375. 583. Fundus II, 869. Gabelkhover 694. Gaitskell II, 681. Galen 85. Gallarati II, 460. Garmann 334. Garn II, 975. Garsault II, 478. Gaubius II, 566. Geiseler II, 804. 846. Genselius II, 125. Gerdesius 468. 512. Gerdes 737. Gerli II, 152. Germain 202. 651. Germann II, 60. Gesner 42. II, 633. van Gesscher II, 975. Gherardini II, 921. 1025. Gilibert II, 975. Gmelin II, 403. Gockelius II, 27. 28. Goeckel 329. 413. 438. 730. Goetzius II, 247. Goeze II, 1074. Gordon II, 247. de Gradibus 8. 63. Granander II, 976. Gray II, 746. 846. Grembs 273. Greve II, 137. 900. Grevinus 63. Groeninger II, 1106. Grüling 323. 421. Grun II, 702. Gruner II, 886. 1075. Guainerius 10. 533. Guibert 646. 662. Guido Patinus II, 145. Guillemeau II, 682. Guinther 563. Guthrie II, 702. Gutierez de Godoy 193. 650. d'H. II, 1106. Haag II, 746. Haas II, 682. 710. Hacquet II, 870. Hafenreffer 287. Haffner II, 594. 621. Hafners 602. van Hagen II, 438. Haguneot II, 595. Hahnemann II, 1005. Haighton II, 870. Halle II, 901. Haller II, 287. 683. de Hamel 174. 525. II, 29. 574. Hamilton II, 870. 901. 1106. Hammer II, 203. Hannemann 707. II, 595. Hansen 453. Harris II, 1106. Hartley II, 376. 584. Hartmann 680. 681. Hasenest II, 479. Hayner II, 1123. Haynes II, 703. Heim II, 805. van Hein II, 129. Heister II, 440. Helcher II, 235. Hellot 400. 713. van Helmont 449. II, 72. 74. 75. 76. Hensler II, 822. de Heredia 302. Hermes II, 703. Hertel II, 29. Hervet II, 847. Hevrnius 594. 595. de Heyde 454. 730. Heydecker II, 847. van der Heyden 39. II, 427. Heysham II, 703. 747. Hielm 512. Hildanus 152. Hildebrand II, 1059. von Hildenbrand II, 1087. Hildesheim 149. Hillary II, 734. Hoefer 388. Hoepfner II, 214. 887. Hoffmann II, 146. 230. 231. 274. 794. 805. Hoin II, 549. Holland II, 274. Hoogwerff II, 782. Horstius 91. 191. Houlston II, 703. 871. 940. Howman 381. II, 247. 586. 794. d'Huaulme II, 735. Hughes II, 403. Hunauld II, 120. Hunter II, 247. 1027. 1075. Hutchinson II, 1005. Huzard II, 887. Jaeger II, 805. James II, 280. 325. 370. 377. 393. 539. 586. Jawandt II, 903. le Jayant II, 783. Joel 195. Johnston 240. II, 1060. Johnstone II, 689. 903. 940. 1060. le Joyant II, 505. Jüngken II, 204. Jungerolle II, 849. Justi II, 1060. 1123. Kaempf II, 596. 783. 887. Kaempfer II, 108. Kaltschmied II, 90. 536. Kemme II, 832. Kemp II, 941. Kennedy II, 720. Ketel II, 318. Keup II, 941. de Kiavallo II. 849. King II, 1108. Kircher 305, 317. König 438. 518. Kok II, 1123. Kramer 465. Krueger II. 872. Kunrath 40. Lange II, 705,

Larrey II, 1089. de Lassone II, 736. Latinus 662. Laurens II, 506. Lautenbach 143. Lavirotte II, 506. Layard II, 556. 567. 761. Layfok 496. Lazerne II, 404. v. Lebenwaldt II, 61. Ledel II, 275. Lehmann II, 1076. Lemke II, 958. Lemnius 53. 68. 94. Lentilius II, 30. 103. 108. Lentin II, 634. Lepecq de la Cloture II, 824. Léroux II, 784. 824. 872. Lichfield 496. Lieb II, 771. Lieutaud II, 648. Limmer 465. Linder II, 85. Lindern II, 138. Lister 497. 513. 743. II, 122, 248. 588. Loeffler II, 923. Loesecke II, 518. Loew II, 206. Loftie II, 980. Lombard 404. Lommius II, 310. Loof II, 806. 1028. Lossius 433. Lotti II, 721. Lottichius 660. Luders 450. Ludwig II, 518. M. II, 771. Malden II, 690. Mallet 646. Mancinellus 88. Mangold II, 588. Mangor II, 824. 980. 1007. Marcellus Cumanus 323. 698. Marcellus Donatus 85. Marechall de Bougères II, 672. Maret 634. Maroldus 252. Marrigues II, 608. St. Martin II, 672. Matthieu II, 771. 806. 850. Matthis 700. Mayer I, 851. 873. Mayerne II, 248. 588. Mazars de Cazelles II, 556. Mc Ilwaine II, 905. Mead II, 41. 85. 248. 588. Mease II, 1029. 1109. Meckel II, 1062. Mederer II, 824. 851. 873. 905. van Meekren 434. Melt II, 175. Meniot 694. Menjotius 179. 289. 290. Mentz II, 419. von Mer 324. Mercurialis 63. 76. 91. von Mertens II, 772. Metzler II, 796. 825. 1029. Meynell II, 1110. Meyer II, 1029. de Meza II, 785. Metzler II, 807. Michaelis 197. II, 851. Mickwitz II, 1062. Mizaldus 97. Moehringius II, 254. 311. 319. de Monconys 404. de Moneta II, 981. Monnot II, 1124. Mouro II, 673. de Montisianus 34. de Moor II, 55. Morandi II, 482. Moreau II, 1091. Morgagni II, 611. 612. Mortimer II, 66. 379. 589. Morton II, 589. 598. Moseley II, 959. Muench II, 796. 828. 852. 943. Mulder II, 78. Muncley II, 623. 673. Muraltus 478. Muritanus II, 131. Murray II, 589. Musgrave II, 286. van der Mye 189. Naudaeus 239. Neuhaus 469. Neydeck II, 649. Nonus 553. Normande II, 852. Norris II, 692. 1124. Nourse II, 379. 589. Nuck 399. 484. Nugent 443. 466. 749. Obhoven 711. Odhelius II, 723. Odier II, 875. 'DOonnel II, 852. 960. Oliphant II, 723. ab Ophoven 383. Opperdaer 492. Oribasius 45. Oserezkovski II, 906. Ottens II, 482. Ottmann II, 649. Otto II, 574. Oudot II, 738. Palletta II, 1031. Palmarius 10. Paraeus 79. 597. 598. Paracelsus 169. Paris 292. Parry II, 762. Parsons II, 541. Patin 450. Paullini 497. II, 66. Paulus II, 1111. 1125. Paulus Aegineta 19. 27. Pearson 889. 1111. Pelet II, 808. Percival II, 709. 876. 944. Perzyna II, 1032. Peters II, 589. Petiot II, 388. 396. Petit II, 709. Piazza 252. Pichler II, 889. Piron II, 674. Planck II, 773. 876. Plater 218. Platner II, 363. Plinius Secundus 10. 35. Poissonier II, 855. Polgari II, 624. Poncetti 2. Poterius II, 62. Poupart 526. Pouteau II, 569. Portal II, 773. 808. Possidonius 41. Praevotius 696. du Pré 202. 651. Pryme II, 248. 590. Pucciardi II, 1063. Purmann II, 96. 131. Pyl II, 830. Rabache de Coroy II, 467. 945. Rahn II, 774. 908. Ramby II, 495. 590. Ranchinus 190. Rathlow II, 351. 363. 445. 945. Raussendorff 434. Ravelly 509. Raymund II, 520. 738. 856. Razoux II, 379. 468. 508. 613. Reewe II, 351. Regius 231. Rehmann II, 809. Reichenbach II, 1062. Reid II, 590. Reimann II, 194. Reinesius 215. 414. Reisinger II, 945. Renaudot 414. Renealmus 132. Reveroviccius 656. Rhazes 3. Rheginus 559. Rhodius 276. Richter II, 661. Ridley II, 50. 305. 306. 763. Riedel II, 496. Rieke II, 403. Riedlinus II, 92. 224. Rist 303. Robert II, 599. Robinson II,

155. 786. Roederer II, 542. Roemer II, 1065. Roesler II, 483. de Romanis 331. Roncalli II, 380. Ronsseus 94. Roscius 132. Rose II, 496. Rosenberg 183. Roser II, 1095. Rossi II, 891. von Rossum II, 810. Roth 506. Rougemont II, 1113. Roure II, 856. le Roux II, 786. 810. 1065. Rubiere II, 468. Rudius 143. Rueling II, 694. Ruffin 294. Rufus 41. Rush II, 521. 1113. Russel II, 927. 945. Sabatier II, 877. 985. 1011. Sage II, 750. 763. Sachtleben II, 1011. Salius Diversus 86. Salmuth 242. Salva II, 810. Salzmann 172. Sancassanus II, 36. 249. 774. Sand II, 1113. Saporta 183. Sarcone II, 577. Sauter II, 1065. de Sauvages II, 397. 407. 570. 661. Saviard II, 36. 42. 857. Scuramucci II, 43. Schacht 400. Schaeffer II, 810. Schaper II, 60. Scharff II, 64. 89. Schaufus II, 909. Schenck 117. Schiller II, 787. Schlegel 215. 416. Scheis von Löwenfeld II, 892. Schlichting II, 389. Schmidius II, 483. Schmiedel II, 560. Sehmucker II, 858. Schrader II, 543. Schroeder II, 776. Schulze II, 281. 351. Schurig II, 164. 186. 237. Schurzmann II, 1050. Schuurmann II, 351. Schwarts II, 832. Scribonius Largus 267. Selig II, 560. 1066. Selle II, 811. 832. 892. Sennert 651. 653. 654. Severinus 237. 268. 368. Shadwell II, 694. 1012. Siegel 212. Siemerlong II, 830. Sigaud de la Fond II, 963. Simmons II, 985. 1051. Sims II, 695. 947. Sitonus 249. Slegel 657. Sloane 249. Smyth II, 1127. Spindler 480. Spohr II, 1080. Staehlig II, 1013. Stalpart 435. II, 225. Stalpaart van der Wiel 732. Starr II, 591. Steeghius 618. Steep 306. Steffecius 175. Stein II, 381. Stemann 504. Stentzel II, 321. Sterk II, 320. Stopr II, 859. Strack II, 1097. Straehl II, 811. Struve II, 711. 712. 1080. Stütz II, 1067. van Swieten II, 364. Sydenham 504. II, 224. Syng II, 1114. T. II, 470. Tappius 285. Taranget II, 471. 859. Tauvry 528. II, 471. Teichmeyer II, 287. 328. 561. le Tellier II, 386. Tenzel II, 446. Theden II, 764. Theophrastus 170. 541. Thomasseau 400. 713. Thorel II, 471. 799. Thuessink II, 1115. Tillon II, 990. Timaeus a Guldenklee 715. Tilton II, 712. 1051. Timaeus 320. 406. 481. Tissot II, 812. de Titis 291. Tode II, 725. 911. Tournay II, 764. Tozzi 735. Trampel II, 928. Trecourt II, 471. 510. 637. Tribolet de la Lance II, 591. Triller II, 600. Trotz II, 321. Tulpius 220. 375. Turner II, 251. 344. Uibelacher II, 812. 948. Valentini II, 57. Valleriola 66. 564. de Varignana 11. Varismannus 66. 456. Vater II, 321. Vaughan II, 765. 777. Veirac II, 601. Verdeil II, 812. Verdries II, 215. Vidal II, 712. Villa II, 1037. 1080. Vogel II, 873. Vogler 295. Vogter 617. Wagner II, 800. Waldschmidt 506. 748. Ward II, 1130. Watts II, 472. Webster II, 800. Weckerus 616. Wedel 445. 506. 748. II, 32. Weickardus 187. Weisius II, 535. Weissbach II, 257. 258. de Wenckh II, 140. Werlhof II, 727. Wessel Lindel II, 664. Wewell II, 1101. White II, 696. Wichmann II, 562. 601. 966. Widemann II, 1099. Wietzel 401. Wilbrahan II, 447. 592. Winddorfferus 657. Winter 523. Wintringham II, 834. Wirdig 380. Witting II, 664. Woeltge II, 834. Woeltke II, 861. Wollaston II, 593. Woyt II, 227. Wrightson II, 627. 678. St. Yves II, 616. Zacchias 177. 196. II, 299. Zacutus Lusitanus 221. 677. 678. Zittmann II, 69. Zwinger 64. 506. II, 181.

1603. 1622. 1660. 1670. 1673. 1683. 1684. 1685. 1696. 1699. 1700. 1702. 1717. 1719. 1721. 1723. 1727. 1732. 1733. 1734. 1735. 1736. 1737. 1743. 1745. 1749. 1753. 1754. 1755. 1756. 1757. 1758. 1762. 1766. 1768. 1769. 1770. 1771. 1773. 1774. 1776. 1777. 1778. 1779. 1780. 1782. 1783. 1784. 1785. 1786. 1787.

1788. 1789. 1790. 1791. 1792. 1794. 1795. 1796. 1797. 1799.

Hypochondriasis. de Abreu 180. Ackermann II, 1040. Actuarius 549. Adrianus II, 52. Alberti II, 44. 128. 197. 198. 243. 474. Albinus 441. Allen 523. II, 434. Alsinet de Cortada II, 720. 882. Amatus Lapitanus 642. Ammann 203. 333. 402. 741. II, 572. Anderson 744. Argenterius 551. Arnisaeus 173. 263. 303. Bacon de Verulam 691. Baglivi II, 123. Baier II, 87. Baldinger II, 766. 969. Ballonius 206. II, 552. Banzer 230. 251. Barbette 735. Barnstein 253. II, 410. Bartholinus 300. 315. 705. II, 314. Bautzmann 224. Baynes II, 743. Beckher 175. 180. Beckman 713. Beckmann 453. Beireis II, 602. Below 448. 450. Ben 437. Bernd II, 302. Berner II, 87. Bernstein 322. Beyermann II, 434. Bichat II, 865. Bierling 410. Bilgner II, 602. Bisset II, 593. Blackmore II, 201. 212. Blum 192. 361. Boehmer II, 667. Boerhaave II, 289. 356. 423. Bohn 467. Bologna 441. Bonetus 729. II, 14. de Bonne-Maison 716. Bouwer 464. Brechtfeld 296. Brendel 208. Bressy II, 933. Bretschneider II, 59. Brisseau 482. Brotbeck II, 478. Brodkorb II, 666. Browne II, 234. Bruch II, 802. Brune II, 297. Brunner 464. II, 217. 262. de Buchwald II, 716. Budaeus II, 121. de Buechner II, 239. 375. 391. 401. 618. 629. van Buren II, 101. Burggrave II, 840. Burghard 194. Burghart II, 43. Camerarius 491. 494. II, 111, 89. Capaulis 693. Carl II, 315. Cartheuser II, 411. Castelli II, 361. de Castro 124. Cellarius 361. Chalmers II, 918. Charamantius 776. Cheyne II, 202. 262. Chirac II, 477. a Chauffepié II, 425. Cheyne II, 308. 331. Cirillo II, 302. Clacius II, 118. Colerus 137. Colohri II, 39. 411. Conrad II, 667. Conring 296. Corvard 501. Coste II, 595. Cowling II, 619. Crato a Krafftheim 102. 571. Crause 453. 482. Crell II, 294. Cros II, 655. Crüger II, 45. Crügener 393. II, 107. Cullen II, 953. 1001. 1043. Cupples II, 744. Dablain II, 605. Daniel II, 383. Deckers 708. 709. 710. Dedekind II, 602. Deidier II, 457. Delabrouse II, 457. Delius II, 508. 595. 758. Dexbach 308. Diemerbroeck 251. 449. 459. van Diick 693. Dolaeus 378. Dover II, 253. 272. Downes 287. Drelincurtius 736. II, 720. Ducasse II, 803. Dufour II, 646. 885. Dugud II, 701. Dupont II, 1088. van Dyck 308. de Ebreu 178. Ehinger II, 39. Erzel II, 803. Ettmüller 365. 396. 476. II, 39. Etzel II, 919. 936. Ewald II, 843. Eysel II, 125. Faber II, 478. Fabricius 201. Falconer II, 919. Farra 453. Fasch 403. 495. Fernelius 135. 573. le Fevre II, 294. Fick II, 206. Fischer 182. 197. II, 107. 112. 179. Flemyng II, 316. 324. Foerster II, 246. Fontanonus 548. Fortis 725. Forestus 611. Fracassini II, 460. 492. 514. Frager II, 403. Franchimont 387. Franco 293. Francus 378. Freher 403. Freytag 224. 407. Friderici 297. 305. Fürstenau II, 246. Gaetke II, 62. Gagel II, 1057. Galen 410. 85. Gallandat II, 667. Galtenhof II, 632. Gomet II, 668. Garboe II, 555. Garmann II, 119. Gartzwigler II, 332. Gattenhof II, 632. Geiger 254. de la Geneste II, 566. Genius 700. Genser II, 1086. Gerber II, 125. Gerhard II, 804. a Gieswein 443. Giraldus II, 391. Gockelius II, 26. Gottwaldt 297. de Graaf 305. Graba 138. 277. Graetz II, 83. Grant II, 718. Griffith II, 203. Gross II, 474. Grüling 322. 421. von Güldenklee II, 125. Guinther 563. Gvarinonius 628. Haack 407. Hagen II, 83. 439. Hagendorn 473. v. d. Haghen II, 125. Hahn 468. II, 37. Halle II, 901. v. Haller II, 426. Hanniel 403. v. Hartenfels 477. II, 976. Hartmann 680. 681. II, 647. 902. 976. Harvey II, 45. Harweck

508. Hawkins 204. Hay II, 584. Heister II, 440. Hellwig 724. van Helmont II, 74. 76. Helvetius II, 221. Helwig 422. 438. 449. Herfilt 408. Hering 211. 408. Heyman II, 253. Highmore 165. 288. 334. 369. 404. 454. Hildebrand II, 1059. Hill II, 596. 606. Hippocrates 279. 410. Hochstetter 382. Hoffmann 259. II, 153. 171. 173. 230. 231. 233. 274. 277. 384. 555. 585. 939. Hofmannus 682. Hoppe II, 377. Horstius 184. 289. Hueber II, 360. Hufeland II, 1108. Hunauld II, 493. 657. Isenflamm II, 704. Israel II, 1108. Jacobi II, 112. Jaenichius 155. Janssens 404. Jessenwanger II, 761. Johrenius 408. II, 65. Joly 469. Jonquet 211. Juch II, 294. 361. Jüngken II, 204. Junker II, 370. Kaempf II, 849. 901. 903. Kamzki II, 128. Kemme II, 690. Kysner 334. Klee 697. Koch 309. II, 427. Koenig 525. Kohen II, 310. Kraeyfaenger II, 657. Krause II, 66. Krey II, 1089. Kreysig II, 1089. Kübel II, 517. Lachartier II, 783. Lancisi II, 378. Lange 469. II, 517. 705. Laugier II, 657. Laurentius 107. 648. 649. Lazerme II, 404. Lebrégue de Presle II, 607. Legier 428. Lieutaud II, 607. Laugius 138. Lehmann 467. II, 326. Leichner 450. 469. Leidenfrost II, 657. Leisner II, 394. Lentilius II, 101. 108. Leuthner II, 771. Loew de Ersfeld II, 85. 206. Lommius II, 310. Longius 282. Lossius 444. Lothus 197. Lottichius 659. von Luce II, 1090. Luther II, 297. Macbride II, 672. Majus 483. Malpighi II, 378. Manardus 11. de Mandeville II, 104. 241. Manningham II, 371. Marcard II, 850. March 378. Marteau II, 648. Martin 193. 236. Martini 195. Matyus II, 495. Mayerne 398. Meier 255. Meineke II, 153. Mejer 255. Meniot 383. Mercucius 231. Mercurialis 578. 579. Mesnil 428. de Meza II, 708. Mezler II, 924. Michaelis 204. II, 658. Midrif II, 175. Moccha 174. Mochinger 191. Moebius 215. Mohring II, 1110. Mohrius 408. Moller II, 312. de Moor 526. II, 54. Morgagni II, 612. Moris 399. Moritz II, 826. Morton 508. II, 223. Moser II, 1009. de ta Motte II, 305. Muccucius 265. Muralfus 478. de Murillo y Valverde 373. Musitanus II, 131. Naumburg II, 1092. De Neufville II, 852. Nicandrus 235. Niesius 383. Nunn II, 852. Ochlitius 314. Oehme II, 749. Opatrowsky II, 852. Osinbruck 373. Otto II, 179. 1110. Panz II, 87. Pauli II, 329. Paullini II, 388. Pechlin 479. Pelgrom II, 530. Perfect II, 773. 797. Pezold II, 126. Plater 217. Platner II, 885. 889. Polis 231. 466. Pomme II, 541. 559. 660. 723. 750. Pons II, 444. Pontanus 119. Ponticelli II, 530. Pressavin II, 636. 650. 675. Rasoir II, 599. Rauch II, 469. 483. Raulin II, 520. 531. Rave II, 1078. Read II, 750. Reiff II, 1094. Reil II, 1078. Relovius 297. Renouard 211. Revillon II, 468. 774. 797. 890. Rheginus 559. Richter II, 310. 636. Riedlin 415. 416. 480. Riemer II, 233. Rigius 244. Riolanus 244. 245. 675. 676. 702. Ritter II, 693. Riverius 236. 701. II, 114. 115. Robinson II, 236. 774. Rolfinck 197. 230. 282. 361. 367. 719. 720. 721. Roncalli II, 380. Rostain II, 636. Rougemont II, 1050. Rowley II, 926. 963. Rübel II, 521. Rüdiger II, 370. Rupertus 304. Rush II, 908. Rymer II, 877. 945. Sack 694. Salamon II, 469. Salondi 165. v. Sanden II, 277. de Sauvages II, 570. Schacht 492. Schaper 527. Scheer 405. Scheffel II, 364. Schenck 230. 314. 406. Schenckius a Grafenberg 695. Schenk 325. 336. 699. Scheube II, 361. Schmid II, 92. Schmidt II, 297. 343. Schoenenberg II, 560. Schoenheider II, 775. 832. Scholten II, 560. Scholzius 605. Schreyer II, 892. Schroeer II, 544. 600. Schroeter 230. Schuler II, 966. Schultz 336. Schulze II, 297.

Schur 406. Schurig II, 163. 186. Schuster II, 483. 614. Schwartz II, 508. Sebiz 295. 298. Seboldt II, 1066. Sennert 192. 647. 651. Siegel 219. Siess II, 788. Sievers II, 1035. Silvaticus 607. 609. Sims II, 695. Slevogt II, 37. 551. Smollius 144. Sommer II, 66. Sonnenburg II, 647. Sonnenmayer II, 618. 629. de Sorbait 705. Spiess II, 56. Spring II, 509. 521. Spry II, 626. Stahl 522. II, 44. 62. 118. 311. 418. Starckhof II, 243. Stark II, 833. Steeghius 618. Steininger 185. Sterk II, 571. Stock II, 394. 469. 483. Stockmann II, 375. Stoll II, 752. 928. Storck 450. Strassburg 253. II, 187. Strauss 440. Strusberg 510. Struve II, 327. 408. Stuckeley II, 188. Stunzer II, 798. 1037. van Suchtelen II, 150. Svalve 319. Sydenham 435. 504. 505. II, 105. 188. 225. Sylvius 417. 725. Tabor II, 1037. 1051. Teichmeyer II, 328. Testi 498. Theden II, 662. Theill 325. 699. Thilenius II, 948. Thom II, 1127. Tiling 484. 493. Tilemann 406. Timaeus 319. 320. 481. Timmermann II, 118. Tissot II, 776. Tode II, 63. 1098. Tralles II, 543. Tresbauch 276. Triller II, 544. 591. 600. Troester II, 140. Trombetti 384. Troppaneiger 396. 445. de Tscheffeli II, 910. Turner II, 497. Unzer II, 381. 532. Vallisneri II, 268. Vater II, 43. 326. Velschius 391. Vermeiteri 407. Verner II, 51. Vernon II, 58. Verzascha 407. 716. Vesti 481. II, 43. 58. 80. Vicarius 525. de Vieussens II, 712. Viridet II, 215. Vogel II, 535. 571. Voigt 410. van der Vorm 295. Wahrmund II, 238. Walaeus 224. Waldschmid 696. Waldschmidt 315. 321. 747. Wallich 721. Walraben 227. Walterus 466. 736. Walther II, 312. 329. Weber II, 1068. Webster II, 800. Wedekind II, 1014. Wedel 392. II, 121. 140. 233. Weigel II, 364. Weikard II, 765. Weissbach II, 258. Wentorp 697. Werlhof II, 727. Westhoff 326. Whytt II, 592. 601. 616. 664. 754. 1052. Wightmann II, 949. Wilhelm II, 58. Willis 321. 337. 369. 424. 727. Wilson II, 755. Winnicke II, 1015. Wintringham II, 713. Wirthius 295. Wischke II, 1068. Wolf 177. II, 1130. Wolff II, 472. Wormius 266. Wucherer II, 141. Wurzer II, 1100. Ypelaer 686. Zaccharides II, 401. Zaccharinus II, 632. Zacchias 213. 230. 417. Zacutus Lusitanus 205. 221. Zechius 119. Zeiz II, 259. Zeviani II, 485. 551. 727. 1053. 1130. Zopff 401. Zuccarini II, 966. Zueckert II, 664. Ziegler 515.

1657. 1670. 1682. 1706. 1708. 1717. 1722. 1733. 1738. 1739. 1741. 1744. 1754. 1768. 1777. 1782. 1784. 1790. 1791. 1794. 1795. 1798.

Hysteria. Ackermann II, 1040. Actuarius 550. Aëtius Cletus 207. Alberti II, 198. 199. 283. Alefeld II, 601. Alcinet de Cortada II, 729. 882. Alexander Trallianus 26. Allen II, 433. 434. ab Altomari 562. Ammann 292. 322. 333. 401. 402. 741. Andreae II, 93. Andrée II, 366. 572. Arbault 160. Aretaeus 43. Astruc II, 864. Augenius 106. 601. 602. Aymen II, 729. B. II, 790. Bachot 452. Balbus II, 593. Ballonius 206. Bankhead II, 951. 969. Bartholinus 264. 300. Baumer II, 451. 553. 564. Bautzmannus 494. Baverius 12. Bayrus 555. Beckherus 285. 286. Beeckman II, 70. Behr II, 422. Behrens 441. le Bel 441. Belcher II, 1019. Bellot II, 656. Berger II, 665. 1054. Bessel II, 1101. Bichat II, 865. Bierling 410. 511. Binninger 377. Blackmon II, 201. 212. Blancard 419. Blanc II, 451. Bloch II, 698. Blum 296. Blumenthal II, 665. 679. Boehmer II, 667. Boerhaave II, 423. du Bois II, 580. Bonetus 698. II, 19. Borellus 269. Borrichius 293. Boswel II, 594. Bottoni 83. Boush II, 758. Bouvard 148. Boyle 304. Braun 730. Brehmer II, 1055. Brendel

158. Brisseau 482. Brückmann II, 347. Brodkorb II, 666. Brun II, 453. Buchhave II, 792. Buchoz II, 629. 1102. v. Buechner II, 167. 289. 308. 375. 502. 618. Buhren 516. Burchard II, 272. Burggrave II, 840. Busch II, 767. Bussius 482. Busch II, 918. de Caballis 453. Caldwell II, 780. Camerarius II, 44. Camper II, 537. Cellarius 403. Celsius II, 53. Celsus II, 401. Cermisonus 6. Chalmers II, 918. Chanler II, 619. Chastelain 476. Chaufepié II, 425. Chauvel 387. Chavasse II, 866. Chesneau 377. II, 152. 337. Cheyne II, 262. 331. Cirillo II, 302. Chirac II, 477. Clacius II, 309. Claudinus 133. Clemens II, 219. Cletus Aëtius 173. Cocchius II, 252. Cole II, 582. Colle 176. Collin II, 780. Conrad II, 667. Constant 208. van Convent 517. Crato v. Krafftheim 102. Crause II, 93. Crellius II, 239. 253. Croeser 251. Crueger II, 45. Cullen II, 953. 1043. 1073. Cume II, 680. Curne II, 1001. Daquet 381. Deckers 709. Dejean II, 457. Delius II, 359. Denizot 65. Depré II, 219. v. Diemerbroeck 328. 372. Digby 364. Donatus ab Altomari 552. Dover II, 253. Dufau II, 458. 619. Duvernoy II, 94. Elain 62. Elnberger 501. Ettmüller 365. 485. II, 40. Fabricius 190. 482. Falconer II, 919. Fasch 423. 459. 464. Feig II, 402. Feldner 293. Fernelius 78. 135. 589. Ferriar II, 1002. le Fevre II, 294. Fick II, 206. Filesaeus 139. Fischer 387. Flemyng II, 316. 324. Flosse II, 869. Fontanonus 549. Forestus 120. 121. 204. 645. 646. Flud 211. 214. a Fonseca 171. 178. Fortis 725. Frager II, 403. Fragoso 118. Frambesarius 102. Franco 293. Francus 378. Freind II, 273. Friderici 313. Friese 277. de Fulgineo 6. Gabelkhover 146. Gaedtke II, 62. Galen 85. Gamet II, 668. Gamare 441. II, 667. Garmannus II, 90. Gehring II, 426. Geilbrunner 178. Gemma 70. Gesenius 265. Gieswein 309. Gilbert II, 975. Gilpin 713. Gnuege II, 404. Gockelius 525. II, 27. Goclenius 137. Goetze II, 656. Gohl II, 125. Gordon II, 273. Gottschalck II, 113. 559. 566. Goubelly II, 656. de Graaf 372. de Gradibus 8. Graham II, 733. Gravius 449. Groat II, 822. Grossmann II, 870. Grüling 322. II, 107. Gruenwald II, 40. Guargantus 153. Guarinarius 142. de Güldenklee 477. Guillot II, 61. Guinther 564. Guyot de Garambare 262. Haag II, 269. Hadenius 713. Haecker II, 620. van Hagen II, 438. Hagendorn 473. van der Haghen II, 125. Hahn II, 37. Haller II, 682. 683. Harris II, 220. v. Hartenfels 178. 372. Hartmann 680. 681. Hay II, 584. Heden 397. Heer II, 555. Hegner II, 548. Heim 313. Heister II, 274. Helcher II, 235. van Helmont II, 72. 75. 76. Hellwag 404. 715. Helvetius II, 221. Helwig 460. Herrmann II, 633. Hevrnius 595. 596. Highmore 165. 288. 334. 404. 454. Hippocrates 273. 279. Hirschel II, 622. Hochstetter 382. Hoefer 388. 389. 390. Hoffmann 390. II, 173. 222. 230. 231. 233. 264. 274. 384. 441. 1062. Holland 460. Hotter 740. Hollerius 59. van der Hoot II, 783. Hopfengärtner II, 1005. Hornung 184. Horstius 289. van de Hout II, 847. Hunauld II, 129. 657. Hungerford II, 539. Isenflamm II, 704. Issendarp II, 770. Jaenichius 155. Jagelski II, 586. Jarvis II, 350. Jessenwanger II, 761. Joerdens II, 1060. Johrenius II, 108. de Jongh 496. Jordan 125. Jorden 408. Juch II, 340. Jüngken II, 204. Junker II, 480. Kaltschmied II, 555. Kannegiesser II, 427. Keck II, 44. Keppel II, 95. Kerr II, 1045. van Kessel II, 871. Kortum II, 1061. Krazenstein II, 720. de Kryt 508. Kuern II, 597. Laborde II, 462. Lammus 313. Lamzweerde 454. Lancisi II, 147. 378. Lang II, 736. Lange 580. II, 587. 705. 706. Langius 129. Laurentius 103. 329. Leake

II, 748. Ledel II. 275. Leichner 366. 369. Leidenfrost II, 1090. Leisner II, 394. Lenk 162. Lentilius 519. II, 102. 108. Lentin II, 706. 942. Lepois 638. Lesier 167. Lessel II, 1109. Lettsom II, 690. 904. Leuthner II, 771. Libavius 605. Lincke 408. Lindner II, 85. Lommius 658. II, 311. Longinus 138. Lotichius 229. 659. 660. Lucas II, 518. v. Luce II, 1090. Ludolff II, 206. 404. Lupin II, 575. Lysthenius 294. Maclachtan II, 888. Maigrot II, 608. Malpighi II, 378. de Mondeville II, 104. 241. Mangetus 460. Manning II, 958. Manninghan II, 371. Marcard II, 850. Marcellus Donatus 85. Marinelli 624. Marcus 167. Marquard 469. Marteau II, 463. Marx II, 850. Matton 404. Mauriceau II, 175. Mead 54. Meibom 204. Meier II, 327. Meinecke II, 1009. Menjotius 735. Mercado 89. 139. Mercurialis 89. 109. Mertens II, 851. Metzger 404. Meurer 109. Meurs II, 784. Meyer II, 311. Mezger 408. Mieg II, 692. Mill II, 874. Millet II, 214. 556. Mitchell II, 943. Mitterbacher II, 576. 598. 1030. Moebius 294. Mohring II, 1110. de Monconys 404. Mongin II, 61. Monran 187. Montagnana 9. Montanus 49. 52. de Moor 526. II, 54. Morand II, 464. Moranus 187. Morgagni II, 612. Morton 508. II, 323. 324. de la Motte II, 465. 559. Mueller 601. 1062. Musitanus II, 131. van Muysen II, 797. Naudeau II, 465. Neale II, 959. Nenter II, II, 175. Neucranz 202. Neuhaus II, 635. Nicolau II, 519. Nigrisolius 474. Nonus 553. Nunn II, 113. 559. Opitzer 740. Oppermann II, 480. Ortlob 444. Osenbruck 373. Osiander II, 1047. Paeuw 697. Panarolus 259. del Papa II, 351. Paraeus 79. 136. Paris II, 466. Paullini 526. II, 67. 338. Paulus Aegineta 19. Pereda 607. Perfect II, 773. 797. Perry II, 482. Perzyna II, 1032. Petetin II, 906. 1111. Petrejus 83. Petri II, 960. Pictorius 45. de Pinedus II, 341. Piso 665. 666. 667. 668. II, 286. Plaatmann II, 194. Placcius 314. Plater 219. le Pois 168. Pomme II, 467. 495. 508. 541. 559. 569. 723. 750. Ponticelli II, 530. Port 65. Poterius 163. II, 162. Praevotius 696. Pressavin II, 467. 676. Primorosius 266. Prosper Alpinus II, 155. Purcell II, 42. a Puteo 191. Quercetanus 634. Rahn II, 550. Ranoë II, 830. Ranque II, 1078. Rat 404. Raulin II, 531. Raumer II, 566. Rave II, 1078. Reil II, 1094. Reinesius 414. Reinhold II, 636. Reusnerus 325. Reveroviccius 656. Revillon II, 797. Rheginus 559. 560. de Ribadeneira 79. Richardson II, 569. Richter II, 162. 311. 327. Ridley II, 306. Riedlin 415. 416. 480. 503. 739. II, 92. Riolan 187. 245. 247. 248. 655. 676. Riverius 235. 675. 701. II, 114. Robertson II, 963. 984. Robillart 160. Rocheus 29. Roderici à Castro 613. 614. Roediger II, 287. Rolfinck 230. 273. 712. Romatetus 187. Roncalli II, 327. 379. 380. Rouss 51. 105. Rost II, 162. Rostain II, 468. Rowley II, 926. 945. 963. Rueff II, 787. Ruehren 521. Ruland II, 233. Rupitz 181. Rurock 722. Rush II, 908. Rymer II, 877. Sack 694. Salmuth 242. de Sauvages II, 570. 625. Saxonia 614. Schaarschmied II, 334. Schacher II, 253. Schaller 185. Schapper II, 283. Schenck 117. Schenkius a Grafenberg 695. Schleich 712. Schmidt 492. Schobinger 253. Schoenheider II, 775. 832. Scholzius 110. 365. 605. Schulze II, 287. Schurig II, 164. 208. 242. Schweitzer 444. Scuvelius 236. Seesemann II, 1079. Seguyn 208. Seliger 298. Selle II, 892. Sennert 291. Serrieis II, 469. Siegel 169. Siess II, 788. Sievers II, 1035. Sigwart II, 787. Sims II, 695. Sinapius 514. Sincerus II, 156. Sledenkopf II, 878. Slegel 466. Slevogt II, 37. 551. Smetius 148. 157. Smith II, 725. Sonnenmeyer II, 618. 629. de Sorbait 705. Spindler 480. Stahl

522. II, 62. 237. 418. Steeghius 618. Stegmayer II, 118. Steinhauer II, 445. van Steveninck II, 600. Stock II, 394. Stockmann II, 375. Stoll II, 752. Storie II, 893. Strauss 192. Stunzer II, 798. Stupanus 128. 636. Sydenham 435. 504. II, 105. 188. 225. Sylvaticus 271. Sylvius 108. 545. Tallmann II, 1037. Tandler 157. Taube II, 812. Telenge II, 662. Teskop 295. Thomann II, 1128. Thomassen II, 879. Thoner 250. 662. Thunberg II, 1098. Tieffenbach 522. Tielen 299. Timaeus 320. Tissot II, 776. Tode II, 725. 1037. 1098. Touret 62. Tralles II, 543. Trant II, 177. Trincavallius 89. 567. Tulpius 374. Unsenius 369. Unzer II, 381. Uven II, 562. Vater II, 215. Verner II, 51. Verzascha 716. Vesalius 29. Vesti 451. II, 51. 58. de Viana 208. Vicat II, 789. Victor 145. Victorius 35. 553. Viridet II, 215. Volhardt 435. de Vries 484. Walaeus 242. Waldschmidt 748. II, 162. Warburg II, 726. Waxmann 459. Webster II, 800. Wedel 385. II, 269. Weikard II, 726. 765. Weissbach II, 257. 258. Weitz 311. Werlhof II, 727. Welsch 369. Wesling 498. Whytt II, 592. 601. 616. 664. 754. 1052. Willis 321. 337. 338. 369. 424. 436. 727. II, 86. Wilson II, 741. 755. Wincler 528. de Witte II, 1081. Witten II, 181. Wittich 128. Wolf II, 1130. Wolff II, 433. Woolcombe II, 755. Young II, 448. 544. Zacchias 385. Zacchicoli II, 1053. Zacutus Lusitanus 205. 222. 250. Zecchius 253. Ziegler II, 913.

1622. 1670. 1673. 1684. 1706. 1711. 1712. 1717. 1719. 1720. 1726. 1735. 1737. 1739. 1743. 1751. 1762. 1780. 1781. 1784.

Incubus. Obsessio. Amuleta. Miracula. Spectra. Diabolus. Daemoriacus. Fascinatio. Daemonomania. Magia. Incantatio. Morbi magici. Superstitio. Sympathetica. Vampyr. Zauberei. Myhsteria. Supernaturalia. Arcana. Abugalius 680. Abuno 55. Ackermann II, 815. Acoluth II, 182. Acontius 256. 257. Actuarius 549. Adam 643. Adamaeus 599. Adelung II, 863. Adolphi II, 270. 365. Aeimelao 518. Aeneas Gazaeus 554. Aeplinius 407. Aëtius 37. Aestelmaier II, 93. Agrippa 18. 55. 59. 669. II, 345. Agrippa ab Nettelsheym 15. 17. 21. 114. 266. Ahasverus 183. Alanus 660. Alberti II, 158. 182. 189. 196. 197. 198. 200. 212. 238. 239. 295. 323. 374. Albertus 471. Albertus Magnus 603. 669. Albinus 475. II, 52. Alchindus 669. Alexander ab Alexander II, 329. Alexander Benedictus 6. Alexius 533. Alexius Pedemontanus 554. ab Altomari 562. Amatus Lusitanus 49. 643. Andra 475. de St. André II, 166. 200. Andreae 78. 572. 739. Angelus Argentinus 550. Anguisola 83. Anhorn 381. Annanias Tabernas 76. Anonymus II, 134. Antonius 24. Antonius le Grand 716. Apollonius 669. d'Apono 669. Appelius 154. Apulejus 239. Arbatel 567. Archigenes 56. Aretinus 605. Argenterius 601. Arculanus 548. Aretinus 552. Aristoteles 669. Arnauld II, 307. Arndius 689. Arnoldus 493. II, 329. Arnoldus de Villanova 82. 574. 575. 669. Acchenius 721. Artemidorus 31. Artephius 669. Aubin 494. II, 314. Aubrey II, 166. Aurelianus II, 179. Autun 703. Avicenna 680. II, 2. Awen 311. de Azevedo 418. Bacon 669. Bacon de Verulam 691. 692. 693. Baier 471. 481. II, 252. Baissardi 634. Baldinger II, 757. 896. Baronius 688. Ballonius II, 553. Barbek 448. Barbier 166. Barchusen II, 183. Barfodius 741. Baricellus 164. Baron II, 450. Bartholettus II, 818. Bartholinus 264. 296. 299. 300. 307. 315. 316. 333. 705. II, 314. Bartisch 79. Bartoli 311. Bauhinus 154. Bayle 467. Bayrus 555. Beaumont II, 159. Becker 299. II, 301. Beckherus 286. Beer II, 434. Behr II, 211. Behrends II, 617. Behrens II, 82. Beier II, 33. Bekker 485. van

der Belen II, 802. Bellinus 437. Belot 670. Benedictus 18. 251. Benivenius 6. 9. Benoit 570. Bergenhem II, 475. Berger II, 179. St. Bernardus 532. Bernd II, 301. 302. Bertram II, 314. Beschel II, 400. Betke II, 543. de Beuker II, 336. Beverovicius 660. Bianchi II, 101. Bidloo II, 82. Bierling 410. 411. Biermann 92. 152. 154. Bölfinger II, 617. Bindewald II, 201. Binninger 377. 407. Binsfeld 95. 104. 180. 599. Blegny 419. Blocksberger II, 618. a Bocher 646. Bochman 132. Bodinus 62. 77. 84. 97. 124. 516. 571. 612. II, 33. Boerhaave II, 359. Boguet 130. Bohemus 711. Bohn II, 52. Bohomolee II, 666. Boissier II, 245. Bond II, 330. 411. 434. Bonetus 729. II, 12. Bonfranciscus 605. Bonhoefer II, 262. Bordingius 120. Borellus 258. 268. 299. van der Bosch 71. Bothe II, 702. Bouche 204. Boulton 671. Bourdelon II, 94. Boudewyns 312. Braeuner II, 293. Braumont II, 167. Brayer 197. Breithaupt II, 145. Brinckmann 731. Brogiani II, 424. Broglia 227. Brognoli II, 119. Brosciet II, 767. Brossier II, 308. Brotbeck 312. Brown 723. II, 580. Browne 227. Brückner II, 106. 400. Brueckmann II, 347. le Brun II, 293. Brungmann 499. Brunnemann II, 217. Brunsmann 711. Bryde 312. Buckens II, 94. Bueching II, 44. Buechner II, 217. Buesching II, 53. Bueclinus 299. Buettner 741. II, 272. Bugges 316. Bullenbergerus 643. Bungen 669. Burchardus II, 53. 56. Burggravius 145. 192. II, 219. Burghart II, 283. Cabens 193. Caelius Aurelianus II, 88. 700. Caesalpinus 118. 570. 618. Calmet II, 367. 391. 411. 491. Calvet 253. II, 618. Camerarius 71. 567. II, 106. 190. 234. 265. Canale 661. Campanella 173. 643. Capivaccius 590. 592. Cardanus 50. 301. 552. 669. II, 24. Cardilucius 393. Carra II, 841. Carré de Montgeron II, 294. 359. Cârrichter II, 347. 349. Cascalis 145. 312. Castillon II, 582. 594. a Castro 222. Cattani 560. Cattier 261. 664. de Cauz II, 604. 645. Cavalli II, 582. Chachalion 530. Cericus 1. de la Chapelle II, 667. Chardulliet II, 272. Charitinus II, 83. Chemnitius 715. Chesneau II, 337. Chicus 669. Chirac 482. Chiras 148. Christ am Ende II, 200. Cicalata II, 898. Cicogna 133. Cirvelius 537. Clapmarius 629. Class II, 482. Cleemann II, 207. Cleogna 130. de Clusa 531. Codronchius 166. Cohausen II, 437. Colle II, 228. le Comte 211. Connor II, 64. Conradi 686. Conring 284. 296. 299. Constantinus Africanus 20. Constantius II, 119. de Cordua II, 129. Corvinus II, 200. Cracovius II, 253. Crause 430. 437. II, 33. 39. Crespet 581. Crespon 224. St. Croix II, 25. Crollius II, 70. Crüger II, 106. Crusius II, 324. Cuchalon 605. Cullen II, 952. 953. Cyrillus 531. D. 512. Daebel II, 124. Dahlgreen II, 237. Dalen II, 269. Damascenus 2. Danaeus 67. 71. Dangis II, 259. Danhauer 264. Daniel II, 383. Dannenberger II, 234. Davier 275. Decker 739. Dedekind II, 1021. Defoë II, 234. Delrio 124. 145. 148. 272. 412. II, 159. 368. Demel II, 253. Democritus 669. Denmann 183. Deppe II, 272. Dethardiug II, 159. 167. 195. 234. Deusing 269. 296. Dextoris II, 321. Diemerbroeck 308. Digby 211. 288. 292. 293. 296. 299. 302. 305. 328. 364. 425. 563. 693. II, 119. 348. 459. 631. St. Dionis II, 119. Dittmar II, 145. Dolgado II, 701. Donatus 737. Donatus ab Altomari 552. Doppet II, 885. Dorsch II, 159. Dorschens 464. Drechsler 328. Dreger 287. Drelincurtius II, 220. Dresde II, 565. Drexelius 655. Durantes 59. Eberhard II, 758. 842. Eberhart II, 655. Eccard II, 899. v. Eckartshausen II, 303. 919. 953. 973. 1022. 1073. Efraim II, 235. Ehinger 725. Einziger II, 717. Elich 133. Elvert II, 1002. Empedocles 669. Engel-

brecht II, 821. Erastus 64. 75. 102. 568. Erndt II, 240. Erzstein II, 745. Eschenbach II, 605. Ettmüller 749. II, 39. Eurelius 730. Evenius 534. Ewaldt II, 40. Ewich 80. 81. 576. Eynatten 639. Eysel II, 83. 119. 1105. Faber 186. 201. 301. Fabricius 189. II, 29. Falcke 743. Fallopius 563. Fant II, 900. Farmer II, 717. 732. 743. 821. Faulhaberus 657. Faustius 695. Fehr 322. Feinler II, 71. zum Felde 741. Fell II, 769. Fernelius 13. 588. 589. Ferrarius 72. Ferrier II, 1043. Fevinus 67. Fiard II, 793. Ficinus 4. Fidelis 711. Filesac 333. 623. Fischer 161. 517. 519. II, 129. 191. 202. 203. 229. 954. Flammenberg II, 1002. Flattich II, 331. Flattichen 507. Fleetwood II, 60. Floercke II, 171. Fludd 164. 296. 299. Follinus 638. Fontaine 146. Fontanonus 548. Fontanus 272. Forber II, 920. Forestus 93. 611. 645. Forselius 721. Foxcroft 314. Fracastorius 299. 566. Frambesarius 102. Francisci 745. Franciscus II, 103. Franck 438. Francke von Franckenau II, 129. v. Franckenberg 465. Franckenstein 687. Franck II, 632. Frankenstein 287. Freind II, 279. Frentzel 687. Freud 365. Freytag 161. 225. 299. II, 94. Friderici 309. 365. Frimeb 737. Frisius 670. Fritsch II, 1004. Frizschius 416. Froboesius II, 375. Frommann 382. 387. Fuchs II, 309. Fuhrmann 697. Funk II, 821. Gaebelkhouer 102. 694. Gaigneur 211. Galateus 71. Galen 107. de Gandino 550. Gamare 243. Gariopontus 538. Garmann 334. 425. Garzoni 634. Gassner II, 718. Gaufridy 630. Geber 669. von Gehren II, 234. Geier 683. Geiger 254. Gelasio di Cilia II, 348. Gemma 70. Genselius II, 203. Gentilis 615. 620. Gerard II, 548. Gerber 435. Gerlach 687. Gesner 175. Geyer II, 279. Gilbertus 534. Gillet 294. Glanvil II, 34. Glockberg 61. Glorez II, 26. Gockelius II, 27. 28. Goclenius 137. 160. 165. 194. 299. 623. 648. Godelmann 95. 97. 118. 396. Goeckel II, 86. Goehausen 195. Goelicke II, 263. Goeze II, 1074. Goldart 685. Goldschmid 518. II, 60. van Goorlaecken 741. Goris II, 137. Gottel II, 1025. Gotter 365. le Grand 420. 425. Gratarolus 550. Greatrake 313. 314. II, 29. 595. Gregor 669. Gregorius Tholoranus 93. Grenzinger II, 584. Grieser II, 349. Grillandi 550. 589. 590. Grimaldi II, 414. Gröninger II, 1106. Grojean 309. Grossgebauer II, 83. Grossius 269. Grube 711. Grueling II, 107. Gruenwald II, 40. Gruner II, 203. 702. 718. Guaccius 161. Guainerius 534. Guinterius 44. Guinther 563. Guerin 397. Gutierez 262. 438. H. II, 34. Haartmann II, 213. de Haen II, 125. 718. 734. 746. Hagedorn 317. 473. II, 240. Hagen II, 376. Hahn 518. Halle II, 901. 921. Hallenberg II, 900. Hannekenius 729. Hannemann 707. Hansen 732. Harenberg II, 264. v. Hartenfels 496. Hartung 730. Hasenest II, 479. Hasenmüller 466. Hauber II, 304. 309. Hauenschild II, 977. Hayne 301. Hedelin 649. ab Heer 182. Hegnerus II, 787. Heilbronner 119. Heinecke II, 374. Heinrii 491. Heinricius II, 213. Heintkius 165. Heister II, 203. v. Helmont 176. 229. 251. 273. 288. 299. 438. 520. 730. II, 29. 72. 74. Hellmuth II, 1005. Helvetius 288. 302. Henckel 460. Hemmingius 70. Hendrich II, 749. Henning II, 782. 794. 822. 847. Henriquez 334. Herelius II, 252. Hermann II, 235. Hertel II, 255. Hertodt 365. Herwig II, 29. Herzberg 477. Herzog 717. Hettenbach 136. van Heucher II, 29. Heurnius 138. 142. 581. 595. 596. 623. 624. Heydenreich II, 1107. Hiebner II, 294. Hiebnern von Schneeberkg 254. Hieronymus 74. II, 45. Hildebrand 137. 142. 233. Hildesheim 149. Hiller 704. Hippocrates 570. Hochstetter II, 295. Hoefer 389. Hoepner II, 160. Hoffmann II, 46. 203.

384. Holler 740. Hollerius 56. 59. Holm 711. Horn 729. Horner II, 794. Horstius 91. 184. 288. 633. Houck II, 134. Hoyer II, 239. Hubrerus II, 95. Hugger 697. Huisinga II, 275. Hullekens 390. Hume II, 549. 586. Hurvelas 300. Hundeshagen 696. Hutschinson II, 214. Huth II, 34. Hyer 404. Immink II, 586. Ipsen II, 108. Irvine 270. Isverding II, 120. Jacob 620. Jacobi II, 77. Jacobus 130. Jamblichius 39. 136. 669. James 106. Jancke II, 922. Jasona Pratis 17. Jobsten 21. Joël 111. Jordanus 254. 274. Jordis 422. Josa II, 761. Joseph 669. Joubert 605. Juch II, 285. Jüngken II, 204. Justi II, 1089. Kaempfer II, 108. Kaeseberg 430. 727. Kaester II, 747. Kaldenbach 270. 284. Kant II, 596. Kartnerus 317. Keller II, 720. 887. Kepler 204. 229. Kiellmann II, 310. von Kigge II, 823. Kinderling II, 923. Kircher 219. 225. 299. 317. Kirchmajer 373. 483. Kirchnerus 297. Kittelmann 93. Klein II, 65. Kletschke II, 158. Klügelius II, 941. Kock II, 1061. Koenig 477. Koerner II, 332. Kornmannus 143. Korthold 422. Kraeutermann II, 205. 241. de Krakewitz II, 125. Kramer 2. Krause II, 517. Kretzschmar 383. Kuehn II, 1045. Kuemmelmann II, 385. Kuenneth II, 770. Kunad 512. Kundmann II, 130. 295. Kunrad II, 137. Kurella II, 138. 394. L. 207. II, 241. Lactantius 518. 540. Laeger 244. Lafarelli II, 66. Lamzweerde 454. de Landrino 605. Lane 728. Lange 580. Langius 129. II, 119. Laurentius 140. 176. 648. Lavater 64. 284. 435. II, 904. Laymann II, 95. Lehmann II, 823. Lemmens 428. Lemnius 51. 53. 68. 69. 94. Lenglet-Dufresnoy II, 428. Lenheimer von Steinfelden 83. Lentilius 519. II, 102. Leyser II, 296. Libavius 605. Liechtenberg 197. de Lincoln 669. van der Linden 671. Lindinger II, 707. Link II, 761. Linsius 712. Ljungh 704. Loeffler II, 66. Loescher II, 185. Loew II, 205. 206. Loewenfels II, 336. Longinus 378. 622. Lommius 658. II, 310. Longlet II, 417. Losius 687. le Loyer 138. Lubbert 158. Ludovici II, 104. Lunda II, 475. Lundersteen 741. Luther II, 240. Lynker 717. M. 513. II, 588. 622. Macrobius 602. Maennling II, 113. Maercky II, 189. Maerz II, 608. Maestro Cervolo 552. Maevius 480. Maffei II, 394. Magnus 310. 695. Maldonat 637. Manardus 11. Mappus 404. Marcellus Cumanus 323. Marcellus Donatus 55. Marquard 469. Martini 662. II, 806. Martinus 212. Martinus del Rio 113. Martius II, 30. 61. 109. 126. 153. 248. Masius 727. Matthaeus 299. Matthis 701. Mauchard II, 1008. de Mauvillain 397. Maxwell 413. 461. Mayer II, 623. 784. de Mayerne 478. Mead II, 386. 395. 481. Meckowsky 167. Medon II, 1114. Meibom 244. 284. Meier II, 386. 541. Meinders II, 130. Meineke 437. Meissner II, 120. 442. Meister II, 722. Melander 107. Memmingius 567. Mengus 130. 519. 578. 580. Meniot 289. 290. 310. Menz II, 61. Merbitz 408. Merclinus 519. II, 126. Mercurialis 579. Mercurius 39. Merindolus 204. Merlin 669. de la Mesnarderie 206. Meyer 1. de Meza II, 785. Metzger II, 482. Michaelis 153. 252. II, 66. Milichius 558. Michaelis Scotus 603. 612. 669. Mirus 434. Mizaldus 58. Moehring II, 254. Moescke 744. Mohr II, 623. Mohy 212. 296. 299. Molyneux 314. II, 589. a Monteacuto 633. Montfaucon de Villard 366. de Moor II, 55. Morand II, 673. Morhoff 310. Mourier II, 787. Müller 461. 738. Muller 465. Munthelius 660. Muratori II, 875. Musitanus II, 130. Nagel II, 185. Naudé 185. 275. 669. II, 109. Neikter II, 1009. Neuffer II, 190. Neuwald 455. Never II, 159. Nicolai 298. 662. II, 405. Nicolaus 244. Nider 741. Nigrisoli 310. Nodé 569. Noebling II, 255. Noeller II, 285. Noribety 107. le Normant 181. Nostradamus 324. 669. Nucella 751. Nuernberg II, 41. Numa

Pompilius 669. Nynauld 630. Oberlai 635. Odorici 646. Oettinger II, 265. Oheim 408. Olaus 550. Olaus Magnus 605. Orchard 478. Oribasius 45. Orpheus 669. Orre 661. dell 'Osa II, 550. 598. Ostermann 194. 650. Otto 306. Overkamp II, 623. d'Oxenstirn II, 528. Paalzow II, 1077. Papinius 235. 288. 292. 296. 299. 664. 668. Papius II, 623. Paracelsus 62. 65. 81. 126. 669. II, 773. Paraeus 79. 597. 598. Paris 292. de Parma 669. Parthan II, 1063. Pasch 730. Paschius 444. Passi 167. Passil 255. Paulet II, 787. Pauli 207. Paullini 526. II, 67. 388. Paulus Argineta 19. 28. Pazig II, 94. Pereda 607. Pererius 96. 98. 109. 150. 520. Pereyra II, 276. de Perigliis 550. Perreauld 669. Perzyna II, 1032. Petermann 466. II, 85. Petri II, 1093. Peucerus 76. 564. du Peyrat 231. Pfaff II, 265. Pfanner 168. Pfeffinger II, 175. Pfotenhauer II, 296. Pfuel 694. Philaletha II, 280, 396. Pico della Mirandola 550. 552. Pictorius 63. Pipenus 239. Piso II, 286. Pistorius 119. II, 47, 876. Pitcairn II, 296. Pizzurini 324. Plahn II, 483. Plater 216. 278. Plaz II, 749. Plinius Secundus 10. 35. Pockels II, 1112. Plotin 669. Pohlius II, 255. Plutarch 71. Pomarius 255. Pomponatius 60. Pons 634. du Pont 224. Ponzinilius 589. Porath 697. Porphyrius 39. 136. 567. 669. Porta 50. 61. 72. 92. 108. 423. 689. Porthan II, 945. Posseltus II, 120. Possidonius 40. Pott 470. Prachtelius 204. Praetorius 324. 405. 423. 635. 643. du Pré II, 162. Preussing 252. Preussius 670. Prieras 537. Proclus 3. 39. 136. Psellus 34. 39. 136. 160. 466. Pül 711. Purmann 497. II, 96. 131. Putonei II, 255. Pyl II, 334. 830. Pythagoras 669. Rabener II, 67. Raimundus 531. Ranchinus 190. Ranfft II, 207. Rattray 299. Raymund Salle 669. Rauschelbach II, 33. 38. Rebusse 503. Rechenberg 325. Reginaldus Scotus 122. Regius 275. Reiche II, 37. Reicheltus 399. Reichen II, 47. Reil II, 1094. Reineccerus 141. Reineccius 399. Reinesius 414. 710. Reinhard II, 625. Reinkingk II, 109. Remigius 94. 108. 492. Renaudot 414. Reveroviccius 656. Rhazes 2. 100. Rheginus 559. Rhodes 479. Rhodius 275. Rhumelius 195. 204. 241. de Ribadeneira 79. Ribov II, 418. Ricardus 561. Richter II, 132. Rickius 455. 732. Ridder marck 730. à Riegger II, 693. Riolan 132. 244. 245. 247. Riverius 236. 675. Rivius 543. Robert 156. 160. 168. 172. 176. 179. 299. II, 207. Rocken II, 92. Roderici à Castro 613. Roehner II, 191. Roeschius 688. Rohr 416. Rolfinck 262. 282. 712. 717. 718. 719. 720. Romanus II, 50. 138. Roncalli II, 380. du Rondel 455. Ronsseus 94. 95. Rosa 374. Rosenbaum II, 945. Rosner II, 83. Rothe 714. Roussel II, 1095. Rubens 179. Rudigerus 651. Ruebel II, 521. Rueling II, 891. Ruland II, 233. Rumpaeus II, 67. Rydelius II, 237. Salmuth 242. Salomon 514. 669. Sannig II, 266. Saunier de Boismont II, 266. Santanellus II, 186. Sartorius 744. de Sauvages II, 570. Savonarola 555. 669. Saxonia 614. Scaliger 49. 144. 669. Scarlatinus 746. 747. Schakius II, 400. Schalbruch 448. Schalitz II, 133. Scharffe II, 31. Schato 116. Schedt 154. 169. 176. 187. Scheffel II, 334. Schelguigius 318. II, 92. Schelhammer 236. II, 37. 56. Schenck 318. Schenckius a Grafenberg 695. Scherertz 643. Schinz II, 787. Schmieder II, 98. Schmidt 190. II, 249, 343. Schneider 721. Schorer 303. Scholzius 604. Schott 298. 676. Schreger 750. II, 1050. Schroeder 301. Schroeter 122, 336. Schubert II, 372. Schubart II, 372. Schubert 714. Schuppart II, 208. Schütze 332. II, 372, 509. 1096. Schultzen 715. Schulze 379. 406. Schurig II, 164. 186. 242. Schwager II, 858. Schweighard 198. Schwellingius 716. Schwimmer 374. 379. 471. 696. Scribonius 91. 267. 732. II, 311. Scultetus

110. Sebitz 710. Seidel 605. 635. Seifert 239. Seilerus 711. Seiler 384. Sellius 704. Sembder II, 270. Semler II, 484. 543. 560. 614. 636. 740. 821. Sincerus Philalethes II, 121. Sennert 194. 196. 298. 299. 319. 654. Serces II, 237. Servius 299. 658. Siebold II, 776. Siegwart II, 858. Sikora II, 1013. Silvaticus 609. Simon 605. II, 85. 550. 600. Sincerus Junitor II, 119. Sitonus 249. Skunk 699. 704. Slanovius 166. Slekerus 166. Slevogt 527. II, 56. 109. Smutz 379. Socrates 588. 669. Sonntag II, 51. Sophron II, 1112. Sorbait 374. 705. Spee 198. 250. 498. II, 249. Spence II, 1012. Spencer II, 334. Sperling 196. 237. 250. 255. 652. v. Spilker II, 469. Spinci 568. Spindler 480. Spitzeln 735. Sprenger 2. II, 858. Stebler II, 298. Stegmann 697. Steinerus II, 787. Stellati 641. Stelter 744. Stengel 661. Sterzinger II, 600. 893. Stever II, 167. 168. 195. Stock II, 255. Stockhausen 522. Stockmann 185. 237. Stoiber II, 509. Stoll II, 893. Stoltzen 483. Storch II, 408. Storicius II, 408. Strauss 255. Stridtbeckh 475. Struve 462. II, 200. Stubbe 314. Stuckius 110. Stupanus 636. Sucro II, 408. Suesse II, 677. Sulzerus II, 787. Swedenborg II, 662. van Swieten II, 497. Swinden II, 238. Sykes II, 306. Sylvester 669. Sylvius 544. 725. Taendlerus 132. 154. Tallar II, 859. Tamianus II, 134. Tappius 295. II, 233. Tartarotti II, 397. 419. Taut II, 188. Teichmeyer II, 321. 328. 561. Tentzel 194. 314. Tenzel II, 211. 446. Teubner II, 211. Tharsander II, 281. Thebit 669. Theophrastus 70. 541. Thiers 417. 522. II, 110. Thies II, 139. Thomas 669. Thomasius II, 37. 43. 56. 108. 110. 188. 214. 238. 334. 447. 725. Thoner 250. Thurneisen zum Thurm 587. 635. Thummius 319. Thyraeus 572. 604. Tiedemann II, 910. Timaeus a Guldenklee 299. 319. 320. 481. Timmermann II, 893. Tingstadius II, 623. Tissot II, 776. Toppius II, 233. Torreblanca 154. 180. 410. 654. de Torres Villarroèl II, 432. Torricella 542. Tournay II, 833. Toxites 619. Treuer II, 139. Triller II, 591. Trinkhusius 320. Trischlin II, 753. Trithenius II, 177. Trothemus 669. Twells II, 447. Uhlenius II, 1063. Uken II, 534. Unzer II, 533. Vagetius 506. Vairus 80. Valentinus II, 37, 105. Valetta II, 68. Valcarenghi II, 373, 484. de Valle de Moura 643. Vallesius 620. Valmarana 646. Valvasors 471. Vanini 160. 163. Varus 141. II, 93. Vater II, 182. de Vege 175. Vehr 475. Venerius 183. de Verney 528. Verzascha 716. Victorius 553. Viebeg 384. Vieri 568. de la Vigne 243. de Villanova II, 614. Villier II, 93. Virgil 669. de Vitalinis 539. 550. Vogel II, 800. Vogt II, 257. Voigt 697. Volney II, 929. Volzius 747. de Vries 484. Vulpius 466. Vultejo 699. Wagner II, 517. 1099. Wahrlich II, 165. Wahrmund II, 219. an und vom Wald 119. Waldschmidt 748. II, 38. Wallberg II, 364. Wallinus II, 233. Wanckel 256. Wanochius 737. Wassenius 661. Weber 187. II, 741. 912. Webster II, 156. Wechtler 299. Weckern 197. 299. Weckerus 615. 616. Wedel 705. 726. 741. Wedeling 727. Wedelius 407. 435. 481. 484. 493. II, 86. 98. 134. 1014. Wegerle 690. Weichardt II, 726. Weickardus 187. Weidner 207. Weismannus II, 127. 134. Weissbach II, 257. Welsch II, 98. Wenck 188. Wenzlovius 475. Westphal II, 80. 498. Wiegleb II, 777. Wier 58. 73. 75. 76. 81. 87. 291. Willenberg 744. Willich 54. Willis 376. 728. Wilsius 751. Winderus 467. Wirdig 379. II, 81. Wirsung 569. Witt 475. II, 312. Wittfoot 737. Wolf 697. Wolff 485. Wolfius 401. 475. Wolz II, 778. Wonna 688. Worst 268. Woyt II, 226. 227. Wünsch II, 1081. Zacchias 177. 196. II, 299. Zacutus Lusitanus 205. 221. Zahn 511. Zechius 120. 253

Zehner 635. Zeidler 227. 303. II, 128. Zeibich II, 727. Zeltner II, 122. Zentgrav 407. 493. 499. Ziegra 295. 429. 686. 695. Zimara 186. 188. 452. Zopfius II, 269. Zoroaster 669. Zwinger II, 189.
1562. 1569. 1587. 1608. 1617. 1618. 1622. 1631. 1634. 1636. 1641. 1652. 1660. 1657. 1659. 1665. 1670. 1671. 1679. 1686. 1694. 1695. 1700. 1701. 1702. 1706. 1707. 1708. 1710. 1712. 1714. 1720. 1721. 1722. 1723. 1724. 1729. 1730. 1731. 1732. 1733. 1734. 1737. 1738. 1739. 1740. 1742. 1743. 1749. 1752. 1753. 1754. 1757. 1762. 1766. 1767. 1768. 1772. 1775. 1776. 1778. 1783. 1784. 1785. 1787. 1788. 1790. 1791. 1792. 1794. 1795. 1797.

Ira. Acrel II, 523. Actuarius 549. Alberti II, 158. 198. 199. 200. Allen II, 434. ab Aquapendente 457. Bacon de Verulam 692. Bannus II, 779. Bartholinus 705. II, 818. Bayrus 555. van der Belen II, 917. Bender II, 382. Bierling 411. Bloch II, 629. 698. Boeckeler II, 128. Boehmer 494. Borrichius 292. 293. Brunner II, 218. Buechner II, 508. Burggrave II, 840. Camerarius 437. 494. Capivaccius 592. Clavillart II, 348. de la Chambre II, 934. Crell II, 781. Cyrio 561. Descartes 304. v. Diemerbroeck 327. Doellinger II, 425. Entius 732. Eobanus Hessus 546. 547. Estievenart II, 917. Ettmüller II, 60. Fabricius 603. Fabricius Hildanus 232. 233. 432. Fernelius 135. Fick II, 145. Fontanonus 548. Forestus 646. Foucault 235. Fracastorius 566. Gallot II, 718. Gebhard II, 60. Geiger 254. Guyart 714. du Hamel 426. Hanakius 262. Hannes II, 734. Hansa II, 1058. Harder 460. ab Heer 182. Helcher II, 235. van Helmont II, 76. Hevrnius 596. 624. Hilchen II, 382. Hoefer 389. Hoegg II, 555. Hoeppius II, 158. Hoffmann II, 230. 231. 384. Horstius 207. Hybault 235. Jaeger II, 940. Joachinus 542. Jüngken II, 205. Kelius 698. Kolichen 366. Lactantius 518. Lampzweerde 460. Ledel II, 275. Lentilius II, 102. van der Linden 671. Lister 497. Loew II, 206. Ludolff II, 795. Luisinus 558. Magicus 640. de Mauvillain 714. van Meekren 699. Möhring II, 311. Moller II, 312. d'Oxenstirn II, 528. Paraeus 598. Pechlin 479. Pelargus II, 294. Pernety II, 854. Plater 156. 217. 219. Redi 703. Regenhertz II, 508. Reveroviccius 656. Rheginus 559. Richter II, 636. Riedlin 416. II, 91. Riverius II, 114. 117. Rolfinc 719. Rugemer II, 425. Scaliger 143. Schmucker II, 857. Scarlatinus 746. Schurig II, 163. 164. 187. Seguyn 232. Selle II, 811. Sennert 651. Silvaticus 609. Stahl II, 37. Stalpart 462. van der Sterre 463. Stoll II, 752. Struve II, 1080. Theophrastus 170. Tiedemann II, 1128. Tulpius 220. 374. 451. Unzer II, 533. Velschius 320. Vollmar II, 777. Walther II, 312. Watts II, 965. Weissbach II, 259. Wier 291. 337. Willius 369. 710. Wolf II, 58. Zacutus Lusitanus 221. Zückert II, 578. Zwinger 528.
1622. 1670. 1702. 1739. 1741. 1768. 1769. 1782.

Körper u. Seele in Wechselwirkung. Aeneas Gazaeus 554. Agrippa ab Nettenheym 15. Alberti II, 70. 93. 158. 228. 239. 313. Albertus Magnus r. Albinus II, 450. 715. Alcinous 17. Alexander 588. Amatus Lusitanus 49. Ammonius 547. de Amusco 43. Angelius 200. Archer 376. Aristoteles 93. 162. Arnold II, 838. Arnoldus de Villanova 573. Baker II, 475. Barbierus II, 330. Bavisani 429. Bell II, 818. Belot 699. Benedictus 54. Bernd II, 301. Billebius II, 207. Bilfinger II, 167. 330. 617. Boehmer II, 283. Boerhave 471. II, 271. 359. 489. Bolten II, 211. Bonnet II, 643. Boyer II, 524. Brackhuysen 371. Braun II, 167. Brecht 462. Bright 84. a Broockhuisen 728. Buescher II, 302. Bulfinger II, 167. Burchard II, 213. Burg-

mann II, 245. Cabanis II, 1119. Camerarius II, 167. Carrère II, 512. Cartesius 728. de la Caze II, 454. Charleton 684. Christoph II, 1042. Clark II, 219. de Clusa 531. Cogan II, 604. Clauberg 476. Colerus 84. Colignon II, 573. de Cordemoy 412. 695. Corp II, 1001. Cosnier II, 188. Cousinot 186. de Crusaz II, 213. D. II, 402. Dametigny II, 842. Deichmann 197. Derhon II, 111. Descartes 222. 394. Dethardìng II, 119. Deusing 685. Dietz II, 195. Dieuxvoye II, 136. Dittmar II, 345. Drage 308. Duhamel 378. Dutal II, 126. Echardus 459. Elianus 154. Eschenbach II, 459. Esculapius 18. Estievenart II, 917. Esterianus 24. Eunomius 547. Faber II, 110. Fabre II, 867. Falconer 919. Fasch 438. 459. Fernelius 541. 588. 589. Feucreisen 390. le Fevre II, 294. Firnhaberus 165. Fischer II, 160. Fludd 164. Fontaine II, 503. Fontanus 655. Galenus 8. 14. Ganne II, 656. Garbe 745. Gaubius II, 369. 375. 566. Gaylard 737. de Gersdorff II, 789. Gesenius II, 846. van Geuns II, 938. Gleim II, 178. Gnauck II, 646. Goclenius 137. Godard II, 478. Goldhagen II, 846. van Gvorlaecken 740. Gorini Corio II, 548. de Gorter II, 247. 414. Graem II, 846. le Grand 420. la Grange II, 646. Graturolus 44. 54. 550. Gregorius 546. Gruner II, 1005. Guintherus 14. Guterleth 158. Guyet 658. Haguenot II, 415. du Hamel 425. Hanschius II, 220. Happilius 284. Harding II, 304. Hartmann II, 203. Hartwig 287. Hebenstreit II, 760. Hegnerus II, 788. Heimburger II, 203. Heineccius II, 317. Heister II, 284. 302. Hemskerk II, 274. 450. Hemstedt 55. Herfelt 734. Hering II, 113. van Heughel II, 95. Hölscher II, 349. Hippocrates 429. Hirzel II, 369. Hoboken 312. 323. 698. Hoffkuntz 390. Hoffmann 502. II, 53. 230. Hofmann 262. Hofsteter 502. ab Hogebande 235. Holland II, 805. Hollmann II, 192. Horst 127. 633. Indagine 54. Isenflamm II, 704. Isermann 525. Jacob II, 978. de Jussieu II, 747. Kaulitz II, 158. Kellner II, 193. Kirchmajer 443. Kesler II, 310. Kleefeld II, 1005. Koenig 433. Kraeuter II, 340. Krazenstein II, 361. Kulmus II, 125. de Lacaze II, 480. Lactantius 540. Lalouette II, 690. Lancelot de Frade 650. Langolius II, 254. Laroque II, 1109. Laurenceau 714. Laurentius 111. Legier 204. Leichner 251. Leibnitz II, 311. Leidenfrost II, 1028. Lemmens 428. Lemnius 45. 25. 68. 373. Lenz II, 138. Lescius 153. Letier 650. Lessius II, 35. Leune II, 942. Licetus 162. 197. 204. 209. Longolius II, 90. Louis II, 377. Ludolff II, 206. Malebranche 717. Mantel 658. Manthey II, 905. Marat II, 690. 721. 736. de Marées II, 722. Maria II, 575. Maximus Tyrius II, 319. Meier 508. II, 629. Mercer II, 851. Mercurialis 91. 579. Moreau 714. Moreau de St. Eller II, 305. Morin 275. Moritz II, 828. Morton II, 223. Mourier II, 787. Mueller II, 120. von Muralt 404. Muratori II, 362. Muys II, 395. Nagy II, 236. Nenter II, 120. Neuhaus II, 126. Niemeyer II, 1069. Nürnberger II, 1042. Ortlob 745. Overkamp II, 428. Ozon 369. Pabst II, 207. Paulet II, 787. Plater 155. Platner II, 674. Plato 162. 547. 569. 589. de Pois 204. Portesfield II, 530. Priestley II, 710. Probst 265. Provansal II, 349. Rahn II, 1010. Reiske II, 160. Rickmann II, 625. Roederer II, 496. Roeper II, 389. Roisselius 165. Roger II, 520. Rose II, 1050. Rush II, 991. Sanctacrucius 197. Sanctorius 122. de Sauvages II, 319. Scaliger 669. Schacher II, 127. Scheibner II, 590. Schiller II, 287. Schinz II, 787. Schlegel II, 1078. Schlettwein II, 509. Schmid II, 1078. Schmidt II, 228. Schottelius 391. Schroeder II, 119. Schurer II, 311. Sohuster II, 195. Seidelius 101. Silvaticus 607. van Slooten II, 195.

Smith II, 626. Sniet II, 651. Socrates 669. Sperling 672. Stahl II, 156. Steinerus II, 787. Stentzel II, 287. Stubenrauch 466. Sulzer II, 695. Sulzerus II, 788. Swedenborg II, 277. 327. 637. 739. Teichmeyer II, 561. Theophrastus 170. Thilen II, 225. Thomas II, 740. 812. Thomson II, 471. Tiedemann II, 753. Titius II, 789. Tournefort 745. Tourtelle II, 615. Tozzus 429. Trier II, 266. Ulicroenus 33. Unzer II, 373. 408. 419. 533. Varro 91. Vassé II, 188. Vater II, 225. Vercellone II, 578. Verdries 110. 121. 195. Veson 369. Vesti 528. Voss II, 352. Waldschmid 484. Weissbach II, 258. Weltz II, 364. Wendt II, 352. Wernher II, 68. Wick II, 1081. Wilckius 616. Winkler II, 312. Withofius II, 498. Woertmann II, 433. de Wolf II, 259. Wucherer II, 193. Ziegler II, 562.

1518. 1670. 1702. 1738. 1771.

Kopfkrankheiten. Acrel II, 742. Actuarius 44. 549. Aëtius 36. Alberius 82. Alberti II, 128. Alexius Pedemontanus 554. Amatus Lusitanus 643. Andrioli II, 1. Alsario a Cruce 164. Ammann 333. Aretaeus II, 617. Atkins 493. Atthalin II, 366. Augenius 106. Avicenna 64. Baersch II, 590. 602. Baglivi II, 123. Bagnols II, 93. Ballonius 213. Balthazaar II, 883. Baron II, 590. 617. Bartholinus 263. Bayrus 555. Beauregard II, 488. Becket II, 87. Beckherus 285, 286. Beer II, 969. Bellinus 436. II, 82. 245. Berengarius 535. van Berkelaer II, 593. Bierling 411. Blasius 402. Blegny 419. Bonetus 628. 729. II, 3. Bootius de Boot 243. Borellus 258. Boulet II, 995. Boyfield 300. Brunner II, 218. v. Buechner II, 512. Cahagnesi .166. Camerarius II, 213. Capivaccius 590. 591. Cappeletti II, 453. Carter II, 996. Cartheuser II, 491. 573. Chemin II, 454. Chesneau II, 337. Cornachini 128. Crato von Kraftheim 102. Crellius II, 339. Cullen II, 952. Deckers 708. 710. Deidier II, 129. v. Diemerbroeck 251. 449. 304. Dixon II, 701. de Doblhoff II, 170. Dodonaeus 644. Dorncrelius 114. Drage 108. Drebing II, 717. Ebinger II, 179. Ehrlich II, 1056. Eisenmenger 201. Ellenberger II, 496. Emett II, 437. 459. Envius 732. van Esch II, 667. Eschenbach II, 632. des Essarts II, 745. Ettlinger 385. Fabricius 604. Fabricius Hildanus 214. 232. Falcinelli 277. Fehr 317. Fernelins 565. Ferrioli 93. Fizes II, 412. 503. Fontanus 272. Forcke II, 496. Forestus 93. Freind II, 279. Frisac II, 538. de Fulgineo 6. Galenus 84. 101. Gardner II, 746. Garmann II, 492. Gilby II, 955. Gooch II, 682. Gorter II, 403. de Gradibus 8. Graham II, 733. Grass II, 512. Greve II, 886. Grossius 191. Grueling 394. 421. Guainerius 9. 533. ten Haaff II, 719. de Haen II, 548. Hagen II, 668. Hake II, 181. Hannekenius II, 329. Hartmann 680. Hausleutner II, 1058. Heemskerk II, 461. Heister II, 440. Hellwig 723. 724. Hevrnius 581. Hieraume 68. Hilders 266. Hill II, 669. Hippocrates 273. Hoefer 388. Hoffmann II, 384. Hollerius II, 160. Holtdorf II, 179. Horstius 138. 184. 289. II, 84. Hundt 15. Hurtant II, 505. Husemann II, 719. Huth II, 232. Ingram II, 606. Jadelot II, 1123. Joël 161. Johnsohn 122. Joyeuse II, 161. Kaltschmidt 634. Kant II, 575. Kaufmann II, 339. Klaunig II, 146. Klinkosch 607. Koch II, 720. Koelpin II, 748. Koeppen Kolichen 366. Kruttge II, 573. 138. Kunrath 40. Lancisi II, 378. Lange 580. II, 705. Latta II, 1045. Lauten bach 129. Lazerme II, 386. Lechet 323. Ledel II, 275. von Leempoel II, 925. Lentin II, 496. Lettsom II, 1007. Lloyd II, 849. Loeffler II, 1109. Lotichius 229. Lusson 68. Magliacca 197. Majus 478. Malpighi II, 378. Mantel 212 Marcard II, 850. Marchant 88. Martin II, 326. Mauchart II, 296. van Meekren 434. Mele 88. Mercatus 578. Mercurialis 578. 579,

Moller II, 311. Montalto 155. Monteggia II, 1030. de Moor II, 54. Morasch II, 154. Moyle II, 874. Musitanus II, 130. Muys 497. Nauheimer II, 737. Neuhold II, 248. O'Halloran II, 1031. Oribasius 45. Pardington II, 589. Parry II, 1047. Parsons II, 589. Paschati 167. Paulus Aegineta 28. Pechlin 479. le Peige II, 466. Pemel 252. Pereda 606. Perrault 212. Petit II, 85. le Peyre II, 876. Piso 665. Plater 217. Platner II, 128. 297. Plinius Secundus 10. Pohlius II, 286. 297. Posthius 94. Poterius 163. Praevotius 696. Preusinger II, 577. de Preval 855. Primelius II, 925. Prosper Alpinus II, 155. Quercitanus 131. 165. Raymund II, 590. Reichel II, 590. 625. Rettig II, 831. Rhodius 275. Richter II, 496. Ricou II, 1064. Riolanus 246. Ritsch II, 599. Robert 232. Rocon II, 1011. Roederer II, 522. Rolfinck 262. 367. Rousseus 94. Rosenstein II, 281. Rossel II, 483. Rot 42. Roth 262. Ruecking II, 798. Runge II, 406. Salzmann II, 207. Sauter II, 1011. Scardona II, 469. Schacher II, 281. Schenckius de Grafenberg 82. 116. 695. Schlichting II, 509. Schneider 331. Scholzius 604. Schuster II, 327. Scultetus 267. Sennert 194. 198. 266. 400. Sidrén II, 626. Serenus Quintus 542. Siebold II, 1096. Skinner II, 1114. Sleevogt 527. Stolpart von der Wiel II, 225. Steidele II, 740. Stoeller 752. Strauss 440. Sumeire II, 470. 764. Sylvius 560. Tanaron II, 471. Teichmeyer II, 328. Thoner II, 662. Timaeus 319. Trampel II, 928. Trincavellius 567. Troni 82. Trunconius 99. Ursinus 276. Valleriola 66. Vaslet 332. Vater II, 181. Veegens II, 860. a Veiga 101. Victorius 53. Vieillard II, 471. 571. Villarino 67. Vilschius 320. Vogter 617. Volcherus Coïter 65. Waldschmidt 748. Walther II, 311. 329. Ware II, 1007. Wedel 456. II, 98. Wedemeyer II, 496. Welge II, 834. 894. Wepferus II, 225. 226. 364. White II, 652. Will II, 713. Willis 375. Winiken II, 522. Wittich 62. Wolff 173. Zacchias 256. 385. II, 299. Zacutus Lusitanus 205. 221. 250. Zecchius 253. Zittavius II, 713. Zuccarini II, 1038. Zwinger 64.
1673. 1711. 1721. 1736. 1741. 1745. 1756.

Lassitudo. Actuarius 549. Alberti II, 199. Allen II, 433. Argenterius 626. Avicenna II, 2. Bacon de Verulam 692. Baier II, 62. Boerhaave II, 356. Bonetus 729. Borelli 412. 723. Drelincurtius 736. Fischer II, 229. Gabelchover 146. Galon 203. Guinther 563. von Helmont II, 77. Herelius II, 63. Hildesheim 149. Hippocrates 280. Hoefer 389. Hoffmann II, 230. Jachinus 644. van der Linden 671. Paulus Aegineta 29. Prosper Alpinus II, 154. Renealmus 132. Reveroviccius 656. de Sauvages II, 570. Schenck 306. II, 577. Sennert 651. Smetius 156. Stupanus 636. Vallesius 620. Walterus 736. Whiters II, 777. Woyt II, 227. Zacchias 370. 417. Zacutus Lusitanus 678. Zigemarius 306.

Lycanthropia. Abulgarius 680. Actuarius 549. Aëtius 51. Agrippa ab Nettesheym 16. Alberti II, 323. ab Altomari 562. Avicenna 680. Bauer II, 395. Beyrlin II, 395. Bodinus 571. 586. 612. Böttiger II, 1054. Bohemus 711. de Chauvincourt 605. Chokier de Surlet 664. Demarchus 588. Deusing 269. Donatus ab Altomari 552. Fernelius 588. Forestus 93. 120. 611. Freind II, 279. Friderici 586. Glocker II, 395. Goebert II, 395. Goeze II, 1074. Goldner 305. Guarinerius 535. Halle II, 901. Hornung 184. Lauben 454. von Lebewaldt II, 61. Marcellus Sideta 40. Mei 252. de Meza II, 785. Mögling II, 395. Müller 379. Nifanius 265. de Nyand 159. de Nynauld 636. Oribasius 45. Osiander II, 395. Pasch 730. Prieur 600. Reichen II, 47. Reinhard 379. Renaudot 414. Reveroviccius 656. Rheginus 559.

Salzmann 172. 192. 249. II, 397. de Santa Cruze 179. Scarlatinus 747. Schelwig 722. Schenck 82. 117. Schott 298. Schütze II, 509. de Sorbait 705. Stupanus 636. Teichmayer II, 328. Thomasius 697. Wantscher 315. Wild II, 395. Wolfershusius 96. Wolfius 315. Zacchias 196. II, 299.
1746.
Magnetismus. Galvanismus. Achard II, 950. Ackermann II, 993. Aldini II, 1040. Andry II, 766. 801. 862. 863. d'Arcet II, 862. 968. Archbold II, 864. Arens II, 1101. Arnoldus Villanova 573. Bailly II, 838. 846. 968. Bake II, 968. Baldinger II, 757. 766. 896. Balduinus 385. Barbaria II, 883. Barker II, 1054. de Bary II, 862. 968. Behrends II, 995. Bell II, 995. Bennefoy II, 839. Bergasse II, 839. Berlinghieri II, 1072. Berthollet II, 1072. Birckholz II, 917. Birnstiel II, 897. Bischoff II, 1054. Boekmann II, 897. Bolten II, 716. 767. Borellus 268. 272. Brethon II, 106. Brugmans II, 758. 840. Brugnatelli II, 996. Cabens 193. Caille II, 862. Caldani II, 996. Carminati II, 1024. Carra II, 866. Cartheuser II, 744. Caulet de Veaumorel II, 866. Chambon II, 969. Collot 509. Colsmann II, 1043. Corradori II, 1021. Cortambert II, 1085. Cosnier II, 835. Cramer II, 898. Crellius II, 186. Crêve II, 1021. Crüger II, 106. 111. D(alencé) 458. Darcet II, 833. Davidsohn II, 1103. Debrett II, 885. Deiman II, 717. Delson II, 867. Desessartz II, 835. Desperrières II, 968. Doppet II, 842. 867. Drachardt II, 40. Dufourcroy II, 969. von Eckartshausen II, 953. Elie de la Poterie II, 842. Elsner II, 899. Eschenmayer II, 1086. 1104. d'Eslon II, 459. 781. 792. Ettmüller 749. Facchinetti II, 821. Fischer 463. II, 955. Fontana II, 1003. Fossius II, 40. Fothergill II, 869. Fowler II, 1024. 1076. Franklin II, 838. 862. 968. 974. Fritze II, 974. Galart de Montjoye II, 846. Galvani II, 1024. Garn II, 975. de Gebelin II, 822. de Genettes II, 1044. Geoffroy II, 968. Gesner II, 633. Gilbert 115. II, 263. Gilibert II, 975. Glut II, 106. Gmelin II, 900. 938. 976. 1025. Goetz II, 1057. Goclenius 648. Graham II, 733. Graumann II, 734. Greve II, 1025. Grimm II, 1121. Guillotin II, 862. 968. H. II, 34. Halle II, 901. 921. Hannemann 707. Hartmann 681. Havgk II, 1026. Hecker II, 1026. Heinsius II, 734. van Helmont II, 72. 74. Hemman II, 760. Herhold II, 1107. Hervier II, 847. Heurteloup II, 1107. Hofer II, 977. Hoffmann 365. II, 902. Hufeland II, 871. 1108. v. Humboldt II, 1068. Jaurion II, 1108. Jeanroi II, 938. Josephi II, 806. 922. Jugler II, 350. de Jussieu II, 862. Kast 438. Kessler 289. Kielmeyer II, 1045. Kircher 216. Klaerich II, 587. Klein 289. Klinkosch II, 735. Kluge II, 979. Knight II, 523. 869. Kuempel II, 923. L. 207. Langemantelius 378. de Lapoterie II, 941. Lappenberg II, 903. Lavoisier II, 838. 862. 968. Leporin II, 757. Leppentin II, 904. Lichtenstein II, 1090. Litta Riumi Resta II, 1007. Ludwig II, 672. 738. Luedicke II, 771. de Luetzelbourg II, 888. Madeira Arraiz 251. Majault II, 862. 968. Maloët II, 835. Marc II, 1090. Martin II, 958. 980. Marx II, 905. Mauduyt II, 862. Maxvellus 461. Meiners II, 924. Mesmer II, 464. 722. 772. 796. 825. 846. 851. 873. 889. 893. 1124. Monro II, 1030. 1076. Mouilleseaux II, 905. Muller 526. Murhard II, 1092. Murray II, 944. Odhelius 439. d'Onglée II, 875. Paulet II, 835. 853. Peart II, 1111. 1125. Perkins II, 1077. 1125. Peters II, 797. Pezold II, 1077. Pfaff II, 1032. 1047. 1063. 1077. 1125. Pfotenhauer II, 773. Pfundt 379. Philip II, 835. Pichler II, 906. Platner II, 890. Plaz II, 773. Poissonier II, 862. Preaux 509. II, 835. Puysegur II, 855.

890. Quellmaltz II, 186. Quensel II, 1064. Quercitanus 139. Rahn II, 467. 908. 962. Reichel II, 672. 738. Reil II, 1094. Reinhold II, 1094. 1095. 1112. Rengger II, 945. Reuss II, 763. Richter II, 1095. Richerand II, 1126. Ritter II, 112. Robert 185. Rossi II, 1033. le Roy II, 838. 862. 968. Sallin II, 862. Scherp II, 909. Schlegel II, 1094. Schweighard 198. Segnitz II, 963. Sennert 653. Siegling II, 917. Simon II, 1035. Soemmering II, 1036. Sousselier de la Tour II, 859. Spence II, 1012. Spener 466. Spiess 506. Stearns II, 990. Sue II, 1114. v. Swinden II, 878. Tabor II, 964. Tardy de Moravelle II, 893. 910. 928. Teske II, 591. Thouret II, 740. 766. 801. 859. 863. 879. Thouvenel II, 799, 893. 1013. Tissot II, 964. Tode II, 1115. Treviranus II, 990. U. II, 911. Unzer II, 726. Usteri II, 928. Valescus de Taranta 113. de Vallemont II, 93. Valleton de Boissière II, 911. 1079. Valli II, 1013. 1024. 1037. 1052. Varnier II, 879. Vaughan II, 1098. Veaumorell II, 893. Vesti 463. 506. Viebeg 384. Vigo 407. Volta II, 1014. 1024. 1038. 1080. Voltelen II, 991. Weber II, 615. 912. Weidle II, 899. Wells II, 1068. Wienholdt II, 912. 1130. Wirdig 379. II, 81. v. Wocher II, 778. Würz II, 912.

1641. 1733. 1758. 1761. 1775. 1778. 1779. 1780. 1781. 1783. 1784. 1785. 1786. 1787. 1788. 1789. 1790. 1791. 1792. 1795.

Mania. Furor. Abrahamson II, 836. Abugalius 679. 680. Ackermann II, 950. Actuarius 549. Aëtius 38. Agassiz II, 863. Agricola 452. Agrippa ab Nettesheym 15. 16. 21. 260. Alberti II, 198. 199. Albinus 481. Albucasis 17. 26. Alexius Pedemontanus 554. Allen II, 390. 434. Alexander Trallianus 26. Allion II, 917. Alliot II, 450. 536. ab Altomari 562. Amatus Lusitanus 43. 570. 642. Ammann 402. 741. Anderson II, 1072. Andreae II, 270. Andres Velasquez 82. Arand II, 642. Arculanus 542. Aretaeus 188. II, 244. 616. Aristoteles 609. Argenterius 626. Arnoldus Villafranca 575. Arrigoni II, 500. Auenbrugger II, 729. Aurelianus II, 179. Avicenna 54. 679. 680. Bachgallus 204. Bachmann II, 994. Bacon de Verulam 691. 692. Baeumler II, 244. Baglivi II, 2. 123. Baldinger II, 580. 969. Bang II, 817. 838. Bartholinus 263. 292. 299. 316. 883. Bartholettus 202. Bartholomaeus II, 715. Battie II, 512. Bausch 322. Baynard II, 179. Behrends II, 767. de Belgarrie II, 818. Bell II, 1019. Bellinus 437. Belot 175. Benedek II, 553. Benedictus 18. 23. de Berger 448. II, 355. 716. Bergius II, 757. Bernd II, 302. Bertholon de St. Lazare II, 932. Bertinus II, 682. Beyer II, 418. Bichat II, 865. de Bienville II, 654. Bierling 410. 411. II, 488. Blancard 418. Blane II, 1019. Blumenbach II, 819. Blumm 175. Bocky 494. Boehmius II, 315. Boenneken II, 346. 501. 536. Boerhaave II, 87. 228. 290. 374. Bona II, 594. Bonetus 729. II, 13. Bonnard II, 452. 865. Bootius 403. Borellus 268. Brandreth II, 699. 971. 995. Brief II, 1084. Broutet II, 453. Bruch II, 512. Buchhaave II, 803. 819. Bucholz II, 1055. Buchoz II, 1020. 1102. v. Buechner II, 228. 234. Bücking II, 884. Buel 424. Büttner II, 349. Caesalpinus 617. Caelius Aurelianus II, 88. 390. 699. Camerarius 437. II, 111. 167. 239. 272. Capivaccius 124. 590. 591. 594. Cardanus 132. Cardilucius 393. Cartheuser II, 401. Castellus 178. de Castro 124. Carmisonus 6. Celsus II, 401. Chifflet 145. Chesneau 377. II, 337. Cheyne II, 331. Chiarugi II, 1055. Chombart 243. Chretien II, 866. Colladon II, 1085. Collin II, 573. Constant 253. 476. Costaeus 101. Cowling II, 792. Cox II, 701. 898. Cramer II, 253. Crämer 393. Crato v. Krafftheim 101. Cullen II, 935. Curry 680. Daniel

II, 392. Darwin II, 918. 1073. Dauter II, 842. Denis 322. Denizot 84. Deodatus 171. Detharding II, 169. Devilliers II, 492. Digby 364. de Doblhoff II, 170. Dodonaeus 77. 637. Dolaeus 442. 476. Dolgado II, 701. Donatus 84. Donatus ab Altomari 552. Drelincurtius 737. Dreyssig II, 1120. Emery II, 112. Emett II, 437. Erastus 102. Ettmüller II, 40. 390. Evers II, 620. 843. Eyselius 284. 501. II, 112. Faber 201. 403. Fabricius II, 821. Fabricius Hildanus 233. 234. 430. Falconer II, 919. Fasch II, 34. Faust 314. Faxe II, 1120. 1121. Fernelius 135. Ferriar II, 1002. 1024. 1057. le Fevre II, 294. Fincke II, 900. Fischer II, 90. 274. 656. 1121. Focki 495. de Fonseca II, 359. de la Fontaine II, 1013. Fontanonus 548. Fordyce II, 845. Forestus 93. 111. 120. 611. 645. Fortis 725. Frambesarius 102. Franck II, 1003. Francus de Frankenau 421. Frank II, 1086. Friborg II, 702. 718. Friderici 333. Friederici II, 600. Fritsch II, 240. Fritze II, 974. Frommann 266. Fuchs II, 229. Fuchsius 616. Fuerstenau II, 309. 384. Gabuccini 52. Gadogan II, 937. Gaebelkhover 102. de la Ganette II, 184. Gariopontus 538. Garmann II, 119. Gehler II, 759. Gesnerus 73. II, 348. 632. Gimenez de Luque II, 668. Glückius 448. Göldli 68. Grant II, 718. Greisel II, 493. Grossmann II, 34. 770. Grüling 322. 421. II, 107. Gruner II, 834. 846. Gualther 159. Guarinarius 142. 535. Guinther 563. Gvarinonius 628. Haartmann II, 555. Haecker II, 620. de Haen II, 734. Hagedorn 317. 472. Hahn II, 388. Hallé II, 886. 1026. Haller II, 682. Halzer II, 782. du Hamel 426. Harcke II, 1058. Hardouin 158. Harmes II, 349. 505. 703. Hartmann 681. II, 315. Haslam II, 1106. Heckenberg II, 621. ab Hees 182. Heister II, 440. van Helmont II, 74. 75. Helwig 422. Henriquez 324. Hensing II, 1087. Hergt II, 1058. Heuermann II, 585. Hevrnius 596. Hilscher II, 782. Hippocrates 279. 280. Hirschel II, 567. Hoefer 388. 389. Hoepfner II, 770. Hoffman II, 146. 171. 231. 274. 295. 384. 586. Hofmannus 682. Hollerius 73. Hornstein II, 977. Hornung 184. Horstius 288. 404. Huarte 95. Huebner 313. Hufeland II, 1005. Hunauld II, 120. Hute II, 195. Hybault 175. Jabot 84. Jacobi II, 95. Jaeger II, 239. Jani II, 903. Joerdens II, 165. Joachinus 542. Jones II, 871. 903. Jungcken II, 34. Kaeufer II, 1045. Kinneir II, 153. 704. Knaefer II, 1006. Knesch II, 320. Koenig 195. Kornthauer 178. Kramer II, 254. Kunrath 40. Kurella II, 394. Landais II, 462. Lange II, 705. Langrois II, 903. Lannoy 383. Lanzoni II, 305. Lautenbach 7. Lavater 64. Lazerme II, 404. Leichner 380. Lemnius 69. Lentilius 519. II, 101. Lentin II, 771. 824. 849. 1061. Leuthner II, 771. Liebmann II, 539. Locher II, 556. Loeber II, 361. Loeffler II, 1061. Loew II, 206. Lommius 658. Lomnius II, 310. Ludwig II, 518. 942. Luisinus 558. Majault II, 527. Manardus 11. Marco 125. Mardorff 478. 492. Marqvard 469. Martini II, 623. Matthis 330. 700. 707. Mauchard II, 1008. de Mayerne 474. 475. Mead II, 41. 54. Meckel II, 576. Medicus II, 576. Megaporiti II, 61. Meier II, 807. Melampodius 682. Mercatus 139. Mercurialis 130. Metzger II, 796. 807. 1029. Meyer II, 851. Meyer Abrahamson II, 1062. de Meza II, 785. Michaelis 207. Moebius 241. Montagnana 9. Montroeil 158. de Moor II, 55. Moreau II, 943. 1091. 1124. Morgagni II, 550. 609. Morgenbesser II, 924. Morton II, 221. Mueller 265. II, 1063. Muench II, 828. Mursinna II, 807. Musitanus II, 131. Mutzel II, 465. Muzell II, 673. Mylius 373. Nentor II, 149. Nicolai II, 519. 1047. Nicolaus 481. Nonus 553. Nucella 751. Oberteuffer II, 1124. Odhelius II,

598. Odier II, 875. Oertel II, 265. Osiander II, 906. 1092. 1093. Ostertag II, 569. Pallas II, 660. Panarolus 259. Paracelsus 55. 126. Pargeter II, 1010. Parry II, 692. 944. Pascal 428. II, •466. Patin 190. Paulizky II, 853. Paullini 520. 526. II, 66. 388. Pauli 330. Paulus Aegineta 18. 23. Percival II, 693. Perfect II, 785. Perzyna II, 1032. Petetin II, 1111. Pethonier II, 925. Petit II, 710. Petraeus 159. Pfannkuch II, 309. Pfeiffer II, 333. Piderit II, 1047. Pinel II, 944. 983. 1093. Piso II, 286. Pitschel II, 854. Planchon II, 624. Planer 91. Plater 156. 218. Platner II, 320. 363. Platon 569. a Plenciz II, 1032. Polisius 466. Posner 405. Pothonnier II, 925. Praefectus 554. Praevotius 696. Primerosius 266. Printz II, 86. Prosper Alpinus II, 155. Purdon II, 1126. Quarin II, 890. Quellmalz II, 388. Quercitanus 131. Raab II, 165. Rademacher II, 1093. Radesey II, 1093. Ranoë II, 830. de Rascher II, 1048. Rall II, 429. Raulin II, 468. Remer II, 1064. Reuss II, 890. Reviroviccius 656. Rheginus 59. Rhodius 275. Richter II, 236. Riedlin 414. 415. 416. 503. 738. 739. Riolanus 702. Riverius 235. 478. 701. II, 114, 115. 390. Robert II, 569. Roderici à Castro 614. Rolfinc 718. Roncali II, 327. Rondelet 72. Rolfinck 204. 207. 266. 311. 314. 712. 717. 718. 719. 720. 721. Roncalli II, 379. Ronsseus 94. Roth II, 831. Ruebel II, 521. Ruland 76. II, 232. Ruth II, 483. Sachtleben II, 483. 1011. Salchow II, 636. Salzmann 172. Sancassanus II, 36. 249. Sanctorius 156. Saunders II, 1034. de Sauvages II, 570. Savonarola 555. Saxonia 172. 614. Scaliger 144. Scheel II, 1129. Schenck 116. 318. Schenckius a Grafenberg 695. Schenkenbecher II, 625. 661. Schlapperitz 379. Schmalz II, 857. Schmidt II, 86. Schönheider II, 711. 724. Schroeder 406. Schroeer 504. Schuppach 374. Schurig II, 108. 164. 184. 242. Schuster II, 483. Selig II, 1066. Selle II, 892. Sennert 175. 194. 319. 654. Severini 236. 237. 368. Sherven II, 711. Sibbern II, 352. Silvaticus 609. Simmons II, 878. Sims II, 764. Sinapius II, 34. Sincerus II, 155. Smetius 156. Smith II, 859. 1114. Sommer 493. de Sorbait 705. Spermette de Montgugon II, 256. Sprengel II, 397. Sproegel II, 1096. Stahl II, 86. Starck II, 1036. Starke II, 1114. Steeghius 618. Stegmayer II, 118. Steigell II, 309. Steminga II, 626. Stever II, 169. Stoeller II, 752. v. Stoerck II, 561. 591. 637. 661. Stoll II, 751. Storke II, 947. Strandberg II, 591. Stuart II, 105, 752. Stupanus 636. van Swieten II, 364. 470. Sydenhan 440. 504. 505. II, 105. 225. Sylvaticus 271. Tappius 230. Taube II, 812. Tauber II, 51. Teichmeyer II, 265. 328. 561. Temple II, 1013. Theden II, 812. 662. 928. Theophrastus 170. Thilenius II, 947. Thom II, 1127. Thomann II, 1115. 1128. Thomasius II, 156. 256. Thoner 250. Thomassen II, 879. Timaeus 319. 406. 450. Timming II, 281. Tissot II, 776. 833. Tozzi 735. Tralles II, 543. Triller II, 600. Trincavellius 70. Trotz II, 321. Tulpius 374. 451. Uden II, 860. Unzer II, 533. Valentinus II, 32. 105. Valleriola 66. Vehr II, 37. Verzascha 716. Verzasda 407. Viborg II, 1129. Vogel II, 535. 754. 800. Vogter 617. Volpini II, 51. 98. Voss II, 1068. 1099. W. II, 912. Wachter II, 401. Waldschmid 424. Waldschmidt 748. Wallich 333. Walter II, 1081. Walterus 737. Warburg II, 948. Warlitzius II, 121. Webster II, 800. Wedel 379. 493. II, 86. 165. Weissbach II, 258. Welsch 325. Wendelstadt II, 1068. Wendt II, 834, 863. Wepfer II, 195. 226. Werlhof II, 726. Westphal 315. Whytt II, 664. Willensa II, 485. 696. Willich II, 778. 949. Willis 436.

728. II, 390. Wilsius 751. Winter II, 95. Wintringham II, 834. 992. Wirsung 568. Wittich 97. Wittwerk II, 834. Woeltge II, 834. Wolff II, 966. 1116. Woyt II, 227. Wucherer II, 177. Young II, 544. Zacchias II, 299. Zacutus Lusitanus 205. 220. 677. Zapata 511. Zechius 119. Zeidler 196. Zückert II, 578. Zwinger II, 81.
1622. 1670. 1717. 1720. 1723. 1727. 1732. 1733. 1735. 1741. 1743. 1745. 1749. 1753. 1754. 1756. 1757. 1761. 1768. 1771. 1773. 1776. 1779. 1781. 1782. 1783. 1785. 1787. 1789. 1790. 1791. 1792. 1795. 1798.

Medicamente. Abrotanum: Camerarius 437. Absorbentia: Riedlin 416. Absynthium: Albers II, 1054. Avicenna II, 2. Chesneau II, 337. Fehr 317. Freind II, 279. Grant II, 713. Praevotius 696. Riverius II, 114. Valentini II, 57. Vogel II, 535. Zacchias 369. 417. Zacutus Lusitanus 221. Acaroides resnifera: Kite II, 1060. Accipiter: Macasius 404. Acetum: Aëtius 623. Agricola 210. Arnoldus Villanova 573. Bader II, 994. Baldinger II, 698. Bang II, 817. Bartholinus II, 818. Benvenutus II, 501. Beudo II, 743. Bona II, 594. Capivaccius 591. Celsus II, 401. 402. Colombia II, 455. Dioscorides 545. Fabricius Hildanus 233. 432. Gam II, 938. Gatinarus 614. Haller II, 682. Hasanus 623. Hevrnius 581. Klein II, 1089. Lange II, 705. Lazerne II, 404. Lemnius 69. Locher II, 556. Luchtenius 623. Maggus 548. Malden II, 690. de Moneta II, 943. Morton II, 589. Paulus Aegineta 18. 623. Ploucquet II, 1032. Poppius 210. Quarin II, 890. Rolfinc 717. Rougemont II, 1113. Schoenheider II, 711. Selig II, 1066. Silvaticus 607. Wedel II, 32.
1670. 1792.
Acid. muriat.: v. Humboldt II, 1088. 1122. Acid. pom.: Dwight II, 1120. Aconitum: Blom II, 780. Collin II, 573. Durande II, 681. 701. Gebel II, 1057. Gesner II, 632. Hahnemann II, 1057. Kaempf II, 657. Morelli II, 1009. Reinhold II, 636. Saur II, 694. Simon II, 1036. Spielmann II, 859. 990. Stoerck II, 560. 561. 591. Vogel II, 765. Warburg II, 948. Aether: Albers II, 1054. Beard II, 1124. Buchhave II, 819. Duncan II, 953. Durande II, 867. de la Fontaine II, 1003. Home II, 794. Mease II, 1029. Monro II, 825. Motherby II, 1124. Pearson II, 982. Sedillot II, 469. Vicq d'Azyr II, 765. Webster II, 800.
1754.
Aethiops miner.: Burserius de Kanilfeld II, 898. Schulze II, 207. Sneeberger 572. Agaricus muscarius: Aëtius 37. Anonymus II, 1017. Beard II, 1124. Bernhard II, 475. Gatinarius 614. Gruner II, 759. Motherby II, 1124. Reuss II, 926. Roncalli II, 379. Whistling II, 759.
1794.
Alapa: Alberti II, 198. Bartholinus 705. Francus 396. Fritsch II, 240. Schenck 116. Alcalina: Albucasis 26. Behrends II, 1083. Bertin II, 390. Blane II, 1020. de Brotonne II, 758. Chaussier II, 867. Clarkson II, 1021. Colombia II, 455. Consbruch II, 1055. Darlue II, 457. 547. Enaux II, 867. Gruner II, 1075. Hervet II, 847. Hinze II, 1059. Johren de la Cheste II, 567. Jussieu II, 377. Lentin II, 771. Loeffler II, 923. Martinet II, 943. Michaelis II, 1062. Moriggia II, 1030. Nicolas II, 906. Odier II, 772. Philippus 738. Rougemont II, 1113. Sage II, 469. 750. 763. Stütz II, 1067. Thilenius II, 947. Trampel II, 928. Vesti 738. Wiedemann II, 1069. Wild II, 1099.
1779. 1782. 1787. 1791.
Alc. Seshengi fructus: Riverius 701. Alkermes: Johnston 240. Allium sativum: Alexander Trallianus 26. van Helmont II, 75. Hufeland II, 948. Lange II, 587. Plinius Secundus 11. Riverius 701.

Aloës: Aretaeus II, 616. Chesneau II, 337. Digby 363. Geiger 254. Haller II, 682. Lemnius 53. Pererius 168. Renealmus 132. Riverius 701. II, 114. 117. Salmuth 242. Stoll II, 752. de Vieussens II, 712. Zacutus Lusitanus 221.
Alumen: Adair II, 697. Agricola 224. Celsus II, 402. Fabricius 603. Fischer II, 1073. Heysham II, 703. Percival II, 709. Quarin II, 890. Ambra: Brunner II, 217. Deckers 710. Faber 201. de Monconys 404. a Puteo 191. Riolanus 675. Riverius 701. II, 117. Rush II, 1034. Zacutus Lusitanus 205.
1794.
Amethystus: Schneeberger 57. 572.
1670.
Ammoniacum: Agricola 452. Baume II, 897. Bianchi II, 1101. Bland II, 818. Boer II, 970. Burggrav II, 411. Deckers 710. Duenkler II, 426. Duncan II, 768. Gmelin II, 1004. Gottschalk 477. de Haen II, 621. Merk II, 1009. Pfuendel II, 1078. Pitcairn II, 297. Püschel II, 774. Simon II, 1036. Starke II, 811. Stisser 475. Stoll II, 752. Targioni-Tozzetti II, 431. Thuessink II, 725. 879. Waldschmidt 748. Walker II, 894. Weismann II, 510. Willis 385.
1783.
Amygdala: Albertini II, 562. Arnoldus Villanova 573. Chesneau II, 231. Hoffmann II, 231. Mercurialis 578. Morgagni II, 611. Rolfinc 697. Silvaticus 607. Trumphius 697.
1670. 1795.
Anagallis: Andry II, 743. Bauhinus 95. Bruch II, 512. Hasenest II, 479. Lemke II, 958. Maroldus 252. Matthis 701. Nucella 751. Oliphant II, 723. Possidonius 40. Rolfinc 717. Raymund II, 520. Rougemont II, 1113. Volpius II, 51. 98. Werlhof II, 726. Wilsius 751.
1791.
Analeptica: Ettmüller 749. de Jean II, 689. Pietsch II, 363.
Anemone: Pallas II, 660. Stentzel II, 209. Anethum: Aëtius 39. Lange II, 587. Stentzel II, 209. Angelica: Camerarius 437. Deckers 709. Angustura: Brande II, 950. Anguillae jecur.: Panarolus 259. Anis: Deckers 709. Heysham II, 703. Digby 362. Lentilius II, 102. Waldschmidt 748. Anthemis: Aëtius 37. Agricola 224. Chicot 269. Fabricius Hildanus 234. 431. Grueling 421. Helwig 422. Mercatus 139. Sylvaticus 271. Tulpius 220. Willis 321. 375. Zacchias 367. 418.
1670.
Antimonium: Albers II, 1054. Alberti II, 301. Bauer II, 59. Beard II, 1124. Beer II, 969. Biedermann II, 1054. Boerhaave II, 423. Camerarius 729. Capivaccius 591. Chevillard II, 454. Colombo II, 455. Cresse II, 45. Deckers 708. Fothergill II, 513. Gruelmann II, 804. Haartmann II 555. Harder 459. Hartmann 680. Herrmann II, 213. Heuermann 585. de Heyde 454. Hoffmann II, 318. Junker II, 241. 403. Lamzweede 459. Layard II, 568. Lentin II, 706. Motherby II, 1124. Nucella 757. Oberteuffer II, 1063. Perfect II, 762. Phaedrus II, 71. Pitcairn II, 297. Pole II, 1048. Poppius 680. Ravelly 509. Reisseisen II, 176. Roehmer II, 1067. Rolfinc 717. Roncalli II, 380. le Roux II, 1065. Saunders II, 694. le Tellier II, 45. Tietzen II, 1067. Tissot II, 663. Unzer II, 381. Weber II, 912. Weinlin 729. Willich II, 778. Wilsius 751. Zeller II, 59. Zincken II, 1069. Antirrhium Hylo: Scarlatinus 745. Antispasmodica: Bauer II, 53. Beaussier II, 679. Dern II, 145. Godar II, 584. Hebenstreit II, 426. Heise II, 1087. Johnstone II, 1060. Richter II, 660. Ruer II, 908. Susemann II, 1079. Struve II, 712. Webster II, 800. Anwaldina Panacea: Libavius 108. Scherbius 156. Antophyllum: Lange II, 587. Apium: Arnoldus Villanova 574.

Cappivaccius 591. Fernelius 566. Gatinaria 614. Sennert 653. Silvaticus 607. Apozema: Riolanus 675. Deckers 709. Aqua: Barlandi 20. Bonnard II, 865. Chavasse II, 866. Cook II, 875. Dauter II, 842. Desiderat II, 842. Emerie II, 842. Hemmann II, 847. Hilscher II, 782. Leuthner II, 771. Murray II, 875. Odier II, 875. Quercitanus 131. Theden II, 812. Wichmann II, 1099.
1785.
Arbutus: Aëtius 36. Arg. nitr.: Beard II, 1124. Dahl II, 542. Mease II, 1029. Mederer II, 851. Mudie II, 1124. Nord II, 1110. O'Donnel II, 960. Motherby II, 1124. Mudie II, 1124. Pouteau II, 569. Roederer II, 542. Sims II, 1066. White II, 696. 1130.
1798. 1799.
Argent. potab.: Hartmann 680. de Mynsicht 197. Rolfinc 718. Ari rad.: Roncalli II, 379. Aristolochia: Aëtius 37. Roncalli II, 379. Slegel 657. Winddorfferus 657. Arnica: Aaskow II, 697. Angeli II, 1017. Collin II, 667. 716. Franck II, 1057. Gilibert II, 975. Marino II, 1028. Moselli II, 1009. von Mertens II, 472. Quarin II, 890. Reuss II, 926. Richter II, 636. 661. 1033. Schmucker II, 857. Simon II, 1036. Thilenius II, 977. Trnka II, 754. Wallerius II, 965. Zincken II, 1069.
1779. 1794.
Armoracia: Henning II, 1122. Arsen: Alexander II, 950. 968. Bubbius II, 167. Cullen II, 841. Darwin II, 1073. Duncan II, 936. Fielitz II, 937. Geoffroy II, 324. Hahnemann II, 886. Hunter II, 1026. Kochlatschius II, 174. Lentilius II, 102. Neumann II, 398. Oberteuffer II, 1010. Ranzovius 57. Rougemont II, 1113. Schroeder 219. Selig II, 1066. Simmons II, 1079. Timaeus 299. 320. Ursinus 260. Vicat II, 789. Wepfer 417. Asa foet.: Albers II, 1054. Berger II, 1054. Caelius Aurelianus II, 80. Carter II, 884. Chesneau 377. Conradi II, 1055. Duncan II, 768. Hirschel II, 622. Home II, 794. Hufeland II, 940. Lange II, 587. 705. Mieg II, 692. Miller II, 635. Nugent II, 466. Piderit II, 1047. Richter II, 1033. Reuss II, 926. Schmalz II, 857. Schönheyder II, 832. Selig II, 1066. Spielmann II, 859. Tissot II, 663. Tode 725. Wanters II, 472.
1768.
Asarum: Blagden II, 970. Edgar II, 1028. Robertson II, 1023. Aurantium: Beard II, 1124. Bonafos II, 666. Buechner II, 595. Comparetti 780. Engelhart II, 1002. Falconer II, 620. Haller II, 682. Gesner II, 632. Hannes II, 595. Hartmann 635. Heister II, 505. Home II, 794. Locher II, 556. Loof II, 658. Marx II, 673. Motherby II, 1124. Reuss II, 926. Thilenius II, 948. Tissot II, 652. 663.
1768.
Aurum: Angelus Sala 234. Brunner II, 218. Digby 364. Freytag 225. Grueling 421. Hartmann 635. Helcher II, 235. Hellwig II, 108. Lentilius II, 102. Riverius 701. Sorbait 374. Zacutus Lusitanus 220.
1794.
Avellana: Aëtius 36. Balanus: Aëtius 37. Balsamus apoplexiae: Zimara 188. Bals. copaiv.: Macbeth II, 708. Bals. Peruv.: Hillary II, 734. Sydenham II, 105. Thoner 663. Bansteo: Hargens II, 1058. Hufeland II, 940. Basilicum: Paracelsus 169. Belladonna: Aepil II, 815. Baumgarten II, 951. Bergius II, 757. Boettcher II, 970. Bucholz II, 840. 865. 1055. Buchhaave II, 819. 971. Buchoz II, 1020. Conradi II, 1085. Evers II, 620. 681. 732. 843. 899. Gesner 73. Gmelin II, 702. d'H. II, 1106. Haller II, 683. Justi II, 957. Kaeufer II, 1045. Knaefer II, 1006. Lentin II, 706. 942. Ludwig II, 634. Maret II, 691. Mickwitz II, 1062. Muench II, 649. 796. 828. 852. 874. 943. 989. Murray II, 1030. Osiander II, 1047. Ranoë II, 830. 984. Remer II, 1064. Reuss II, 926.

Richter II, 661. Rougemont II, 1113. Rüling II, 694. Sauter II, 1065. Schaeffer II, 1065. Schmalz II, 857. Selle II, 892. Spielmann II, 859. Stentzel II, 209. Stoll II, 752. Tissot II, 812. Tode II, 725. Valentinus II, 32. Weikard II, 765. Witting II, 664. Ziegler II, 913.
1670. 1768. 1771. 1782. 1790. 1795.
Bened. sylv.: Chesneau II, 337. Betula: Cardilucius 393. Bezoar: Bayrus 556. Deckers 708. Deusing 269. Drelincurtius 737. Fueldez 231. Hevrnius 581. Hoefer 389. Johnston 240. Nucella 751. Ranzovius 57. Riolanus 675. 701. Sala 163. Velschius 391. Vesti 738. Wilsius 951. Walterus 737. Zacutus Lusitanus 205. 228. Bilis:
1724.
Bismuthum: Belcome II, 969. Brehm II, 1042. Kercksig II, 1006. Odier II, 466. Marcet II, 690. Probsting II, 1078.
1792.
Boletum: Aëtius 37. Baylus 555. Enslin II, 842. 867. Bolus Armenus: Slegel 657. Winddorfferus 657. Borax: Peucerus 136. Zacchias 253. Brasilica:
1622.
Brassica: Cvrio 561. Bryonia: Chesneau II, 337. de Mouconys 404. Silvaticus 608. Zacutus Lusitanus 676. Bufonum ova: Waldschmidt 748. Buglossi fl.: Reuss II, 926. Buxus: Amatus Lusitanus 642. a Fonseca 190. de Heredia 473. Paullini II, 66. Quercitanus 131. Riverius 701, II. 715. Rolfinc 718. Cacao: Buchoz II, 918.
1792.
Calemintha: Aëtus 37. Calamus aromat.: Chesneau II, 338. de Mayerne 474. 478. Solenander 150. Calx: Baume II, 451. Caelius Aurelianus II, 88. Fabricius ab Aquapendente 238. Fothergill II, 845. Henry II, 902. Kercksig II, 1006. Maclachlan II, 888. May II, 888. Neuhof II, 1110. Riverius II, 116. Whytt II, 664. Camphora: Arnemann II, 968. Auenbrugger II, 729. Baldinger II, 698. Bang II, 818. Baudot II, 729. Beer II, 969. Bergengrün II, 698. Berger II, 278. 716. Boenneken II, 536. Bona II, 594. Brera II, 1102. Buechner II, 569. 595. Chesneau II, 337. 338. Chretien II, 866. Collin II, 780. Cullen II, 935. Desperrières II, 803. 820. Dethardiug II, 899. Digby 363. Fahner II, 1120. Faxe II, 1121. Fischer II, 656. Friborg II, 702. Gesner II, 633. Gessner II, 438. Gruelmann II, 804. Haartmann II, 555. de Haen II, 1057. Hahn II, 921. Hahnmeann II, 1057. Haller II, 683. Halzer II, 782. Hannes II, 595. Herz II, 805. Hey II, 516. Hoffmann II, 173. 274. 586. Home II, 794. Hornung 184. Joerdens II, 285. Johnston 240. Kinneir II, 153. 704. Krebs II, 806. Latham II, 706. 957. Lentin II, 942. Locher II, 556. Mease II, 1029. Meier II. 851. Meyer II, 874. Mieg II, 692. Millar II, 635. Moebius 290. Mohrenheim II, 785. de Monsonys 404. Monro II, 874. Nicolai II, 925. Nucella 751. Nugent II, 466. Oliver II, 78. 875. Pageter II, 1031. Paulizky II, 853. Percival II, 693. Perfect II, 983. Piderit II, 1047. Ranoë II, 830. Reccard II, 569. Remer II, 1064. Reuss II, 926. Richter II, 661. Riedlin II, 91. Rivorius II, 117. Roncalli II, 379. 380. Rougemont II, 1113. Schmalz II, 857. Schmucker II, 858. Schoenheider II, 711. 924. Selig II, 1066. Stentzel II, 209. Stoll II, 751. 928. Stoerck II, 551. Thoner 250. 663. Tissot II, 663. Tode II, 833. 1068. Triewald II, 521. Truckenmüller II, 893. Vogel II, 535. Warburg II, 948. Wendt II, 1068. Werlhof II, 269. 726. Willemse II, 485. 696. Wilsius 751. Wilson II, 713. 930.
1734. 1735. 1736. 1756. 1761. 1794. 1795.
Cancer: Bartholinus 124. Chesneau II, 347. Paullini 497. Rougemont II, 1113. Schulze II, 281. Stentzel II, 209. Vogel II, 535.

Cannabis: Aëtius 37. Chesneau II, 337. 338. Stentzel II, 210. Cantharides: Alix II, 698. Ammann 467. Baccius 84. Bartholinus 264. 300. Baty II, 716. Bocconis 264. 300. Bohadsch II, 716. Brisbane II, 666. Brown II, 1102. de Buchwald II, 716. Capivaccius 591. Chalmers II, 918. Chesneau II, 337. Capmas II, 716. Chretien II, 866. Cogan II, 604. Catani II, 491. Deguise II, 457. Dobson II, 701. Falconet II, 184. Fothergill II, 733. Gayard II, 775. Geier 459. Hargens II, 1058. Hoefer 390. Hufeland II, 940. Lange 580. Lehmann II, 1076. Lettsom II, 706. Loder II, 1045. May II, 1009. van Meekren 434. de Meza II, 825. de Monconys 404. Morelli II, 1009. la Motte II, 559. Neuforn II, 797. Pirry II, 749. Ploucquet II, 983. Raymond II, 520. Riverius 235. Roncalli II, 379. Rougemont II, 1113. Schmucker II, 858. Schneider II, 661. Schurig II, 242. Sinibaldi 224. Smith II, 963. Stoker II, 798. Stoll II, 752. Struve II, 1067. Thilenius II, 947. Timaeus 320. Vaugham II, 911. 948. Werlhof II, 727. Wichmann II, 562. Wolff II, 1069.
1670. 1723. 1733. 1777. 1781. 1790. 1794.

Capo: Constant 253. Capparis: Aëtius 36. Cardamon: Backer II, 917. Berger II, 1054. Home II, 794. Michaelis II, 658. 1062. Nagel II, 1030. Caro: Rolfinc 720. Caryophyllata: Alexander II, 950. Buchhave II, 792. 819. Carminati II, 934. Keck II, 903. Cassia: Gatinaria 614. Cascarilla: Haller II, 653. 684. Roncalli II, 379. Seesemann II, 1079. Castoreum: Alexander Trallianus 26. Aëtius 38. Amatus Lusitanus 48. Aretaeus 43. II, 617. Brunner II, 219. Celsus II, 402. Chesneau 377. II, 337. van Diemerbroeck 327. Digby 362. Drelincurtius 737. Forestus 122. Fothergill II, 846. Haller II, 683. Hoffmann II, 230. Hofmann 454. Home II, 794. Horstius 289. Lange II, 587. 705. Lentin II, 942. Loof II, 658. de Moos II, 54. Morris II, 519. Nicolas II, 906. Paulli 384. Paulus Aegineta 19. Pitcairn II, 297. Reuss II, 926. Riverius 235. 701. II, 115. Rolfinc 718. Schenck 117. Scribonius 217. Seesemann II, 1079. Spielmann II, 859. Stalpart 455. Stentzel II, 209. Stoll II, 752. Thouvenel II, 776. Tissot II, 663. Trnka II, 757. Walterus 737. Werlhof II, 726. Zacutus Lusitanus 676.
1670. 1776.

Cathartica: Trnka II, 799. Cepa: Blancard 419. Digby 362. Dürr II, 1056. de Monconys 404. Riedlin 415. Riverius 701. Rougemont II, 1113.
1787.

Cerebrum: Arnoldus Villanova 575. Beckherus 285. Cutpeper 739. Gasser 322. Grueling 421. Jungcken II, 34. Kornthauer 179. Paullini II, 66. Praevotius 696. Riverius II, 115. Roderici à Castro 614. Rolfinc 718. 721. Simon 22.
1670.

Cerevisia. Arnoldus Villanova 574. Eobanus Hessus 545. Hagen II, 495. Lamzweerde 366. Lottichius 659. Riedlin 738. Steeghius 618. Stock II, 495.
1622.

Cerrussa: Beer II, 1101. Berengarius 535. Cervus Alces: Menabenus 77. Oswald II, 1125. Piderit II, 1047. Rolfinc 718. Scholzius 110. 605. Spielmann II, 859. Cestros: Aëtius 37. Chalybs: Allen 523. Cheyne II, 308. Drelincourt 264. II, 220. Francus 293. Lange II, 705. de Monconys 404. Nucella 751. Riolanus 675. Rolfinc 718. Roncalli II, 380. Schenk 699. Schurig II, 186. Sennert 651. Sydenham 435. 505. Theill 699. Willis 727. Wilsius 751. Zacchias 213. 371. 417. Zacutus Lusitanus 250.
1670.

Chamomilla: Aëtius 37. Chesneau II, 337. Lange II, 705. Philippus 738. Rolfinc 697. Ron

calli II, 379. Stoll II, 751. Trumphius 697. Vesti 738. Vicat II, 789. Warren II, 627. Chamaemelum: Hartmann 204. Chelidonium: de Schallern II, 963. China: Augenius 601. Aaskow II, 814. Alberti II, 200. Amatus Lusitanus 48. 570. Aubert II, 458. 932. Aufmolk II, 1019. Balme II, 450. Bang II, 817. Becherel II, 451. Bell II, 864. Bilgner II, 565. Bissot II, 593. Boer II, 970. Bournainville II, 452. Camerarius II, 159. Chalmers II, 918. Chevalier II, 538. Clarkson II, 1021. Cole II, 582. Cullen II, 935. Dejean II, 457. Ferriar II, 974. 1002. 1024. Fordyce II, 845. Frank II, 1003. Friezou 507. Garmann II, 119. Gerson II, 737. Gesner II, 632. Gloxin II, 159. Grainger II, 438. Graut II, 718. Grossin Duhaume II, 769. Gruelmann II, 304. de Haen II, 621. Haller II, 479. 621. 683. Hartenkeil II, 956. Heister II, 349. Hergt II, 1058. Heuermann II, 585. Hoffmann II, 274. Holdefreund II, 735. Home II, 794. Hoogwerff II, 783. Hufeland II, 940. de Krzowitz II, 872. Lettsom II, 1007. Lister 497. 513. II, 222. Loftie II, 980. Mahon II, 463. Makenzie II, 518. Marteau II, 463. 648. Marx II, 672. Mease II, 1029. Medicus II, 464. Mercurialis 578. Michaelis II, 1062. Millar II, 635. Millet II, 214. 556. Minot 507. Mohrenheim II, 785. de Morris II, 519. Moseley II, 959. Munkley II, 527. 589. Murray II, 737. 875. Nitsch II, 852. Olivier II, 466. del Papa II, 276. Percival II, 709. Pfündel II, 1063. Picque II, 466. Plenk II, 907. 925. Pomme II, 467. Poterius II, 162. Rahn II, 550. Ranoë II, 830. 984. Reuss II, 926. Ridley II, 50. Riedlin II, 91. 92. Riegler II, 723. Riverius 701. Rochmer II, 1067. Rougemont II, 1113. Ruer II, 908. Ruhland II, 963. Rush II, 694. 908. 945. 1034. Schoenheider II, 775. 832. Seesemann II, 1079. Segner II, 373. Selig II, 1065. Shoust II, 695. Starck II, 1036. Starke II, 811. Stoerck II, 532. Stoll II, 752. Sulzer II, 1067. Sumeire II, 170. 578. Sydenham 505. II, 188. Thomann II, 1128. Tietzen II, 1067. Tissot II, 663. Tode II, 712. Trnka II, 754. Vallisneri II, 267. Warburg II, 948. Ware II, 1007. Wepfer II, 226. Werlhof II, 259, 767. White II, 713. Willemse II, 485. 696. Winckler II, 1069. Wirtensohn II, 727. Xell II, 861. Zacchias 369.
1718. 1754. 1774. 1781.

Chinopodium: Schenck 116. Chrysolithus: Schenck 116. Cichorium: Averrhoe 269. Chicot 269. Deckers 709. Galenus 269. Matthis 701. Rhodius 275. Cicuta: le Comte II, 935. Fontanus 209. Fouquet II, 804. Gruelmann II, 804. Haller II, 682. 683. Hartmann II, 567. Helwig 421. Hadermann II, 567. Lallemant II, 539. Lange II, 705. Monro II, 825. Quarin II, 550. Ranoë II, 836. Razoux II, 786. Schwenke II, 497. Simon II, 1036. Smetius 156. Spielmann II, 659. Stoerck II, 543. Wepfer 417.
1670.

Cinnabar: Beard II, 1124. Clauderus 442. Dalby II, 554. 574. Fothergill II, 733. Jungcken II, 34. Layard II, 568. Motherby II, 1124. Philippus 738. Pitcairn II, 297. Riverius 701. Schulze 423. Steutzel II, 208. Vesti 738. Waldschmidt 748.
1670. 1757.

Cinnamem: Arnoldus Villanova 574. Lange 705. Capivaccius 591. Citrus: Nicolas II, 906. Riverius 236. Scarlatinus 745. Clematis: Müller II, 888. Stoerck II, 637. Cnidium: Aëtius 38. Coca: Clusius 67. Colch. autumn.: Buechner II, 228. Stoerck II, 571. Colocynthides: Bursenius II, 898. Chretien II, 866. Daconte II, 106. Decker 327. Digby 362. Garmann II, 119. von Helmont II, 76. Koelpin II, 1076. Stalpaart 455. Tode II, 777. Wolf II, 58. Colombi: Michaelis II, 658. Columba: Gyser II, 1075. Rolfinc

720. Concha: Jacobson II, 1006. Rougemont II, 1113. Conium: le Comte II, 935. Fothergill II, 733. Hargens II, 1058. Lettsom II, 706. 748. Quarin II, 550. Percival II, 613. Spielmann II, 859. Stoerck II, 543. 571. 591. Zincken II, 1069. Cor: Borrichius 706. Paullini II, 66. Rolfinc 721. Coriandrus sativum: Cardanus 133. Hoefer 389. Corylius Avellana: Cruso II, 34. Coturnix: le Clerc II, 101. Hoefer II, 101. Cranium: Beckherus 285. 286. Grüling 421. de Moor II, 54. Quercitanus 131. Riverius II, 115. Roderici à Castro 613. Roncalli II, 579. Simon 22.
1670.
Cremor tartari: Riverius 702. Crocus: Benedictus II, 70. Bruner II, 218. Chesneau II, 377. 338. Deckers 710. v. Diemerbroeck 327. Hargens II, 1058. Hertodt 365. Hoffmann II, 254. Lange II, 705. Nucella 751. Sennert 319. Sinibaldi II, 79. Stentzel II, 209. Triller II, 600. Wilsius 751.
1670. 1723.
Cubeben: Jungcken II, 34. Cucupha: de Caballis 453. v. Diemerbroeck 328. Gockelius II, 27. Cuprum: Baume II, 897. Beard II, 1124. Bianchi II, 1101. Bland II, 818. Duncan II, 768. Greding II, 938. Home II, 794. Lieb II, 771. Loesecke II, 518. Marx II, 588. Merk II, 1009. Motherby II, 1124. Neumann II, 1011. Pasquellat II, 598. Pfuendel II, 1078. Ploucquet II, 786. Reil II, 1011. Rougemont II, 1113. van Rustingh II, 67. Thuéssink II, 725. 879. Walker II, 712. 830. 894. Weizenbreyer II, 834. Willan II, 880.
1783.
Cyanum:
1720.
Cyclamen: Aëtius 36. 37. Cydonium: Chesneau II, 337. Rolfinc 697. Scarlatinus 745. Trumphius 697. Cynoglossus: Mercurialis 579. Riedlin II, 91.
1670.
Cynosbatus: Rougemont II, 1113. Riverius 702.

Datura: Alberti II, 197. 200. Stentzel II, 209.
1670. 1739.
Diacodium: Freind II, 279. Diaphoretica: Richter II, 661. Trnka de Krzowitz II, 799. Dictamnus: Stoerck II, 637. Digitalis: Beard II, 1124. Cox II, 701. 935. 952 1001. Currie II, 1056. Curry II, 688. Darwin II, 918. Ferriar II, 1024. Fischer II, 1073. Jones II, 871. 903. 941. Motherby II, 1124. Percival II, 876. Perfect II, 762. Piderit II, 1047. Quin II, 962. 1010. Weaver II, 880. Wendelstadt II, 1116. Withering II, 894.
1798.
Dipsacus sylv.: Roemer II, 1065. Dulcamara: Linnaeus II, 658. Oberteuffer II, 1003. Ebur: Zacutus Lusitanus 105. 150. Eisenkraut (Verveine, Salbei.) Barbut II, 729. Elaterium: Aëtius 37. El. ac. Hall.: Thilenius II, 948. Weikart II, 726. Essentia dulcis: Wöllner II, 69.
1703.
Euphorbia: Gesner 73. Marryat II, 1028. Roncalli II, 379. Scultetus 268. Euporista: Paullini II, 66. Fabae fl.: Arnoldus Villanova 575. Boerhaave II, 355. Lemnius 609. Paullini II, 16. Faba St. Ignatii: Camellus II, 581. Jesu II, 29. Rougemont II, 1113. Stein II, 1037.
1670.
Fel: Beard II, 1124. Hannemann 413. 707. Hoffberg II, 585. Motherby II, 1124. Quarin II, 890. Rolfinc 719. 721. Roncalli II, 379. Waenerberg II, 592.
1774.
Filipendulaerad.: Rolfinc 719. Ferrum: Arnoldus Villanova 573. Bartholettus 202. Chalmers II, 918. Detharding II, 170. Chicot 269. Cline II, 1103. Grainger II, 438. Haller II, 621. 683. van Helmont 449. Hornung 184. Lentin II, 942. Lettsom II, 1007. Lossius 444. Medicus II, 464. Riedlin II, 91. le Roux II, 1065. Seesemann II, 1079. Smith II, 695. Stahl 522. Starke II, 811. Stever II,

170. Sydenham II, 105. 188. Tissot II, 663. Ware II, 1007. 1732. 1795.
Festuca: Bruz 716. Ficedala: Paullini II, 66. Floreszinci: Alexander II, 1071. Baumes II, 451. Beard II, 424. Bell II, 679. 698. Birckholtz II, 1072. Brown II, 1119. Carminati II, 918. Crell II, 781. Dugut II, 701. Fouquet 717. Frick II, 1004. Gaubius II, 656. Goodsir II, 702. Hargens II, 1058. Hart II, 668. 703. Hartmann II, 760. Herz II, 747. Hirschel II, 669. Hochstetter II, 902. Holdefreund II, 735. Home II, 794. Hufeland II, 940. Hurlebusch II, 735. Kohlmann II, 979. Kortum II, 1061. Lind II, 888. Maclachan II, 708. Martini II, 784. 795. Meglin II, 464. de Meza II, 825. Mezger II, 722. Mönch II, 943. Motherby II, 1124. Negrini II, 465. Nunn II, 979. Odier II, 692. Parmentier II, 723. Percival II,693. Ponche II, 829. Ranoë II, 830. Reuss II, 926. Richter II, 1033. de la Roche II, 468. 786. Scheidemantel II, 832. Smith II, 695. Starke II, 811. Stoll II, 751. Theden II, 662. Thilenius II, 947. Tode II, 725. Thuessink II, 1013. Warburg II, 948. Weber II, 912. Webster II, 800. Weisius II, 535. Waite II, 713. 741. Winckler II, 1069. Wright II, 912. 1015. 1780. 1785.
Formicarum ovula: Kunrath 40. Reussner 399. Riverius 702. Gagates: Aëtius 37. Piso 667. Rolfinc 719. Galanga: Lange II, 587. 1732.
Galbanum: Haller II, 683. Höfer 389. Riverius 226. 235. Slegel 657. Starke II, 811. Sydenham II, 105. Winddorfferus 657. Galbula: Rolfinc 719. Galium luteum: Bonafos II, 666. Gardane II, 681. Gourdain II, 689. Gentiana: Gesner 73. Haller II, 683. Schlegel 416. Slegel 657. Seesemann II, 1079. Winddorfferus 657. Geumurbanum: Buchhave II, 792. Ranoë II, 830. Granatum: Rolfinc 697. Trumphius 697. Velschius 320. Gratiola: Beyer II, 1118. Bucholz II, 1020. 1055. Faxe II, 1121. Kostczewski II, 720. Lentin II, 1061. 1109. Sommer II, 1079. 1795.
Guajacum: Berger II, 839. Brunner II, 218. Fothergill II, 733. Herz II, 747. Hevrnius 596. Hufeland II, 940. Pitcairn II, 297. Ranoë II, 830. Riverius II, 115. Simon II, 1036. Vesalius 111. Voltelen II, 991. White II, 991. Gummiarabicum: Quarin II,890. Sommer II, 1066. Gummiguttae: Spindler 480. Hedera: Chesneau II, 337. de Mayerne 474. 478. Heliotropum: Paulus Aegineta 19. Helleborus: Agassiz II, 863. de Aromatariis 647. Baricellus 164. Beard II, 1124. Borrichius 706. Bouteille II, 452. Browne II, 44. Caelius Aurelianus II, 88. Camerarius II, 111. Cappivaccius 592. Castellar 178. Celsus II, 401. Decker 327. Deckers 708. Fouquet II, 804. Freind II, 279. Galenus 203. Greding II, 938. Grubinski 100. Hallé II, 1026. van Helmont II, 74. Hevrnius 595. Lincke II, 707. Lister 497. MarryatII, 1028. Matthis 701. de Mayerne 474. 478. Mortimer II, 66. Motherby II, 1124. Quercitanus 127. 134. Rademacher II, 1093. Reuss II, 926. Rhodius 275. Riedlin 415. Riverius 701. 722. II, 114. 116. Rolfinc 719. SchenkenbecherII, 625. 661. Schulz II, 139. Schurig II, 164. Starke II, 947. Thilenius II, 947. Vesti 738. Viborg II, 1129. Wendius 738. Wendt II, 863. Zacchias 213. 369. 418. Zapata 511. 1670. 1776. 1768. 1795.
Hepar: Abel II, 158. Paullini 497. Riverius II, 116. Rolfinc 719. 720. Tode II, 725. Waldschmidt 748. 1670.
Herba Apollinaris: Alexander Trallianus 26. Herba mercurialis: 1718.
Hiera: Sennert 651. Zacutus Lusitanus 677. Holosericum:

1718.

Holosthenus: Aëtius 39. Hyacinthus: Holtinger 449. Hydrargyrum: Aerey II, 790. 932. Alberius 82. Aurivillius II, 617. Aymen II, 729. Ballonius 213. 240. Bang II, 817. 896. Barral II, 896. Barré II, 1019. Bartholinus 263. 299. Baudot II, 729. 802. Baylies II, 422. Beard II, 1124. Beaussier II, 679. Behr II, 262. Benedictus 2. Berdot II, 743. Bertram II, 90. 536. Bilgner II, 970. Blagden II, 970. Boerhaave II, 424. Blane II, 1020. Boettcher II, 970. Bonetus II, 7. Borrichius 292. 706. de la Bouchardière II, 452. de Boueix II, 452. Breiting II, 1055. Burdon II, 1102. Camerarius 437. Campbell II, 700. 866. 934. Cardilucius 393. Cavallini II, 630. Chesneau 377. Cheyne II, 308. 331. de Choisel II, 492. Cirillo II, 820. Clark II, 701. 952. Clarke II, 1084. Clarksohn II, 1021. Colombia II, 455. Conynghan II, 935. Dalby II, 574. Darwin II, 1873. Desault II, 263. Desbrest II, 513. Dobson II, 701. 842. Donat 152. Dover II, 253. Dubb II, 659. Eason II, 899. 936. Edgar II, 1023. Ehrmann II, 732. 758. Ettmüller 449. Fabre II, 769. Fabricius Hildanus 431. Falconer II, 620. Farr II, 513. Faxe II, 1121. Fedronis 70. Ferriar II, 1024. Fischer II, 1073. de la Fontaine II, 1003. Fothergill II, 513. 733. Foucquet II, 460. 804. Gapper II, 681. Gerding II, 497. Ghisi II, 393. Gordon II, 718. Grainger II, 438. de Haen II, 622. Hamilton II, 584. 702. Hargens II, 1058. Hartmann 635. Haygarth II, 515. 847. Heister II, 349. 505. Heller II, 1058. Hellwig II, 108. Helvetius 398. Helwig 422. Hey II, 516. Hoffmann II, 113. 146. 230. 254. Hoin II, 549. Home II, 794. Hoogwerff II, 783. Hooper II, 689. Housset II, 647. Hudemann II, 567. Hunter II, 704. James II, 280. 377. 586. Johnstone II, 903. Kaltschmied II, 90, 536. Kaempf II, 657. Lange 580. Lason II, 872. Layard II, 568. Leib II, 1027. Lemnius 53. Lentin II, 771. 942. 1061. Lettsom II, 690. Lucas II, 873. Lysons II, 771. Mackie II, 824. Manget II, 708. Matthieu II, 771. de Mayerne 478. Mease II, 1029. Medicus II, 464. Michel II, 527. 608. de Moneta II, 943. Monro II, 395. 874. Montanus 50. Morelli II, 1030. Moseley II, 874. Motherby II, 424. Muraltus 478. Murray II, 659. Norford II, 443. Odier II, 772. 875. Oltmann II, 649. Paletta II, 906. Palmarius 10. Panarolus 259. Pantier 255. Pelet II, 808. Percival II, 693. 709. 983. Perfect II, 785. Perkins II, 693. 906. Phaedrus 71. Plenk II, 907. 925. Poterius II, 162. Quin II, 1010. Rahn II, 908. Ramel II, 468. 962. Rausch II, 1112. Raymund II, 508. Reiff II, 1094. Reuss II, 926. Richter II, 636. Ridley II, 50. Riverius 235. II, 116. de la Roche II, 468. Rotarius II, 277. Rougemont II, 1113. Rush II, 694. 945. 1034. 1113. Salomon 196. de Sauvages II, 407. Schlichting II, 509. Schmucker II, 857. Schott II, 113. Schurig II, 186. Selig II, 1066. Sequira II, 858. Shoaft II, 946. Shoust II, 695. Sidrén II, 878. Simon II, 1036. Smith II, 1114. Spiess II, 56. Spoerri II, 1013. Stahl II, 97. Stisser 475. Stoll II, 928. Stroem II, 833. Tauvry 528. Tenner II, 1114. Theden II, 812. Thom II, 1127. Thilenius II, 947. Thomson II, 68. Tissot II, 663. Trampel II, 928. Trnka II, 754. 799. Trocy II, 879. Valleriola 66. Velschius 391. Verdries II, 256. de Vieussens II, 712. Wagner II, 97. Ware II, 696. 1014. Warren II, 929. Weaver II, 880. Webster II, 800. Wegehausen II, 256. Weisse II, 1081. Wepfer II, 226. Wilmer II, 880. Willis 376. Wintringham II, 712. Wolff II, 966. Wright II, 1100. Zincken 1069.

1670. 1717. 1733. 1745. 1766. 1770. 1774. 1776. 1777. 1780. 1783. 1784. 1786. 1790.

Hyoscyamus: Alexander Trallianus 26. Baldinger II, 766. Bierling 411. Borellus 268. Bucholz II, 1020, 1055. Collin II, 667. Fothergill II, 937. 1003. Hargens II, 1058. Greding II, 633. 938. Hensing II, 1087. Home II, 794. Hufeland II, 940. Jacobaeus 380. Lentilius 519. Lentin II, 771. Matthiae 439. de Mayerne 474. Meyer Abrahamson II, 1062. Mohrenheim II, 796. Rausch II, 1112. Rave II, 1078. Renard II, 468. Reuss II, 926. le Roux II, 1065. Selig II, 1066. Spielmann II, 859. Stentzel II, 209. Stoerck II, 560. 591. 661. Stoll II, 751. 928. Sulzer II, 1067. Thilenius II, 947. Unzer II, 534. Webster II, 800. Wendt II, 1068. Wichmann II, 1052. Wigand II, 1069. Willis 375. Wolff II, 1069.
1673.
Hypericon: Aëtius 38. Locher II, 556. Hypnotica: Ballonius 206. II, 552. Bohn II, 52. Bolster II, 382. Doeltz II, 1022. Hainberger II, 382. Johnston 240. Kriel II, 705. Paraeus 598. Robert 509. Schlegel 416. Serin 509. Stentzel II, 209. Thoner 662. Volpini II, 51. 98. Ipecacuanha: Aaskow II, 814. Akenside II, 863. Conrad II, 1055. Hargens II, 1058. Hufeland II, 940. Henning II, 1122. Linnaeus II, 707. Marx II, 588. Michaelis II, 658. Plenk II, 907. Salmuth 242. Scott II, 740.
1717. 1754.
Jalappe: Heister II, 505. Stockhausen 241. Jasmin: Stentzel II, 209. Juglans: Bartholinus 263. Juniperus: Chesneau II, 337. Fothergill II, 845. Jusculum: Riolanus 675.
1670. 1691.
Kermes minerale: Gulbrand II, 822. de Haen II, 1057. Hargens II, 1058. Hinze II, 1059. Kortum II, 1061. Styx II, 1067. Kuhblume: (cow. parsnep) Orne II, 960. Lac: Alberti II, 199. Augenius 602. Barbette 736. Beckerus II, 124. Burserius II, 898. Camerarius 729. Capivaccius 591. Cheyne II, 190. 202. 308. 331. Gesner II, 633. Hufeland II, 940. Lancisi II, 147. Marco 125. Martin 444. May II, 888. Nigrisolius 474. Rademacher II, 1064. Raulin II, 468. Riolanus 675. Riverius 702. II, 117. Roderici à Castro 613. Rolfinc 697. 720. Roncalli II, 380. Selig II, 1066. Septalius 651. Sydenham II, 105. Tissot II, 663. Trumphius 697. Weinlin 729. Zacchias 371.
1670. 1734. 1739.
Lachica: Aëtius 39.
1670.
Lactuca: Lange II, 705. Stentzel II, 210. Zacutus Lusitanus 676. Lapis Armenius: Alexander Trallianus 26. Manardus 11. Lapis lazuli: Castellanus 212. Lentilius II, 101. Sylvaticus 271. Lapathum: Digby 363. Laserpitium: Aretaeus 43. Laugensalz: Wiedemann II, 1069. Laurocerasus: Caelius Aurelianus II, 89. Celsus II, 401. Chesneau II, 337. Digby 363. Fontana II, 793. Langrish II, 371. Spandow de Callicée II, 1096. Stentzel II, 321. Thilenius II, 947. 948. Vater II, 321. Wurzer II, 1100.
1733. 1735.
Lavendula: Digby 362. Ledum palustre: Linné II, 721. Walter II, 965. Lichen: Dampier II, 582. Forbes II, 339. Fuller II, 583. Gourdon II, 584. James II, 280. Mead II, 41. Mortimer II, 589. Rougemont II, 1113. Spiritus II, 1067. Weber II, 726. Willis 385. Woensel II, 778.
1759. 1777. 1779.
Lignum colamb.: de Heyde 454. Lignum sanctum: Rolfinc 719. Limacia: Silvaticus 607. Lilium: Philippus 735. Senkenberg II, 297. Vesti 738. Waenerberg II, 592.
1670. 1777.
Liquor anod. Hoffm.: II, 1123. Lolium: Lentilius II, 102.
1670.
Lumbrici: Dern II, 145. Lentilius II, 102. Pezold II, 126. Lupinus: Aëtius 37. Lupulus: Camerarius 437. Lycopodium:

Hildebrand II, 1059. Quendel II, 1064.
1670.
Lysimach. purpurea: Scherb II, 963. Magnesia: Deharsu II, 731. Gmelin II, 1004.
1785.
Majorana: a Fonseca 120. Stern II, 1067. Malva: Aretaeus II, 616. Chesneau II, 337. Mandragora: Argenterius 626. Spielmann II, 859. Stentzel II, 210. Manna: Bachot 447. Bang II, 817. Barchot 276. Deckers 708. de Lange 276. Matthis 700. Marrub: Lange II, 705. Mastix: Roncalli II, 379. Mel: Hartmann 635. Lentilius II, 102. Lentin II, 1061. Slegel 657. Winddorfferus 657. Zacutus Lusitanus 676. Meliss: Chesneau: 338. Hoefer 389. Philippus: 738. Slegel 657. Vesti 738. Winddorfferus 657. Meloë majalis: Kemme II, 832. Philippus 738. Schwarts II, 832. Vesti 738. Mentha: Buchhave II, 819. Chesneau II, 338. Deckers 709. Duncan II, 701. Haller II, 683. Hoffmann II, 254, Joerdens II, 1060. Knigge II, 783. Lange II, 705.
1670.
Mentula: Paullini II, 66. Mesembryanthemum: Lieb II, 872. Wendt II, 1069. Mentopium oleum: Aëtius 38. Millepedes: Boyle 301. Schmucker II, 857. Millefolium: Haller II, 683. 684. Henninger II, 145. Hunauld II, 120. Maunery II, 464. Mongin II, 464. Roncalli II, 380. Normand II, 465. Stahl 522. Mispel-Misletoe: Colbatsch II, 152. 159. 183. Morus:
1775.
Moschus: Babington II, 838. Ball II, 564. Beard II, 1124. Bang II, 818. Benedictus 2. v. Berger II, 818. Boerhaave II, 423. Brunner II, 219. Carter II, 884. Chesneau 377. II, 338. Chilianus 283. Conradi II, 1055. Crell II, 717. Dalby II, 574. Deckers 710. Faber 201. van Flüe II, 1002. Fothergill II, 733. Franck II, 1057. Freind II, 279. Gesner II, 633. Haartmann II, 555. de Haen II, 1057. Hargens II, 1058. Hemman II, 760. 847. Herz II, 747. Hillary II, 734. Home II, 794. Hufeland II, 940. James II, 370. Kortum II, 1061. Lange II, 705. Lentin II, 634. Massa II, 549. Medicus II, 576. Meier II, 772. Moebius 283. Morgenbesser II, 924. Motherby II, 1124. Nugent II, 444. 466. Parsons II, 589. Paulini II, 55. a Pateo 191. Ramby II, 590. Ranoë II, 831. Raymund II, 520. Reid II, 590. Reineck II, 856. Reuss II, 926. Ridley II, 50. Riverius 226. 235. II, 115. Selig II, 1066. Stentzel II, 210. Thilenius II, 947. Thomann II, 1128. Thouvenel II, 776. Tissot II, 663. Tode II, 911. Treuner II, 948. Trnka II, 754. Truckenmueller II, 893. Wall II, 592. Warburg II, 948. Wolff II, 1069.
1757. 1758. 1776.
Muria: Aëtius 38. Mumia: Beckherus 256. Mungos rad.: Kaempfer II, 108. Muscatus: Digby 362. Mustela: Aëtius 38. Myrrha: Digby 363. Polisius 444. Schlegel 416. Stoll II, 752. Myrtilli plv: Burnet 166. Muscus laricis: Dalby II, 554. Hock II, 555. Johnston 202. Myrrhinum: Fallopius 115. Polisius 466. de Vieussens II, 712. Narcissus: du Fresnoy II, 759. 920. Narcotica: Alberti II, 198. Alexander Trallianus 47. Augenius 106. Bacon de Verulam 692. Bang II, 951. Basseville II, 434. Beckerus II, 124. Bonetus 698. Caelius Aurelianus II, 88. Calmette II, 53. Celsus II, 401. Cuntira II, 744. Doeltz II, 1022. Durane 638. Eberhard II, 554. 560. Ettmüller 749. Fabricius Hildanus 234. Fernelius 565. Fisher II, 821. Fourcroy II, 1003. Frankenfeld II, 1057. Gatinaria 615. du Hamel 426. Harvey 508. van Helmont II, 75. Helvetius II, 221. Hequet II, 213. Hevrnius 581. Hillary II, 734. Hoffmann II, 231. Jacobaeus 707. Kaempfer II, 108. Kondura II, 1109. Lentilius 519. Malvicinus

433. Mercatus 578. Morton II, 221. Nardius 208. 672. Paraeus 598. Paulus Aegineta 19. Possidonius 40. Praevotius 696. Radesey II, 1093. Riolanus 676. Riverius 702. II, 114. Rivinus 435. Roderici a Castro 614. le Roy II, 364. Santanellus 751. Schroeter II, 560. Schuster II, 484. Septalius 651. Sennert 652. Sinapius 527. Stoll II, 751. Sydenham 505. II, 105. Triller II, 600. Wahrmund II, 140. Weissbach II, 258. Wirdig 380. Zacutus Lusitanus 221. Zimara 188.
1773.
Nicotiana: Blooch II, 699. Brailsford II, 1118. Cartheuser II, 565. Cox II, 582. Deckers 710. v. Diemerbroeck 327. 328. Dupan II, 936. Edgar II, 1023. Fitzpatrick II, 885. Froeseweit II, 565. Gesner II, 633. Hamilton II, 782. Hecquet II, 95. de Heredia 302. Hevrnius 581. Hufeland II, 940. Keyl II, 125. Kilgour II, 704. Marrigues II, 463. Reuss II, 926. Riverius 702. Robertson II, 1023. Rolfinc 720. Rougemont II, 1113. Schaeffer II, 599. Sennert 319. Stubbes II, 591. Sydenham 505. Silvaticus 271. Thilenius II, 948. Thoner 663. Werlhof II, 727.
1731. 1762. 1773. 1774.
Nigella: Aëtius 37. Nitrum: Aretaeus II, 616. Bergengrün II, 698. Bönneken II, 536. Camerarius 437. II, 111. Deckers 709. Falconer II, 681. Friborg II, 702. Gruelmann II, 804. Hartmann 635. Hoffmann II, 274. Magow 330. Mead II, 41. Nucella 751. Perfect II, 785. Riverius 236. Rueling II, 774. Stahl 522. II, 37. Stentzel II, 210. Timaeus 320. 481. Vogel II, 754. Warburg II, 948. Wilsius 751.
1670. 1797.
Nucleus: Struve II, 1069. Thunberg II, 1051. Nux vomica: cf. Strychnos. Ranoë II, 831. Rese II, 926. Nymphaea lutea: Rolfinc 720. Sidrén II, 833. Seesemann II, 1079.
1780.
Oleum: Abugalius 679. Amatus Lusitanus 547. Anonymus II, 1072. Aretaeus II, 617. Argenterius 627. Avicenna II, 2. Bang II, 817. Baudot II, 802. Berard II, 917. Berengarius 536. Bergengrün II, 698. de Brambilla II, 897. Caelius Aurelianus II, 88. Capivaccius 591. Celsus II, 401. Charas 371. Clarkson II, 1021. Cotunnius II, 574. F. II, 513. Fabricius 587. Fallopius 563. Gensler II, 288. Goeckel 438. Gottschalk 477. Grashuys II, 426. Grodall II, 870. Grubinski 100. Krazenstein II, 690. Lange II, 705. Lossius 373. Maggius 548. Marianus Sanctus Barolitanus 540. May II, 888. Mease II, 1029. Mentz II, 419. Michael Scotus 612. Mieg II, 692. Paré 557. Pouteau II, 542. Praevotius 696. Rathlow II, 351. 445. Riverius 236. 702. II, 115. Roncalli II, 379. Rougemont II, 1113. Rush II, 694. Sagar II, 661. Salva II, 810. Shadwell II, 694. Schoenemann II, 1066. Sims II, 695. Slegel 657. Stoll II, 751. Sylvius 368. Titsingh II, 419. Trnka II, 754. Vater II, 288. 419. Vogel II, 535. Winddorfferus 657.
1687. 1768. 1795. 1796.
A. Agathi:
1687.
Ol. animale: Beard II, 1124. Borrich 81. van dem Bosch II, 629. Burchard II, 201. 211. Fresselt II, 386. Hartmann II, 760. Hennimann II, 325. Herz II, 747. Juch II, 325. Kortum II, 597. Lentilius II, 102. Ludolf II, 386. Mauchart II, 361. Model II, 709. Motherby II, 1124. Nicolas II, 906. Parmentier II, 709. Reinhardt II, 361. Reuss II, 926. Stentzel II, 321. Vater II, 211. 321. 721. 727. Weikard II, 765. Weissbach II, 258. Ol. anisi: van Beverwyck 216. Ol. Apparitii: a Fonseca 104. Ol. aromat.: Aretaeus 43. Ol. cajep.: Beard II, 1124. Gmelin II, 1004. Haller II, 683. Lange II, 705. 706. Lentin II, 771. Marcus II, 1123. Mieg II, 692. Motherby II, 1124. Rampspek II, 363. Ranoë

II, 830. Thunberg II, 1098. Trew II, 256. Werhof II, 727.
1723. 1724. 1731. 1734. 1736. 1737. 1752. 1774.
Ol. cephalicum: Falloves II, 60. Ol. cerae philosophorum: Kunrath 40. Ol. hypericum: Burnet 166. Ol. ricini: Eyerel II, 885. Fischer II, 1073. Friese II, 1121. Odier II, 466. Romans II, 739. Ol. scorpioni: Riverius 236. Ol. sulphuratum: Paulus Aegineta 19. Omphacium: Aëtius 37. Opium: Acoluth 412. Aëtius 37. Aignan II, 40. Alexander II, 951. Alexander Trallianus 26. 47. Alischer II, 189. Alston II, 330. Althof II, 968. Ammann 402. 741. Amatus Lusitanus 49. Amphoux II, 1083. Amsiter II, 562. Andromachus 141. Apel II, 766. Aretaeus 43. Argenterius 626. Arnoldus Villanova 576. Augenius 602. Avicenna II, 2. Babington II, 1101. Bacon de Verulam 692. Bard II, 580. Bartholinus 264. 316. 361. 377. Beard II, 1124. Beckher 242. 257. Bell II, 864. Berends II, 1041. Behrends II, 1033. Berdot II, 1118. Berger II, 45. Bernier 333. Bilgner II, 970. Bipamonti II, 1019. Blaese II, 1054. Blane II, 917. Boehm II, 839. Boehmer II, 346. Boerhaave II, 357. 423. Bolzetta 186. Bogler II, 1102. Bonetus II, 10. Bonhomme II, 452. van Bontekoe 442. Bonvinius 141. Borrichius 292. 430. 706. Bosch II, 933. 951. Bourdelin II, 201. Bourdois II, 452. 1084. Boyle 300. Brambilla II, 897. Brandreth II, 699. 971. 995. v. Breda II, 780. Brera II, 865. 1102. Bromfield II, 699. Brüning II, 1042. Brunschwitz II, 79. Bucquet II, 730. Buechner II, 383. Buhr II, 780. Burdon II, 1102. Burghard II, 391. Caballus 6. Calzavelia 61. Camerarius II, 159. Capivaccius 591. 593. Carter II, 884. Cassan II, 1084. Charas 442. 453. Chavasse II, 934. Chauvasse II, 700. 866. Chesneau 377. II, 337. Chiarenti II, 1084. 1103. Chiarugi II, 1084. Chicot 269. Chunon 417. Clarc II, 655. Clarkson II, 1021. Clephane II, 513. Cogan II, 604. Conradi II, 1055. Cornette II, 904. Crumpe II, 1021. 1073. Curne II, 1001. Currie II, 1085. Cvrio 561. Darwin II, 1073. Dawson II, 701. Decazals II, 25. Decker 327. Deckers 709. Deidier II, 457. Delacroix II, 680. Delunel II, 768. Demach II, 918. Denyan II, 45. Deodatus II, 619. v. Diemerbroeck 328. Digby 363. Dioscorides 545. van Doehren 396. Doering 177. Dolaeus 420. 442. Doncellinus 61. Douté 465. Drouryp II, 803. Engel II, 1023. Eschenbach II, 745. Ettmüller 328. 385. 412. 435. Evans II, 885. Faber 189. Fabri II, 438. Fabricius Hildanus 234. 430. Falconer II, 620. Fehr II, 759. Fernelius 566. Ferriar II, 974. 1002. Fimmler II, 45. Fischer II, 656. 821. 868. 1073. Follet II, 459. Fontaine II, 45. Fontanus 209. Fothergill II, 733. Francus 476. Frank II, 632. Freind II, 273. 279. Freitag 201. 207. Friborg II, 702. 718. Galenus 17. 91. Garmann II, 119. Garthore II, 574. Georgius II, 718. Gilibert II, 975. Gloster II, 656. Goez II, 53. Gorraeus 178. Grant II, 460. 718. Grashuys II, 426. Grassin du Haume II, 870. Greiffius 396. Grevin 54. Grueling 421. Guainerius 3. Guarguanti 129. Guerin 465. II, 40. Guinther 17. Haebert II, 846. de Haen II, 1057. de Haes II, 822. Halle II, 901. 921. Haller II, 683. Hamberger II, 891. Hamilton II, 584. 702. Handy II, 976. Harris 468. II, 220. Harrison II, 846. Hartley II, 370. Hartmann 206. 680. II, 29. Harvey 508. Hasselquist II, 505. Heberden II, 360. Hecquet II, 213. Heigel 427. Hellwig 724. van Helmont II, 74. 77. Helwig 421. II, 45. Henke II, 1122. Henkel II, 633. Henning II, 922. de Heredia 302. Hergt II, 1058. Herz II, 747. Hevrnius 581. Heydeck 477. Hieronymus Mercurialis 118. Hillary II, 734. Hippocrates 273. Hirschel

II. 606. Hock II, 555. Hoefer 389. Hoffmann II, 40. 146. 231. 240. 274. 939. 959. Hoffstad 477. 492. Hofmannus 682. Hofsteter II, 53. Hollerius 56. Hollinger 449. Home II, 794. Hoogwerff II, 783. Hovel 66. Hoyer II, 1122. Hufeland II, 940. 1108. v. Humboldt II, 1088. Hutchinson II, 1005. Isaac II, 280. de Jean II, 689. Jessenius 109. Joepser 422. Jones II, 30. Josse II, 1088. Junker II, 346. v. Jussieu II, 84. Kerr II, 735. Klein II, 1089. Knebel II, 1045. Kohler 178. Kortum II, 1061. Kozak 313. Kraspockel II, 783. de Krzowitz II, 872. Kundmann II, 130. Labbé 413. Lange II, 587. 705. De Lassone II, 904. Lautenbach 143. Laws II, 1089. Leigh II, 888. 904. Lentin II, 771. 942. Leip II, 1027. Leonelli II, 526. Lettsom II, 706. 748. Lind II, 622. Linné II, 721. Locher II, 556. Lochner II, 126. Loeffler II, 923. Loewe II, 1041. Lorry II, 494. 784. Lucas II, 518. Maigrot II, 608. Manget II, 130. Mappus 502. Maranta 63. Marcus II, 1123. Mattieu II, 980. Mead II, 41. 85. Mease II, 1029. Mercurialis 91. de la Mettrie II, 341. Mezler II, 772. de Meza II, 825. Michaelis II, 658. Millars II, 296. de Monchy II, 311. Monro II, 659. de Moor II, 54. Morton II, 223. Moseley II, 959. Motherby II, 1124. Mueller II, 241. Muller II, 41. de Murillo y Valoerde 373. Musgrave II, 286. Muzell II, 673. Nebel II, 1092. Neuhof II, 1110. Nicander 18. 40. Notto II, 66. Nucella 751. Nugent II, 444. 466. Odier II, 875. Oloff II, 66. Osiander II, 1093. Paracelsus 170. Paulitzky II, 853. Paullini II, 36. Paulus Aegineta 19. 29. Pearson II, 519. Percival II, 613. 983. Perfect II, 785. Perry II, 185. Peters II, 589. Philip II, 1063. Pitcairn 479. Plater 216. Plenk II, 635. 925. Pole II, 1048. Poll II, 693. Ponticelli II, 444. Poterius II, 162. de la Prade II, 467. Praefectus 696. Prosper Alpinus 587. Pyl II, 829. Quercitanus 396. Quistorp 526. Rademacher II, 1064. Ramel II, 468. Ravennas 57. Regler II, 1112. Rehfeldt II, 922. Reichenau II, 55. Reimar II, 856. Reisinger II, 945. Reiter 181. Remmett II. 693. Reuss II, 926. Richter II, 661. Riedlin 414. 415. 479. II, 92. Rinck II, 908. Riolanus 676. Riverius 235. 236. 702. II, 115. Robert 509. II, 569. de la Roche II, 468. Roltinc 697. 720. Roncalli II, 380. Romans II, 739. Rondelat 116. Roth 36. II, 661. Rougemont II, 1113. Rouleau II. 55. Rueling II, 774. Ruër II. 877. Ruland 76. II, 232. Sabatier II, 985. Sachsa Lewenheimb 466. II. 496. Sala Vincentinus 156. Salmuth 242. Santanellus 751. Scarella 207. Scarlatinus 747. Schach II, 68. Schaertlich II. 831. Schneider II. 661. Schoenheyder II. 832. Schoepff II, 798. Schroeer 492. 509. Schulze II, 711. Schurig II, 208. Schwartz II, 383. Seaman II, 1012. Scribonius Longus 13. 267. Seger 257. Selig II. 1066. Sennert 654. Serin 509. Severinus 227. Shoust II, 695. Sibbern II, 725. Siebold, II, 946. Silvaticus 607. Simon II, 1036. Sinapius 141. 514. 527. Spielmann II, 859. Spindler 480. Stahl II, 79. Stalpaart 455. Stegmeyer II, 910. Stentzel II, 210. Stoerck II, 551. Stoll II, 751. 928. Stehlin 502. Ström II, 833. Stütz II, 1067. Sulzer II, 1067. Swainston II, 1080. van Swieten II, 364. Sydenham 505, II, 105. Sylvius 336. 400. Thilenius II, 947. Thomae II, 150. Thomasson II, 879. Thomson II, 63. Thouret II, 812. Tidicaeus 136. Tilingius 368. Tissot II, 663. Tourbier 413. Tournay II, 860. Tralles II, 432. 510. 532. 543. 663. Triller II, 600. Trnka II, 754. Trocy II, 879. Trumphius 697. Valdanius 63. Viridet II, 215. Vogel II, 535. Volkamerus 230. Volpini II, 98. Wahrmund II, 140. Waldschmid 400. 417. Ward II, 1129. 1130. Warren II, 627. Webster

II, 800. Wedel 384. 435. II, 32. 177. Wewell II, 1101. Weiz II, 912. Wendelstadt II, 1116. Whateley II, 860. White II, 522. Whytt II, 498. 592. 664. Wild II, 1099. Willis 322. 337. 385. Wilsius 751. Winkler 207. Winslow II, 713. 724. 834. Wirdig 380. Wirtensohn II, 727. 939. Wohlheimer II, 41. Wolf II, 58. Young II, 447. 448. 544. Zachias 385. Zacutus Lusitanus 221. 677. Zencker II, 365. Zeviani II, 1038. Zoude II, 1081.
1640. 1701. 1706. 1714. 1718. 1771. 1774. 1779. 1783. 1793. 1794. 1798.
Ossa: Dethardingll, 781. Jungcken II, 34.
1765.
Paeonia: Aëtius 38. Alexander Trallianus 26. Appel II, 111. Berger 111. Brunner II, 219. Chesneau II, 337. Colbatsch II, 183. Digby 362. Fernelius 589. Freind II, 279. Friderici 334. Haller II, 684. Home II, 794. Lemnius 94. Manardus 11. de Moor II, 54. Nonus 553. del Papa II, 276. Paulus Aegineta 19. Purmann 497. Reuss II, 926. Riberius 400. Riverius II, 116. Roncalli II, 380. Spielmann II, 859. Starke II, 811. Thom II, 1127. Tissot II, 663. Wallich 353. Willis 321. Zacutus Lusitanus 676.
1670.
Palmulae: Aëtius 36. Papaver: Abugalius 679. Aëtius 37. 39. Aretaeus 43. Avicenna 679. Camerarius 729. Garthshore II, 574. Millar II, 905. Panzani II, 738. Spielmann II, 859. Weinlin 729. Parindes herba: Gesner 73. Passula: Chesneau II, 337. Pastinaca: Orne II, 960. Vogel II, 765. Pentaphyllum: Borellus 258. Petroleum: Michaelis II, 1091. Phosphor: Bacchwitz II, 536. Beard II, 1124. Brera II, 1102. 1119. Boenecken II, 489. Cramer II, 253. v. Crell II, 841. Elfwenberg II, 684. Hartmann II, 567. 683. Hudemann II, 567. Kramer II, 254. 264. Mentz II, 417. Motherby II, 1124. le Roy II, 1095. Truka II, 754. Vater II, 417. Weigel II, 1115. Weikard II, 765. Wolff II, 966.
1756. 1795.
Pimpinella: Digby 362. Matthis 701. Slegel 657. Winddorfferus 657. Piper: Aretaeus II; 617. Bartholinus 265. Böhmer II, 593. Büchner II, 217. Catani II, 491. Celsus II, 402. Chesneau II, 337. Digby 363. Grueling 322. Lange II, 775. Marryat II, 1028. Mead II, 41. Scribonius 267. Tissot II, 833. Titus II, 593.
1670. 1732. 1795.
Pix: Aëtius 38. Aretaeus 43. Slegel 657. Winddorfferus 617.
Plumbum: Alexander Trallianus 26. de Caballis 453. Clutterbuck II, 1042. Ebell II, 1043. Forbes II, 339. Hoffmann II, 146. 902. Jacobson II, 1006. Jaegerschmidt 751. May II, 888. de Mayerne 474. 477. Norford II, 443. Odier II, 875. Penchienati II, 983. Salchow II, 636. Sorbait 374. Timaeus 320. Tode II, 1051. Verdries II, 257. Wedekind II, 777. Wegehausen II, 257. Whitchurst II, 861. White II, 713. Wolff II, 1130. Polygonum: Aëtius 38. Poma: Dwight II, 1120. Fontanus 209. Joerdens II, 1060. Portulaca: Actuarius 44. l'Espicier 207. 453. Yon 207. Psyllium: Praevotius 696. Pulegium: Aëtius 38. Pulsatilla: Edgar II, 1023. Mohrenheim II, 785. Robinson II, 1023. Schmucker II, 857. Stoerck II, 662. Stoll II, 928. Pyrethri rad.: Roncalli II, 379. Thilenius II, 947. Quassia: Gesner II, 633. Krazenstein II, 720. Lettsom II, 690. 904. Rôbol II, 429. Seesemann II, 1079. Tode II, 1098. Vicat II, 789. 911.
1768.
Quercus: Chesneau II, 337. Marx II, 737. 795. 850. Sauter II, 1011. Zacchias 369. Ragolo: Anonymus II, 1017. Beard II, 1124. Jahn II, 957. Motherby II, 1124. Thielemann II, 947. Trecourt II, 1013.
1788.
Rana: Abel II, 158. Ranuncu-

lus: Chesneau 362. 377. Muraltus 478.
1670.
Rapa: Riedlin II, 92. Raphanus: Cyrio 561. Lange II, 705. Musgrave II, 286. Riedlin 480. Riverius 702. II, 117. Ruland II, 233.
1670.
Rha: Aëtius 37. Rheum: Darwin II. 1073. Deckers 709. Digby 363. Evers II, 732. Fordyce II, 681. van Helmont II, 76. Lange II, 705. Lason II, 872. Matthis 701. Pererius 168. Philippus 738. Septalius 651. Siess II, 788. Styx II, 1067. Vesti 738. Wepfer II, 226. Zacchias 213. 369. 417.
1790.
Rhus: Alderson II, 1040. Dufresnoy II, 1120. Rorismari aqua: Chesneau II, 338. Digby 362. Mathie de Miechow 12. Rosa: Aëtius 37. Amatus Lusitanus 547. Berengarius 536. Celsus II, 401. 402. Deckers 709. Digby 362. Fabricius 587. Fallopius 115. 563. Höfer 389. Paracelsus 170. Plinius Secundus 10. Rosenberg 183. Stentzel II, 209. Stocket 455. Sydenham 440. Rosmarin:
1670.
Rubia tinctorii: Aëtius 36. Ruta sylvestris: Aëtius 36. Amatus Lusitanus 48. Boerhaave II, 424. Brunner II, 219. Celsus II, 401. Chesneau II, 337. Cyrio 561. Fabricius Hildanus 234. de Moor II, 54. Reuss II, 926. Roncalli II, 380. Sachtleben II, 1011. Severinus 227. Stenzel II, 281. Tissot II, 663. Wedel II, 32. Zacutus Lusitanus 676. Sabadill.: Schmukker II, 858. Sabina: Hillary II, 734. Wedekind II, 1068. Saccharum: Anonymus II, 1072. Hartmann 635.
1795. 1796.
Safran: Helvetius II, 221. Sal: Amsiter II, 563. Buechner II, 228. Lazerme II, 404. Parsons II, 541. Thilenius II, 947. Sal antepil.: Le Chandelier II, 525. Salbey, Salvia. Brunner II, 219. Cyrio 561. Digby 362. Hunauld 518. Salix: Aëtius 37. White II, 1116. Sambucus: Blochwich 197. Dufour II, 717. Goeckel 438. van Helmont II, 75. de Monconys 404. Stentzel II, 209. Sanguis: Alliot II, 450. Baeumler II, 244. Boenneken II, 346. 554. Beckherus 286. Bootius 402. Chesneau II 337. Formey II, 1074. Garmann 425. Graba 317. Hoffmann II, 231. Kornthauer 179. Lentilius II, 102. Nenter II, 149. Nucella 751. Rolfinc 720. Roncalli II, 379. Schaper II, 50. Sennert 319. Simon 22. Tulpius 451. Verzascha 407. 716. Wilsius 751. Winter II, 195.
1670. 1720. 1756.
Sanguis Draconis: Slegel 654. Winddorfferus 657. Santon. sem.: Albers II, 1054. Sapo: Barbette 736. Richter II, 1033. Simon II, 1036. Saponaria: Borellus 258. Thom II, 1128. Sardonia: Aëtius 38. Sarsaparilla: Zacchias 369. 418. Sassafras: Brunner II, 218. Poterius 163. Zacchias 369. Saturn. sacch.: Agricola 210. Knight II, 871. Schroeder 406. Scammonium: Schmalz II, 857. Stockhausen 271. Scarabaeus: Boettcher II, 970. Buchholz II, 803. Degner II, 331. Dehne II, 918. Fehr II, 954. Kemme II, 832. Lentin II, 706. Meyer II, 1030. Paullini 497. Riedlin II, 92. Rougemont II, 1113. le Roux II, 1065. Schaeffer II, 763. Schwarts II, 832. Timaeus 299. Ungenad II, 833. Weickardus 187. Weissbach II, 258.
1670. 1777.
Secale cornutum: Baldinger. le Brun II, 780. de Jussieu II, 669. Saviard II, 36. Schleger II, 651. Tillet II, 677. Scilla: Kleber II, 748. Paulus Aegineta 18. Roncalli II, 379. Schroeter II, 281. Schulze II, 281. Zacutus Lusitanus 676. Scolopendrium; Digby 363. Scorbizera: Digby 362. Sedum palustre: Hahnemann II, 1658. Senegal gummi: Demach II, 918. Senna: Digby 363. Matthis 701. Zacchias 213. Serpyllum: Aëtius

36. 38. Deckers 709. Serpentaria: Gruelmann II, 804. Hoogwerff II, 783. Pitcairn II, 297. Valentini II, 57. Seseli: Aëtius 37. Senna: Matthis 701. Simaruba: Seesemann II, 1079. Sinapis: Cvrio 561. Zacutus Lusitanus 677. Smaragdus: Beckher 286. Frauendorfer 524. Jungcken II, 34. Zecchius 253. Solanum: Actuarius 549. Aëtius 38. Faber 403. Fernelius 566. van Helmont II, 73. Marsdorff 478. Praevotius 696. Riverius 478. Rolfinc 720. Spielmann II, 859. Stentzel II, 210. Spermaceti: Odair II, 697. Ettmüller 365. Scholz 365. Spir. cornu cervi succ.: Monro II, 737. Musgrave II, 286.
1722.
Spiritus Mindereri: Evans II, 885. Spiritus vini: Aurivillius II, 617. Bartholinus 296. 316. Berengarius 536. Buchoz II, 1102. Chomel II, 101. Cibaldi 316. Clossius 512. II, 80. Cullen II, 1085. Daignan II, 455. Daniel II, 383. Deckers 710. v. Diemerbroeck 328. Elliser II, 758. Ettmüller 749. Garibaldo II, 974. Garn II, 975. Grieve II, 702. van Helmont II, 75. Henckel II, 160. Hervet II, 847. Hufeland II, 1088. v. Humboldt II, 1088. Joenisch II, 1028. Joerdens II, 1060. Kannegiesser II, 377. Kraft II, 1109. von Luce II, 1090. Marryat II, 1028. Massa 540. Morandi II, 482. Monro II, 659. Leclerc II, 462. Pigraeus 151. Plater 216. du Pré II, 160. Remer II, 1064. Riedlin 450. II, 91. Riverius II, 117. Sandifort II, 1126. Schmucker II, 857. Stisser 475. Struve II, 377. Tode II, 1068. Vogel II, 615. Ware II, 696. Wedel II, 80. Zadick II, 1130.
1706. 1756. 1777.
Spongia: Mertens II, 851. Squilla: Hufeland II, 940. Kleber II, 748. Sulzer II, 1067. Willich II, 778. Stannum: Beard II, 1124. Faber 201. Motherby II, 1124. Rougemont II, 1113. Stercora: Aëtius 37. Bovius 96. Boyle 301. Chesneau II, 337. Digby 362. Falconer II, 620. Foot II, 1106. Hartmann 443. Hoefer 390. Jungcken II, 34. Lange II, 587. Praevotius 696. Purmann II, 96. Quercitanus 127. Reusnerus 325. Riedlin 415. Riverius II, 116. Rolfinc 720. Ruland 230. Scholzius 605. Schurig II, 208. Smetius 157. Stoerck II, 637. de Varignana 11.
1670. 1780.
Stomachica: Brunner II, 218. Döllinger II, 1043. Telenge II, 662. Storax: Chesneau II, 337. Strammonium: Bergius II, 757. Boerhaave II, 359. Durande II, 681. Greding II, 696. Hufeland II, 1005. 1108. Kling II, 1123. Mease II, 1029. Odhelius II, 598. 623. Razoux II, 786. Remer II, 1064. Reuss II, 926. Rougemont II, 1113. Sidrén II, 678. 695. 878. Spielmann II, 859. Stoerck II, 561. 591. 637. Strandberg II, 591. Triller II, 600. Wahlin II, 663. Webster II, 800. Wedenberg II, 678.
1744. 1774. 1789. 1798.
Strychnos: Faber 403. Hufeland II, 940. Michaelis II, 1062. Rougemont II, 1113. Styrax: Hartmann II, 902. Räumert II, 902. Succinum: Bartholinus 316. Brunner II, 218. v. Diemerbroeck 327. 328. Drelincurtius 737. Lange II, 705. Grueling 294. Layfok 496. Loftie II, 980. de Moor II, 54. Nucella 751. Riverius II, 117. Schlegel 416. Walterus 737. Wendelstadt II, 1116. Wilsius 751. Sulphur: Albers II, 1054. Alberti II, 301. Beer II, 969. Bergengrün II, 698. Biedermann II, 1054. Bierling 410. 411. Boerhaave II, 724. Brunner II, 219. Chesneau II, 338. Clossius II, 604. v. Diemerbroeck 327. Ettmüller 385. Gruelmann II, 804. Gurnett II, 682. Hahnemann II, 822. Hartmann 635. Heller II, 1058. van Helmont II, 72. 74. Heuermann II, 585. Hippocrates 273. Hirschel II, 606. Holdefreund II, 735. Kolichen 366. Lentin II, 706.

Musgrave II, 286. Pascal 428. Rhodius 275. Riverius 702. II, 117. Salomon 196. Schönemann II, 1066. Unzer 387. Waldschmidt 748. Whytt II, 664. Willich II, 778. Willis 321. Zacchias 369. 385.
1732.
Symphitum:
1670.
Syrupus: Baricellus 164. Riverius 702. Tart. stib: Aasheim II, 896. Aaskow II, 614. Abulgarius 680. Arand II, 642. Avicenna 680. Baldinger II, 580. Bang II, 817. Becker II, 767. Behrends II, 767. Brouzet II, 453. Buchhave II, 803. 819. Camerarius 729. Carmichael II, 952. Chalmers II, 730. Caelius Aurelianus II, 88. Chavey II, 454. Colombier II, 667. Conradi II, 1055. Creuzwieser II, 768. 841. Deckers 710. Ellis II, 701. Fabricius 482. Ferriar II, 1003. 1057. van Flüe II, 1002. Fothergill II, 514. 845. Frank II, 974. 1086. Fritze II, 974. Gesner II, 632. Giraud II, 1086. Gulbrand II, 822. Gunoius II, 682. Haller II, 683. Hansa II, 1058. Hargens II, 1058. Hirschel II, 606. 669. Hoepfner II, 770. Hufeland II, 940. de Jaen II, 740. Jani II, 903. Klinger II, 957. de Krzowitz II, 872. Lentilius II, 104. Lentin II, 634. Lettsom II, 706. Mangor II, 824. Marryat II, 1028. Mease II, 1029. Merk II, 1009. Metternich II, 752. Meyer II, 874. Millar II, 635. Mistichelli II, 91. Monro II, 519. Mueller II, 943. 1063. Mutzel II, 465. Neusse 731. Nucella 751. Osiander II, 1047. Otto II, 944. Penada II, 1031. Perfect II, 762. 785. Piqué II, 467. à Plenciz II, 1032. Pole II, 945. Püschel II, 774. Pye II, 520. Quarin II, 890. Ranoë II, 830. 984. Ribe II, 520. Richter II, 636. 660. 810. 1032. Riedlin II, 91. 92. Rigel II, 810. Roehmer II, 1067. Ronsseus 95. Roser II, 1095. Rougemont II, 1113. Rueling II, 774. Ruland 492. Saunders II, 694. Scheidemantel II, 832. Schenk 699. Schmucker II, 857. Schönheyder II, 750. 832. 1066. Selig II, 1066. Stoll II, 751. 928. Strack II, 752. Struve II, 1067. Sumeire II, 470. Theill 699. Thilenius II, 947. Thom II, 1127. Thouret II, 740. Tietzen II, 1127. Tode II, 911. Tournay II, 812. Trnka II, 754. 799. Vincerdon II, 1014. Viridet II, 282. Voss II, 1099. Walter II, 880. Warburg II, 948. Wedel 731. Weinlin 729. Willich II, 778. Wilsius 751. Wintringham II, 992.
1731. 1732. 1734. 1736. 1737. 1754. 1782. 1790. 1795. 1797.
Tart. tartar.: Fordyce II, 845. Grant II, 718. Muzell II, 576. 673. Osiander II, 1047. Richter II, 1033. Wichmann II, 664. Willich II, 778.
1795.
Taxusbacc.: Loder II, 1046. Reddelien II, 1046. Rougemont II, 1113. Stentzel II, 211. Tct. sphengis cgn.: Beireis II, 553. Terebinthina: Aretaeus II, 616. Berengarius 535. Bohn II, 52. Durande II, 867. Forestus 579. Fothergill II, 513. Grodall II, 870. Harris II, 221. Hartmann 635. Home II, 794. Kilgour II, 704. Lentin II, 706. 1061. de Mayerne 474. 477. Riverius 702. II, 117. Rush II, 694. Scultetus 264. Thilenius II, 947. Zacchias 213. 369. 418. Terra ponder. sal.. Hufeland II, 1045. Riedlin II, 92. Testes: Gesner 42. Jungcken II, 34. Paullin 502. Simon 22. Tetrao: Appel II, 111. le Clerc II, 101. Hoefer II, 101. Thymus: Aetius 38. Turpeth. min.: Decker 327. James II, 280. 370. 586. Marx II, 588. Morandi II, 482. Roncalli II, 380. Sager II, 1050. Ware II, 696. Ulmus: Lentin II, 1061. Ungula alcis: Rolfinc 717. Ungula asini: Aëtius 37. Unicornu: Spielmann II, 859. Urina: Beckherus 286. Eason II, 701. Schlegel 416.
1723. 1783.
Uva: Celsus II, 402. Valeriana:

Albers II, 1054. Ansiaux II, 864. Baldinger II, 766. Beard II, 1124. Berger II, 1054. Bouteille II, 452. 453. 744. Brisbane II, 666. Columna 96. 161. Comparetti II, 780. Conradi II, 1055. Consbruch II, 680. Dresky II, 73. Engelhart II, 1002. Gmelin II, 1004. Grant II, 718. Grossin Duhaume II, 769. Haller II, 621. 684. Herz II, 805. Hill II, 516. Home II, 794. Hufeland II, 1059. Jawandt II, 1060. Lentin II, 771. 942. Marchand II, 30. Motherby II, 1124. Odhelius II, 944. 982. 1010. Pfündel II, 1063. Ranoë II, 830. Reuss II, 926. Richter II, 636. 1033. Riegler II, 723. Riverius 702. II, 115. Rougemont II, 1113. Schacht II, 614. Spiess II, 195. Spoerri II, 1013. Sprengel II, 1013. Strandberg II, 591. Thilenius II, 947. 948. Tissot II, 663. Tode II, 764. Warburg II, 948. Vanilla: Pargeter II, 1031.
1670. 1706. 1749. 1780. 1781. 1785. 1790.
Verbascum:
1670.
Verbenaca: Aëtius 36. 37. 38. Barbut II, 450. Celsus II, 401. Forestus 121. Sachs 311.
1690.
Veratrum: Aretaeus II, 616. Borrichius 293. 706. Smith II, 963. Veronica: Hoffmann 496. Sattler 496. Viborg II, 1129. Vesicatoria: Aretaeus II, 616. Aubert II, 932. Bang II, 817. 818. 864. 995. Baudot II, 802. de Belgariie, II 839. Bell II, 864. Bensell II, 1019. Boyer II, 758. Buchwald II, 716. Capmas II, 454. 716. Chevillard II, 454. Clarke II, 972. Cotunnius II, 574. 645. Dawson II, 701. Desault II, 973. Ferriar II, 1024. 1057. Gavard II, 975. Guindant II, 460. Home II, 794. Hufeland II, 940. 1059. Kleemann II, 849. Lachartier II, 783. Lange 705. Langswerth II, 720. Latour II, 462. Lentin II, 1061. Lettsom II, 706. Loftie II, 980. Luxmore II, 904. Marx II, 588. 673. Medicus II, 576. de Mezza II, 722. Monro II, 737. Muzell II, 673. Naudot II, 981. Odier II, 772. 875. Percival II, 983. Picqué II, 767. Püschel II, 774. Rand II, 962. Richter II, 660, 1033. Riedlin 738. Rochard II, 468. Roehmer II, 1067. Rush II, 945. 1034. Sarden II, 878. Saxonia 614. Schmucker II, 857. Septalius 651. Simon II, 1036. Sims II, 532. Slegel 657. Sommer II, 1067. Stoll II, 751. Sumeire II, 470. Thilenius II, 947. Tietzen II, 1067. Tissot II, 663. Trecourt II, 637. Trnka II, 754. Unzer II, 534. Wagner II, 800. White II, 880. Winddorfferus 657. Wright II, 1100. Xell II, 861.
1788. 1794. 1795.
Vinum: Abugalius 679. Aëtius 38. Alberti II, 198. Albrecht II, 278. Alexander Trallianus 48. Arbault 160. Arnoldus Villanova 576. Augenius 602. Ballonius 206. Avicenna 679. Barbeck 447. Bell II, 864. de Berg II, 278. Bohn II, 52. du Bois II, 336. Brunner II, 219. Buechner II, 490. Burmester II, 971. 1084. Caelius Aurelianus II, 88. de Caen 283. Canonherius 189. Capivaccius 594. Caserta 180. Celsus II, 401. Chevallier II, 359. Clarkson II, 1021. Confalonerius 20. Conyngham II, 935. Corvard 501. Curne II, 1001. Curry II, 680. Cvrio 561. Deckers 709. Digby 362. Dodonaeus 570. Dioscorides 545. Entius 732. Ettmüller 749. Fabricius Hildanus 234. Fernelius 135. 573. 589. Ferriar II, 1002. Ferrus 22. Finot 378. Flojani II, 1121. Forestus 121. Fournie 508. Fumanellus 21. Galenus 607. 610. Grembs 272. Guering II, 316. Heliot 231. van Helmont II, 77. Hevrnius 581. 624. Hillary II, 734. Hippocrates 273. 274. Hoefer 390. Hoffberg II, 585. Horstius 289. Hosak II, 1108. Hoyer II, 1122. Jacobi II, 320. Jaegerschmidt 751. Joepser 422. Lentilius II, 102. van der Linden 671. 672. Loftie II, 980. Lombard 508. Lottichius 659. Mares-

cotti II, 185. Martius 122. Marthie de Miechow 12. Matthesius II, 305. Mease II, 1029. Meibom 324. Mercatus 578. Mercurialis 578. 579. Michael Scotus 611. 612. Morand 231. Oberteuffer II, 1063. Odier II, 772. Papen II, 278. Piso 668. Poissonier II, 326. Pole II, 945. 1048. Praefectus 554. Renaudot 282. Percival II, 709. Riolanus 675. Riverius 236. 701. 702. Robillart 160. Rolfinc 721. Roncalli II, 379. Rush II, 694. 908. 945. Sachs 294. Sandifort II, 1126. Schalbach 447. Schlegel 416. Schenck 118. Schroeer II, 544. Schulze II, 278. Schurig II, 164. Selig II, 1066. Septalius 651. Shoaft II, 946. Shoust II, 695. Siebold II, 946. Silvaticus 607. 610. Steeghius 618. Stentzel II, 211. 320. Steuer II, 490. Styx II, 1067. van Swieten II, 470. Tirellus 196. Triller II, 544. 591. Trnka II, 754. Trunconius 99. Weckerus 616. Weicard II, 765. Whyt II, 664. Zacutus Lusitanus 221. 222. Zacchias 417.
1622.
1733.
Viola tricolor.: Aëtius 30. Camerarius 729. Chesneau II, 337. Haase II, 804. Matthis 701. Weinlin 729. Viscus: Baier II, 883. Beard II, 1124. Brueckmann II, 383. de Buchwald II, 435. Cartheuser II, 603. Colbatsch II, 383. 731. Cole II, 38. Gordon 3. Henauer 180. Home II, 794. Koelderer II, 377. Launai 181. Mackerang II, 435. de Moor II, 54. Motherby II, 1124. Pfündel II, 829. 1063. Reuss II, 926. Riverius II, 114. Tissot II, 663. Wessel-Linden II, 664. Vitex: Aëtius 36. Vitriol.: Agricola 224. 452. Barbette 307. 736. Blagden II, 970. Buchhave II, 819. Chalmers II, 918. Colbatsch 517. Crell II, 768. Cresse II, 45. Deckers 709. Digby 364. Duncan II, 701. 953. Durande II, 867. de la Fontaine II, 1003. Haller II, 479. Hartmann 635. Hoefer 389. Home II, 794. Hyer 404. Johnson II, 777. Kornthauer 179. Lechandelier II, 407. Lettsom II, 1007. Marcard II, 850. Marryat II, 1028. Michaelis II, 1091. Monro II, 825. Paranolus 259. Pearson II, 982. Perkins II, 1010. Quercitanus 131. Rademacher II, 1064. Rathlow II, 445. Riolanus 676. Riverius 235. 236. 701. 702. II, 115. 116. 117. Roncalli II, 379. Rosenberg 183. Schenk 699. Seesemann II, 1079. Smith II, 695. Stisser 475. Sydenham 505. II, 105. le Tellier II, 45. Theill 699. Theophrastus Paracelsus 561. Vogel II, 754. Ware II, 1007. Webster II, 800. Wolff II, 966.
1670. 1736. 1795.
Volat.: Beattie II, 779. Bertin II, 390. Borrichius 707. Clarkson II, 1021. Drelincurtius 737. Guillot II, 61. van Helmont II, 77. Hervet II, 847. Hirschel II, 606. Hoffmann 274. Jussieu II, 377. Mongin II, 61. Morand II, 390. Morgagni II, 610. Moriggia II, 1030. Muraltus 478. Musgrave II, 286. de Nurretein II, 1077. Perry II, 185. Purmann 498. Riedlin 415. Schroeder 406. Walterus 737. Wiedemann II, 1116. Willis 321.
1791.
Zingiber: Zadich II, 1030. Zibethum; Deckers 710. Faber 201. Zinzib.: Chesneau II, 337.

Melancholia: Abrahamson II, 836. Abugalius 680. Actuarius 549. Aemyliani 572. Aëtius 24. 38. 43. 623. Akakia 311. Agrippa ab Nettesheym 15. Alberti II, 197. 198. 199. 200. 323. 336. Albertus 76. Albertus Magnus 603. Albini II, 912. Albinus 441. 456. II, 301. Alexander Trallianus 47. Allen II, 390. 434. ab Altomari 562. Amatus Lusitanus 570. 642. Ammann 333. 401. 741. Andry II, 801. 896. Aquado 186. Archer 376. Arculanus 542. Aretaeus II, 244. 616. Argenterius 625. 626. 627. Armbruster 127. Arnisaeus 173. 263. 303. Arnoldus de Villanova 82. 573. 574. 575. Augenius 75. 106. 600. Aurelianus II, 179. Avicenna 608. Bachot 447. Bac-

meisterus 128. Bacon de Verulam 692. Baeumler II, 245. Ballonius II, 552. Banzer 230. Barbette 736. Barchot 276. Bartholinus 300. 315. II, 314. Bayrus 556. Beckher 202. 286. Belot 175. Bergemann 599. de Berger II, 355. Bernd II, 301. Bernstein 322. Bertolus 622. Bertozzi 424. van Beverwyck 216. Bex 418. Beyer II, 801. Biard 134. de Bienville II, 654. Bierling II, 488. Blackmore II, 201. Blakeway II, 135. Blancaard II, 33. Bloch II, 730. Blum 192. Blumenbach II, 819. Bonetus 698. Bönneken II, 228. 302. 554. Boerhaave II, 87. 290. 358. 423. Boisragon II, 1118. de Bonne-Meison 716. Bontius 602. Borgemann 100. Bornemann 100. Borrichius 292. 293. 706. Bourgand 214. Bouschon II, 933. Bouvier II, 453. 1102. Boyvin 137. Brendel 166. Bretschneider II, 59. von Brienen II, 301. Brigth 84. 152. Broen 448. Broski Brossius 148. Brovin 158. Browne II, 44. Bruch II, 512. Brunnemann II, 217. Brunner II, 217. 218. 262. Bruxius 127. Buchhaave II, 803. Buchoz II, 629. Burchard 286. Burggrave II, 840. Burton 175. 182. Buxtorf II, 603. de Caballis 453. Caelius Aurelianus 10. II, 88. 390. 700. de Caen 283. Caesalpinus 617. Calanius 22. Camerarius 453. II, 111. 167. Camper II, 1102. Capaulis 693. Capivaccius 590. 591. 593. Caron 749. Casson 507. Castellanus 212. Cattier 261. Celsus 57. Chartier 653. Chesneau II, 337. Chicot 269. Chifflet 145. Cirillo II, 302. Clavdius Aqvaviva 606. de Cledat 231. Clemens II, 219. Cobet II, 1021. Cofkuyt 448. Colladon II, 1085. Collier 152. Colombier II, 605. Conring 184. Constantinus Africanus 20. Cousinet 638. Cox II, 952. 1001. Craamer 393. Cramer II, 253. Crato 46. 622. Crato a Kraftheim 571. Cravelius 152. Crellius II, 239. 253. 294. Cvrio 561. Crügenerus 393. de St. Cruze-Ponce 177. 179. 183. 249. Deckers 709. 710. Denizot 84. Depré II, 219. Desbois II, 375. Detharding II, 169. v. Diemerbroeck 251. Digby 363. Dodonaeus 637. de Doblhoff II, 170. Dolaeus 442. Dolgado II, 701. Donatus ab Altomari 552. Drelincurtius 737. II, 220. Dreyssig II, 1120. Duncan 207. Effesius Rufus 43. Ehinger II, 39. Engelmann II, 459. Enquehard 398. Entius 732. Erastus 74. 102. Erhard II, 1043. Espich 83. 95. Ettmüller II, 39. 390. Evers II, 681. 732. 843. Eysel II, 125. Faber II, 110. Fabricius Hildanus 233. 234. Falconer II, 919. Farus 261. Fasch 382. 495. II, 60. Fawcett II, 781. le Febure II, 868. Fernelius 134. 135. 573. Ferrand 180. Ferriar II, 1002. Ferrioli 93. Flori 146. Fontaine II, 324. Fontanonus 548. Eorester II, 955. Forester II, 955. Forestus 92. 120. 121. 610. 611. Forster II, 974. Fortis 725. Fossa 602. Fouqué 185. Fracastorius 20. 566. Frank II, 1086. Freher 403. Freind II, 273. 279. de Freylas 618. Freytag 224. 225. 407. II, 769. Friderici 365. Fuchs 365. Fuchsius 616. Funck II, 237. Galenus 4. 22. 25. 265. 682. Gam II, 938. Gamare 270. Gariopontus 538. Garnier II, 656. Gatinaria 614. 615. Geiger 254. Genius 700. Gerber II, 125. Gervaise II, 605. a Gieswein 443. Gilles de la Riviere 749. Gockelius II, 28. Gorion 115. Gottwaldt 297. Goubelly II, 656. Goulu 142. Graebner II, 336. Greding II, 633. 646. 938. Greisel II, 493. Grimbergh 502. Grüling 421. II, 107. Gruner II, 834. 846. v. Gueldenklee II, 125. Guibelet 613. Guibelin 124. Guinther 563. Gvarinonius 628. Haentschky II, 40. Hagendorn 473. v. d. Haghen II, 125. Hahn 468. Hamberger 102. Hanniel 403. Hardouin 152. ab Hartenfels 491. Hartmann 681. Harvey 313. II, 45. Hasanus 623. Haslam II, 1106. Hautin 142. Hawkins 204. Heinneccius II, 317. Heineken II,

1122. Heister II, 137. Helcher II, 235. Hellwig 724. ab Helmbach 174. van Helmont II, 76. 77. Helwig 421. Hering 211. 408. Hevrnius 581. 594. 595. 624. Heydenreich 388. II, 719. Heyl 138. Hilscher II, 222. Hippocrates 46. 277. 278. 279. 280. Hirschel II, 567. Hoefer 388. Hofer II, 95. Hoffmann II, 46. 171. 173. 231. 295. 384. 586. Hofmannus 681. 682. Hofrichter II, 977. 1087. Holler 740. Hollerius 59. Hoobroeck 288. Horn 193. II, 237. Hornicaeus 184. Horst 161. 184. 633. Hufeland II, 1045. Hybault 175. Ittig 334. Jabot 84. 109. Jacchinus 644. Jacob 621. Jaenichen II, 622. Joachim 154. Joepser 422. Johnston 202. 240. Johren 383. Joubert 59. Juch II, 294. Jüngken II, 204. Kamitzer II, 61. Keil 313. Klein II, 80. Koch 309. Kokuyt 449. Kraspockel II, 783. Krausius II, 66. Krey II, 1089. Kurella II, 394. Lancisi II, 378. Landis II, 923. Lange II, 705. 706. Langlois 214. Lanzoni II, 305. Large 276. Laurea 105. de Laurens 158. 174. Laurentius 107. 175. 176. 191. 648. 649. Lavater 64. Leaulté II, 296. Leichner 469. Lemnius 53. 68. Lentilius II, 101. Lentin II, 706. Leschenbrand 158. Liddel 105. Lindoe II, 1007. Locher II, 556. Loeber II, 361. Loew II, 206. Lombard 311. Lommius 658. II, 310. Lorry II, 588. 648. Lossius 140. Lottichius 659. 660. Luchtenius 138. 140. 623. Ludwig II, 518. Luisinus 558. Lupin II, 54. Lusitanus 661. Mac Mahon II, 404. Magirus 640. Mahieu 398. Majault II, 394. Malpighi II, 378. Mamelphi 167. Manet 195. 214. Mangetus 460. Manetti II, 463. Marces 109. March 378. Marchand 115. Marco 125. de Marcq II, 417. Marcucius 231. Marqvard 469. Masbach 80. Mathie de Miechow-Mieckowita 12. Matyus II, 495. Maurin 270. 282. Meckel II, 576. Melanelius 24. Mendez de Almanza 686. Meniot 290. Mercurialis 73. 91. 578. 579. Merlet 159. de la Mesnarderie 206. 207. 262. de la Mettrie II, 442. Metzger II, 1029. de Meza II, 785. Michaelis 204. Midy II, 296. Montanus 46. 57. de Moor II, 55. Moritz II, 826. Morton 508. II, 223. 224. Muccucius 265. Zur Muehlen 404. Mueller II, 943. Muench II, 828. Muller II, 222. 327. de Murillo y Valverde 373. Musgrave II, 285. Musitanus II, 131. Mutzel II, 465. Muzell II, 576. Neale II, 959. Neerincx II, 224. Nenter II, 149. 175. Neuhausen 465. Neuhold II, 265. Neuse 452. 731. Nucella 751. Nicolai II, 363. 1047. Nicolau II, 519. Nonus 553. Nottelmann 492. Nuernberg II, 42. Odhelius II, 598. Ohm 428. Olpius 191. Othfarus 262. Ottermann 136. Owmann 404. Pamphilus Montivs 541. Paracelsus 60. 561. Paraeus 598. Parcovius 105. Pargeter II, 1031. Parolinus 129. Paullini 520. 526. Paulus Aegineta 23. 27. 29. 623. Pechey 497. Pechlin 479. Perfect II, 983. Pereda 607. Perreau 152. 282. Petermann II, 91. Petrejus 83. la Peyronie II, 326. Pinel II, 907. 983. le Piper 176. Pirbach 147. Piso 667. II, 286. Placidus II, 228. Plater 217. Platner II, 320. Pois 159. Pomme 271. Poterius 521. Praefectus 554. 555. Praevotius 696. Prennerus 147. Probst 265. Prosper Alpinus II, 155. Pyl II, 876. Quartus 623. Quiqueboeuf 638. Raesfeld 461. Raffiné 283. Raffus 25. de Rascher II, 1048. Reimann II, 149. Reinesius 414. Renaudot 214. 283. Reveroviccius 656. Rheginus 559. Rhumelius 241. Riedlin 416. 466. 503. 738. 739. Riolanus 245. 246. 675. 702. Riverius 165. 206. 675. 701. II, 114. 390. de la Riviere 507. II, 333. 404. Robinson II, 236. Roderici a Castro 614. Roger II, 520. Rolfinck 193. 207. 208. 230. 712. 717. 718. 719. 720. 721. II, 237. Roncalli II, 380. Ronsseus 95. van Rossum II, 877. Roth 145.

Rougant 448. Rougemont II, 1050. Ruebel II, 521. Ruoff 187. S. II, 614. Salandus 136. 165. Salzmann 148. Sanctorius 122. Sarcov 105. de Sauvages II, 570. Savarre 185. Savonarola 555. Saxonia 143. 175. 282. 614. Scarlatinus 746. Schacher II, 253. Schacht 492. Schaller 169. Scheer 405. Schenck 116. 230. 298. Schenckius a Grafenberg 695. Schmid II, 550. Schmidt II, 86. 343. Schmilauer 154. Schmitner 215. Schneider 423. II, 138. 789. Scholzius 605. Schonlinus 175. Schrader 436. Schrage 747. Schreiber II, 233. 237. Schroeter 230. Schultetus 255. Schultzius II, 62. Schur 406. Schurig II, 163. 186. 208. 242. Schweikhard II, 946. Seegert II, 1112. Seidel 311. Sennert 194. 652. Septalius 651. Severinus 237. Sigfrid 136. 152. Siglicius 154. Silvaticus 607. 609. Sincerus II, 155. Solenander 105. Sommer II, 66. Soner 154. 175. de Sorbait 705. Spandow de Callicêe II, 1096. Sperling 674. Spiess II, 56. Sprengel II, 798. 1096. Stahl II, 86. Steeghius 618. Steininger 185. Stentzel II, 210. Stephanus 25. Stever II, 169. Strassburg 253. II, 187. Strycke 374. Stubendorff 95. Stupanus 636. von Suchtelen II, 150. van Swieten II, 364. Sylvaticus 271. Sylvius 196. 315. 545. II, 287. Taendler 129. 139. 154. Tandlerus 154. 157. Tappius 260. Teichmeyer II, 328. Temple II, 1013. Tenzel II, 446. de Tertre 319. Thedesius 129. Theophrastus 170. Thevart 266. Thiermaier 379. Thilenius II, 947. Thoner 663. Timaeus 319. 320. Toutain 152. Tresbauch 276. Trier II, 267. Trincavellius 567. Troester II, 140. Trotz II, 321. Trubenbach 80. Truckenmüller II, 893. Tulpius 220. Valentinus II, 37. Vallesius 619. 620. Varus 145. Vasquez 80. Vater 423. II, 37. 40. 789. Vehr II, 62. Velasquez 576. 730. Velin 448. Venator 170. Verdries II, 110. Verzascha 716. Vesal 23. Vesti II, 37. Vetter II, 911. Victorius 553. de Vieussens II, 712. de Villars II, 298. Vogel II, 800. Vogter 617. Vollhardt 266. Voss II, 1099. Wachtel 382. Walaeus II, 224. Waldschmid 400. Waldschmidt 748. Wallich 721. Walrabe II, 876. Walraben 227. Walter II, 1081. Walterus 737. Warenius 127. Weckerus 616. Wedel 388. 452. 730. II, 80. 719. Weismannus II, 127. Weissbach II, 258. Weiz 194. Wepfer II, 226. Werlhof II, 726. Westenberg 170. Whytt II, 664. Wichmann II, 664. Wilhelm II, 58. Wilsius 751. Willan II, 966. Willis 436. 728. II, 390. Winter II, 195. Wirsung 568. 569. Wittwerk II, 834. Wintringham II, 834. Woeltge II, 834. Wohlrab II, 1081. Wolff 157. 463. II, 912. Wollhardt 292. Woren 392. Woyt II, 227. Wrisberg II, 801. Wucherer II, 177. Yon 231. Young II, 544. Zacchias 370. II, 299. Zacutus Lusitanus 205. 222. 676. 677. 678. Zeisius 118. Zimara 188. Zückert II, 578.

1635. 1657. 1669. 1670. 1682. 1685. 1706. 1710. 1717. 1724. 1727. 1742. 1763. 1781. 1782. 1789. 1790. 1799.

Memoria. Amnesia. Abugalius 679. Actuarius 549. Aëtius 38. Agrippa ab Nettesheym 21. 260. Alberti II, 198. Albertus Magnus 10. 532. Albinus II, 715. Albucasis 17. Allen II, 434. Alsarius a Cruce 192. Alstedius 624. ab Altomari 562. Amatus Lusitanus 548. 643. Anhalt 506. Argenterius 627. Aristoteles 650. Arnoldus de Villanova 1. 575. 576. Ascher II, 1017. Austriacus 405. 612. Avicenna 679. II, 2. de Azevedo 186. Bacon de Verulam 692. Bartholinus 300. 710. 742. Bauhinus 109. Baumer II, 536. Baverius 2. Bayrus 555. Beckherus 286. Behnken 469. Belot II, 52. Benedictus 251. 532. Benivenius 6. Bernd II, 302. Bierling 411. de Billy II, 82. Blagio 572. Blondus 34. Boerhaave II, 356. 367. 423. 489. Bonetus 729. II, 15. 17. Bonnet II, 537. 643. Borrichius 292. 706.

707. Brancaccius II, 38. Browne 228. Bruccius 141. Brun 95. Brunus 581. 582. Budaeus 453. Buffier II, 59. Caesalpinus 118. 617. le Camus II, 425. 436. Capivaccius 124. 590. 592. Cardanus 545. Cermisonus 6. Charron 500. Chesneau II, 338. Cirillo II, 302. Clüver II, 59. Codronchus 95. de Condillac II, 368. 455. 997. Cornario 605. Crato a Krafftheim 102. Crause 507. Crausius 750. Cullen II, 952. 953. Cureau de la Chambre 687. Daffinys 649. Dalham II, 456. Dannhauer 651. Dauter II, 842. Deckers 710. Descartes 395. Dietrich II, 1120. Digby 362. Disegni 573. van Dobczyce 6. de Doblhoff II, 170. Dodonaeus 637. Doebel II, 71. Donatus ab Altomari 552. Doncien 644. Dubinski II, 339. v. Eckartshausen II, 1123. Effesius Rufus 43. Ehinger 452. II, 179. Elvert II, 1001. Eobanus Hessus 545. Ettmüller II, 39. Eustachius 629. Ewald II, 843. Faber 201. Fallopius 115. Fernelius 134. le Fevre II, 294. Ficinus 14. Finger II, 246. Finkenau II, 90. Fludd 164. Follinus 149. a Fonseca 171. a Fonte 137. Forestus 121. 611. 645. de la Forge 329. Fortis 725. Fracastorius 566. Friderici 322. Fumanellus 49. G. 573. Gabelkhover 694. Galenus 84. Genga 372. Gesner II, 633. Geswaldo 115. Gilgius 447. Gockelius II, 27. 28. Gohl II, 263. Gorajus 641. Gratarolus 43. 46. 54. 105. 302. Gregory II, 804. Grüling 322. 421. II, 107. Guenz II, 479. Guillemeau II, 460. 574. Guinther 564. Gutierez 650. Gvarinonius 628. Hagen II, 90. Hake II, 181. v. Haller II, 504. du Hamel 425. 426. Hartmann 681. Hartung 174. 178. Heineccius II, 317. Heister II, 440. van Helmont II, 74. Helvetius II, 515. Henning II, 1122. Henriquez 334. Herfelt 733. 734. Heurnius 100. 581. 596. 624. Hildebrand 142. Hildesheim 149. Hippocrates 118. 280. Hoefer 389. Hoffmann II, 172. 231. 585. Horstius 83. 88. 136. 289. 632. Huarte 75. Huarts 125. Hungar II, 848. Indagine 54. 302. Ittigius 658. Jacchinus 55. Jacob II, 978. Janthe II, 264. 280. Johnston 202. Joachinus 542. Juch II, 247. Jüngken II, 204. Kaehler II, 613. Kaulitz 473. Klaunig II, 146. Kunrath 40. Kraeutermann II, 361. Lame 742. Lamy 726. Laurentius 648. Lemnius 53. Lentilius 519. Lessius 155. van der Linden 671. Macbride II, 672. Magirus 640. Marafiota 717. Marafioti 405. Marat II, 721. Marcellus Donatus 85. March 265. Matthaeolus 4. Matthaeus 398. Mayer II, 772. Mechtholdt II, 536. Meiners II, 691. Meniot 383. Menzinger 60. Mercurialis 578. 579. Meyer 461. Meyssonerius 195. 212. Moley 508. Monsleo 70. Montanus 52. Monvert 86. Moritz II, 826. Muhlman 651. Muller 265. Muratori II, 362. 874. Mylius 167. de Mynsicht 194. Niphus 12. Oribasius 45. Paep 172. Paraeus 598. Paullini II, 66. Paulus Aegineta 19. 29. Pelardus II, 194. Peranzonus 536. de Petra Ficta 100. Petrus 532. Pezold 526. II, 47. Phosphorus 640. Phrisius 538. Pictorius 55. Pielz 526. Pino II, 650. Piso II, 286. Plater 216. Platner II, 613. 674. Plinius 546. Polisius 466. Posner 469. Poterius 521. Quinctilianus 572. Ranchinus 190. Ravellinus 486. Ravenna 620. Ravennati 532. Reil II, 1094. Reineccerius 141. Rheginus 559. 560. Rhumelius 241. Richter II, 429. Riolanus 245. 247. 702. Riverius II, 114. Rivinus 477. de la Roche II, 1049. Rogani 50. Rolfinc 717. 718. 719. Roncalli II, 380. Rosenberg 183. Rossellius 75. 108. Ryff 26. Sala 163. Salmuth 242. Sanders II, 262. Saunders 367. de Sauvages II, 570. Savonarola 555. Saxonia 614. Sbaragli II, 133. Scarlatinus 746. 747. Schacht 492. Schenck 116. 230. Schenkel 172. 405. 640. 641. Schlettwein II. 532. Schmidt 270. Schneider 331,

Scholzius 604. Schroeder 406. Schurig II, 164. Sebutus Daripinus 534. Segerus II, 484. Sennert 652. Septalius 651. Serveto 539. Serveto 539. Severinus 237. 368. Sibutus 7. Sigaud de la Fond II, 963. Silvaticus 609. Slevogt 510. Soemmerring II, 987. de Sorbait 705. Spangenberg 405. 409. Sperling 672. Struve II, 470. Stupanus 636. Sylvius 724. Teichmeyer II, 328. Themistius 538. Thilo 699. Thurneisen zum Thurm 74. Timaeus 319. de la Tourri II, 389. Tulpius 451. Unzer II, 533. Vater 433. 481. II, 181. Vega 55. de Villanova 11. 614. Viridet II, 282. Vogel 322. 325. II, 800. Vogelius 714. Vogler 400. Waldschmidt 748. Weber II, 578. Weckerus 616. Wedel 456. 475. II, 58. Wedig 481. Wegner II, 429. Weickardus 187. Weissbach II, 257. Wepfer II, 226. Wichmann II, 1130. Willis 406. Willissus 74. 385. Winter 410. 523. Wirdig 380. Wirsung 568. Wissnitzer II, 211. de Wolf II, 259. Wolff 511. 750. Woyt II, 227. Zacchias II, 299. Zacutus Lusitanus 221. 676. 677. van Zyl 499.
1504. 1670. 1678. 1722. 1743. 1744. 1753. 1754. 1768. 1784.

Musica. Agrippa ab Nettesheym 6. 21. 260. Albrecht II, 270. 274. Ancherson II, 158. Aurelianus 14. Bachmann II, 994. Bacon de Verulam 692. Baldinger II, 766. Beattie II, 766. Bellot II, 656. Boerhaave II, 489. Boëtius 61. Bourdelot II, 201. Bouvier II, 730. Brendel II, 63. Browne 228. 381. II, 234. Brückmann II, 279. Buchoz II, 629. Buesching II, 666. Burchard II, 680. Burke II, 391. Caelius Aurelianus II, 88. Campbell II, 744. Caraccioli II, 525. Caspar II, 828. le Cat II, 347. Cid II, 898. de Condillac II, 368. 997. Coste II, 327. von Dalberg II, 899. Desbouet II, 781. 842. Descartes 671. Ehlers II, 769. Entius 732. Ettmüller II, 119. Euler II, 309. Facchinetti II, 821. de Fanenfeld II, 526. Fontanonus 549. Francus 372. Franzius II, 804. Geiger 254. Goldschmid 413. Goubelly II, 656. Goulard II, 793. Grube 413. Hafenreffer 287. 657. Haferung II, 376. Hahn II, 388. Hardouin 183. Heineccius II, 317. Herrmann II, 1005. ab Heumen 687. Hoefer 389. v. Holberg II, 622. Hufeland II, 1108. Joecher II, 119. Kaehlert II, 517. Kausch II, 806. Laborde II, 703. Lactantius 540. Lallemant II, 416. Loescher 465. Lucas II, 873. 958. Madeira Arraiz 251. Malouin II, 265. 943. Malquin II, 527. Marcellus Donatus 85. Marquet II, 378. Marteau II, 265. 943. Mercurin II, 807. Michel II, 598. Moritz II, 828. de la Mothe le Vayer 701. Nicolai II, 362. Nuernberg II, 41. Odier II, 649. Oetinger II, 444. Paraeus 598. Pipping II, 380. Plaz II, 388. Pohle II, 63. Rameau II, 467. Ravennati 2. Regnier 183. Reveroviccius 656. Riedlin 416. Riolan 247. 248. Roger II, 520. Rolfinc 311. Rosenberg 183. Rush II, 908. Schmidt II, 343. Schurig II, 187. Senguard 319. Stentzel II, 210. Storace II, 431. 445. van Swieten II, 695. Thom II, 1127. Thoner 663. Tissot II, 776. Trotz II, 321. Unzer II, 533. Valetta II, 68. de Villars II, 298. Webster II, 800. Wedel 506. Wepfer II, 226. Widder II, 420. Willis 307. 375.
1670. 1682. 1708. 1718. 1743. 1747. 1748. 1749. 1762. 1770. 1783. 1790.

Mutitas. Surditas. Actuarius 550. Albertanus 533. Alberti 475. II, 198. Albertus 582. Albinus 272. Alexius Pedemontanus 554. Alsarius a Cruce 192. ab Altomari 562. Amatus Lusitanus 570. 643. Andrieu II, 779. Ammann 481. Arnoldus Villanova 574. 576. Baier II, 252. Ballonius II, 553. Bartholinus 300. 316. 443. 705. II, 314. Baumer II, 390. Beckherus 286. Binsfeld 600. Blochmann II, 84. Boerhaave II, 490. Bohn 272. Bonetus 698. 729. II, 23.

Borellus 272. Borrichius 292. 707. Boult 173. Brechfeld 377. Buechner II, 217. 237. 502. 524. Bulwer 228. Caesalpinus 618. Camerarius 437. II, 106. Carmichael II, 952. de Castro 222. Celsus II, 402. de Champs II, 744. Chesneau II, 151. 337. du Cledat 646. Crausius II, 39. Crichton II, 1103. Cullen II, 953. Deckers 708. Deusing 269. 286. v. Diemerbroeck 328. de Doblhoff II, 170. Donatus ab Altomari 552. Dupan II, 936. Eller II, 239. de l'Epée II, 732. Fabricius ab Aquapendente 272. Fabricius Hildanus 234. 433. Felibien II, 45. Fontanella II, 45. Fontanonus 549. Fontanus 209. Forestus 646. Fortis 725. Fuchsius 616. Gaubius II, 376. Gerber II, 174. Gerdes 507. Gilibert II, 975. Gockelius II, 27. 60. Grüling 322. II, 107. Haase II, 804. Hagendorn 472. Haighton II, 1005. Halle II, 901. Haller II, 682. 684. Hannaeus 443. Hase II, 657. Heineke II, 782. 847. Heister II, 349. Herclius II, 252. Hippocrates 274. 279. Hochstetter 646. Hoffmann II, 84. 171. 231. Holder 700. Home II, 782. Ingrassius 615. Jantke II, 370. Jasser II, 805. 848. Jorissen II, 502. Kleinius 422. Kölichen 707. Krazenstein II, 441. Lamzweerde 366. Lancisi II, 148. Lasius II, 720. Lentilius II, 102. van der Linden 672. Littré II, 61. Loeffler II, 923. Loew II, 206. Marqvard 469. Mauchart II, 1008. Mauduyt II, 1008. van Meekren 434. Meiners II, 691. Meniot 289. de la Mettrie II, 442. Mosedes II, 722. Moritz 826. Musgrave 381. Nonus 553. de Nurretein II, 1063. 1077. Nymmannus 100. Paraeus 598. Paré 557. Paullini 520. de Pereyra II, 379. 396. Pérolle II, 808. Pezold II, 126. Pomme II, 925. Poterius 521. Praevotius 696. Ranoë 984. Raphel II, 149. Raymannus II, 333. Reil II, 1094. Renaud II, 925. Reveroviccius 656. Riedlin 415. 738. 739. Riolanus 702. Roberdeau 428. Rolfinck 374. Rommelius 439. II, 483. le Roy II, 445. Rush II, 908. Ryckevart 405. de Sauvages II, 570. Savonarola 555. Scarlatinus 746. 747. Schamberg 509. Scheid II, 207. 763. Schenck 117. 267. Schenckius a Grafenberg 695. Schenkel 629. Scheuchzer 498. Schmid 474. Schoenheyder II, 832. Selle II, 892. Severinus 368. Sims II, 909. Sorbait 374. 705. Sperling 673. Sproegel II, 431. Squire II, 591. Steeghius 618. Stolpart 462. II, 225. Suart 646. Sylvaticus 271. Taxe II, 859. Timaeus 481. Tozzius 493. Tulpius 451. Unzer II, 533. Valentinus II, 105. Valleriola 565. Vallesius 619. Valsalva II, 57. 80. Victorius 553. Vogel II, 571. 800. Vogter 617. Waldschmidt 748. Wallis 266. II, 330. 592. Webster II, 800. Weckerus 616. Werlhof II, 726. 727. Willis 417. Woyt II, 227. Zacchias 177. II, 299. 300. Zacutus Lusitanus 678. Zeidler 196. Ziegler II, 196.

1670. 1673. 1718. 1721. 1725. 1732. 1733. 1736. 1741. 1743. 1757.

Nervenkrankheiten. Acrel II, 1054. Actuarius 44. 549. 550. Aepii II, 993. Aëtius 39. Albers II, 1054. Alberti 73. II, 198. 199. 235. 239. 300. 323. 382. Albertini 166. 239. Albukasis 26. Alexander II, 1071. Alexander Trallianus 26. Alexius 533. Alexius Pedemontanus 554. Allen II, 433. 434. Alliot II, 450. 562. ab Altomari 562. Amatus Lusitanus 48. Andreae II, 994. 1083. André II, 488. Andrée II, 366. 572. Angeli II, 1017. Anhorn ab Hartung. Arantius II, 896. Arcaeus 565. Arcel II, 1083. Arculanus 542. Aretaeus 43. 188. II, 617. Argenterius 626. 627. Arnoldus Villafranca 576. Augenius 106. Aurelianus 35. II, 179. Austrius 24. Avicenna II, 1. 2. Bachmayer 499. Baglivi II, 123. Baier II, 252. Baillie II, 1101. Baldinger II, 757. 766. 896. Ballonius 213. 239. II, 552. Bang II, 817. 883. Barbette 307. Barbier II, 1118. Baricellus 164. Baron

II, 450. Bartholettus 202. Bartholinus 263. 264. 315. 316. 377. II, 314. 318. Basseville II, 434. de Beauchêne II, 1101. Bauhinus 108. Baverius 12. Bayne II, 301. 307. Bayrus 555. 556. de Beauchêne II, 451. 791. 818. 838. 883. 897. Beck II, 144. Becker 392. Beckherus 286. Beckwith II, 838. Beer II, 629. van der Belen II, 802. Bellinus 437. Benedictus 251. Bennet 268. Berends II, 1118. v. Bergen 214. II, 488. Berger 516. Bergmann 516. van Beverwyck 216. Bianchelli 20. Bichat II, 865. Bierling 410. Binder 7. de Biscop II, 602. Bisset II, 593. 679. Blancard 418. van Blarkow II, 1042. Blom II, 780. Blunt II, 865. Boehmer II, 819. 917. Boerhaave II, 87. 290. 355. 423. 545. Bohn 512. II, 52. Bolten II, 716. Boneix II, 452. Bonetus 698. 729. II, 19. 20. Bonnard II, 452. 758. Bonte II, 819. Bontius 222. Borellus 258. 268. 272. II, 70. Bornemann 525. de Boueix II, 452. Bouge II, 573. Boulenger II, 1042. Bouteille II, 452. 744. Boyer II, 758. Brande II, 951. Brasseur II, 996. Brawe II, 767. Brendel 158. II, 476. Brera II, 1102. Brilli de Lendeneria 22. Brisbane II, 666. Brokes II, 453. Brown II, 1119. Bruckmann II, 780. 884. Bruening II, 512. Bruinvisch II, 554. Brun II, 453. Budaeus 214. v. Buechner II, 391. 425. 603. Burggrave II, 190. 840. Burghart II, 283. Busch II, 841. Buxtorf II, 411. Caelius Aurelianus II, 88. 700. Caillan II, 1084. Caesalpinus 618. Calanius 22. Camerarius 437. 464. Camper II, 537. Canau II, 239. Canz II, 971. Capivaccius 124. 590. 594. Cappele II, 302. Carelson II, 803. Carmoy II, 841. Carstenius 481. Cartheuser II, 462. 477. 554. Castellus 160. Cauan II, 239. Cazaubiel II, 454. Celsus 57. 315. II, 407. Cermisonus 6. Chemnitzius II, 391. Chesneau 377. II, 152. 337. Cheyne II, 262. 308. Chifflet 145. Chirac II, 477. Chretien II, 866. Ciachowski 173. Cirillo II, 302. 820. 952. Claessen II, 454. Claudinus 133. Claussen II, 454. Cohen II, 315. Collingwood II, 1043. Comparetti II, 780. 841. Comstook II, 1103. Comte II, 455. 731. 768. Conradi II, 1103. 1119. Conring 224. Consbruch II, 1055. Constant 253. Coopmans II, 935. Corbejus 161. Cornutus 114. Costaeus 61. Coste II, 455. Cotte 176. Cotunnio II, 1001. Cotunnius II, 645. 717. Cotunnus II, 573. Couan 164. Cramer II, 94. Crato von Krafftheim 102. Crawford II, 655. Crell II, 781. Crocius 178. 327. Crusen II, 582. Cullen II, 768. 952. 953. 1043. Currie II, 899. Cvrio 561. Daehne II, 781. Daniel II, 383. Deckers 708. Dejean II, 457. Delabrousse II, 457. Delamare II, 457. Desbouet II, 842. Des-Oudes II, 458. Desperrières II, 803. 820. Destrées II, 458. Detharding II, 149. 543. Diaetophilus II, 1104. de Diemerbroeck 258. 304. 328. Digby 333. 363. Dilthey II, 324. Dioscorides 545. Dobel II, 953. de Doblhoff II, 170. Dodonaeus 77. 637. Domenich y Arnoya II, 1056. Donatus ab Altomari 552. Donckers II, 802. Dover II, 272. Dublein II, 458. Duhem II, 803. Duising II, 229. Duncan II, 701. 953. Dunus 46. Dupouy II, 459. Ehinger II, 177. Ehmicke II, 732. Eichel 468. Eller II, 239. Elsner II, 899. Engelhart II, 953. 1003. 1104. Eobanus Hessus 546. Epiphanias 146. Erastus 64. 102. Eschenbach II, 632. Ettmüller 512. II, 39. Ewart II, 885. Exter II, 1056. Eysel II, 34. Faber II, 110. Fabricius Hildanus 233. 432. 433. Fahner II, 1120. Falconer II, 620. 681. Faselius II, 565. Fehr II, 317. Fernelius 78. 135. 573. de Ferrariis 63. le Fevre II, 294. Fickius II, 203. Fielitz II, 656. Fincke II, 900. Fino 317. Fischer II, 803. 954. Flachius 6. Flajani II, 1105. Flemyng II, 316. 324. a Fonseca 171. 178. Fontanonus 549. Fontanus 209. 216. 655. a Fonte 137. Forestus 90. 120.

121. 261. 579. 611. 645. 646. Forstmann II, 955. 1024. Fortis 725. Fothergill II, 513. 656. 681. 733. 821. 869. 874. Fougeroux II, 821. Frambesarius 102. Franck 243. II, 920. 1057. Franco 293. Freind II, 279. Freitag 83. Friborg II, 1118. Friedmann II, 1024. Friedreich II, 1106. Fuchs II, 240. 769. Fuchsius 617. Fuerstenau II, 403. 426. 460. Fumanellus 49. Gaebelkhouer 102. 146. 694. Gaetke II, 62. Galen 21. 22. 41. 85. 203. 588. Gam II, 938. Gamet II, 668. Ganiopontus 538. Garn II, 975. Gaterau II, 460. Gatinaria 614. Gautier II, 1025. Geach II, 583. Gedda II, 392. Geiger 254. Gerke II, 403. Gesner 73. II, 574. 632. 633. 667. Gilby II, 955. Gilibert II, 975. Gockelius II, 28. Goeckel 438. Goepferth II, 900. Goeze II, 1074. Goldhagen II, 633. 647. de Gotter II, 392. Gottriedt II, 263. Grabe II, 90. de Gradibus 63. Graham II, 733. Grahe 140. Graves II, 921. Gregory II, 804. Grell II, 921. Grieve II, 702. Grossmann II, 770. 921. Grüling 322. 421. II, 107. Guargantus 153. Guarinarius 142. 535. Guinther 21. 73. 563. Gvarinonius 628. Gyrsting II, 718. van der Haar II, 1044. Hachette 114. de Haen II, 526. 621. 1057. Hagendorn 473. Haighton II, 939. 1106. Haller II, 479. 683. Hamberger II, 454. Hansa II, 1058. Harscher 171. Hartmann 680. 681. II, 720. van Hasenhoek II, 137. Heineken II, 822. Heister II, 440. Helcher II, 235. van Helmont II, 75. Henricus II, 476. Henriquez 334. Hensler II, 647. de Heredia 277. 302. Hertzog II, 279. Herz II, 747. Herzog 300. Heurnius 138. 581. 597. Heurteloup II, 1107. de Heyde 454. von der Heyden II, 426. Hill II, 516. Hippocrates 273. 274. 277. 278. 279. 281. Hirsch II, 875. Hjorther II, 585. Hochstetter 382. Hoefer 389. 390. Hoepfner II, 770. Hoffmann 317. 325. II, 146. 172. 222. 230. 263. 295. 318. 385. Hofmann 229. Hofmannus 681. Hohberg 427. Holler 740. Hollerius 56. 59. Home II, 794. 1027. Hopfengaertner II, 1005. Horstius 289. Hübnerus 317. Hufeland II, 940. Huhn II, 922. v. Humboldt II, 1088. Huxham II, 575. Isenflamm II, 704. Jacchinus 644. Jackson II, 978. Jacquinelle II, 461. Jetzke II, 647. Joerdens II, 1060. Johnstone II, 1075. Jordanus 255. Juch II, 318. Jüngken II, 204. Kaempfer II, 108. Keck II, 44. Kenneir II, 301. Keyler 95. Kiesling 270. Kisling 378. Kniphof 496. Knochenius II, 235. Koch II, 185. Kokers II, 241. Koppe II, 248. Krauss 483. Kremer II, 129. Kreysig II, 1076. Krueger II, 720. Krumpelmann II, 770. Kuehn II, 888. Kuester II, 462. Kugler II, 539. Kundmann II, 295. Kup II, 941. Lallement II, 539. Lancisi II, 147. 378. Lange II, 705. Langius 129. Largelata 11. Laurentius II, 79. Lavachius 21. Lawrence II, 506. Leake II, 748. Lebrégue de Presle II, 607. Ledra II, 823. Leidenfrost II, 736. 1090. Lemnius 53. Lentilius 519. II, 61. 102. 108. Lentin II, 706. 771. 824. 872. 942. van der Linden 671. Linder II, 85. Linné II, 658. Lipsius 171. Loder II, 771. 1045. von Loenen II, 1090. Loew II, 206. 525. Lommius 658. II, 310. Longavan II, 761. Loss 444. Lotichius 229. 660. Lucas II, 736. 873. Ludolff II, 394. Ludovici 492. Ludwig II, 518. 980. Lupin II, 54. Macaulay II, 507. Madier II, 597. Mahon II, 463. Major 378. Malpighi II, 378. Malther 159. du Man II, 721. Manardus 11. Manget II, 708. Mangor II, 824. Manningham II, 371. Mappo 285. Marcard II, 850. Marcellus Donatus 85. Marchant 92. de Marchetti 306. Marechal de Rougères II, 463. Margrave II, 873. Marianus Sanctus Barolitanus 556. Marqvard 469. Martin II, 241. 795. Marx II, 1029. Mascati II, 1029. Mason II, 507. Massa 27. 530. Matthisen II, 361. Mauduyt II, 806. 905. 981. 1008. Mayerus II, 126. Mayr 182. Meckel

II, 1029. Meckma II, 248. Medicus II, 516. Meniot 383. Mentz II, 327. Menzel II, 1118. Mercurialis 89. 91.. 579. Merk II, 1009. de le Mettrie II, 482. Metzinger II, 796. de Meza II, 722. Metzger 255. Michaelis 259. 366. II, 658. 874. Michell II, 1110. 1124. Missa II, 924. Moccha 174. Mollweide II, 425. Maltherus 153. de Monconys 404. de Monchau II, 464. Monro II, 1091. Montagnana 3. 9. Montanus 52. de Moor II, 54. Morelli II, 1009. 1030. Morgagni II, 319. 613. Moritz II, 826. Morrenoliet II, 319. Morton 469. 508. II, 223. la Motte II, 559. Muehlmann II, 389. Müller 263. Murray II, 709. 1092. Mursima II, 905. Musgrave II, 737. Musitanus II, 131. Muys 434. 497. II, 248. Naudeau 85. 465. Neale II, 959. Neithard II, 47. Nicolau II, 519. Nicolovius 179. Niemann II, 1124. Nonus 553. Nosereau II, 465. Nyegaard II, 341. von Oberkamp II, 875. Obertcuffer II, 1063. Odhelius II, 944. 982. Oostwoudt 497. Oribasius 45. Oswald II, 1125. Otto II, 1125. Panzerbieter II, 804. Paracelsus 55. 60. 70. 126. 162. 561. Paraeus 79. 598. Pascal II, 466. Paschius II, 30. Parsons II, 589. Patinius 66. Paulizky II, 853. Paullini 520. 526. II, 66. Paulmier II, 785. Paulus Aegineta 19. Pechlin 479. de Pedemontio 122. Pelardus II, 194. Percy II, 1010. Pereda 607. Perfect II, 773. 797. Petraeus 159. Petrini II, 925. Pezold II, 126. Pfendler 162. Pfuendel II, 1063. Pictorius 45. Piderit II, 1047. Piso 665. II, 286. Pissinius 140. Plater 156. 217. 218. Platner II, 327. Plenciz II, 829. Plinius Secundus 10. Ploucquet II, 907. 962. 983. 1010. le Pois 168. Pomme II, 590. 723. Pons II, 444. Portefaix II, 311. Posewitz II, 1126. Poterius 163. 521. Pouteau II, 830. Praevotius 696. de Pré II, 185. Pressavin II, 636. 675. Profius 434. Prosper Alpinus 119. II, 154. de Pui II, 786. Pujol II, 907. 925. Purmann II, 96. 131. Quellmaltz II, 406. Quesnay II, 406. Quinquarboreus 61. 62. Quistorp II, 149. 363. Rademacher II, 1064. 1126. Rahn II, 908. 1010. Rampspek II, 363. Ranoë II, 830. 831. Regius 243. Reil II, 926. 962. 1011. 1025. 1078. 1094. 1126. Reithardt 484. Renealmus 132. Reuss II, 926. van Reverhorst 484. II, 389. Reveroviccius 656. Reyland II, 963. Rheginus 559. 560. Rhode 521. II, 162. Rhodius 275. 276. Richter II, 406. 661. 1033. Riedel II, 841. Riedlin 415. 416. 479. 480. 503. 738. 739. II, 91. Rigaud 119. Riolanus 244. 245. 247. 249. 675. 702. Ritter II, 1065. Riverius 226. 235. II, 114. 115. Robel II, 78. Robertson II, 798. Robinson II, 236. Roeser 401. Rolfinck 208. 266. 712. 720. 721. Roncalli II, 327. 379. 380. Rondelet 72. Rosenblad II, 877. Rosenberg 183. van Rossum II, 797. Rowley II, 945. 963. Ruamps II, 468. Ruccius 141. Rudius 89. Ruland 230. II, 239. Rumpelt 153. Rurock 270. Rymer II, 877. Sachse II, 1011. Salamonson II, 856. Salius Diversus 86. Sallaba II, 927. Salmon 498. II, 1078. Salmuth 242. Salt II, 1034. Santorini II, 319. Sauter II, 1011. de Sauvages II, 418. 570. 625. Savonarola 555. Saxonia 614. Scaliger 144. Scarlatinus 746. Schaarschmid II, 333. Schacht 295. Schaeffer II, 810. 857. Scheffel II, 239. 242. Scheid II, 55. Scheidemantel II, 832. Scheidt II, 811. Schelhammer 483. Schenck 117. 267. 318. Schenckius a Grafenberg 695. Scherer II, 1065. Scheuner II, 62. Schicht II, 287. Schmeltz 466. 474. Schmidt 270. II, 343. Schneider 263. Scholzius 605. Schroeer II, 1065. Schurig II, 187. Schwab II, 244. Schwarz II, 599. Scott II, 788. 1079. Scribonius Largus 13. Scrincus II, 389. Scultetus 267. Sebiz 263. 276. 285. Seelmatter II, 1066. Seip II, 694. Selig II, 1065. 1066.

Seligius 270. Selle II, 811. Sennert 169. 183. 651. 652. 653. Sequira II, 858. Serenus Quintus 542. Severinus 237. 368. Sherven II, 711. 740. Short II, 298. 614. Sidrén II, 651. 725. 878. Siebold II, 1096. Siegel 212. 213. Sigaud de la Fond II, 963. Simler 327. Simon II, 1036. Sincerus II, 156. Sitonus 250. Slevogt II, 79. Smetius 156. 157. Smith II, 626. Soemmering II, 989. de Sorbait 705. Souville II, 833. Spangenberg II, 578. Spielmann II, 990. Spindler 480. Squirrell II, 1114. Stahl 480. II, 990. Starke II, 84. Steeghius 618. de Steinen II, 391. Steinfels 332. Stenon 360. Stieler II, 543. Stimmelius 132. Stock II, 248. 477. Stoertzel II, 603. Stoll II, 751. 928. Stoltz II, 79. Strack II, 510. Stuart II, 798. Stunzer II, 798. Stupanus 636. Stymmelius 106. Suchland II, 389. Sumeire II, 470. Swainston II, 910. 1080. Swalwe 311. Swan II, 1037. van Swieten II, 364. 470. Sydenhan 504. II, 105. 188. 224. Sylvaticus 271. Sylvius 368. 417. 545. 560. Tabor II, 1013. Tandlerus 152. Tarangot II, 471. Taxe II, 859. Teichmann 185. Teichmeyer II, 228. 561. Telemann Tomé II, 180. Tessier II, 752. Theophrastus 170. Theophrastus Erestus 83. Thiel II, 551. Thilenius II, 947. 948. Thomann II, 1128. Thomson II, 799. 812. Thoner 250. 256. 663. Thouret II, 910. Tilingius 522. Timaeus 320. 431. Tissot II, 637. 764. 776. 799. 928. 964. Tode II, 725. Trampel II, 990. Trenner II, 833. Tschudi II, 615. Tulpius 219. 220. 374. 375. 451. Unzer II, 533. Ursinus 271. Uvedale II, 521. Valentinus II, 105. Valleriola 66. 67. de Varignana 11. Vascus Castellus 163. Vater II, 177. Velschius 391. Verdries II, 110. Verzascha 407. 716. Vesti 481. 498. 522. II, 86. 121. Vicq d'Azys II, 777. Victorius 104. 154. 215. 553. de Villanova 11. Viscerus 70. Voelter II, 181. Vogel II, 535. 800. Waldschmidt 748. Walker II, 712. 894. 1080. Walnerus 224. Walther II, 34. Warburg II, 948. Waton II, 1038. Webster II, 800. Weckerus 616. Wedel 401. 424. 427. 434. 471. 481. 523. Weidle II, 899. Weikard II, 696. 726. 765. Weiss II, 269. Weissbach II, 258. Weisse II, 1081. Welsch 369. Wepfer 417. II, 226. Weilhof II, 259. Whitehurst II, 861. White II, 741. Whytt II, 592. 601. 664. 754. 1052. Wichmann II, 1052. Widemann 196. Wiener II, 477. Wild II, 741. Willan II, 880. Willis 72. 321. 337. 376. 467. Wilson II, 713. 930. Winter 452. Wirsung 569. Withering II, 894. Wittich 128. II, 1015. Woeltge II, 834. Wolff II, 966. Worthington II, 1038. Woyt II, 227. Wright II, 912. 1015. 1099. van Wy II, 727. St. Yon 215. Zacchias 196. 370. Zacutus Lusitanus 205. 221. 677. 678. Zeidler II, 742. Zimara 188. Zincke II, 1116. Zirotti II, 894. Zuccarini II, 1038. Zwinger 64.
1673. 1703. 1706. 1710. 1713. 1717. 1718. 1719. 1720. 1722. 1723. 1725. 1726. 1727. 1731. 1732. 1733. 1735. 1736. 1739. 1741. 1742. 1743. 1744. 1745. 1748. 1749. 1750. 1754. 1756. 1760. 1766. 1770. 1771. 1772. 1774. 1776. 1779. 1780. 1782. 1783. 1784. 1790. 1794.

Nostalgia. Albinus II, 715. Beauchamp II, 1101. Blumenbach II, 819. Cullen II, 953. Curé II, 479. Falconer II, 919. Hamilton II, 901. Harder 408. 427. II, 360. Hartenkeil II, 887. Hofer 408. 427. 465. II, 95. 98. 360. Jeber II, 479. Lentilius II, 103. de Meza II, 785. Moricheau — Beauchamp II, 1110. de Sauvages II, 570. Scheuchzer II, 445. 694. Stilling II, 1080. Tackius II, 79. Tiedemann II, 1128. Tissot II, 776. Tode II, 964. Verhowitz II, 965. Zwinger 475. II, 38. 122.
1717. 1718. 1754.

Olfactus. Achillinus 536. Actuarius 549. Agerius 652. Albinus II, 715. ab Altomari 562. Aristoteles 48. Arnold II, 715. Arnoldus Villafranca 576. Arcalanus 542. Au-

genius 600. Bacon de Verulam 692. Barbetta 736. Bartholinus 410. 706. 721. Bauer II, 410. Bayrus 556. Berengarius 537. Berger 516. Bergmann 516. Bidloo II, 82. Boecler II, 323. Boerhaave II, 271. 357. 367. 489. 666. Bonetus 729. II, 23. Bonnet II, 643. Borrichius 706. Bovius 80. Brunnemann II, 217. Brunner 736. le Camus II, 436. Capivaccius 591. 593. le Cat II, 315. 347. Charisius II, 375. Cigalini II, 392. Cosus 603. Coiter 564. Connor II, 65. Contarius 652. Corvin II, 392. Condillac II, 455. 997. Deckers 708. Delius II, 402. Derham II, 111. Descartes 394. de Diemerbroeck 458. Donatus ab Altomari 552. Dryander 541. Elliot II, 867. Entius 732. Eobanus Hessus 547. Eschricht II, 202. Ettmüller 449. II, 39. Fabricius Hildanus 432. Faeslin 459. Falkenberg 643. Farquar 524. Fernelius 573. Fichet de Flechy II, 360. Fioravanti 572. Fischer II, 821. Forestus 646. Fortis 725. Freind II, 273. Fuchsius 616. Gaubius II, 900. Fürsteuau II, 253. Gregory II, 804. Grube 689. Grüling 421. II, 107. Guinther 564. Hagendorn 473. du Hamel 426. Hartmann 681. van Helmont II, 75. Herfelt 734. Heurnius 624. Hippocrates 280. Hoefer 388. 389. Hoffmann II, 230. 231. 586. 957. Hofmann 726. Hohenfelder 98. Homborgius 670. v. Horne 671. Horstius 631. 632. Janthe II, 794. Joachinus 542. Klein II, 1089. Knobloch 607. Kulmus II, 232. Lamy 726. Lange II, 174. Langer II, 428. Langguth II, 556. Laurenberg 637. Liebler 98. van der Linden 671. Lochner 726. von Loder II, 771. Luisinus 558. Magirus 640. Martini 619. Mery 513. Muller II, 482. Musitanus II, 131. Nonus 553. Oosterling II, 248. 341. Ortlob 743. Panzani II, 709. Piccolomini 86. Pino II, 650. Piso II, 286. Planer 98. van de Poll II, 280. Preusser 687. Rensch II, 556. Rederoviccius 656. Rheginus 559. Riolanus 247. 702. Riverius II, 114. Rolfinc 712. 720. Rush II, 908. Savonarola 555. Saxonia 614. Scarlatinus 747. Scarpa II, 543. 775. 878. 946. 1050. Scheffelius II, 327. 375. Schenckius a Gravenberg 695. Schneider 267. 670. Schroeder II, 351. Sennert 187. Silvaticus 609. 610. Slevogt II, 127. Sömmerring II, 989. 1079. Speisegger II, 343. Steeghius 618. Stentzel II, 210. Stockel 455. Stocker II, 1036. Stupanus 636. Sturm 582. Syler 265. Sylvius 724. Teichmeyer II, 328. Tenner II, 752. Tiedemann II, 753. Timaeus 319. Tozzus 429. Trincavellius 567. Valescus de Taranta 113. Vallesius 619. Varolius 565. Vesalius 543. de Viana 208. Vogel II, 800. Walther II, 344. Weidling 731. Weissbach II, 258. Weitbrecht II, 352. Willis 728. Woyt II, 227. Wünsch II, 1081. Zabarella 582. Zacutus Lusitanus 677. Zaeslin 463. Ziervogel II, 544.

1622. 1670. 1697. 1733.

Palpitatio cordis. Abugalius 679. Actuarius 549. Aelianus 543. Aiton 749. Albertus II, 323. Albertini 166. 239. Albrecht II, 261. Allen II, 433. Amatus Lusitanus 643. Ammann 418. Andrau II, 580. Antipater 601. Arculanus 542. Augenius 600. 602. Avicenna 679. Ayrer 407. Ballonius II, 553. Beck II, 144. Becker 387. Beckherus 286. de Bergen 214. II, 314. Berger II, 38. Binder 7. Biscop 296. von Blarkom II, 1042. Boerhaave II, 357. 367. 489. Bonetus 698. 729. II, 24. Broen 424. Burserius II, 865. Caesalpinus 618. Calanius 22. Camerarius 425. Capivaccius 591. 593. Castellus 160. Cirillo II, 302. Coninck 393. Conring 224. Crause 372. 442. Crocius 178. 296. Cullen II, 953. Dahlmüller II, 842. Daniel II, 383. Deckers 708. Delius II, 492. Dodonaeus 637. Donatus ab Altomari 552. Draper II, 71. Dunus 46. Ettmüller 385. II, 39. Felsius 495. Fernelius

Ambianus 135. 573. de Ferraiis 63. Fontanonus 548. Fortis 725. Freind II, 273. 279. Freitag 83. Fried II, 94. Galen 21. Garsault II, 478. Gilibert II, 975. Gockelius II, 27. Gotter II, 393. Grüling II, 107. Guinther 564. Gvarinonius 628. van Helmont II, 72. 76. de Heredia 277. Hermann II, 314. Hille 443. Hippocrates 277. Hoefer 389. Hoffmann II, 153. 231. 232. 233. Hofmann 229. Holler 740. Jacchinus 644. Jacobi II, 340. Jüngcken II, 34. 204. Lancisi II, 148. 232. 378. Leichner 454. Lentilius II, 102. 103. Leuterding II, 38. de Lille II, 480. Lommius 658. II, 310. de Louvain 314. Ludolff II, 222. Malpighi II, 378. Mayden II, 206. Mezger 255. Millies II, 495. Moltherus 153. 189. Müller 263. Musitanus II, 131. Neale II, 959. Nicolovius 179. Nonus 553. Patinius 66. Pereda 607. Petraeus 159. Pfendler 162. Piso 665. 666. 668. II, 286. 333. Pissonius 140. Plater 219. le Pois 168. Poterius 521. Pressavin II, 675. Prosper Alpinus II, 155. Quercetanus 635. Rheginus 559. Reverovicius 655. Riedlin 738. Riolanus 245. Riverius 226. 702. II, 114. 115. 117. Rivinus II, 97. Roderici à Castro 614. Rolfinck 266. 712. Rudius 89. Rumpelt 153. Rusius 141. de Sandris 509. de Sauvages II, 570. Savonarola 555. Saxonia 614. Schenck 298. Schenckius a Grafenberg 695. Schmid 385. Schmoller 423. Schneider 387. Scholzius 604. Schurig II, 164. Sebiz 263. 276. Sennert 169. 651. Septalius 650. Siegel 212. Simson II, 431. Sincerus II, 156. de Sorbait 705. Steeghius 618. Steudener II, 153. Stoll II, 928. Stupanus 636. Stymmelius 106. Sylvius 545. 724. Sylvius de la Boe 319. 690. Tack 463. Teichmeyer II, 328. Thoner 663. Timaeus 320. Tirion 506. Tissot II, 776. Tulpius 451. Valentinus II, 37. Valleriola 66. Vascus Castellus 163. Velschius 320. Vermeiren 690. Verzascha 716. Vicat II, 789. Victorius 104. 154, 553. de Villanova 41. 614. Vogel II, 571. 800. Vogter 617. Waldschmidt 748. Walnerus 224. Webster II, 800. Wedel 385. 475. II, 134. 335. 344. Weidemüller 528. Weissbach II, 258. 259. Willis 385. Wirdig 385. Wirsung 569. Wittwer 376. Zacchias 370. Zacutus Lusitanus 677. 678. Zander 499. Zuelichius II, 134.

1670. 1673. 1706.

Paralysis. Ackermann II, 1040. Acrel II, 390. Alberti 674. II, 198. 323. 365. Albinus II, 212. Alderson II, 1040. Allaman II, 500. Allen II, 433. Amatus Lusitanus 547. 570. 642. 643. Amman 703. Ammann 114. 285. 402. 741. Angeli II, 1017. Arcaeus 565. Arculanus 541. Aretaeus II, 617. Argenterius 627. Arnoldus Villanova 574. 576. Augenius 601. 602. Aurivillius II, 580. Baerensprung II, 554. Ballay II, 512. Ballonius 206. 240. Bang II, 883. Barbetta 736. Bardili 231. Barlinckhoff II, 864. Bartholinus 241. 261. 264. 300. 316. 730. II, 314. Baster II, 382. Bayrus 556. Bazin 110. Beauchesne 66. Beckherus 285. 286. Behr II, 422. Beireis II, 553. Belet 172. Bell II, 698. Berlin 157. Bertrand 194. Bethge II, 1083. 1118. Betienback 159. Bianchi II, 410. 665. Bieler II, 151. Bilitzer 145. Binninger 377. Blancaard II, 33. Blochmann II, 84. Blochwitz 186. Boehmer II, 545. 554. Boerhaave II, 289. 290. 357. 374. 423. 489. 546. Boirel 710. Bonetus 698. 729. II, 17. 21. van Bonevaal 238. 264. Borrichius 292. 707. Bose 304. Boyle 304. Brendel II, 424. Brest 442. Briand de Crevecoeur II, 383. Brun II, 308. Bubbius II, 167. Buechner II, 594. von Bühren 214. Bunken 214. Burchardus II, 285. Burggrave II, 840. Buring 442. Cabrol 611. Caelius Aurelianus II, 700. Caesalpinus 618. Caldani II, 884. Capivaccius 590. 592. 593. Car-

michael II, 565. 573. 932. Çarmoy II, 841. Cavallini II, 630. Celsus 57. Chandler II, 898. Charisius II, 112. Chemnitius II, 391. Chesneau II, 152. 337. 338. Cheyne II, 202. 331. Chevillard II, 803. 898. Chifolian II, 841. Cirillo II, 303. Cober 97. Colot II, 219. Conradi II, 1103. Conringius 255. Constant 253. Cotunnio II, 538. Cramer II, 630. Crause 461. Cullen II, 952. Daconte II, 106. Daebel II, 124. Danckwerts II, 279. Deckers 708. 709. 710. Deharsu II, 731. Delius II, 681. Denis 464. Deshais II, 392. Detharding II, 308. 935. de Diemerbroeck 258. 327. Digby 362. Dionys II, 309. 316. Döhneh 501. de Doblhoff II, 170. Dodonaeus 637. Dolbeare II, 1022. Dorstenius 430. Drelincurtius II, 220. Drost II, 210. Droysen II, 424. a Drupwich 137. Dufresnoy II, 1043. 1120. Dupan II, 936. Engström II, 580. Eckner II, 681. Eisfeld II, 595. Engel II, 732. Erndt II, 240. Erythropel 403. Escher II, 438. Ettmüller II, 39. Evers II, 732. Fabri 114. Fabricius II, 402. 459. 526. Fabricius Hildanus 233. de Farcy 382. Feriet II, 26. Fernelius 135. Ferriar II, 1002. Finckenau II, 112. Florilli II, 782. Fontanonus 548. Forestus 93. 120. 579. 611. 645. 646. Fortis 725. Francisci 407. Franco 293. Frank II, 1024. 1044. 1074. Franklin II, 503. 514. Freind II, 273. Freytag 225. Friderici 317. Friedlieben II, 160. Friedreich II, 1106. 1086. Fuerstenau II, 384. Gabelkhover 694. Gabuccini Fanestrini 52. Garioch II, 656. Gariopontus 538. Gaubius II, 900. Gebel II, 1086. Geiger 254. Genga 372. Geoffroy II, 324. Gerber II, 174. Gerhard II, 668. Gesner II, 633. Gilby II, 955. Gilibert II, 975. Gimes II, 921. Gislimbertus 287. Gloxin II, 548. Gockelius II, 28. Goeldli 67. Goeller II, 80. Goepfert II, 921. de Gorter II, 413. von Gotter II, 393. Gottschalk 477. v. Graf II, 273. Graham II, 733. Grass 407. Gregory II, 664. van Griecken 731. Grüling 322. 421. II, 107. Guainerius 535. Gulbrand II, 746. Guyot de Garambure 261. Gvarinonius 628. Hagendorn 472. Hahn II, 594. Hahnemann II, 886. Halle II, 901. Haller II, 683. 684. Harder 459. Harris II, 220. Hart II, 493. Hartmann 680. 681. van Hasenheck II, 137. Heintze II, 685. Heister II, 249. 279. Hellwig 724. van Helmont II, 72. 77. Helvetius II, 221. Helwig 421. Hermbstaedt II, 1087. Hensch II, 285. Hettenbach 158. Hevrnius 581. 596. Hieraume 66. Hippeau II, 1122. Hippocrates 280. Hjorther II, 585. Hoechstetter 90. Hoefer 277. 389. Hoffmann 433. II, 171. 231. 370. 585. Hofmannus 682. Holler 740. Hollerius 56. 59. l'Hommart 492. Horstius 103. 184. 207. 269. 631. 648. Hugo II, 505. Hunter II, 1027. Huxham II, 575. Huyberechts II, 1006. Imbert II, 505. Jacchinus 644. Jacobaeus 366. Jacobs II, 887. Jaenichen II, 622. Jallabert II, 385. 393. Jebb II, 806. Johan de la Cheste II, 567. John II, 545. Jones II, 783. Joubert 59. 78. Jüngken II, 204. Junker II, 571. Kaltschmied 323. 325. Kemme II, 685. de Keyser 686. Kieferling II, 95. Kipping II, 402. 526. Kirkland II, 1006. 1045. Kite II, 1060. Klaerich II, 480. Klaiber II, 370. Klopfinger 167. Koch 230. Kochlatschius II, 174. Kölpin II, 1076. Kwiatkowski II, 849. de Lamouiese 187. Lamzweerde 459. Lancisi II, 147. 378. Lange 580. II, 705. Laurentius 112. Lavans 512. de Lefflereau II, 690. 721. Leidenfrost II, 824. Lentilius II, 102. Lentin II, 506. 771. 942. Liddel 129. van der Linden 671. Lindhult II, 428. Loeber II, 361. Loeschenbrand 302. Loew II, 206. Lohmann II, 285. Lombardius 454. Lommius II, 310. Lottichius 659. Lucas II, 958. Ludovicus 181. Ludwig II, 608. 736. Mackenzie II, 761. Maloët II, 481. de Malon II, 648. Malpighi II, 378. Man-

getus 460. Marcellus Donatus 85. Marchetti II, 236. Marcus 317. Marino II, 1028. Marquet II, 648. Marqvard 469. Martineng II, 943. Martini II, 634. Mason II, 540. Massa 27. Mauduyt II, 905. 1008. May II, 1009. Mazars de Chazelle II, 464. 794. Mead II, 395. Mehée de la Touche II, 691. Meibom II, 160. Meier II, 496. 531. Mercati 71. Mercurius 167. van der Merwen 611. Meyer II, 1091. Michaelis 207. 290. Möhring II, 254. Molinetius 330. Monteggia II, 959. Morgagni II, 558. 610. Morton II, 223. Müller 335. Murray 745. Musgrave 381. II, 285. Musitanus II, 131. Nebel II, 762. Nenter II, 175. Neri Nerii 81. Neumann II, 395. Nicolai 231. Nieper II, 559. Oberlin 159. Okes II, 649. van Oostee II, 30. Palletta II, 1047. Paracelsus 55. 60. 70. 126. 162. 169. Paraeus 598. Paulli 366. Paullini 520. 526. Paullus 722. Paulus Aegineta 19. Pech II, 925. Pechlin 449. Peirce 381. Pelletier 382. Penchienati II, 983. Pereboom II, 693. 944. Pereda 607. Perzyna II, 1032. Peterkofer 366. du Petit II, 95. Pietre 172. Pirry II, 749. Piso 665. 666. 667, 668. II, 286. Plancus II, 429. Planer 91. Plater 218. Pomme II, 925. Ponçon 110. de Port 91. Poterius 163. 521. II, 162. Pott II, 829. 889. Praevotius 696. Pressavin II, 675. Prietto II, 47. Prosper Alpinus II, 155. de Pui II, 786. Quarin II, 890. Quelmalz II, 467. Quercitanus 131. 634. Rademacher II, 1126. Ranoë II, 830. Reiche II, 467. Reil II, 1094. Renaud II, 925. Renon 91. Reveroviccius 656. Rheginus 560. Rhumelius 241. von Rhyme 265. Richter II, 496. 531. 723. Riedlin 415. 503. 738. 739. Riolanus 245. 247. 248. 249. 702. Riverius 702. II, 114. 115. Roesler 97. Rolfinck 202. 262. 712. 718. 719. 720. Roncalli II, 380. Ronstorf II, 824. Rosaeus 179. Rosa 461. de Rosiers II, 831. van Rossum II, 856. Rotarius II, 277. van Rotterdam II, 710. 856. Rowley II, 963. du Roy II, 553. Rubiqueau II, 763. van Ryp 527. Ruyter 384. von Saliceto II, 320. Sanctorius 187. Sans II, 676. 763. 810. de Souvages II, 392. 570. Saviard II, 857. Savonarola 555. Saxonia 614. Schaeffer II, 430. Schagen 325. Schaller 169. Schamberg 498. Schato 116. Scheel II, 496. 531. Scheffer 181. Schelhammer 249. 292. Schenck 230. 325. Schmidt II, 496. 531. Schmitzerus 230. Schmucker II, 711. Schneider 331. 336. 374. 704. Scholzius 604. Schrader 455. Schroeder 498. 504. Schultz II, 496. 531. Schulze II, 570. Schurig II, 164. 187. 208. Schwab II, 37. Schwarz II, 762. Sebiz 676. Selle II, 892. Sennert 196. 652. Septalius 651. Serrejus 128. Seton II, 909. Severinus 237. Siebenhaar II, 571. Siglicius 128. Simmons II, 1012. Sincerus II, 155. Skragge 445. Slevogt 514. II, 56. Smith II, 578. Solenander 105. de Sorbait 705. de Spina 166. Spoorwater 463. Spreckelen 527. Spry II, 614. Steeghius 618. Steegmayer II, 209. Stein 160. 391. van der Sterre 463. Stoeller II, 752. Stolpart 462. van der Straaten II, 418. Struve II, 1114. Stupanus 636. Sturm 515. Suchland 742. Summers II, 418. van Swieten II, 364. Sydenham 505. II, 225. Sylvaticus 271. Sylvius 545. 724. Taal 455. Teichmeyer II, 328. du Tertre 319. Teske II, 431, 532. Theophrastus Erestus 83. Thoner 662. 663. Thorp II, 964. Timaeus 319. 320. Timmermann 219. Tissot II, 551. 776. Tobler II, 1051. Treu II, 243. Triller II, 532. Tulpius 220. Udemians 429. d'Uhlan 493. Unzer II, 534. Ursinus 260. Valleriola 66. Vallesius 620. Vater 510. Vaughan II, 911. 948. Veegens II, 860. Verzascha 282. 299. Vincerdon II, 1014. Victorius 553. de Vieussens 451. Viridet II, 215. Vogel II, 800. Vogter 617. Volcherus Coiter 65. Voorduin II, 741. van der Vorm 295. Vorstius 611. an und vom Wald 119. Wald-

schmidt 748. Wandel 242. Warburg II, 1052. Wardrole II, 664. Watson II, 664. Webster II, 800. Wedel 407. 433. 475. 481. 506. 510. 726. II, 157. 364. 1014. Weikard II, 726. Weissbach II, 258. 259. Welsch 674. 676. Wencker 506. Wepfer II, 226. Werlhof II, 726. Whitehurst 861. Whytt II, 510. 664. Wilkinson II, 592. Wider II, 56. 58. Willis 321. 338. 728. Wirsung 569. Wolff 198. Woodward II, 298. Worm 242. Woyt II, 227. Wurm II, 741. Zacchias 370. Zacutus Lusitanus 677. 678. v. Zavortiz 463. Zimmermann 222. 499.

1670. 1710. 1721. 1732. 1733. 1735. 1741. 1743. 1748. 1749. 1750. 1751. 1752. 1757. 1758. 1759. 1760. 1763. 1764. 1768. 1774. 1777. 1786. 1787. 1788. 1797.

Perioden. Actuarius 549. Aepli II, 1082. Aretaeus Cappodox II, 616. Arnold II, 52. Aubert II, 932. Augenius 106. Bacon de Verulam 691. Bang II, 817. Bartholinus 263. 264. 315. 818. Becherel II, 451. Benz 523. Berends II, 1019. Binninger 377. Blancard 419. Boëtius 689. Bootius de Boot 243. Borrichius 292. 706. Brande II, 951. Buchhaave II, 819. Budaeus II, 121. Buechner II, 234. 453. Camerarius 507. Carrick II, 898. Cirillo II, 302. Cole II, 582. Cullen II, 935. Demeherene de la Conscillere II, 94. Devilliers II, 492. Duncan II, 768. Eyselius II, 45. Fehr 425. II, 478. Forestus 121. Formey II, 1121. Frank II, 974. 1003. Gesner II, 632. Gmelin II, 976. 1004. Gockelius II, 27. Gooch II, 682. Goritz II, 240. de Gorter II, 349. Grainger II, 438. Gulbrand II, 822. de Haen II, 1057. Hagendorn 473. Haller II, 683. Hazon II, 493. Hellwig 724. Helwig 421. Himmelreich II, 939. Hoffmann II, 173. 230. 384. 385. 586. Holdefreund II, 574. 719. Horstius 288. Hotz II, 1088. Kite II, 871. Klaerich II, 404. Kolichen 366. Langguth II, 574. Lentilius 519. II, 102. Lupin II, 54. Mayerus II, 126. Medicus II, 466. 576. 1009. Megerlin 507. Menz 525. Millet II, 127. Moncerbet II, 589. Morgagni II, 609. Morton II, 223. de Neufville II, 852. Pallas II, 660. Pechlin 479. Pezold 509. II, 126. Pinel II, 1093. 1111. Piso 665. 666. 667. Plater 219. le Pois 168. Pomme II, 569. Ponche II, 829. Poterius 163. 521. Poupart II, 31. du Pré II, 185. Pye II, 508. 520. Ranoë II, 830. 984. Riedlin 416. II, 91. Rigel II, 810. Roncalli II, 380. Salerne II, 483. Salmuth 242. Schenck 117. 298. Schim II, 775. Schmidtmann II, 1127. Schoenemann II, 1066. Scholzius 604. Schurig II, 164. Selle II, 811. Senkenberg II, 297. Stark II, 776. Starke II, 811. Stein II, 1037. Stern II, 1046. Stoerck II, 532. Sumeire II, 470. Tathwell II, 497. Testa II, 910. 964. Thilenius II, 948. Thomann II, 1128. Tode II, 712. Tulpius 219. 374. 375. 451. Vallisneri II, 267. Vianelli II, 1037. Victorius 215. Warburg II, 664. 948. Wedel II, 58. 121. Willense II, 696. Willis 321. 375. van Wy II, 727. Zecchius 253. Ziegler II, 196.

1670. 1675. 1709. 1710. 1717. 1720. 1722. 1723. 1724. 1725. 1727. 1757. 1780. 1792. 1795.

Phantasia. Imaginatio. Abrech 620. Abugalius 679. Actuarius 47. Aeschardt 603. Aëtius 38. Agrippa ab Nettesheym 21. 261. Akinside II, 499. Alberti II, 166. 178. 197. 198. 199. 228. 252. Albinus II, 715. Andriessen II, 382. Arculanus 542. Argenterius 551. 625. 627. Arnold II, 715. 838. Arnoldus Villafranca 575. Astruc II, 183. Augenius 501. Avicenna 679. Azevedo II, 44. Bablot II, 917. Bacon 656. Bacon de Verulam 692. Baier II, 176. 177. Barbek 448. Bardelou II, 452. Barrostorf II, 70. Bartholinus 264. 705. II, 314. 818. Bayle 715. Bayrus 555. Behrisch II, 166. 178. Bellett II, 410. Bellot II, 354. Bernd II, 301. Bertin

II, 314. 323. van Beverwyck 216. Bidloo II, 82. de Bienville II, 757. Bierling 410. Blancard 418. 419. Blondel II, 216. 233. 289. 354. Blondus 33. Boerhaave II, 356. 367. 423. 489. 546. Bogdanus 261. Bohn II, 52. Bonetus 729. II, 15. Bonnet II, 643. Bontekoe 516. Bordelon II, 452. Borrichius 293. 419. 706. II, 594. Bosquillon II, 1084. Bourdelon II, 94. de Bourges II, 44. Bose II, 918. Bournainville II, 452. Brouzet II, 453. Brueckmann II, 884. Bruschmann 425. Bruhier d'Allaincourt II, 315. Brunnemann II, 217. Brunner II, 218. Brunus 581. Buechner II, 239. Busse 516. Caelius Aurelianus II, 88. Camerarius 437. 491. II, 111. le Camus II, 436. Capivaccius 592. Cardanus 277. de Castro 222. le Cat II, 347. 604. Chanoine 507. Charron 500. Chartier 670. Chirac II, 33. Clavdius Aqvaviva 606. de Condillac II, 368. 997. Corvini II, 33. Crellius II, 129. Crüger II, 106. Crusius II, 375. Cufle II, 94. D. II, 402. Dalham II, 456. Descartes 395. Dietz 689. Drelincurtius II, 220. Dietrich II, 527. Dufieu II, 554. Eberhard II, 538. von Eckartshausen II, 1023. Eller II, 492. Elvert II, 1001. Erastus 64. 102. Ering II, 192. Eschke II, 973. Ewald II, 843. Eyselius II, 89. Faber II, 110. Fabricius Hildanus 232. 432. 433. Fehr 425. Fernelius 134. Fienus 137. 206. Finckenau II, 60. Finella 240. Fischer II, 152. 954. Forestus 111. de la Forge 329. Fracastorius 566. Franco 293. de Freylas 618. Fuchs II, 184. Fuchsius 616. Gattenhof II, 822. Gazius 534. Geelhausen II, 192. Geiger 254. Gerdes 428. Gilibert II, 975. Glaser II, 247. Gockelius II, 28. Goelicke II, 263. Goeller II, 80. Gohl II, 263. Gregory II, 804. Gross II, 474. Gruner II, 759. Guibelet 613. Guinther 563. Gvarinonius 628. Hagendorn 473. Halle II, 901. du Hamel 425. 426. Harder 460. Haygarth II, 1122. ab Heer 182. Heineccius II, 317. Heinicke II, 760. van Helmont 730. II, 72. 74. 76. Helwig 421. Hering 211. Heurnius 624. Heyland 689. Hippocrates 273. 278. de la Hire 449. Hoefer 388. Hoffmann 460. 502. II, 46. 172. 230. 939. Hofsteter 502. Horstius 289. 632. Huarte 75. Huarts 125. Huber II, 340. Hufeland II, 1059. 1108. Hundeshagen 309. Hungar II, 848. Ittigius 652. J. II, 735. Jacob 621, II, 978. Jacobi II, 441. Jancke II, 918. Janus 182. Johnston 202. 240. Josephus II, 323. 1088. Julian II, 34. Jungken II, 240. Kaldenbach 425. Karner II, 493. 783. Kerkring 334. Kisner 309. Kite II, 871. Klein II, 636. Knigge II, 923. Knoll II, 377. Koeper 498. Kooy II, 622. Krause II, 517. 888. 903. Kunad II, 241. Lactantius 518. Lamorier II, 296. Lamy 726. Lamzweerde 460. Lancisi II, 78. Laurentius 648. Lemnius 68. Lentilius 519. II, 102. le Letier 670. Levin II, 319. Lidderdale II, 1076. Loew II, 205. 206. Loss 428. Ludwig II, 518. 527. Maass II, 1007. 1090. Magirus 640. Malebranche 378. 777. II, 421. Marat II, 722. Marcellus Donatus 85. Marsilius 3. Matthaeus 398. Matthis 700. Mauchart II, 1008. Mayne II, 232. Meiners II, 691. Meister II, 378. 762. 1062. Melampus 34. 277. 543. Mercurialis 578. Mercurius 167. Merlet 223. de la Mettrie II, 442. de Meza II, 772. Moehring II, 254. Moncera II, 378. de Moor II, 55. Moosdorff II, 166. Morgagni II, 611. Moritz II, 826. Movstelon II, 183. Müller 404. II, 255. Müllern 425. Muller II, 252. Muratori II, 362. 443. 598. 874. 875. Nicolai II, 351. 362. 417. 519. Niedermayer II, 797. Nuernberg II, 41. Nuernberger II, 963. Nymmannus 153. 154. 159. Oberius II, 38. Okes II, 649. Oldecop 460. Otto 479. P. II, 405. Pamphilus Motivs 541. Paracelsus 62. 126. Paraeus 598. Parerius 109. Paullini II, 66. Paxton II, 36.

Pechlin 479. Pernety II, 853. Petiot II, 388. 396. Petit 223. 684. Pfeiffer II, 62. 70. Piso II, 333. Plater 217. 219. Platner II, 674. Plaz II, 396. della Porta 126. Portius II, 36. Postel 434. Priscianus 3. Probst 265. Prochasca II, 855. Pyl II, 830. Rahn II, 908. Rau II, 333. Reinesius 414. Renaudot 414. Rheginus 560. Rhumelius 241. de Ribadeneira 79. Rickmann II, 651. Riedlin 415. 479. 503. Riolanus 245. 247. 248. 702. Riverius II, 114. 116. Rivinus II, 97. Robert II, 532. de la Roche II, 1048. Roderici à Castro 613. Roederer II, 496. 520. Roeser II, 50. Rolfinc 718. Roncalli II, 380. Russi 521. Ryff 27. Salmuth 242. Salzmann 669. Sarvay II, 1011. Savonarola 555. Scarlatinus 746. Schaar II, 176. Schacht 492. von Schaeffer II, 724. Schalbruch 448. Schaller 182. 183. Scheffer II, 68. Schenck 117. Schenk II, 888. Schmid 712. II, 550. 1078. Schmidt II, 343. 1065. Schneider 290. Schoenheider II, 711. Schoenwald II, 625. Schoock 285. Schrader 466. Schreiber 450. Schumann II, 963. Schurig II, 163. 164. 208. 249. Sennert 651. 654. Septalius 651. Serveto 539. Servius 211. Sigaud de la Fond II, 963. Sigwart II, 509. 636. Silvaticus 609. Smollius 145. Sperling 657. 672. Stalpart 462. Sterzinger II, 893. Stock II, 311. Stoerck II, 661. Struvius II, 470. Stunzer II, 798. Sussenbach II, 166. 228. Sulzer II, 37. van Swieten II, 470. Sydenham 505. Sylvius 724. Tabor II, 893. Teichmeyer II, 328. 561. Theophrastus 170. Thoner 663. Tiedemann II, 753. Tinctorius 215. Titsingh II, 256. Tode II, 63. 712. de Torres Villarroël II, 432. Trincavellius 567. Tulpius 220. 375. 451. Turner II, 238. Unzer II, 533. Vallesius 619. 620. Vehr 429. Verdries II, 110. Vogler 321. Verhowitz II, 965. Victorius 553. Voelter II, 181. Vylhoorn II, 268. Waldschmidt II, 38. Wedel 466. II, 80. Weikard II, 1116. Weisius II, 535. Weissbach II, 257. Welge II, 912. Werkmeister 498. Werlhof II, 259. Westphal II, 80. Willich II, 778. Willius 710. Wirdig 379. 380. II, 81. de Wolf II, 259. Woyt II, 227. Zacutus Lusitanus 676. 677. Zentgrav 326. Zœtmann II, 43. Zückert II, 578. 1622. 1670. 1710. 1712. 1713. 1715. 1744. 1745. 1750. 1751. 1752. 1754. 1756. 1764. 1772. 1777. 1785. 1786. 1787. 1795.

Phrenitis. Paraphrenitis. Abugalius 679. Actuarius 44. 549. Aëtius 38. Akakia 194. Alberti II, 307. 322. Alexander Trallianus 26. 47. Allen II, 434. von Alphen II, 182. Alsarius a Cruce 164. ab Altomari 562. Arculanus 542. Aretaeus 43. 188. II, 244. Argenterius 551. Arnoldus Villanova 574. 576. Aronssohn II, 400. Arrigoni II, 500. Aurelianus II, 178. Avesaet II, 1072. Avicenna 679. II, 2. Baglivi II, 123. Ballonius 213. 239. II, 552. Bang II, 817. 818. Bartholettus 202. Bartholinus 315. II, 818. Bauschius 118. Bayrus 556. Becius II, 400. Beckher 202. 286. Behr II, 665. Behrens 457. Benedictus 18. 23. Benier 430. de Bergen II, 488. Bernard II, 355. Bernd II, 302. Berry II, 839. Bertram II, 743. Beyer II, 801. Bez II, 410. Bezel II, 330. Bidermann II, 424. Bierling 411. Biquet 194. Blessius 120. Boehmer II, 629. Boerhaave II, 87. 290. Bonetus 698. 729. II, 12. Bonvoust II, 336. Borellus 258. 268. Bourgeois 264. Boxselt II, 512. Brendel II, 424. 492. Broski Brossius 148. de Bryn van Berendrecht 272. Budaeus 602. Burnside II, 884. Busch II, 841. Caelius Aurelianus II, 89. 699. Caesalpinus 617. Cambachius 159. Camerarius 442. 729. Capivaccius 590. 593. 594. Cardilucius 393. Celsus 57. II, 401. Chastelain 322. Chifflet 145. Conring 231. Corbeius 231. 238. Coyttarus 73. Crausius 468. Cullen II, 953. Deckers 710. Denis II,

582. Denizot 84. Deusing 277. v. Diemerbroeck 449. Dilectus Lusitanus 222. van Dinter II, 294. de Doblhoff II, 170. Dodonaeus 637. Dolaeus 442. Dolgado II, 701. Dubois II, 1022. Duvernois II, 53. Dylmann 265. Ehinger II, 170. Ellenberger II, 492. Elwerth 407. Emett II, 437. Epiphanias 146. Ettmüller II, 39. Eyerel II, 919. Fabricius 171. 174. Fabricius Hildanus 234. 432. Falconer II, 919. Falkensohn II, 667. Fantonus 118. 524. Fein II, 583. Fellon 507. Fernelius 135. Ferro II, 1057. le Fevre II, 294. Fischer II, 759. Fontanonus 548. Fontanus 209. 655. Forestus 90. 93. 121. 611. 645. Fortis 725. Franck II, 920. Franco 293. Fras II, 1004. Freind II, 279. Frings II, 369. Fuchs 616. Gabelkhover 146. Galen 85. Galon II, 107. Gambius 495. Gariopontus 538. Gattenhof, II, 413. de Genetti II, 921. Gerding II, 492. Gevalin II, 886. Gillenius 139. Goldhagen II, 870. Grew 704. Grotian II, 1044. Grüling 322. 421. II, 107. Guarinerius 534. Guinther 564. de Haller II, 376. 684. Hamberger 90. 92. du Hamel 426. Hartmann 681. von der Heim II, 325. Heinius 174. Held 372. Henriquez 334. de Heredia 302. Hevrnius 581. 602. Hilchen II, 332. Hildesheim 149. Hippocrates 274. 279. 280. II, 369. Hoefer 390. Hoffmann II, 231. 232. Holler 740. Hollerius 59. Horstius 184. 289. Huarte 75. Hybault 177. Ingrassia 33. 34. 543. Jabot 84. Jacchinus 644. Jacobi 457. Jalon II, 113. Joepser 422. Johren 383. Juch II, 332. Judels II, 567. Juengken II, 203. Junker 167. Kaaw Boerhaave II, 403. Kaltschmidt II, 492. von der Keessel 443. Keuchenius II, 587. Kirchheim II, 69. Klug 238. Knoll II, 177. Kohntzen II, 488. Kolichen 366. Kühne II, 288. Kunrath 40. Lam II, 377. Lang 264. Lange 580. Laurentius 140. Ledelius 317. Leonus 80. Letherland II, 193. von der Linden 671. Lindener II, 526. Linpruner II, 377. Loew II, 206. Lommius 658. II, 310. Lossius 714. Loyseau 165. Luchtenius 136. Ludovicus II, 108. Luisinus 558. Luther II, 265. Malvicinus 434. Manardus 11. Marquard 469. Meibomius 176. Michaelis 241. Moolwyck 318. de Moor II, 55. Morgagni II, 612. Morison II, 1124. Mueller II, 109. Mullerus 226. Musitanus II, 131. Naevius II, 333. Nicolai II, 676. Nonus 553. Nudow II, 982. Nurella 751. de Oberkamp II, 960. Ochocki 193. Oltermann 461. Opsopaeus 155. Oribasius 45. Ortmann II, 332. Oschwald II, 376. Paaw 165. Pánarolus 259. Parry II, 1010. Paulus Aegineta 29. Pechlinus 428. Peck II, 307. Pereda 607. Pereymond II, 466. Petraeus 159. Petrus de Albano 566. Pezoldus 414. II, 126. Pflaumb II, 236. Pinto 497. Piso 241. II, 286. Plater 218. Plato 479. Plinius Secundus 10. du Port 92. Porter II, 635. Possidonius 40. Praevotius 696. Prosper Alpinus II, 154. Ravennati 532. Reil II, 1094. Rheginus 560. Rhodius 276. Riedel II, 841. Riedlin 739. Riolanus 245. 702. Riverius II, 114. 115. Roeder 229. Rogers II, 418. Rolfinck 194. 204. 252. 372. 712. 720. Ruland 492. II, 233. Rusch II, 521. Ruttörffer 314. Saalmann II, 927. 945. Salfelder II, 963. Salmuth 242. Sartorius II, 676. de Sauvages II, 570. de Saxonia 614. Scaglia 619. Schaabner II, 351. Schaerf II, 372. Schaevius 42. 252. Schaller 166. Schenck 117. 314. Schenckius a Grafenberg 695. Schmitner 152. Schneider 311. 314. Schroeder 82. II, 583. 599. Schultze 276. Schurig II, 187. 208. Segner II, 377. Serenus Quintus 542. Sidrén II, 892. Silvaticus 607. 609. Sims II, 695. de Sorbait 705. Spangenberg II, 195. Spectalius 156. Steeghius 618. Steidele 740. Steinbach II, 964. Stentze II, 471. Stockmann 172. Stoll II, 751. 752.

Stolle II, 266. 893. Stueven II, 195. Stupanus 636. Swahn II, 578. van Swieten II, 364. Sydenham 505. II, 105. Sylvius 545. Teichmeyer II, 328. Theodosius 44. Thoner 255. 662. Timaeus 319. 481. Timmermann II, 764. Toutain 177. Triller II, 471. 591. 600. Valleriola 66. Vallesius 620. Varus 137. Vater II, 177. Verheik II, 510. Verzascha 407. 716. Vesti 484. Victorius 553. Vischer 400. Webster II, 800. Wedel II, 98. 243. 288. Weinlin 442. 729. Weinschenk II, 880. Weissbach II, 258. Wepfer II, 226. van de Werke II, 282. Werlhof II, 727. Werner 157. Willis 321. 376. 728. Wirsung 569. Wolff II, 69. Wollenhaupt II, 69. Wrisberg II, 801. Wurzer II, 930. van der Wynperse II, 118. Zacchias II, 299. Zacutus Lusitanus 221. 676. 678. Zechius 120. Zueckius II, 69. Zwinger 64. II, 251.

1670. 1717. 1732. 1773. 1796.

Physiognomia. Chiromantia. Metoposcopia. Achillinus 9. 534. 537. 538. 561. Adamantius 30. 33. 207. 543. Aelianus 543. Agrippa 227. Agrippa ab Nettelsheym 15. 21. 260. l'Aigneau 141. Albertus Magnus 603. Albinus II, 715. Alexius 533. Anonymus 664. II, 87. Antiochus Tibertus Cesenas 532. Anthroposcopus II, 836. de Apono 531. 544. ab Aquapendente 456. Argenterius 626. Arpentigny 232. Aristoteles 9. 146. 175. 195. 573. Artemidorus 23. Bacon de Verulam 692. Baldus 175. 246. Ballonius II, 552. Belot 699. Banchin 638. Bartholinus 264. Bayle 715. de la Belliere della Niolla 304. 311. 697. Belot 181. II, 52. de Berger 744. Binsfeld 600. Blondus 33. Bona 552. Bourges II, 951. de Boyvin de Vaurouy 647. Brown II, 580. Browne 228. Buechner II, 453. Bulwer 228. Camper II, 971. 996, 1020. Candidatus II, 625. Cardanus 501. 678. de Catt II, 619. Celsus 57. de la Chambre 669. Cindarsus 183. Cocles 6. 9. 20. 537. 542. II, 25. Cooper II, 867. Cornarius 23. 30. 33. Cornati 185. Cortes 142. Corvus 18. Delrio 412. Denyan II, 25. Douxciel 661. Elsholz 501. 748. Evelyn 739. l'Eveque 649. Fantonus II, 112. Ferandus 562. Finella 240. 243. Fischer II, 1002. Fludd 164. 197. Follinus 153. Fontanus 146. Franzius II, 782. Frejus 472. Frenzel 287. Frey 195. Fricassi 51. Froriep II, 1086. Fuchs 836. Fuchsius 158. 502. Fuelleborn II, 1086. Funccius II, 745. Galenus 675. Garmannus II, 90. Gaudentius 651. Gauricus 54. 195. 223. 302. Gentilis 615. de le Gesuato 649. Ghirardilli 195. 378. Glogoviensis 536. Goclenius 106. 176. 254. 258. 294. Gratarolus 46. Griffone 636. Grill II, 304. Grillandus 589. Grohmann II, 976. 1005. Hagecius ab Hageck 81. 560. 573. ab Hagit 52. Halle II, 901. v. Haller II, 567. 684. Harrison II, 847. Hathuani II, 384. Hegnerus II, 787. Heineccius II, 317. van Helmont II, 94. Helvetius 287. 305. 397. 686. Hennert II, 805. Henricus 742. Heraclide 543. Herfelt 733. Herlinus 433. Heurnius 624. Hieraulme 171. Hildebrand 473. Hilscher II, 360. Hippocrates 273. Hoepping 378. 383. 427. 469. Hoffmann II, 1087. Hund 5. Hundt 533. J. II, 78. ab Indagine 12. 17. 21. 54. 195. 211. 223. 302. 372. 544. Ingebers 483. Ingegneri 181. 620. Ingenbert 518. II, 34. Isenflamm II, 805. Jacobi 297. Joubert II, 30. Kniphof II, 254. 295. Königsberger 582. Krueger II, 352. 361. 517. Lacuna 540. Laigneau 664. Lancisius II, 113. 148. 385. Lange 174. 255. Launay 185. Laurenceau 707. Laurenderius 678. Lavater II, 670. 721. 941. Lemnius 69. Lindenius 572. Longolius II, 130. Lulle 181. 699. Mariaviglia 297. Max 694. May 310. 318. 428. 478. Mayen 477. 513. Mayens 294. Melampus 207. 678.

Merbitzius 399. II, 737. Meyen 335. Meyer 324. Moldenarius 162. Moreau 171. 658. du Moulin 211. 545. Mourier II, 787. Muller 399. Musaeus II, 762. Nicquet 661. Niphus 12. Orbilius II, 852. Otto 239. 324. Padubanensis 531. Panarolus 259. Paracelsus 60. 126. 169. 561. Parsons II, 351. 371. Paulet II, 787. Pellegrini 644. Percator II, 185. Pereda 607. Pernetti II, 372. 388. 396. 635. 853. Persona 140. de Peruchio 270. 330. de Peschia II, 185. Peuschel II, 635. Piccioli 89. Planet-Boeck II, 327. Plato 582. Polemo 181. Pompejus 434. Pompeus 727. Pomponius 644. della Porta 80. 86. 91. 99. 119. 126. 179. 227. 229. 252. Praetorius 294. 318. II, 55. 113. 126. 236. du Pré 651. Prenner 640. Ptolomaeus 582. Purmann II, 738. Pythagoras 270. Quellmalz II, 388. Raimondo 545. Rainsant 658. von Ranouw II, 127. Reinhold II, 763. Rheginus 559. Rhumelius 241. von Rhyne 330. 439. Riolan 246. 247. 675. Riverius 235. 236. Rizzacasa 579. Röhrensee 470. Romphile 670. 748. Ronplyle 311. Ronssaeus 556. Rosé II, 625. Rothmannus 103. 105. de Rubeis 212. 501. Sanchez 249. Sanders 262. Saunders 367. 384. Scarbatinus 745. 746. Schalitz II, 50. 237. Schinz II, 787. Schmalkalder 450. Schulze 480. Scotus 5. 8. 9. 18. Silvaticus 609. Simonetta 534. Spadon 712. Spadow 688. Sperling 673. 674. Spontoni 187. 209. 266. Stahl II, 32. 79. Steinerus II, 787. Stellati 656. Struve II, 62. Stryk 450. 730. Sue II, 1097. Sulzerus II, 787. Supprian II, 352. 361. T. 505. Taisnierus 53. Tasgresti 728. Taxil 157. Tibertus 541. Timpler 166. Tricassus da Cerasari 440. 538. 556. Trichard II, 25. Trier II, 266. Trischlin II, 753. Unzer II, 532. Vecchius 220. Velasca 535. Vulson de la Colombiere 336. Weckerus 616. Wedel 456. Wegelin II, 805. Wiedmann II, 517. Whiters II, 593. Willich 541. Willmanns II, 485. Wither 498. Wychgel II, 778. Zacutus Lusitanus 205. Zanardus 173.

1484. 1497. 1499. 1515. 1540. 1545. 1619. 1635. 1660. 1666. 1670. 1682. 1695. 1744. 1746. 1747. 1748. 1750. 1755. 1764. 1772. 1777. 1778. 1779. 1780. 1790. 1791. 1792.

Physiologia. Abel II, 931. Abildgaard II, 814. Abugalius 679. Ackermann II, 896. 916. 950. 1109. Actuarius 549. 550. II, 697. Adam II, 100. Adams II, 1. 1117. Adolph II, 628. Adolphi II, 1. Aeneas Gazaeus 553. Agricola 499. Ainslie II, 896. Akakias 42. 625. Alberti 573. II, 128. 134. 200. 213. 244. Albertus Magnus 177. 603. Albinus II, 475. 715. Albrecht II, 400. Aldini II, 994. Alexander II, 545. Alibert II, 1101. Alliot de Mussay II, 125. Altimari 557. ab Altomari 61. Alton 651. Amman 658. Andersch II, 1083. Andreae II, 511. 1083. Andrée II, 960. Andres Velasquez 82. Andry II, 38. Anemaet II, 836. Apinus II, 38. 144. Apomasar 72. ab Aquapendente 456. Argenterius 550. 551. 625. 626. 627. Ariet II, 374. Aristoteles 247. 290. 550. 601. 672. 684. Arnemann II, 801. 882. Arnold II, 617. 1017. Arnoldus Villanova 573. 575. Arthaud II, 653. Asanius II, 428. Asclepiades II, 1042. Assalini II, 896. Astruc II, 144. 158. 183. Attenhofer II, 1083. Augenius 601. 602. Aurivillius II, 580. Avicenna 1. 679. Azevedo II, 59. Bachmann II, 994. Bacon 656. Bacon de Verulam 691. Badow II, 838. Baeyer II, 1072. Baglivi II, 2. 33. 123. Bailly 742. Baldinger II, 665. 715. 757. 896. Ball II, 1072. Ballonius 206. 214. Balthasar II, 354. Barbette 736. Barbiellini II, 475. Barclay II, 1072. de Bark 239. Baron 606. II, 390. 564. Barthes II, 678. 698. 1101. Bartholinus 248. 316. 327. II, 314. Battie II, 512. Bausner 268. Bayer II, 536. 1074. Bayle 715.

Bayne II, 304. 307. Bayrus 556. Beare II, 93. Becker II, 346. Beckhaus II, 897. Beckherus 285. von Beckmann II, 602. Behrends II, 553. 995. Beireis II, 969. Belgrado II, 572. Bellete II, 308. Bellini 743. II, 245. Bellmund II, 289. Belz II, 572. Benefeld II, 512. Benoit 283. Bercher II, 564. Berdoc II, 679. Berengarius 535. v. Berger II, 13. Bergier II, 336. 932. von Berkman II, 245. Berkley II, 87. Berkelmann II, 349. Bernouilli 494. II, 93. 167. 802. le Bert II, 144. Bertholon II, 780. Bertin II, 488. Bertram II, 791. Bertrand II, 375. Besse II, 346. Beyckert II, 671. Bianchi II, 475. 1054. Bicker II, 501. Bidlov II, 82. Biener II, 791. Bilderdyk II, 355. Billing II, 779. Bilsius 299. Bithynus II, 1042. Blacvod 120. Blene II, 917. Blochmann II, 84. Blumenbach II, 897. Bocalosi II, 839. Bohlius II, 346. Bohn 467. Boecler II, 323. Boehmer II, 314. 743. Boerhaave 687. II, 271. 355. 359. 363. 367. 489. 545. 666. Boettcher II, 1042. Boetticher II, 167. Bohadsch II, 490. Bohl II, 216. 346. 572. 594. du Bois de la Guinardières II, 476. Boirel 710. Boissier II, 323. 476. 524. 536. Boivin 569. Bollmann II, 970. Bolten II, 411. Bonaventura 725. Bonetus 729. Bonnet II, 572. Bontekoe 464. Bordenave II, 501. de Borden II, 502. Borelli 411. 412. 419. 722. II, 52. 94. 97. 119. 271. Bortz II, 716. van de Bos II, 502. Bose II, 554. Bosquillon II, 730. Botthius 171. Bougourd II, 272. Boulton 512. 750. Bourdelin II, 594. Bourleyre II, 716. Bouvier II, 730. Boyer II, 232. Boyle 301. 442. Boyrot de Joncheres II, 546. Brandelius II, 780. Brandis II, 1054. Brandt II, 461. Bree II, 1084. Brendel II, 374. 375. Brigard 548. Brinius II, 234. Brishar 524. a Brixia II, 278. a Broeckhuisen 728. Brookes II, 453. Brougthon II, 44. Brouzet II, 453. Browne 381. II, 234. Brückmann II, 424. Brückner II, 952. van Brugge II, 744. Bruinvisch II, 554. Brun II, 434. a Brunn II, 434. Brunner II, 145. Buccaferrea 661. Buccius 572 661. Buddeus II, 167. Buechner II, 425. 483. 565. 581. 594. 618. Buettner II, 1042. Bulfinger II, 129. Bulwer 243. Burchard II, 212. Burckard II, 220. Burggrave II, 202. 234. Burrhus 327. Busse II, 618. 630. Cabanis II, 1119. Cabbell II, 477. Cabrol II, 744. Caesalpinus 563. 617. Caldanus II, 490. 491. 502. 644. 1020. Calvet II, 623. Camerarius 743. Campe II, 730. Camper II, 368. 554. le Camus II, 336. 546. Canappe 26. Capivaccius 590. 591. 592. 593. Cardanus 50. 545. II, 603. Carl II, 715. Caron II, 324. Carrère II, 512. Cartesius 684. 687. Cartheuser II, 249. 507. 573. Caserta 643. Casserius 606. Castel II, 436. 473. Castilhon II, 644. le Cat II, 315. 347. 437. 454. 513. 525. 547. 581. 604. Caverhill II, 645. 667. de la Caze II, 411. 477. Celsus II, 1042. Chambon II, 952. Charleton 684. Charpentier II, 213. Chatellier II, 839. de Chaufepie II, 412. Chemineau 744. du Chesne 664. Chesneau 362. Chevalier II, 294. 339. 938. Cheyne II, 202. 331. Chiarenti II, 934. Chirac 512. Chladen II, 402. Chomel II, 425. Christoph II, 1042. Cigna II, 532. Cirillo II, 1055. de Clarellis II, 348. Clark II, 425. Claude de Bacloy II, 308. Claudinus 661. Clauswitz II, 425. Clavdius Aqvaviva 606. le Clerc 516. 744. Clericus 425. Clossius II, 1042. 1085. Cogan II, 604. Coiter 564. Colem II, 219. Colletot 208. Collier 606. Colomb II, 660. Comelio 308. Comparetti II, 780. Complainville 649. Comus II, 701. Concoreggio 531. de Condillac II, 368. 998. Connor II, 64. 65. Conover II, 972. Conring 653. Coopmanns II, 455. Corde 576. Corp II, 1001. Cortnummius 664. Costar II, 228. Cothillon 567. Cotton II, 645. Cotunnio II, 538.

Contarenius 652. Coutavez II, 613. Couthier II, 59. Cowper 494. Craanen 737. Cranz II, 547. Crawfood II, 867. Creuzberger II, 383. Crève II, 1119. Crichton II, 1103. Croone 304. 393. Cruikshank II, 731. 972. 1056. Crusen II, 582. Cullen II, 1043. Cureau de la Chambre 686. Curtius 545. II, 647. Cyrio 561. Daehne II, 768. Darcet II, 605. Davidsohn II, 1043. Decamps II, 887. Deidier II, 145. Delaken II, 125. Delaroche II, 758. Delius II, 392. 425. 492. 525. Dennison II, 717. Deppe II, 272. Desagulliers II, 272. Desbois de Rochyfort II, 375. Descartes 394. 664. 687. Desir II, 1001. Detharding II, 168. 478. Deusingius 243. 308. 685. 693. Deutrich II, 710. Deuxivoye 239. Diaetophilus II, 1104. Diego II, 97. de Diemerbroeck 458. Dieterich II, 53. Dietrich 644. Dietz II, 792. Dionis II, 184. 294. de Doblhoff II, 170. Dodart 736. van Doeveren II, 582. 595. Donnolus 382. Doppet II, 885. Douglas II, 277. Doulcet II, 375. Drake II, 71. de Drauth II, 565. Drelincurtius 430. II, 220. Dreux 567. 569. Drossander 737. Dubinski II, 339. Duchanoy II, 681. Dufieu II, 554. Dufour II, 59. Duncan 717. Dupré 649. Duverney 742. Duvernoy II, 709. Ebel II, 919. Eberhard II, 574. Eckoldt II, 1120. Egger II, 717. Eggers II, 239. Eglinger II, 71. Eichmann II, 374. Elie de la Poterie II, 842. Elliot II, 781. 867. Elsholtz 301. 491. Elvert II, 769. Emden II, 85. Engelhardt II, 38. 53. Engelhart II, 1002. Entius 732. Eobanus Hessus 546. Ermel II, 152. Eschenbach II, 402. Eschenmayer II, 1086. Eschricht II, 202. Estève 603. II, 412. Estievenart II, 917. Ettmüller 387. 749. II, 39. 1023. 1076. Eulerus II, 220. Euschius 620. Eustachius 55. II, 409. Ewald II, 843. Exnerus 171. Eyselius II, 125. Fabbri II, 492. Fabr II, 503. Fabre II, 867. Fabricius 153. 618. 638. Fabricius ab Aquapendente 166. 272. Fagotin 561. Fahr II, 503. Falkenberg 643. Fantonus II, 304. 490. Farr II, 655. Faschius 413. Faselius II, 547. Fattori II, 973. Ferat II, 759. Fernelius Ambianus 133. 135. 541. 588. 589. Ferraud II, 538. Ferret II, 296. le Fevre II, 294. Ficker II, 974. Fidelis 711. Fienus 78. 206. Fioravanti 562. Fischer II, 152. Fizes II, 309. Flemyng II, 316. 412. Floerke II, 171. Florman II, 1074. Floyer 750. Fodéré II, 1033. Förbiger II, 145. de la Fontana II, 566. 583. 667. 1003. Fontanus 209. 613. 655. II, 36. Fordyce II, 920. Forestier II, 459. Forestus 120. de la Forge 329. Fortin 561. Fothergill II, 920. du Fourcroy II, 900. Fourneau II, 37. 174. Fracassini II, 566. Fracastorius 566. de Franckenau 507. Franco 293. Franck II, 1106. Franzius II, 804. Fremling II, 846. 937. Frickhinger II, 793. Fuchs 546. II, 769. Fuchsius 616. Fuhrmann 412. Funck II, 237. Gadroys 715. Galen 26. 42. 265. 546. 550. 557. 635. 681. 684. Gall II, 974. Gallarati 443. Galvani II, 974. Gardiner 142. Gasnier II, 175. Gatinaria 615. Gaubius II, 514. 985. Gaudini II, 632. Gautier II, 566. 718. 1024. 1074. Gayant 704. Gazius 534. Geibelius 657. Geille de St. Léger II, 503. Gennarus II, 804. Georgi II, 112. Gerhard II, 566. Gericke II, 360. Gerlach II, 425. Geroult 576. Gery de Magna 687. van Geuns II, 514. 938. Gevigland II, 339. 938. Gigot de la Peyronie II, 324. Gilbert II, 108. Girard 576. Girard de Villars II, 503. Girtanner II, 955. Glaser 420. Glisson 372. 403. II, 97. Glosemeyer 735. Gmelin II, 620. Gnauck II, 646. 670. Goclenius 176. 658. Goelicke II, 203. 247. Gohl II, 253. 263. Goldhagen II, 584. Gomer 120. van Goorlaecken 740. de Gorter II, 247. 284. 294. 393. 413. 414. 460. Gottsched 495. II, 40. Gouley de la Motte II, 428. Goulu 628.

Gourraigne II, 332. Graf II, 793. 976. Grange II, 646. Grant II, 460. Granzius II, 548. Grapius II, 184. Grau II, 514. Greding II, 316. Gregory II, 804. Griebner II, 90. Grillandus 589. Grima II, 539. Grimaud II, 734. Groeninger II, 1057. Grohmann II, 976. Grosser II, 901. Gruber II, 668. Grunov II, 360. Guenet II, 607. Guenz II, 376. 438. Guerente 548. Guettard II, 344. 938. Guinther 563. 564. Gumprecht II, 137. 747. Gutike II, 360. Guyet 658. Haacke II, 574. van der Haar II, 1044. Haase II, 668. de Haen II, 547. 548. Haertel II, 213. Hafenreffer 657. Haferung II, 34. 376. Hagen II, 247. Hahn II, 415. Haighton II, 1005. 1058. de Haller II, 349. 381. 398. 409. 426. 439. 461. 479. 485. 493. 504. 539. 548. 567. 584. 684. 759. Hamberger II, 403. 415. 461. du Hamel 426. 707. Hampe II, 184. Hanko II, 1087. Hansen II, 189. Harless II, 976. 1058. 1074. Harmens II, 325. Hartley 664. II, 369. Hartmann 635. Hasseberg II, 956. Haxley II, 1058. Hebenstreit II, 749. 760. 1058. Hee II, 221. Heintke 387. Heintze II, 203. Held von Hagelsheim II, 192. Hellwig II, 541. van Helmont 240. II, 74. 76. Hennings II, 822. Hensey II, 393. Herbst 724. Herfelt 733. 734. 738. Herholdt II, 1122. Heringa II, 325. Hermann II, 719. Herrich II, 956. Herz II, 956. Helt II, 761. Helvetius 686. Heuermann II, 415. 461. Hevrnius 581. 594. 595. 596. 597. 623. 624. de Heyde 453. Heyne II, 922. Hierovius 590. Highmore 668. Hilders 266. Hingant II, 361. Hintze II, 376. Hippocrates 278. 280. 588. 635. le Hov II, 939. Hoermann II, 555. Hoffmann 171. 212. 305. 433. 477. 502. 649. II, 38. 146. 230. 231. 251. 470. 939. 957. 1005. Hofmann 247. 262. 637. 638. 644. II, 586. Hofmannus 681. 682. Hofsteter 502. ab Hogelande 235. Holder 329. Holland II, 805. Holzhauser II, 1026. Home II, 1059. 1122. Hommel II, 370. Horn 741. Horst 98. 165. 184. 630. 631. 632. 633. 638. Housset II, 647. Hoyer 664. d'Huaulme II, 539. Hubault 649. Huebner II, 1064. Hullemann 740. v. Humboldt II, 1059. 1088. 1122. Huxham II, 575. Imperialis 657. Ipelaer 683. Isaac II, 184. 441. Isenflamm II, 555. l'Isle 576. Ittigius 670. Jacobi II, 41. 285. 377. Jacobaeus 714. Jacquet 628. Jadelot II, 634. 887. Jahn II, 710. Jamet 728. Jancke II, 922. Janin II, 669. Janus II, 184. de Jousserand II, 517. Jetzke II, 647. Johnstone II, 657. 1060. 1075. Jonas II, 280. Jordens II, 1027. Jüngken II, 204. Junker II, 360. de Jussieu II, 747. Kaehler II, 613. Kannegiesser II, 275. Kastenius II, 795. Kausch II, 806. 1108. Keill II, 84. Kellner II, 193. Kemme II, 748. Kergel II, 748. Kesler II, 310. 385. Kessler II, 377. von Kigge II, 823. Kinneier II, 304. 307. Kirchmaier 682. 686. Kirchvogel II, 607. Kirkland II, 704. 705. 823. Klepperbein II, 139. Klett II, 38. Klinger 656. Klinkosch II, 549. 720. Klockhoff II, 285. Klug II, 318. Knapp II, 941. Koefferlin 496. Koefoed II, 903. Koefler II, 903. Koehler II, 565. König 433. II, 373. Kohlhans 678. Kormark 696. Kraatz II, 597. Kraegelius II, 241. Kraeutermann II, 361. 923. Kratzenstein II, 634. Krause II, 480. 493. 556. 587. 670. Kreysig II, 1076. Krueger II, 461. Krumnau II, 325. Kuhn II, 483. Kulmus II, 350. Kuntzschke II, 373. Kurad II, 38. Kuttenberg II, 90. Kwiatkowski II, 849. Kyperus 289. Labroquere II, 318. de Lacaze II, 480. Lactantius 540. Laforgue II, 923. Laghi II, 491. 494. Lalangue II, 648. de Lalen II, 232. Lallement II, 361. 416. Lalouette II, 690. Lambert 443. Lamberti II, 494. Lamorier II, 296. Lamure II, 394. 502. 634. Lamy 427. 725. Lancisi II, 147. 310. la Lande de Lignac II, 416. Langguth II, 305.

Langhans II, 385. Langolius II, 254. Langrish II, 264. 385. Langswert II, 575. de Lapoterie II, 941. Laroque II, 1109. Laurenberg 655. Laurentius 112. 113. 249. 648. Lansel de Magny II, 657. Lauthenas II, 1006. Lavirotte II, 428. Laycock II, 748. Lazerme II, 386. Leake II, 748. van Leewenhoeck II, 153. Lefebure de St. Ildefont II, 1123. Leger de Goucy II, 130. Legier 204. Lehmann II, 326. Lehoc II, 228. Lemnius 68. Leune II, 942. Lentin II, 706. Levacher de la Feutrie II, 607. Levi II, 1061. Lezurier II, 539. Licetus 209. 238. 655. Lichtenberg II, 771. de Lignac II, 539. de Lille II, 488. 671. van der Linden 671. Lindner II, 441. Lippertin II, 658. Lobé II, 333. Lobstein II, 671. Locke II, 506. Loder II, 761. Loescher II, 95. Loeselius 223. Loew de Eisfeld II, 90. Loghi II, 507. Lorry II, 494. 540. Loeschge II, 873. Lotteri II, 507. Lower 330. II, 222. Lowett II, 494. Lucas II, 958. Luchtmans II, 518. Ludolff II, 206. Ludwig II, 980. Luedicke II, 771. Lugt II, 795. Lups II, 386. Lusitanus 661. Luzwiaga II, 888. Mac Carthy II, 1007. Mackintosh II, 904. Macneven II, 495. Magirus 640. Magis II, 795. Magnier II, 623. de Magny II, 428. Maigret II, 577. Maizier II, 1076. Malacarne II, 980. Malivergne II, 158. Malpighi 330. 454. 694. Malvet II, 174. Mancinius 586. Mangin II, 795. Mangold II, 597. Manitius II, 394. Mantel 658. Manthey II, 905. Marat II, 721. 850. Marbourg II, 105. Marcard II, 850. de Marchetti 669. Marées II, 715. Margrave II, 873. Marherr II, 549. 672. 722. Maria II, 568. Mariotti II, 531. Martin II, 275. 795. Martini 619. II, 575. 649. 658. Martius 294. Mascagni II, 850. Mason II, 507. Massimi II, 597. a Maurodenoja II, 275. May 428. II, 1123. Mayow 330. 383. Meckel II, 395. 1046. Medicus II, 576. 708. Meibom 477. Melanchthon 580. Melhorn II, 507. de Melle II, 550. Meloët II, 144. Menzel II, 128. de Mera 660. Mercatus 578. Mercer II, 851. Mercurialis 61. 578. 579. Mertlick II, 888. Meryus 715. Mesnil 726. Metzger II, 832. 849. 1046. Meyer II, 1076. 1091. Meyen 694. Meyer II, 185. 282. Mican II, 851. Michaelis II, 658. 874. Michaletti II, 222. Michel II, 598. Michelet 742. Michell II, 796. Michelitz II, 807. Milhauser II, 128. Miller II, 527. Misticelli II, 126. Mitterbacher II, 576. Mittié II, 594. Moebius 294. Moeller 502. Moers II, 405. Mogalla II, 959. Mohr II, 623. le Moine II, 336. Molinelli II, 248. 371. 490. Molinetti 391. Molinus II, 428. Monheim 543. Monhemius 33. Monro II, 659. 692. 807. 852. 905. Mont-Altus 587. Montanus 625. de Moor II, 55. Morgagni II, 558. Morgan II, 206. 248. Morhofius 450. Morton II, 223. Moscherosch II, 465. Moostelon II, 183. Movillin II, 174. Muehlpfort 497. Mueller 638. II, 1030. Muhlmann II, 465. Muller 165. 167. 646. II, 443. 482. Muratori II, 387. Murray II, 785. Musgrave II, 737. Muys II, 326. Mylius II, 138. Myslowski 140. Neale II, 989. Nardius 672. Nemesius 22. de Neufville II, 889. Neuhaus II, 126. Nicholls II, 692. Nicolai II, 351. 362. 519. 541. 565. 976. Niederhuber II, 749. Niedermayer II, 797. Niemeyer II, 1063. Nietzki II, 659. Niphus 12. Nösler 657. Nuernberger II, 1042. Nudow II, 738. Oeder II, 428. Oelhof 159. 162. Oribasius 42. Ortlob 743. 745. II, 1. Osterdyk II, 466. Pacchioni II, 35. 36. Pakendorff II, 581. Palfin II, 541. Pamphilus Montinus 541. Papi II, 66. 276. Paraeus 597. 598. Parisanus 646. Parsons II, 363. Partington II, 762. Pascal 428. Paterie II, 601. Patinus 455. Pauli II, 138. Paullus 722. Peaget II, 319. Peart II, 1111. Pegado II, 1125. Peiligk 533. Pelletarius 559. Pemberton II, 154. Pereyra II, 276.

Perkins II, 1077. Pernety II, 853. Pérolle II, 808. Perrault 423. Perrenon II, 776. Perry II, 482. Person II, 336. 932. Peschard II, 32. Peschel II, 668. Peschier II, 1093. de Petit 657. 684. II, 95. 1125. Petitus 290. Petrini II, 482. Pfaff II, 1063. 1077. Pfeffinger II, 466. Pfeiffer II, 62. Pfingsten II, 854. Pfotenhauer II, 1005. Pfuendel II, 1078. Philip II, 1063. Phosphorus 640. Pickel II, 762. Pipereau II, 296. Piso 665. 666. 667. Pivati II, 379. Placet 622. Plater 648. Platner II, 134. 305. 674. 675. 749. 786. 795. 889. 925. 961. 985. Platon 570. du Pleix 131. Plomann 450. Ploucquet II, 941. Pockels II, 1112. Pohl II, 710. de Pois 204. Polenus II, 194. Pomme II, 660. Ponzinibius 589. Poor II, 797. Portal II, 660. de la Porten II, 725. Porterfield II, 530. Poterius II, 162. Praetorius 687. Preaux II, 175. 577. Pressavin II, 650. Prochaska II, 786. 855. Priestley II, 710. Probst 265. Pugh II, 1048. Purchhauer II, 483. Pyl II, 333. Puylon 649. 651. 684. Qualini II, 569. Quartier 263. Quercitanus 131. Queye II, 280. Quistorpius II, 363. Radnitzky II, 490. 495. 723. Ranfft II, 207. Raschig II, 908. Raymund II, 613. Rederoviccius 656. Reesc II, 100. Rega II, 176. Regnier 239. Rehfeld II, 624. 650. 660. Reid II, 577. Reil II, 1024. 1042. 1064. 1074. 1078. Reimarus II, 542. Reinesius 414. Reinhardt II, 1033. Reinold 727. Retz II, 877. Reuss II, 831. Reverovicius 655. Revillon II, 797. Rhades II, 891. Rhodius II, 277. Richereau II, 1126. Rickmann II, 625. Richter II, 661. Rideux II, 97. Ridley 503. II, 31. 50. 207. 249. 277. 406. 590. Riedlin 260. Riolanus 244. 245. 246. 248. 249. 635. 639. Ritter II, 1112. Riverius 165. 701. II, 114. 272. Rivinus 726. II, 138. Robertson II, 798. Robin 684. Robinet II, 636. Robinson II, 236. 306. de la Roche II, 651. 763. 774. 1048. 1065. 1095. Rocholl II, 573. Rockstroh II, 750. Roderici a Castro 613. Roederer II, 483. Roëll II, 207. Roger II, 542. 547. Rolfinc 717. 718. 719. Roncalli II, 379. Roose II, 1095. Rosaccio 684. Rose II, 1050. Rossander II, 1095. Rothart II, 560. Rottböl II, 429. Rougnon II, 532. Roussel de Vauzesne II, 750. Rudolphi II, 1095. Ruiz de Luzuriaga II, 891. Rush II, 891. 908. 1011. 1034. Ruts van Brugge II, 750. Ruysch II, 121. 216. 409. du Ry II, 104. Rymer II, 877. S. II, 372. Salamonson II, 856. Saltzmann II, 163. Sanctorius 122. Sanseverino II, 508. Santanellus 751. Sarte 263. Sattler 606. Saunders II, 1034. de Sauvages II, 318. 327. Sawyer II, 1035. Saxonius 638. Scarlatinus 746. 747. von Schaeffer II, 1035. 1065. Scheidius II, 676. Scheiner 641. Schellenberger II, 445. Schenkel 629. Schiffner II, 431. Schindler II, 554. 560. Schlegel II, 1078. Schlickum II, 927. Schlung II, 229. 233. Schmid II, 1079. Schmiedel II, 469. 484. Schmidt II, 249. 343. 985. 1065. 1079. 1096. Schmitz 406. Schmuck II, 985. Schneider 267. 670. 704. 721. II, 1050. 1074. Schoenheyder II, 625. 634. Schreger II, 946. Schreiber II, 659. Schroeer II, 51. Schroeter 605. Schultz II, 483. Schultze II, 325. Schulze II, 297. 306. 715. Schurig II, 186. Schwab II, 247. Scrincus II, 372. 389. 397. Sédillot II, 1035. Seeger II, 892. Seelmatter II, 163. Seemann II, 1096. Segner II, 373. Seguyn 622. Seiz II, 469. 484. Seligo II, 832. Senner II, 249. Sennert 291. Seron II, 174. Serveto 529. Severinus 661. de Seze II, 892. Shebbeare II, 484. Sichi II, 578. Siebold II, 946. 1035. Siegfrid II, 127. Siegwart II, 776. Sigaud II, 661. 963. Sigault II, 725. 740. 750. Silvaticus 607. 608. 609. Simson II, 431. Sinapius 514. Slevogt 502. 649. Smith II, 614. 1051. von Som II, 651. Sömmerring II, 764. 987. 1079. 1114. Sönnerberg II, 1095. Somers

II, 833. de Sorbait 704. Spagnius II, 711. Sparagli II, 133. Speirmann II, 428. Sperling 672. 673. 674. Speilingius 239. Spiegel II, 1079. Spigelius 249. Sponitzer II, 1067. Sprenkel II, 740. Sproegel II, 431. Squirrell II, 1114. Stahl 484. 522. II, 79. Stählin 420. Stanhope Schmidt II, 947. Stalpart 462. Starckmann II, 432. Stechmann II, 715. Steeghius 618. Steeve 740. Stegmann II, 1046. Stein II, 1013. de Steinen II, 391. Stenson 298. Stentzel II, 209. 373. Steber II, 168. Stieff II, 320. Stoeller II, 752. 1097. Stoy II, 752. Struve II, 587. Stuart II, 105. 256. 311. 798. Stupanus 635. 636. Sturm 455. Stute II, 594. Styl II, 470. Styrius II, 581. 591. Sucré 736. Sue II, 1097. 1127. Swainson II, 910. Swedenborg II, 327. Swencke II, 188. van Swieten II, 695. Sylvius 210. 303. 416. 724. II, 298. Silvius de la Boc 657. Tabor II, 1013. Tarin II, 408. du Tau II, 37. Taube II, 381. Taut II, 188. Teichert II, 1078. v. Tekelenburg II, 1080. le Tellier 190. Tempelius II, 947. le Tenneus II, 725. Tessier II, 725. 740. Testa II, 910. Thaer II, 712. Thebesius II, 105. 391. 573. Theophrastus 170. Thierry II, 390. 403. le Thieullier II, 344. 938. Thomas II, 833. Thomasseau 400. Thomsen II, 63. 277. Thomson II, 1115. Thoner 663. Thornton II, 1080. Thouret II, 725. 893. Thouvenel II, 776. Thuillier 516. II, 32. Tilborg II, 32. Tilesius 582. Tilling II, 298. Tissot II, 510. 562. 776. Titius II, 901. Tode II, 1098. Tommasio d'Aquino II, 1052. Tourbier 726. Tourtelle II, 1098. Tozzus 429. Treviranus II, 1037. 1098. 1129. Trew II, 409. Trezel 744. Trier II, 267. Trzebiczky II, 677. 1037. Tschantern II, 63. 180. Tschudi II, 615. Tullius 589. Unzer II, 381. 626. 637. 663. Ursinus II, 95. Usteri II, 991. Vacher II, 551. Vacherot 190. de Vailly 635. le Val 208. de Valangin II, 626. Vallesius 619. 620. Valli II, 1037. Valsalva II, 79. 321. Vandelli II, 497. 498. Varolius 565. Vaunier II, 432. Vater 735. II, 80. 105. 121. 225. 326. Veegens II, 860. Vehr 522. Veit II, 1098. v. Velthuysen 742. Vercellone II, 578. Verdelhan des Moles II, 352. Verdier II, 627. Vergilius 728. Verna II, 521. de Verney 515. Verschuir II, 601. Vesalius 546. Vesti II, 41. Vicq d'Azyr II, 777. 893. Vieillard II, 601. de Vieussens 451. de Villars II, 498. Vinel II, 145. Viridet II, 282. Vogel II, 715. Vogli II, 165. Vogt II, 257. Voigt II, 321. Volmar II, 1068. Volta II, 1038. Vos II, 948. Vrancken II, 1080. Wachter II, 251. Wagner 495. Waldschmidt 748. Walkart II, 601. Walker II, 1080. Walsch II, 860. Walsdorf II, 447. Walter II, 880. 1052. Walther II, 188. 298. 351. Wanley II, 929. Waterhouse II, 789. Weber II, 834. Wedel 484. II, 127. 241. Weger II, 181. Weikard II, 1116. Weise II, 678. Weisius II, 535. Weiss II, 282. 432. Weissbach II, 257. Weisse II, 1081. Wells II, 1015. Welman 657. Wendler II, 1058. Wepfer II, 734. Werlhof II, 727. Westphal II, 678. Whytt II, 408. 419. 432. 485. 531. 551. 571. Wick II, 1081. Widt 291. Wienholt II, 1130. Wildberg II, 1069. Willemel II, 801. Willis 307. 369. 375. 417. 424. 452. 727. Winslow II, 38. Winter II, 288. 373. 381. Winterbach II, 238. Wirdig 467. II, 81. Wirtensohn II, 727. Woodville II, 727. Wreden II, 329. Wrisberg II, 571. Wurffhain II, 38. Wucherer II, 141. Wuensch II, 1081. de Xhore II, 373. Yonboy. Ypey II, 727. de St. Yves II, 181. Zacchiroli II, 966. Zambaldi II, 616. Zanardus 143. Zauschner II, 677. 1037. Zerener II, 1053. Zimmermann II, 420. 473. Zinn II, 398. Zoetmann II, 43. Zollikofer ab Altenklingen II, 1053. Zwinger 485. II, 98. 498. 1602. 1670. 1683. 1717. 1718. 1720. 1721. 1738. 1744. 1750. 1753. 1755. 1760. 1764. 1770. 1772.

1773. 1776. 1787. 1788. 1794. 1796. 1798.

Pica. Aëtius 38. Alberti II, 198. 252. Albinus 471. 475. Allen II, 434. ab Altomari 562. Augenius 106. Argenterius 625. Bartholinus 264. 381. 705. van der Bay 392. Bergh 393. Beck 261. Better 457. Bierling 410. 411. Blancard 419. Blegny 419. Boerhave II, 424. Boezi 210. Bohn 333. Bootius 403. Bouche 204. Brendel 158. Brest 442. Brodtbeck 387. Brugerius 51. II, 537. Buechner II, 217. a Castro 190. Chesneau II, 151. 337. Christiani 476. Classius II, 604. Cnopff 458. Crausius 517. Cullen II, 953. van Diemerbroeck 372. 459. Dolaeus 476. Donatus ab Altomari 552. Ettmüller II, 83. Fabricius Hildanus 432. Fehr 317. Fernelius 45. a Fonseca 171. Forestus 121. 646. Fortis 725. Francier 158. Friderici 323. Gabelkhover 694. Galen 85. Goltz II, 370. Grüling 322. II, 107. Gruner II, 976. Guinther 564. Hagendorn 473. Hellwig 724. van Helmont II, 73. 74. Helwig 422. Heurnius 624. Hofmann 297. Horstius 289. Hubrigk 53. Hunter II, 704. Johnston 202. Jungken II, 240. Kniphoff II, 370. Langius 129. Ledel 323. Lemnius 53. 69. Maler 483. Meniot 290. Mercado 89. Mergiletus II, 35. Meyer II, 41. Michaelis 211. Möbius 274. Moschion 58. Muocius 131. Muralt 483. Musitanus II, 131. Nonus 883. Oldenburg 318. Overkamp 474. Panarolus 259. Paullini II, 36. Paulus Aegineta 19. 29. Pechlin 479. Pererius 168. Petraeus II, 36. Pisa II, 286. Plater 219. Recius 669. Reinesius 414. Rettin 461. Reusnerus 325. Rheginus 560. Rhodius 276. Riedlin 415. II, 92. Riolanus 245. Riverius 236. II, 116. Rivinus II, 155. Rocheus 29. Roderici à Castro 614. Roncalli II, 380. Rugener II, 418. Sachs II, 287. Sala 192. Salmuth 242. de Sauvages II, 570. Savonarola 11. 555. de Saxonia 614. Scheidemantel II, 496. 832. Schenck 117. Schenckius a Grafenberg 695. Schlegel 325. Schneider 336. Schrey II, 155. Schurig II, 186. 208. 249. Schuster 282. Schwab II, 244. Sennert 266. 652. Siegelius 325. Slegel 319. de Sorbait 705. Spindler 480. Stalpart van der Wiel II, 225. Stute II, 594. Swalve 311. Sylvaticus 271. Teichmeyer II, 328. 561. Theodosius 44. Timaeus 481. Tulpius 220. 375. 451. Unzer II, 533. Valescus de Taranta 113. Varandaeus 173. Verdries II, 215. Verzascha 407. 716. Viridet 481. Vogel II, 800. Waldschmidt 311. Weiss II, 665. Whytt II, 664. Willis 401. Wirsung 569. Wyberdus 230. Zacutus Lusitanus 205. 678. 1670. 1682. 1719. 1732.

Psychologia. Abel II, 882. Abicht II, 523. 916. 1054. Abugalius 680. Acker 710. Ackermann II, 896. 916. 1100. Actuarius 549. Acoluth II, 182. 188. Acontius 256. Actuarius 47. 48. 59. 549. Adams II, 931. 1171. Adelung II, 87. Adolphi 516. II, 270. 365. Aelianus 543. Aeneas Gazaeus 50. 553. Aenetius 644. Aëtius 36. 38. 39. Agerius 180. 645. Agrippa von Nettesheim 15. 21. 177. 260. Aignan II, 166. Ainslie II, 896. Ajtai II, 118. Akakias 42. Akinside II, 499. Albertanus 533. Alberti II, 70. 111. 118. 134. 166. 199. 200. 228. 232. 233. 239. 278. 289. 295. 313. 336. 345. 352. 364. Albertini 239. Albertus 70. II, 118. Albertus Magnus 10. 101. 532. 603. Albrecht II, 270. 400. 766. Albinus 424. 474. II, 450. 475. 714. 715. Alibert II, 1082. 1107. Allardi II, 1083. Allen II, 433. 434. Alliot 466. 737. Altimari 557. ab Altomari 61. Amatus Lusitanus 642. Ambrosius 694. Ammonius 547. Ancher II, 563. Ameline 441. Andrau II, 602. Andreae II, 511. Andrée II, 960. Andriessen II, 382. Angelius 198. Anon 694. Anonymus 629. II, 313. 329. Antonius le Grand 74. 716. Apinus II, 38. 144. Apollinarius 547. Apostolo-

vius II, 500. Appelius II, 261. 289. dell' Aqua II, 1083. ab Aquapendente 456. de Aquino 531. Archer 376. Aretaeus 43. Argenterius 551. 552. 625. 626. 627. Aristoteles 20. 21. 22. 30. 45. 54. 60. 67. 70. 74. 98. 104. 109. 129. 209. 245. 428. 445. 465. 532. 547. 554. 580. 588. 599. 608. 623. 633. 639. II, 316. d'Arnaud II, 815. Arnauld 445. Arnd II, 82. Arnold II, 838. 1017. Arnoldus de Villanova 1. 573. 575. 576. Artemidorus 30. 32. Auberg 111. Auerrhois 588. Aurelianus 14. Aurelius Anselmus 130. Avenarius II, 121. Avicenna 1. 680. Bablot II, 883. Bacher II, 653. Bachmann II, 994. Bacmeister 154. Bacon 656. II, 261. Bacon de Verulam 690. 691. 692. 693. de Bagard II, 545. Baier 523. II, 90. 932. de Baillou 145. 610. Bailly 742. Baker II, 475. Baldinger II, 766. Baldus 689. Balemann II, 422. Ballonius 213. II, 552. Bannus II, 779. Baptista II, 374. Barbek 447. Barbey-Dubourg II, 698. Barbierus II, 330. 572. Barclay 386. II, 1072. Bardili II, 995. 1072. Bardsley II, 883. Baricellus 164. Barnstorf II, 70. Barnwasser II, 289. Baron II, 564. Bacon de Verulam 690. de la Barre 475. Barrere II, 330. Bartholinus 264. 315. 316. 326. 629. 710. II, 314. Barthes II, 678. Bartlett II, 995. Bastadius 10. Bath II, 932. Baudisius 622. Bauer II, 395. Baumer II, 838. Baveau 705. Bayer II, 536. Bayle 441. 452. 485. Bayrus 555. 556. Beare II, 93. Beattie II, 642. 766. 779. 951. de Beauchêne II, 791. 818. 838. 897. 1101. Becher 716. Becker II, 995. Beckhaus II, 897. Beckher 202. 286. 485. Beda de Fougerais 658. Behm II, 201. Behrens II, 159. 289. le Bel 424. 670. van der Belen II, 917. Belgrado II, 642. Bell II, 818. Bellarmini II, 346. de Bellegarde 511. 515. Belot 670. 699. Below 476. Bendavid II, 1041. Bender II, 382. Benedictus 54. van Benkö II, 818. Bercher II, 564. Berck 377. Berdos II, 679. Berevelt 515. a Bergen II, 289. Bergius 272. Bergmann 507. Berkeley II, 839. 917. Bernard II, 355. St. Bernardus 532. Bernd II, 82. 301. 330. Beroaldus 8. Bertucchius 81. Bertram II, 323. 757. Bertrand II, 743. Bergher II, 410. Beschel II, 400. Besse 523. II, 346. 374. Betinelli II, 1041. de Beunie II, 813. van Beverwyck 216. Beyrlin II, 395. Bicker II, 501. Bilfinger II, 330. 617. Binsfeld 599. Birckholz II, 917. Bischoff II, 1083. Blagden II, 618. Blasius 186. Blau II, 839. Blegny 424. Blessig II, 818. Blondus 543. Blosius 88. Blumenbach II, 819. 897. 970. Blumroeder II, 151. Boccaccio 629. Bockel 111. Bodinus 571. 613. Boeckler II, 323. Boehmer II, 179. Boerhaave 467. 471. II, 87. 271. 355. 358. 366. 374. 397. 423. 442. 489. 546. 960. Boers II, 536. Boesch 366. Bohn II, 52. Boissier II, 476. 524. 536. 546. Boivin 569. Bolten II, 398. 512. Bonanni 442. Bonard 77. Bonetus 697. 698. 729. II, 16. 20. Bonnefoy II, 819. Bonnet II, 278. 476. 524. 537. 629. 643. 654. 679. 716. 743. Bonvarlet 298. de Bordey II, 452. Bordewish II, 151. Borellus 258. 448. Boretius II, 136. Born II, 970. Borrichius 292. 706. Bortz II, 716. van der Bosch 71. Bose II, 106. Bossuet II, 262. Botallus 56. Bougeant II, 308. Bouillier II, 228. 290. 524. Boullot 683. Bourdelin II, 149. Bourgeois 653. de Bourges 303. Bouterweck II, 933. Bouvier II, 730. Boyer II, 524. Boyle 442. 741. Brackhuysen 371. Braemius II, 1033. Brassavola 26. Brecht 412. Brendel II, 70. 151. Brethius 531. Bretonnayan 80. Brillenburg II, 865. Brinius II, 234. Brodhag II, 490. a Broeckhuisen 728. Broen 448. Brokaeus II, 179. Brougthon II, 44. de la Brousse II, 573. Broutet II, 453. Brown II, 580. Browne 327. 381. le Brun II, 245. Brunet II, 136. Brunus 582. 583. de la Bruyère II.

802. Bryan II, 802. Brynius II, 167. Buccaferrea 661. Buccius 572. 601. Buch II, 415. Buchanan 207. Bucher II, 117. Buddeus II, 85. v. Buechner II, 375. 508. Buescher II, 302. Buettner II, 1042. Bugius 301. Bulkeley 381. Bulwer 228. Buntsch II, 213. Burchard II, 212. Burgersdicius 645. Burggravius II, 202. 219. 234. Burghard II, 884. Burgmann II, 245. Buring 442. Burke II, 594. Bussenius 43. Cabanis II, 1119. Cabbell II, 477. Cademann 296. Caemmerer II, 119. Caesalpinus 563. Caesar II, 933. Cajus 137. Calmet II, 367. 391. 411. 491. 933. Camerarius II, 202. 213. 279. Campegius 4. 9. Campbell II, 730. Campe II, 730. 768. 884. 933. 1119. Camper II, 1020. le Camus II, 425. 435. 630. 1102. Camutius 55. Canale 661. Capelle II, 820. Capiteyn 41. Capittel 172. Capivaccius 591. 592. 593. Cappon 653. Caraccioli II, 524. 603. 618. Caron 737. II, 324. Carpzow II, 205. Carra II, 971. Carrère II, 512. Cartesius 228. 296. 307. 315. 403. 712. 717. 718. 728. 733. 737. Cartier II, 491. Casmann 127. Cassidorus 539. Castillon II, 582. 630. 644. Castres II, 630. de Castro 207. le Cat II, 308. 347. 594. Cauz II, 425. de la Caze II, 454. 477. Cellarius 335. 711. 715. II, 758. Celsus 57. Cementarius 562. Chabert II, 934. Chamborn II, 952. de la Chambre 214. 246. 276. 286. 307. 371. 472. 671. 697. II, 331. 934. Chanet 243. 661. Charleton 407. 684. Charomantius 183. Charpentier II, 213. Charron 118. 500. Charstadius 186. Charter 652. Chartier 674. de Chaufepié II, 412. Chemineau 744. Chevreau 312. Chew II, 1055. Cheyne II, 234. Chibourg II, 454. Chirac 524. Chomel II, 190. Chretien 651. Christ am Ende II, 200. Christoph II, 1042. Cirillo II, 1055. Clark II, 219. Claubergius 737. Claudinus 148. 164. 661. Claudius Aquaviva 606. Clemm II, 546. le Clerc 516. 744. Clifford 430. Clüver II, 59. de Clusa 531. Cochius II, 630. Cochon II, 477. Cocles 538. Coeffeteau 649. Cogan II, 604. Coiter 564. Cole II, 605. Colerus 84. Colletet 653. Colletot 208. Colliber II, 272. Colignon II, 573. Collins II, 595. le Comte 277. Conario 52. de Concoreggio 531. de Condillac II, 368. 455. 996. Condorcet II, 1072. Connor II, 64. Conover II, 972. Conradi II, 82. Conring 214. 255. Constantinus Africanus 20. Contarepo 639. Conz II, 1001. de Cordemoi 695. Cornarius 36. 50. 101. Corp II, 1001. Corrodius II, 1033. Coschwitz II, 202. Corte II, 39. Cosnannus 104. Cosnier II, 188. 508. Cotton II, 645. Coward II, 45. Craanen 737. Cramer II, 150. 152. Crantz II, 538. Cratis Thebani 5. Crato a Krafthein 51. Crasse 284. Crausius 512. Crell II, 294. Crety II, 150. v. Creuz II, 437. Creuzer II, 1021. Crichton II, 1103. Crinitius 12. Cristoph II, 1042. de Crusaz II, 213. 324. Crusius II, 375. Cullen II, 744. 781. 1043. Cureau de la Chambre 231. 686. Cvrio 561. Cortesius 647. Crassé 670. Cyprianus 713. D. II, 918. Dalham II, 456. 492. Dametigny II, 842. Dammann II, 1001. Daniel II, 383. Dannhauer 286. Darmonson 442. 476. Daum II, 53. Deckers 609. Degen 458. Deichmann 197. Delalen II, 125. Delius II, 402. 412. Delly 713. Delort 653. Delphini 554. Delrio 149. Democritus II, 101. Deneste II, 582. Denyan 653. 674. Deppe II, 272. Desbouet II, 781. Descartes 209. 222. 251. 269. 296. 304. 313. 394. 448. II, 71. 184. 442. 658. 664. 669. 680. 687. 716. Detharding II, 119. 168. 179. 184. 190. 202. Denaux 430. Deusing 269. 685. Deuxivoye 239. Diaetophilus II, 1103. 1104. Diderot II, 630. Dietrich II, 53. Dieuxvoye II, 136. Diez II, 655. Digbaeus 55. 254. 305. 328. Dilly 420. Diogenes Laertii 158. 544. Dittmar II, 345. Dizinger 491. Doellinger

II, 425. Donne 240. Donnolus 382. Doppet II, 899. Dorigny II, 508. Doussin-Dubreuil II, 1085. 1120. Douté 272. 454. Drane 308. Drechsler 378. Drelincourt II, 190. 213. Drelincurtius 736. Dresserus 77. Dreux 569. Dreves II, 1022. Drexelius 654. van Drunen II, 899. Dubinski II, 339. Dubrac de la Salle II, 538. Duchanoy II, 681. Dudley II, 821. Duff II, 605. Düller 258. Dufour II, 646. 885. 899. Duhamel 328. 372. 378. Duising II, 229. Dumas II, 681. Dunbar II, 341. Duncan 716. Duret 133. Duval II, 138. Ebbsibbe II, 190. Eberhard II, 538. 731. 885. Eck 512. v. Eckartshausen II, 936. Eglinger II, 71. 107. Ehlers II, 768. Ehrenbergerus 430. Ehrmann II, 1043. Einigk II, 34. Eller II, 492. Ellinger 139. Elliot II, 402. 781. 867. Ellisen II, 758. v. Elswich II, 136. Elvert II, 769. 1001. Emmerez 424. II, 171. Emden II, 85. Engel II, 532. 781. Engelbrecht II, 821. Engelhardt II, 38. Engelken II, 348. Entius 732. Eobanus Hessus 545. 547. Equicola 538. Erasistratus 696. Erasmus 12. 238. II, 781. Erastus 639. Erhard II, 1023. 1043. Ermel II, 152. Ernesti II, 631. Eschenbach II, 459. 632. Eschke II, 973. Esculapius 18. Esenbekk 481. Esenwein II, 438. d'Eslon II, 605. Estievenart II, 917. Eterianus 24. Ettmüller II, 40. 119. 202. 229. Eustratius 20. Evelyn 739. l'Eveque 649. Faber 77. 269. II, 110. 392. della Fabra II, 107. Fabre II, 867. 885. Fabri 559. Fabricius ab Aquapendente 182. Fabricius Hildanus 232. Falconer II, 792. 919. Fantonus II, 112. 555. Fardella 517. Farr II, 583. Fasch 438. 468. Faselius II, 565. 574. Feder II, 583. 769. 803. 868. 885. 936. Feimler II, 71. Felix II, 954. 960. Ferat II, 759. Ferguson II, 632. Fernelius 135. 541. 565. 588. 589. Ferrand 695. Ferrariensis 532. Ferrein II, 508. Fest II, 845. 885. Feuereisen 390. le Fevre II, 294. Ficinus 4. Fick II, 145. Ficker II, 974. Fidelis 711. Fienus 14. 206. 247. 652. Fikenscher 428. Filalino 74. Finckenau II, 60. 90. 136. 145. Finger II, 246. Finot 309. Finsinger 653. Fischer 180. II, 220. 954. 1044. Flemming II, 1024. 1044. 1074. Flögel II, 733. 920. Flörken II, 1106. Fludd 164. Fodéré II, 1002. Foerster II, 503. Förbiger II, 145. Fog 507. Follinus 243. Fontaine 308. II, 503. Fontana II, 793. Forberg II, 1057. Forestier II, 459. 937. Forestus 93. 111. de la Forge 313. 328. 382. 464. II, 203. Fothergill II, 869. Formey II, 632. Foucault 658. Fourneau II, 37. Foxius 109. Fracastorius 46. 81. 365. 566. Franc 465. Franciscus Patritius 639. Franck 252. Francus 317. Franzius II, 782. 804. 937. Freigius 83. Freind II, 273. Freitag 205. 211. Fremling II, 566. 846. Frenzel 301. 320. 713. Fremery 491. Frentzel 378. Frey 194. Freytag 155. 225. 656. Friderici II, 322. Friedrich 438. Fritzius 301. 378. Frohn 225. Frommann II, 45. Fryon 654. Fuchs II, 202. Fuchsius 616. Funck 407. Funn II, 514. Gabelkhover 146. Gadroys 715. Gaebel II, 424. Gagneur 301. Gahagen II, 974. Galatneau 713. Gallarati 443. Galenus 4. 8. 12. 13. 14. 35. 42. 43. 52. 85. 69. 97. 122. 147. 209. 214. 245. 588. 675. 809. Gallois 717. Ganne II, 656. Ganoczy II, 745. Garbe 745. Gardin 180. 193. Garducci II, 793. Garpius 222. 225. Garve II, 605. 620. 1004. Gaubius II, 369. 375. 376. 514. 566. 900. Gautier d'Agoty II, 718. Gavois 656. Gayant 701. Gaylard 737. Gazius 534. Gebauer II, 955. Gebhardus II, 60. Gedeon II, 733. Gehler II, 514. 886. Geibelius 657. Geiger 254. Gellert II, 646. 702. Gemma 61. Gensichen II, 583. Genzken II, 94. Gentilis 615. Georgi II, 112. Gerard II, 702. 733. Gerardi 309. Gerhault 76. 145. Gericke II, 263. 310. 332. 334. 384. Gerling II, 375. Geroult 576. de Gersdorff II, 789. Gerson 531. Gesenius

II, 846. 886. Gesner II, 538. van Geuns II, 938. Gigot de la Peyronie II, 324. Gilbert II, 108. Girard 576. Glaschke 525. Glaser 428. Gleim II, 178. Glocker II, 395. Glosemeyer 468. Gmelin II, 976. Glockengiesser II, 323. Gnauck II, 646. Goclenius 193. 602. Godard II, 478. Goddard II, 279. Goebert II, 395. Goelicke II, 60. Goetz II, 3. 98. Goeze II, 1074. Gohl II, 263. 304. Goldhagen II, 846. Gonel 459. Gonnet II, 235. van Goorloecken 740. Gorini Corio II, 548. Gorris 622. 670. de Gorter II, 247. 284. 294. 393. 413. 460. Gosch II, 938. Gottsched 495. Goupyl 48. Gracian 284. Graecus II, 72. Graem II, 846. le Grand 387. 420. le Grange II, 646. Grant II, 460. 769. Gratorolus 44. 46. 302. 550. Gravius 687. Greding II, 332. Gregorius 546. Greneck II, 647. Griebner II, 90. Grill II, 304. Grillandus 589. Grimberg 468. Groddeck II, 870. Grohmann II, 976. Gros 420. Grosse II, 938. Groult 284. Gruner II, 886. 956. 976. 1005. 1057. 1087. 1106. Guenault 193. II, 339. Guer II, 393. Guerin 187. 313. 652. 653. Guibelet 613. 651. Guillemeau II, 460. 574. Guintherus 14. 563. 564. Gumpertz II, 1090. Gunz II, 305. Guterleth 158. Gutermann II, 202. Guyard 714. 717. Guyet 658. Guyot II, 265. Gverault II, 941. Gysi II, 53. Haase II, 870. Haberreuter 656. Habermann 301. Hadriani Junii 567. Haempel II, 90. Hafenreffer 657. Haferung II, 34. Hager II, 505. Hahn II, 388. 415. 518. Halle II, 901. Haller II, 504. 683. 960. Hamberger II, 415. du Hamel 425. 704. 707. Hamon 660. Hampe II, 184. Hannebst II, 584. Hänschius II, 220. Hansen II, 189. Happilius 284. Harder 704. Harding II, 304. Hartley II, 370. Hardouyn 140. Hardt 438. Harmens II, 325. Hartley II, 369. 668. Hartlieb II, 526. Hartmann 427. 680. 681. II, 264. 279. Hasanus 623. Hase II, 493. Hasseberg II, 956. Hasselt 465. Hauber II, 792. Haunold 660. Haupt 309. II, 65. Hausswolff II, 224. Hawenreuter 129. Haxby II, 1058. Hebenstreit II, 439. Heemskerk II, 461. ab Heer 182. Hegendorphinus 21. Hegnerus II, 787. Hehne II, 233. Heilmann II, 498. Heimburger II, 192. Heineccius II, 316. Heinicke II, 847. Heister II, 174. 213. 284. 302. 479. Hellmuth II, 1005. Hellot 189. v. Helmont 229. 240. 730. II, 72. 74. 75. 76. Helt II, 505. Helvetius 686. II, 515. 526. 669. 685. 703. 719. 747. 902. Henault 622. Henning 717. Hemmings II, 719. 747. 760. 782. Hemskerk II, 274. 450. Hemstedt 55. Henninger II, 318. 703. Hennings II, 516. Henricus 651. Hentsch II, 493. Herder II, 760. 1005. Herelius II, 63. Herfelt 733. 734. Hering 211. 496. II, 113. Hermann II, 719. 235. Hermolaus 639. Heron 258. Hertelius II, 274. Herz II, 977. Hessius II, 1032. Heucher II, 90. van Heughel II, 95. 703. 719. 747. 760. 782. 822. 847. 922. Heusse II, 505. Hevrnius 581. 594. 596. 623. 624. Heydenreich II, 1026. 1087. 1107. Heymannus II, 318. Heyn II, 461. Heyne II, 922. Heynig II, 1074. van Heyningen II, 285. Hiloher II, 332. Hildesheim 149. Hiller II, 606. Hilscher II, 279. Hippocrates 69. 277. 278. 279. 280. 609. II, 247. Hirzel II, 369. Hissmann II, 747. Hobbes 266. 404. 668. Hoboken 313. 323. 698. Hodeng 428. Hoefding II, 719. Hoefer 388. 389. II, 238. Hoeppius II, 158. Hoernigk II, 120. Hofer II, 129. Hoffbauer II, 1044. 1074. Hoffkuntz 390. Hoffmann 109. 317. 473. 512. 525. 649. II, 40. 46. 61. 84. 146. 171. 192. 222. 230. 236. 596. 922. Hofmann 209. 262. 711. Hofmannus 682. Hofsteter II, 65. ab Hogelande 235. 391. Hohenfelder 98. Hohorst II, 232. Hoin II, 427. v. Holberg II, 622. Holland II, 805. Hollmann 192. 782. Holzhauser II, 1026. Homez 194. Hommel II, 350. 370. Hooke II,

61. Hopfengaertner II, 1005. Horst 83. 92. 98. 127. 129. 147. 189. 207. 623. 630. 631. 632. 649. II, 295. Hosty II, 507. Hottinger II, 735. Houlier 42. Huart 372. 724. Huarte 75. 91. Huber II, 340. 385. 1032. Hubner II, 125. Huebner II, 1064. Hufeland II, 1088. 1108. Huldricus II, 1033. Hume II, 549. 1027. Hunauld II, 120. Hund 5. Hundt 533. Hundershagen 309. 390. Hungar II, 848. Hunter II, 887. Huot II, 184. Hupanus 189. Hupel II, 704. van Husen II, 34. Husson II, 1122. Huswedel 214. Hutcheson II, 393. 539. Hutchinson II, 160. Hutten II, 1006. Imperialis 657. ab Indagine 54. 195. 302. v. Irwing II, 704. Isaac II, 181. 295. 441. Isenflamm II, 555. 704. 805. Ising 465. Ith II, 1045. J. II, 735. Jacob II, 978. Jacobi 477. II, 90. 121. Jacquinelle II, 461. Jaeger II, 539. Jamblichas 3. Janthe II, 264. Jantke II, 281. Janus II, 385. de Jean II, 265. Joecher II, 119. Joachinus 542. Joire II, 505. Jonquet 309. Jordens II, 1027. Josephus II, 323. 806. 922. 1088. Jossius 75. 125. Joubert 74. Juch II, 247. 437. Jüngken II, 204. Julich II, 165. Junker II, 370. 490. Jung II, 61. Jungken II, 241. Jungnickel II, 295. Junius 147. Juntarus 42. de Jussieu II, 505. 747. Kaempf II, 539. Kaetzler II, 205. Kaimes II, 704. Kaisin II, 264. Kant II, 596. 794. 871. 923. 1108. Kapp II, 1006. Kaulitz II, 158. Kausch II, 1108. Keller II, 887. Kellner II, 193. Kelz II, 607. Kemme II, 704. 735. Kennedy II, 61. Kentmann 140. Keranflech II, 587. 622. Kerckringius 373. Kern II, 1089. Kesler II, 310. Khunrath 158. Kiesewetter II, 1060. Kijper 238. Kinderling II, 923. Kirchmajer 443. 682. Kirchovius II, 205. Klausing II, 84. Kleefeld II, 1005. Klein II, 78. 636. Kleinfeld 638. Klinger 656. Klose II, 193. Kluge II, 587. Knesch II, 193. Knigge II, 871. 1076. Knip-hof II, 254. 295. 370. 404. Knobloch 150. Knoll II, 441. Koenig II, 65. Konhard II, 146. Kornmann 155. II, 60. Kozak 313. Kraeutermann II, 241. 361. 923. Krapf II, 607. Krause 378. II, 125. 427. 888. Krausius II, 427. Krazenstein II, 361. 371. Kremer II, 125. Kruegelstein II, 224. Krueger II, 264. 494. Kuchler II, 385. Kulmus II, 125. Kundmann II, 130. 161. Kuntzschke II, 373. Kuttenberg II, 90. Kyperus 289. de Lacaze II, 480. Lactantius 518. 539. 540. Lallemant II, 339. 416. 941. Lalouette II, 690. Lamand 155. 174. Lamy 427. 670. 725. 726. Lancisius II, 91. 147. 148. 153. 310. 385. Lang 469. Lange 580. II, 66. 1061. Langenhert 737. Langguth II, 385. 517. Langius 138. II, 54. 84. Langolius II, 254. Langswerth II, 575. de la Lapeyronie II, 90. Laroque II, 1109. Lasserre II, 903. Lastanoso 284. Lauenbrugger II, 923. Laugier II, 462. 721. Laurenceau 707. Lauredanus 103. Laurentius 111. 125. 477. 648. Laurus 428. Lauthenas II, 1006. 1027. de Laval 684. Lavater 64. II, 670. Lawartz II, 748. Lawrence II, 506. Laycock II, 748. Leaulté 454. II, 138. 265. van der Leeuw II, 872. van Leewenhoeck II, 153. Legendre II, 265. Lehmann 527. Leibnitz II, 311. 313. 587. 597. Leibnizius 313. II, 442. Leichinger 665. Leichner 251. Leidenfrost II, 872. 1028. 1045. Leister II, 503. Lemmer II, 517. Lemmie 204. Lemnius 45. 52. 53. 68. 77. 373. van Lennep II, 888. Lentilius II, 102. Lenz II, 138. Leon Hebreu 103. Lepois 639. Leppentin II, 658. 904. Lessius 153. 155. Lestelle 549. Leune II, 942. Léveillé II, 1109. Levin II, 319. Levison II, 1090. Libavius 185. 628. Licetus 122. 181. 193. 197. 204. 209. 655. Lichtwern II, 607. 622. 958. Lidderdale II, 1076. Liebault 76. Liebler 98. Lienard 670. de Lignac II, 539. de Lille II, 568. van Limburg II, 310. Limmer 458. 477. van der Linden

671. 672. 707. van Lindern II, 707. Lipstorp II, 153. Lischwitz II, 160. Locke 140. II, 35. 120. 280. 442. 480. 506. 526. 979. 1061. von Loder II, 1028. Lodtmann II, 416. Loescher II, 108. Loew II, 205. 206. Logan 477. Loges II, 32. Loisinus 556. Lommius II, 310. Longolius II, 90. Loseus 205. Lotichius 226. 229. 659. Louis II, 377. Lower 329. Lucas II, 518. 736. 873. von Luce II, 1090. Luchtenius 623. Ludolff II, 206. 795. Ludwig II, 549. 556. 608. 958. von Luezak II, 386. Luisinus 53. II, 113. Lugt II, 795. 904. Lupichius II, 305. Lupus 216. Luther 96. M. II, 508. 648. Maass II, 1090. Machy II, 296. Macmahon II, 507. Madeira Arraiz 251. Magirus 125. 639. 640. Maimon II, 1090. Maizier II, 1076. Majault II, 508. Majerus 647. Malacarne II, 988. Malebranche 378. 717. II, 30. 108. 442. 556. Mallinkrott II, 942. Malmedy 559. Mancinius 586. Mandini 644. Manitius 3. Mantel 658. Manthey II, 905. Marat II, 690. 721. 736. Marc Antonin 698. Marcellus Donatus 85. Marchal 610. Marcus 373. Marcolphus 408. de Marées II, 722. Marherr II, 540. Maria II, 568. Marinelli 143. 158. Marquard II, 66. Marquet II, 378. Marsilius 3. Marteau 301. 428. de St. Martin II, 806. 958. Martini 619. Martinenq II, 113. de la Martinière 289. Martinus Rulandus 252. Masius II, 873. Mattheolus 533. Mathesius 483. Matthis 700. Mattot 483. II, 265. Maty II, 319. Mauchart II, 1007. Maurel II, 62. a Maurodenoja II, 275. de Mauvillain 714. Maximus Thyrius II, 319. Mead II, 417. Meckel II, 417. 956. de Mediolano 185. Meibom II, 154. Meier 182. 508. II, 161. 350. 395. 404. 481. 527. Meiners II, 691. 692. 784. 807. 888. Meisner II, 924. Melanchthon 25. 50. 125. 128. 580. Melissander 710. Mendelssohn II, 600. 737. 873. 924. Menz II, 30. Menzel II, 128. 214. Mercado 88. Mercatus 578. Mercenarius 639. Mercer II, 851. Mercier II, 1091. Mercurialis 246. 579. Mercurin II, 807. Merian II, 541. Mery 404. Meschmannus 473. 525. Mesnardière 656. de la Mettrie II, 341. 362. 404. 417. 442. Metzger II, 851. 958. 1110. Metzner II, 66. Meyer 324. II, 371. 692. 1091. Meyssonerius 195. Meza II, 772. Mezler II, 924. Michaelis II, 404. 1009. 1046. Michael Scotus 611. 612. Michel II, 598. Michelet 742. Michelitz II, 807. Miculous 423. Millet II, 180. le Ministrel 684. Mirabeau II, 519. 796. Mironius 44. Mochius 22. Moebius 282. 294. Moegling II, 395. Moehring 321. Moeller 502. II, 659. Moeser II, 495. 749. 772. Moetig II, 365. Moine II, 113. Molinaeus 391. Moller 492. Mollinius 40. Monheim 543. Monhemius 33. Monjé II, 874. Mont-Altus 587. Montanari II, 550. de Moor II, 54. More 404. 712. Moordorff II, 166. Morand II, 507. Moreau 298. 658. 660. II, 305. 1091. 1110. Morgan II, 206. Morgenstern II, 296. Morhofius 373. Moricheau-Beauchamp II, 1110. Moriset 189. 241. Moritz II, 807. 825. 874. 981. de la Mothe le Vayer 701. Morton II, 223. de Moulin 545. Mourier II, 787. de la Motte le Vayert 658. Mueller II, 120. 443. 737. Muench II, 1124. Muller II, 154. 155. 482. Muralt II, 443. Muratori II, 362. 387. Murry II, 508. van Muschenbroeck II, 319. 559. Muys II, 91. 395. Nagy II, 236. Naldi 181. Nardius 672. Naudé 204. Naville II, 709. Necker II, 807. Nehr II, 1063. Neithardt II, 762. Nemesius 22. Nenter II, 120. Neuhaus II, 126. Neuhusius 209. 306. Newfeldt 252. Newton 461. II, 772. Niccoius 532. Nicholls II, 387. 405. 692. Nicolai II, 351. 362. 371. 387. Nicole 445. Nider 741. Niederhuber II, 1110. Niphus 12. 40. Nonnemann II, 659. Nudow II, 723. 906. 982. Nuernberg II, 41. Nuernberger II, 1042. Nurella 751. Nussler 724. de Oberkamp II,

944. Obsopaeus 587. Ockel II, 649. 674. Odier II, 649. Oelmann II, 85. Oesteld II, 749. Offray II, 398. Olaus 550. Olaus Magnus 605. Oldenburg 222. Olearius II, 274. Oosterdyk II, 660. Ophraus II, 397. Oribasius 45. Origines 248. Ortlob 424. 474. Osiander II, 395. de Ostrich II, 598. Otto II, 278. Overkamp II, 428. Oxenstirn II, 527. Ozon 369. P. II, 405. Pabst II, 207. Pajot 655. Pallu 193. Papin 669. Palladius 694. de Palmesieux II, 709. Pamphilus Motivs 541. Panarolus 259. Pantolphi II, 1063. Pape II, 417. Papi II, 66. Papken II, 224. Paracelsus 62. 126. 169. Paraeus 597. 598. Pardies 704. de Parisiis 526. Paritius II, 150. Pascal 335. II, 36. Pasch 454. Paschetti 159. Patinus 454. Paulet II, 787. Pauli II, 30. 91. Paulitz 750. Paulus 6. Paulus Aegineta 27. Peart II, 1111. Pechlin 479. Pelargus II, 193. Pemperton II, 749. de Peramato 105. Pereda 607. Peregrinus 155. Pereira 45. Pererius 109. 151. Perez de Moya 191. Pernetti II, 372. 738. 854. Pernumia 563. Perrault 223. 423. 656. van de Perre II, 508. Persona 122. Petit 701. le Petit 657. 684. Petri II, 960. de la Peyronie II, 91. 236. Pezold II, 47. 405. Pfeiffer II, 62. 70. Pfingsten II, 854. Pfotenhauer II, 1005. Pfundius II, 45. Philalethes 252. II, 396. Philotus II, 829. Phosphorus 640. Piccartus 742. Pichot 69. Picque II, 738. Picoté de Belestre II, 149. Pictorius 40. Picus 21. Pigatti II, 341. 808. de Pinedas II, 341. Pinel II, 960. 1111. Pino II, 690. Pipping II, 85. Piso 665. 667. Pitcairn II, 296. Plahn II, 483. Planck II, 109. Planer 98. Plater 155. 216. 217. Platner II, 624. 674. 960. 961. 983. 1063. 1078. Plato 109. 245. 248. 547. 569. 584. 588. 633. 639. Plaz II, 396. Plenk II, 650. Plinius Secundus 10. Plitt II, 396. Ploucquet II, 417. 519. 530. 650. Plutarchus 8. Pockels II, 925. 1093. 1112. Poirel II, 126. Poissonier II, 653. Polanus 223. II, 405. Pomme II, 569. 660. Pona 194. Poncet 549. Pontanus 539. Ponzinibius 589. Pope II, 829. 1112. Porphyrius 567. della Porta 131. 689. Portier II, 569. Portius 520. Posewitz II, 1126. Posner 335. 366. 465. Posseltus II, 120. Poterius II, 162. de Pouilly II, 636. 773. Pourret 683. Praefectus 554. 555. Praevotius 696. Prellus 160. Pressavin II, 676. Prevot 223. Price II, 520. Priestley II, 710. 808. 809. Printz II, 149. Priscianus 3. Pristagoras 599. Probst 265. Prochasca II, 855. Proclus 3. 136. Provansal II, 349. Prosper Alpinus 119. 587. II, 154. Przemienicki II, 851. Puchner II, 179. Puylon 196. Pyrrhoniome II, 483. Pythagoras 248. Quartier 263. Rabinus 246. de Raei 325. Radaeus II, 175. Rahn II, 1033. Raimundus 531. Rainsant 658. Raissant 303. Ramazzinus II, 104. Ramdohr II, 1112. Rameau II, 467. Ramsay II, 287. Rantzovius 600. Rapin II, 1033. Rappolt 660. Ratichius 160. Ravennatî 532. Realis de Vienna II, 78. Rebeur II, 984. Rechtenbach 378. Redi 306. Reen II, 483. Regenhertz II, 508. Regius 252. 683. Regnier 239. Rehberg II, 877. Reich 504. Reid II, 577. 625. 808. Reil II, 1042. 1064. 1194. Reimarus II, 207. 542. 651. 693. 809. Reinesius 414. Reinhard 379. II, 577. 809. Reinhold II, 945. 1064. 1112. Reiscke II, 160. Reitmeyer 336. Renaldinus 470. Renard II, 127. Reneaulme 132. Renouard 651. Renthe II, 468. Reveroviccius 655. 656. Reynal II, 809. Rhades II, 891. Rheginus 559. Rhoenius 527. Rhumelius 241. Ribovius II, 236. 418. Richard 653. II, 613. Richter II, 121. 336. 350. 636. Rickmann II, 625. Ridley II, 590. Riebow II, 215. Riedlin 416. 503. 738. 739. Rieger II, 194. Riolanus 244. 245. 246. 247. 248. 639. 675. Ringmacher 470. Riverius 165. 701. II, 114. Rivinus 428. 726. Robeck

II, 287. Robin 652. Robineau 42. Robinet II, 636. Robinson II, 236. Roccus 660. de la Roche II, 1048. Rochefoucauld II, 750. Rockstroh II, 750. Roderici à Castro 613. Roederer II, 496. Roehrensee 470. Roeper II, 389. Roeschel II, 117. Rogerius 69. v. Rohr II, 255. 256. Rolfinc 717. 718. Roncalli II, 379. Rorarius 266. 314. II, 232. Rosaccio 684. Rose II, 1050. Rosenstein II, 856. Rossander II, 1095. Rotböll II, 659. Roting 696. Roussel II, 723. du Roy 285. 721. Rudius 147. Ruediger II, 226. Rudolphi 444. Ruegemer II, 425. Ruland 99. 101. 416. 423. Runchin 653. Rush II, 891. 908. de Ruvius 660. Sabuco de Nantes Herrera 92. 579. Sachs v. Leuwenheimb 661. Sachse II, 228. Sailer II, 877. Saillant II, 810. Salig II, 121. Salmius II, 31. Salonichus 466. Salzmann 223. Sanchez 41. Sanctacrucius 197. von Sanden II, 277. Sandius 367. Santanellus 751. v. Sarasa 230. 318. II, 389. 429. 775. Sarte 263. Sartorius 423. Sarvay II, 1011. Saunier de Boismont II, 266. de Sauvages II, 327. 418. 571. Saverien II, 724. Saviolus 474. Savot 140. Sayers II, 946. Salomon 408. Sbaragli II, 132. Scaliger 49. 143. 639. Scarlatinus 504. 745. 746. 747. Schaar II, 176. Schacher II, 127. 163. 186. 281. Schaeffer 272. Schalbruch 447. Schaper II, 50. Scharlach II, 220. Schater II, 637. Schaumann II, 985. 1012. 1035. 1078. Schaumkell II, 186. Scheffer II, 194. Schegk 543. 639. Scheibler 266. 670. II, 418. Scheibner II, 590. Scheidemantel II, 909. Schelhammer 435. II, 51. 79. 118. Schelling II, 1113. Schellinus 416. Schenck 116. Schenk II, 888. Schiffmann 110. II, 1112. Schiller II, 287. Schilling 400. Schimmelpfenninck II, 445. Schindler II, 556. Schinz II, 787. Schlegel II, 1078. Schlettwein II, 509. 532. Schmeltz 474. Schmid II, 985. 1035. 1078. Schmider II, 98. Schmiderus II, 85. Schmidt 474. II, 86. 249. 343. 677. 1050. 1065. 1095. 1113. Schmitz 406. Schnebergerus 55. Schnell II, 401. Schneider 331. 702. 704. Schockius 282. Schoene 696. Scholz II, 483. Schorer 686. Schouten II, 334. Schovvelingius 440. Schrader 384. Schreiber II, 233. Schriba II, 177. Schroeder II, 119. 139. Schroeer II, 51. 983. Schroeter 605. Schubert II, 570. 858. Schütz II, 739. Schuetze II, 407. 1096. Schultz 267. Schulz 714. Schulze II, 275. Schurer II, 311. Schurig II, 163. 187. 242. Schurzelfleischius 440. 521. Schuster II, 195. Schwaab II, 249. Schwiger 324. Scopoli II, 445. Scot 82. Scott II, 1096. 1114. Scutellarius 60. Sedillot II, 1035. Seeber II, 121. Seeger II, 892. Seelmann II, 154. Segnitz II, 963. Seguyn 232. Seidelius 101. Seip II, 484. Seligmann 722. Seneca 136. Senavit 332. Sennert 148. 205. 211. 215. 291. 653. 654. 656. Senftleben 439. Septalius 650. Serna 215. Serveto 538. Severinus 207. Shaw II, 208. 281. Shepman II, 636. Sidrén II, 626. Siegling II, 917. Siegwart II, 532. Sigaut de la Fond II, 963. Sigbert 260. Sigwart II, 509. Silhon 298. Silvaticus 607. 608. 609. 610. Simon 271. Sims II, 578. 1036. Sinapius 527. Sintenis II, 1100. Sitonus 250. Skiadan II, 1050. Slare II, 249. Slevogt 498. 502. 527. 649. 747. II, 68. van Slooten II, 195. Smetius 156. Smith II, 614. 963. 985. Sniet II, 651. Snell II, 1035. Sobry II, 1127. v. Soemmerring II, 988. 1079. Soennerberg II, 1095. Sohlberg II, 256. Solger II, 776. Som 336. Spach II, 1112. Spachius 96. 110. Spagirico II, 725. Spalding II, 626. 1050. Spangenberg 405. 409. Sparschuch II, 626. Speirman II, 798. Spence II, 1012. Spener II, 53. 56. Sperling 672. 673. 674. Sperlingius 205. 239. 271. 445. II, 63. Spiegel II, 1079. Spinoza II, 442. 878. Sprenger II, 858. Spudaeus 250. Staël-Holstein II, 1097. Stahl 480.

504. 510. II, 37. 43. 62. 68. 86. 97. 121. 156. 164. 249. 259. 263. 264. 298. 482. Stearne 266. 282. Stedman II, 811. Steeghius 618. Stegmann 484. Steinerus II, 787. Steinhart II, 1036. Stentzel II, 209. 249. Stenzel II, 249. Sterzinger II, 893. Steurlin II, 105. Stever II, 168. Steward II, 1013. 1050. Stieler II, 97. Stilling II, 1080. Stock II, 334. Stoer 172. Stoll II, 893. 928. Stolterfoht 454. Strauss 688. Streithorst II, 910. Struthius 25. Struve II, 470. 677. 958. Stuart II, 256. Stupanus 636. Sturm 493. 498. Stuthenius 205. Sucro II, 532. Sue II, 1097. de Sueur II, 626. Sulzer II, 418. 510. 561. 571. 578. 615. 695. 725. Sulzerus II, 787. Sussenbach II, 166. 228. Swedenborg II, 277. 327. 739. Sydenham 440. Sylvanius 42. Sylvius 724. Synesius 536. T. 505. II, 811. Tabor II, 195. 910. Tack 260. Tamitius 180. de Tau II, 37. Teichert II, 1078. Teichmeyer II, 110. 150. 238. 561. Telesius 582. Teller II, 740. Temnik II, 68. Tenzel II, 446. Terrasson II, 471. Tesserarius 186. Tessier II, 725. Tet el 440. 521. Themel II, 279. Themistius 19. 589. Theophrastus 3. 170. Thielow II, 1050. Thiery II, 508. Thiesen II, 521. Thilen II, 225. Thilo 662. II, 63. Thoma 639. Thomann II, 1128. Thomas II, 677. 695. 740. 812. Thomasius 493. II, 92. 118. 211. Thomas. Morus 655. Thomasseau 400. Thomschlaeger 471. Thomson II, 32. 471. Thoner 663. Thuillier 308. 516. Thurm 697. Tiedemann II, 753. 833. 1115. 1128. Timaeus 320. Tiraquellius 53. Tissot II, 652. 1115. 1128. Titius II, 789. Tittmann II, 1128. 1129. Tode II, 63. Tollius 471. du Tour II, 525. de la Tourri II, 389. Tourtelle II, 615. 1098. de Torres Villaroel II, 432. Tournefort 745. Toussaint II, 397. 419. 626. Toxites 619. Trainer II, 139. Tralles II, 397. 741. 764. Treuner 481. Trier II, 250. 267. Triller II, 591. 600. 789. 812. Trimolt II, 1129. Trinckhusius 374. Triverus 35. Trnka de Krzowitz II, 799. Truebe II, 32. Tschanter II, 63. 180. Tschirmer II, 1013. v. Tschirnhaus 455. 463. Tudecius 493. Tullius 589. Tulpius 220. 374. 451. Tweedie II, 1129. Tychonius 507. Ueberwasser II, 911. Ulianus 111. Ulrici 320. Unzer 423. II, 373. 381. 398. 408. 419. 532. 533. 626. Ursinus 295. Usteri II, 991. Uwicki 108. Vacher II, 551. Vake 332. du Val 196. 208. de Valangin II, 626. Valckenaer II, 390. Valla 15. Valleriola 66. 67. Vallesius 619. 620. Vandermonde II, 508. Vaslet 695. Vasse II, 171. 188. Vater 510. II, 188. Vaughan 252. Vegius 532. Vehr 299. Velschius 320. Venafrani 76. Vercellone II, 578. Verdelhau de Moles II, 352. Verdries II, 110. 121. 215. Vereycken 185. Verhowitz II, 965. Veson 369. Vesti 484. II, 105. Vetter 417. Vicomercati 70. Vico Mercurio 639. Victorius 553. de Vieri 60. de Vieussens II, 127. de la Vigne 194. le Vignon 654. 655. de Villanova 11. 614. Villaume II, 894. 929. 948. Vitus 227. Vogel 109. Vogt II, 257. Vogtherr II, 51. Voigt 321. Voltaire II, 307. 637. Voss II, 352. Voyer II, 639. Wagner 495. 705. II, 97. 177. 600. 1052. Wahrmund II, 139. 268. Walch II, 447. Waldinus II, 498. Waldschmid 484. Walschmidt 747. 748. Wallenberger 177. Wallerius II, 110. Wallonius II, 521. Walsch II, 813. Walther II, 329. Wanley II, 929. Warlitz II, 63. Wartenberg 471. Watterus 736. Watts II, 965. Webster II, 800. Weckerus 615. 616. Wedel 522. II, 38. 63. 121. 165. 229. 280. Weghorst 299. Weigel II, 991. Weikard II, 696. 1130. Weinsperger 266. Weishaupt II, 912. 1052. Weiss II, 381. 551. Weissbach II, 257. 258. Weitz 510. Welsch II, 98. Welsted II, 216. Weltz II, 364. Weltzien II, 948. Wekherlin II, 929. Wendt II, 352. 364. Wepfer II, 226. Werdenhagen 202. Werdermann II, 1038. Werlhof II, 726. Wern-

her II, 68. Werther II, 93. Wesenfeld 510. Westberg II, 834. Westphal II, 1069. Weyland II, 321. Whytt II, 419. Wichmann II, 1099. Wick II, 1081. Wickmann II, 282. Wideburgius II, 165. Widt 291. Wiedmann II, 517. Wieland II, 485. 777. Wierus 73. Wilckius 616. Wild II, 395. Willis 375. 417. 436. 717. 727. 728. Wilsius 751. Windberger II, 521. Winkler II, 282. 312. 335. 365. Winslow 506. II, 58. Winterbach II, 238. Wirdig 379. Wirsung 569. Wissar II, 894. Withofius II, 498. Woertmann II, 433. de Wolf II, 215. 243. 259. 321. 352. 398. 408. 442. 472. Wolff 515. II, 150. 226. 966. Wolfius 748. II, 1033. Wolffgang 223. Wolleb II, 755. Woodward II, 298. 510. Woyt II, 43. 189. 226. 227. Wrisberg II, 322. Wucherer II, 141. Wünsch II, 1081. Wurzer II, 912. Wychtel II, 778. van de Wynperse II, 639. St. Yon 338. 705. Younk II, 813. de Xhore II, 373. Zabarella 639. Zacchias 177. 369. 370. Zachler II, 259. Zacutus Lusitanus 221. 676. Zambaldi II, 616. Zapfius 186. Zara 160. Zeidler 371. Zeiher II, 420. Zeisoldus 683. 696. Ziegler II, 562. Zihn II, 192. Zimara 188. Zimmermann II, 834. 861. Zoetmann II, 43. Zoellner II, 801. Zschokke II, 1038. Zueckert II, 578. 627. 861. Zuetterig 515. Zwingerus II, 98.

1477. 1479. 1489. 1622. 1638. 1669. 1670. 1675. 1682. 1684. 1685. 1692. 1696. 1702. 1704. 1710. 1713. 1714. 1717. 1722. 1724. 1731. 1732. 1737. 1738. 1740. 1742. 1743. 1744. 1745. 1746. 1747. 1749. 1750. 1751. 1754. 1755. 1756. 1757. 1758. 1759. 1760. 1762. 1763. 1764. 1768. 1769. 1770. 1774. 1775. 1776. 1777. 1779. 1780. 1782. 1783. 1784. 1785. 1786. 1787. 1788. 1789. 1790. 1791. 1794. 1795. 1796. 1798. 1799.

Pyromanie. Grimm II, 430. Gumaelius II, 407. Hinze II, 332. Lembke II, 361. Paracelsus 170. Richter II, 430. Scheffel II, 361. 430.

Risus. Actuarius 549. Alberti II. 323. 365. 374. Albinus II, 715, Aristoteles 91. 586. Bacon de Verulam 693. Bergemann 590. Berrelarius 124. Binninger 377. Boerhaave II, 355. 367. 489. 666. Camerarius 437. Chartier 674. Chrysippus 586. Cicero 586. Democritus 586. 672. Denyan 674. Denys 653. Descartes 304. Dudley II, 821. Empedocles 586. Fabricius Hildanus 234. de Fauenfeld II, 526. Flajani II, 1105. Fontanonus 548. Fracastorius 566. Franck II, 1003. Frankus a Franckenaū 438. Freund II, 34. Gregory II, 804. Grimm II, 496. Gumaeleus II, 407. Gunz II, 305. Halle II, 901. Haller II, 684. du Hamel 427. Hec II, 221. 229. Hinze II, 332. 342. Hippocrates 91. Hoefer 390. Hufeland II, 1108. Jossius 75. 125. Joubert 51. Kölichen 707. Kretzemar II, 221. Lactantius 540. Lavater II, 671. Lembke II, 361. Leonard 671. Leucippus 586. von der Linden 671. Lypichius II, 305. Lyserus 226. Mancinius 96. 586. Mappus 444. Mercurialis 61. 91. Moethig II, 365. Olivier II, 466. Parsons II, 372. Pechlin 479. Plater 218. Platner II, 305. Plato 586. Paletianus 75. 613. Pressavin II, 675. Pythagoras 586. Renouard 653. Reveroviccius 656. Riolanus 245. Roderici a Castro 613. Scarlatinus 746. 747. Scheffelius II, 327. 332. 342. 361. 409. 469. Schmid 196. Schuster 474. Sennert 319. 653. Simon 271. Sperling 672. 674. Steeghius 618. Thoner 663. Tudecius 493. Vallecius 620. Venafrani 76. Wedel II, 34. Weissbach II, 258. Willich II, 327. Woyt II, 227. Zachiae II, 205. Zwinger II, 420.

1670. 1768.

Schädelverletzungen. Kopfwunden. Laesiones cerebri. Commotio cerebri. Abernethé 164. Abernethy II, 1016. Acrel II, 653. 665. 743. Alberti II, 197. 198. 199. 200. Albrecht II, 329. Alcazaris 78. 567. Alcfeld II, 500. 629. Alexius Pedemontanus 554. Altvater II,

52. Amatus Lusitanus 547. 548. 570. 643. Amman 702. 710. Ammann 333. 381. 401. 741. Amyand II, 244. 580. Anderson II, 863. 951. Arantius 75. 215. Aranzi 212. Arcaeus 67. 565. Aristoteles 91. Arnold II, 190. Arnoldt II, 502. Arnoult II, 450. Atkins II, 270. Atthalin II, 366. Aubry II, 450. Augenius 600. 601. 602. Aurran II, 450. Avicenna II, 1. 2. Baillie II, 1040. 1117. Baine II, 330. Baldinger II, 653. 766. Ballonius 239. II, 552. Balme II, 390. 450. Baralitanus 141. Barbette 735. de Bargo 604. Barlow II, 1072. Baron II, 256. 330. 932. Bartholinus 263. 300. 387. II, 314. 818. Batting II, 545. Bauer II, 679. Baugrand 410. 721. Baumer II, 1118. Baumgärtner 285. Baumgarten II, 932. Bayle II, 451. 572. Beaumarchef II, 451. 1101. Beauregard II, 451. Beckherus 286. 452. Becket II, 87. Beguinet II, 1101. Behnes II, 791. Behrens II, 262. de Bel 271. van der Belen II, 897. Bell II, 864. 865. 917. 1054. Belloste 749. Berendt II, 786. Berengarius 10. 20. 192. 535. II, 124. Berger II, 602. Berggoldt 494. Bergsten II, 1077. van Berkelaar II, 593. Bertin II, 451. Bertrand II, 501. 512. Besse II, 33. Beuer II, 629. Beverovicius 660. Bichat II, 1083. Bidahlt II, 536. Bierling 410. 411. Bilgner II, 564. 654. la Billardiere II, 1101. Billot 721. Blancard 418. Blegny 424. 721. Bloch II, 730. Blount II, 897. 995. Blumi II, 106. Bodmer II, 995. Boeger II, 1083. Boerhaave II, 87. 289. 290. 374. Boëtius 689. Boettcher II, 970. Bohn 494. 743. II, 52. Boirel 710. Borthwick II, 788. Boisson II, 451. 537. Bondrye II, 452. Bonetus 729. II, 21. Bontius 222. Boothius de Boot 243. Borellus 258. 268. Boretius II, 189. 502. Borthwick II, 865. 933. Boschi 139. Bosquillon II, 758. Bosset II, 512. Botallus 51. 56. 683. Boudrye II, 971. Bourienne II, 840. 883. Bourleyne II, 452. 716. Boyer II, 971. Brabi 141. Brandau II, 476. Brandt II, 654. Braune II, 865. Brechery II, 453. Brechtfeld 706. Bromfield II, 262. 699. Brown II, 1119. Bruckmann II, 786. Brueckner II, 952. Buechner II, 228. 400. 425. Buettner II, 629. Buhr II, 786. Burggrave 638. II, 252. Busch II, 655. Busnel II, 594. von Berkelaar II, 593. Cabrol 611. Caestrick II, 453. Cagnion II, 996. Cagua II, 375. 581. Caldani II, 565. Callisen II, 700. 820. Camerarius 437. II, 159. Capman II, 996. Cappelletti II, 453. Carcano 80. 81. Carlos II, 730. Carter II, 996. 1055. Caspart II, 239. Cassius Felix 78. Cavallini II, 554. Celsus 162. II, 401. Chamisso 333. Chandron II, 454. 792. Charmatton II, 542. Chemery II, 454. Chopart II, 646. de Choliac 567. Chretien 548. Cirillo II, 820. le Clerc 517. 703. Clossy II, 565. Clueyrat 272. Cochon de Puy II, 273. 283. Coeler II, 731. Cognion II, 996. Coiter 564. Collignon II, 803. Colombia II, 455. Compardon II, 455. 758. Conradi II, 179. 972. 1073. Cook II, 820. Copland II, 70. Cortesius 201. 647. de Cortilius 174. Coschwitz II, 220. Couan 164. Courtin 148. Cowper 750. Craincross II, 935. Crassus 51. Creuzwieser II, 841. Croker II, 972. Cropp II, 792. 898. a Cruce 65. Crucius II, 655. Cullum II, 680. 898. 935. Dalern II, 478. Dandeville des Parts II, 655. Darenon II, 457. Daunon II, 457. 595. Dauter II, 842. Dease II, 731. Deken II, 478. Delaisse II, 437. Delolm de Lalauby II, 803. Desoult II, 973. 1119. Dethharding II, 253. Deutrich II, 710. v. Diemerbroeck 328. Dionys II, 71. 316. Disseaudeau 149. 277. Dittmar II, 184. Dodonaeus 77. 420. 571. Doerer 92. Douvray II, 655. Doumie II, 926. Drehing II, 717. le Dran II, 246. 339. Dumas II, 458. 619. Dantze II, 502. Dupan II, 458. Dupré de l'Isle II, 646. Duvergé II, 792. Eggers II, 732. Ehrlich II, 1056. Eller II, 426. 619. Emerich II, 94. Engel II, 732. 842. von Engelberg

II, 1023. Ernonius 158. de l'Espine II, 273. Ettner 382. Fabricius 587. 603. Fabricius Hildanus 232. 234. 430. 431. 433. Faivre II, 885. Fallopius 63. 115. 560. 563. Faudacq II, 368. Fantonus 524. Fay II, 936. Fehr 313. Fernelius 735. Ferrant II, 646. Fichet de Flechy II, 360. Ficker II, 1073. Fidelis 711. Fielding II, 246. 583. Fielitz II, 1086. Finus 120. Fiovaranti 562. 572. Fischer II, 803. Flajani II, 1105. Flemyng II, 565. a Fonseca 104. II, 438. Fontaine II, 402. Fontanus 216. Ford II, 900. 1043. Forestus 120. 121. 579. 610. Fragosi 563. Fragoso 118. Frambesarius 102. Franck II, 426. 769. Francke II, 1047. Frank 728. Freind II, 279. French II, 681. 1004. Friderici 301. Frisac II, 538. 632. Frisius 707. Fumanellus 49. Galenus 84. 203. 587. 683. Gallot II, 718. Gambs II, 145. Gardane II, 702. Garengeot II, 160. 316. Garnier II, 402. Gauthier II, 656. Gavard II, 975. Geach II, 583. Geiseler II, 846. Geissler II, 733. Gellmann 420. Gentil II, 464. Germain 214. Gesner II, 633. van Gesscher II, 606. Gilibert II, 975. Gillot II, 492. Giraud II, 1086. 1124. Glandorp 171. Glasbach II, 193. Gloxin II, 159. Gmelin II, 403. Gockelius II, 27. 29. 137. Goeckel 438. 730. Gooch II, 514. 606. 682. Goodsir II, 1074. Gorré II, 976. Grandekamp II, 1025. Grima II, 759. Grimston II, 938. Guerin II, 584. Guillemain II, 770. Guinot II, 504. Guisard II, 376. Gui Vide 550. Guyetant II, 746. Guynot II, 1075. Gvarinonius 628. de Haen II, 526. Haesemann II, 746. Hafenreffer 287. Hagendorn 518. Haller II, 504. 584. 682. 683. 719. Hardouin de St. Jacques 77. Haré II, 668. Harris II, 203. Hasselberg II, 870. de Hautesierek II, 596. Hazard 204. Heesham II, 939. Heffele II, 977. Heister II, 440. Hellwig 723. van Helmont II, 76. Henckel II, 376. 770. Hennequin II, 1122. d'Henonville II, 330. 932. Herna II, 977. Hesling II, 622. Heuermann II, 461. 584. 585. Heurnius 181. de Heyde 729. Hicks II, 1027. Hilchen II, 384. Hildanus 604. Hill II, 669. 703. 747. Hilscher II, 95. Hippocrates 71. 74. 75. 149. 162. 212. 215. 270. 273. 277. 278. 543. 550. II, 871. Hochstetter 382. 646. II, 847. Hoefer 388. Hoegg II, 555. Hoenn 408. Hoffmann II, 146. 171. 172. 173. 517. 847. Hofmann 365. II, 479. Hollerius 73. Homberg 399. d'Hononville II, 330. Hornung 184. 191. Horstius 184. 191. 288. 289. 648. 649. Houlston II, 871. Housset II, 647. Ingram II, 415. Ingrassia 33. 34. 543. Irving II, 704. Iselin II, 1006. Isenflamm II, 805. Jacquinelle II, 957. Jaeger II, 1088. Jasser II, 805. 848. Joel 195. Joerdens II, 350. Jonas II, 193. Julianus 39. 77. 545. Kaltschmid II, 461. 622. Kaltschmidt II, 634. Kees II, 648. Ketsch II, 567. Kegler 130. Kisner II, 193. Kite II, 957. Kleemann II, 849. Knackstedt II, 1089. Knaus II, 1061. 1089. Koch II, 720. Koehler II, 849. Koelpin II, 137. 748. Koenig II, 556. Krüger II, 720. de Krzowitz II, 872. Kupferschmidt II, 130. Lamzweerde 366. Lancisi II, 147. Lange 580. Langguth II, 385. Langlois 165. Larrey II, 706. Lassus II, 340. Laurent II, 462. 872. Laurentius 112. 535. Le Clerc 335. Leempoel II, 925. Lefoulon II, 1109. Leidig II, 923. 941. Lentin II, 634. 771. Leny II, 1007. Leske II, 706. Leveling II, 706. 849. 888. Libavius 93. Lieberkühn II, 738. Lieutaud II, 607. van Lil II, 480. de Limbourg II, 462. 748. Lischwitz II, 163. Lloyd II, 518. 849. Loeffler II, 658. 1076. Loew II, 205. Lombard II, 1076. Lommius 658. Longius 46. Lorsch II, 568. Lossius 373. Lotichius 229. 660. Loubet II, 441. Louis II, 341. 394. 597. 707. Lyser 262. Mackie II, 1076. Maclagan II, 690. 708. Macquart II, 672. Magatus 162. 637. Maggius 548. Majault II, 463. 708. Manardus 11. Mancini II, 549. Mangetus 460. Manne II, 236. 378. Marcellus

Donatus 85. Marchetti 306. II, 236. Marechal de Rougères II, 463. Marianus Sanctus Barolitanus 540. 556. Martin II, 464. Martini II, 576. Marschall II, 980. Marschall de Rougers II, 597. Martin II, 1029. Martini II, 623. 634. 784. Massa 42. 540. Massot II, 464. Maurel II, 464. 762. Mayer II, 772. 873. Meckel II, 1123. Medicus II, 576. a Meekren 324. 434. 699. Méhete de la Touche II, 691. Meybom 383. II, 708. Mennel II, 981. Merolinus II, 481. von Mertens II, 772. Metzger 444. II, 1009. Mezger II, 722. 1091. Michaelis II, 658. 1091. Michel II, 825. Millin de la Courveault II, 464. Minter II, 876. 890. Moicha 174. Moebius 294. Mohrenheim II, 785. Monteggia II, 1030. Montemayor 153. Morand II, 623. 673. 737. Morgagni II, 609. Mosque II, 828. la Motte II, 559. Mueller II, 109. 120. 1124. Munier II, 371. Muraltus 478. Murray II, 1077. Murry II, 286. Mursinna II, 807. 1077. Musitanus II, 131. Muys 434. 497. 731. Mynors II, 875. 905. Nannoni II, 550. Narvaez Cuerve-Cueren 71. Nathorst II, 852. Naudot II, 981. Nebel II, 981. Nenter II, 91. Nollessen II, 465. Nuernberger II, 276. 1047. Oberteuffer II, 660. 1010. O'Halloran II, 1031. 1044. Ollenroth II, 772. 852. 982. 1092. Otto II, 773. 852. Paaw 270. 399. 636. 637. Pages II, 466. Pallas II, 569. Panarolus 259. Papillon II, 598. Paracelsus 169. Paraeus 597. 598. Paré 33. 79. 557. Paris II, 371. Pascal II, 466. 960. Passavant II, 62. Passerus 94. 581. Paulus Aegineta 19. Pauw 162. Pelardus II, 194. Perdulcis 73. Pereda 606. Petit II, 341. 710. de la Peyronie II, 599. Piocinius 140. 526. Piccardi II, 749. Pietsch II, 467. Pistor II, 738. 854. Pitschel II, 855. Planchon II, 467. 599. Plater 219. Platner II, 286. 363. Plutot II, 907. Pohl II, 286. 710. 738. Pomme II, 467. Pommier II, 467. Portalus 567. des Ports II, 396. Posewitz II, 1126. Poterius 169. 521. Pott II, 542. 624. Pouteau II. 542. 762. 830. Pozzi 58. Praël II, 983. Praevotius 696. le Prevot 229. Primelius II, 925. de Pui II, 786. Purmann 450. 497. II, 96. 131. 305. du Puy II, 286. Pyl II, 830. 855. 876. 890. 1032. Quercitanus 71. Quesnay II, 342. R. II, 467. Rainer II, 384. Rahn II, 908. Ramdohr II, 738. 856. Ranby II, 320. Ravaton II, 406. 624. Raygerus 428. Rees II, 650. 660. Regner 414. Reinesius 414. Reinhard II, 774. Reisinger II, 945. Reveroviccius 656. Rhodius 275. Ribe II, 877. Richter 384. II, 651. 661. 708. 774. 786. 870. 891. 1126. Ricou II, 1064. Riedlin 479. 738. 739. II, 42. Ritsch II, 599. Riverius 165. 235. de la Rivière II, 492. Robert II, 520. Robert de Gesnais II, 926. Rode II, 786. Roeffel II, 425. Roncalli II, 379. Rondelet 72. von Roonhuyse 384. de Roose II, 984. Rosenberg 183. Rossius 623. Roth II, 661. Rouchoult II, 693. Rouhault II, 163. Rouveyre II, 468. Rudolph II, 786. Rücking II, 798. Rüdiger II, 856. Rüst II, 984. Ruff 552. Rumler 324. Runge II, 406. Rusch II, 945. Ruysch II, 327. Sachtleben II, 1011. Salerne II, 469. Saliceto II, 320. Salmuth 78. 242. Salzmann II, 145. 149. Sanctus Barolitanus 46. Sand II, 31. Sandifort II, 1034. Scardona II, 372. Scarlatinus 747. Schaarschmid II, 333. Schacher II, 163. Schacht II, 155. 177. Scheler II, 653. Schenck 116. Schenckius a Grafenberg 695. Schlichting II, 389. Schmid 249. II, 430. Schmitt II, 155. Schmucker II, 711. 775. 811. 857. Schneider 252. 263. 379. 668. 669. 688. 855. 858. Schouten 744. Schuette II, 484. 724. Schultetus 223. Schultze 504. Schulz II, 461. Schumacher II, 256. Schurig II, 164. Schuster II, 327. Schweickhard II, 646. Scott II, 711. 1079. Scultetus 267. Selle II, 811. 832. Sellin II, 776. 898. Severini 236. 237. 368.

Seyffert II, 181. Sharp II, 320. 469. Sibbern II, 711. Silvaticus 607. Skrimshire II, 1012. Slevogt 504. Smetius 157. Sograsi II, 1036. 1051. Solingen II, 788. de Sorbait 705. Spalding II, 927. Spoerlin II, 233. Spruyt II, 990. 1080. Staalpart von der Wiel 732. Staehelin II, 105. Staffart 719. Stalpart 455. 462. II, 225. Steffart 400. Stehelin II, 418. Steidele II, 740. Stoeller II, 1097. Stoll II, 751. Stoltz II, 31. Stosch II, 180. van de Stylle 661. van Swieten II, 364. Sylvaticus 119. Tacconus II, 418. 510. Tanaron II, 471. Taswell II, 521. 730. Testa II, 964. Thebesius II, 397. Teichmeyer II, 328. 561. Teubeler II, 400. 764. Theden II, 662. Thilenius II, 947. 990. Thom II, 1128. Thouret II, 740. Thoyer II, 471. 695. van Til II, 484. 725. Timaeus 320. 406. 481. Timaeus a Guldenklee 715. Titsingh II, 419. Tode II, 725. le Tonnelier II, 256. de la Touche II, 677. Trew II, 195. Triller II, 732. Trincavallius 63. Trioen II, 344. Troni 82. Troubat II, 471. Tudecius II, 551. Tulpius 374. 451. Turner II, 92. Valleriola 66. 564. Vandelli II, 497. Varnier II, 789. Vater II, 181. Vehr 471. Verduc 742. II, 139. de Verger II, 712. Vertunnianus 74. Vicq d'Azyr II, 671. Vidius 543. Vieillard II, 472. 571. Vigier 683. Vigo 537. Vincentius 74. Vives II, 472. Vogel II, 535. 873. Volcherus Coiter 65. Wagner II, 86. 385. Waldon II. 696. 1129. Walther II, 127. 150. 522. Wardenburg II, 1014. Warner II, 472. Wathen II, 741. Weber II, 741. Weckerus 615. Wedel 445. II, 86. Weickardus 187. Weiz II, 789. 948. Wendelstedt II, 991. 1099. Wepfer 283. 429. Werner II, 664. Widnmann II, 1099. Wiedeburg II, 1130. Wilkinson II, 880. 966. Williams II, 592. 601. Willich II, 778. Winslow II, 727. Wirsung 568. Wisemann 409. 714. Wohlert II, 741. Wolf II, 58. Wurm II, 741. Wurtz 634. Yonge 436. Young 715. Ziegler II, 913. Zier II, 789. Zinn 506. Zittmann II, 69. Zuccarini II, 1038. Zwinger 63. II, 63. 498.

1670. 1683. 1686. 1706. 1708. 1712. 1715. 1717. 1722. 1726. 1732. 1733. 1735. 1738. 1739. 1742. 1743. 1744. 1749. 1751. 1753. 1754. 1755. 1757. 1763. 1766. 1771. 1774. 1776. 1784. 1787. 1789. 1791. 1794. 1795. 1797.

Schlaf. Somnum. Schlaflosigkeit. Noctambulatio. Somnium. Somnambulismus. Träume. Abrech 620. Achmetis 124. 544. Actuarius 549. 550. Aëtius 36. 37. Agerius 202. 204. Agrippa ab Nettelsheym 15. 21. 260. Alberti 315. II, 198. 212. 323. 345. 354. 361. 365. Albertus Magnus 586. 603. Albinus 467. II, 715. Alexander ab Alexander 99. Alexander Trallianus 47. 48. ab Alexandro 536. Alexius 188. Allen II, 434. Almeloven 418. Almulus 658. Amatus Lusitanus 49. 570. 642. Amyrault 678. Anonymus 664. Apomansar 72. Archer 376. Arculanus 542. Argenterius 48. 550. 551. 626. 627. Aristoteles 21. 141. 143. 249. 532. 543. 586. Arnoldus de Villanova 573. 574. 576. Artemidorus 10. 23. 30. 33. 46. 303. 536. 646. Artemidorus Daldianus 92. 124. Asch II, 495. Astrampsychus 111. 124. Aubrey II, 166. Augenius 106. 600. 601. 602. Avenarius 210. Averrois 551. 586. Avicenna 586. II, 1. 2. Bacon II, 968. Bacon de Verulam 691. Baier II, 176. Bailly 447. Baldauius 124. Baldinger II, 314. Ball II, 1072. Ballonius 213. Baralis 158. Baralus 202. Barbek 447. Barbeu du Bourg II, 367. Bardsley II, 883. Barelier 202. Baronius II, 566. Barth II, 410. Bartholinus 263. 264. 300. Bauer II, 129. Bayrus 555. 556. de Beauchêne II, 883. Beausobre II, 553. Beccius II, 3. Behm II, 479. Behrens II, 410. Beireis II, 602. van der Belen II, 889. Bell II, 995. Belot II, 52. Benaudot 661. Benedict II, 70.

Benkó II, 757. Benner II, 512. Benoit 283. a Bergen II, 101. 451. de Berger 476. II, 53. 63. 66. Berlin II, 445. Bernd II, 301. 302. Bernier 333. Biart 183. Bidloo II, 82. Bierling 411. 511. Blancard 418. 419. Bockel 92. Boecler II, 323. Boehn II, 580. Boekmann II, 897. Boerhaave II, 87. 290. 355. 366. 367. 489. 666. Boettger II, 92. von Bogen II, 833. Bohn II, 52. 135. 536. Boissier II, 315. Bolten II, 679. Bonetus 698. 729. II, 10. 12. 24. Bonnet II, 644. Bontekoe 516. Borie II, 367. Borrichius 430. 706. II, 594. Bouiller II, 524. Boullot 683. de Bourges 381. Bourdelin II, 602. Bourgauld 661. Boxhorn 656. Brady II, 502. Brigos 381. Briggs II, 580. Brillenberg II, 865. Broen 437. Brown II, 580. Browne 228. Brunner II, 219. v. Buechner II, 308. 391. 401. 405. 594. Burserius II, 865. de Caballis 453. Cadaldinus 24. Caelius Aurelianus II, 88. 699. de Calville II, 79. Calvus 13. Camerarius 182. 437. Capivaccius 590. 591. 592. 593. 594. Caraccioli II, 525. Cardanus 53. 83. 96. 552. Cardilucius 393. Carenus 567. Carr 476. Cary 88. Castanaeus 740. Castilhon II, 594. Chabert II, 934. de Chamsery II, 454. 891. Chesneau II, 152. 338. Chicot 269. Chirac II, 477. Chokier de Surlet 664. Christiani 80. II, 25. Cirillo II, 303. Claudinus 133. Cleghorn II, 820. Coeler II, 731. Coernerus 186. Colle 190. de Condillac II, 998. Conover II, 972. Conring 653. Constantinus Africanus 23. Cornarius 23. Cortesius 647. Courtois 660. Coyttarus 73. Crause II, 89. Cresse 284. Cretlau II, 253. Cullen II, 953. Cursach II, 841. Cyrio 561. Dale 381. Davidson II, 1073. 1119. Deckers 708. 710. Dedekind II, 602. Democritus 586. Descartes 395. Dickson II, 820. Dietrich 646. Digby 364. de Doblhoff II, 170. Dodonaeus 637. Donatus 365. 695. Dorigny II, 386. Doute 265. Drake II, 935. Drelincurtius II, 220. van Drunen II, 899. Dujardin II, 458. Dupleix 636. Dupré II, 363. Duval 730. Ebersbach II, 60. 71. van Eems II, 272. Eilerts II, 631. Eisen 382. Elvert II, 769. Eobanus Hessus 546. Ephesius 543. Epiphanias 146. Erndtl II, 160. Ettmüller 385. II, 39. 60. 160. 620. Evers II, 445. Ewald II, 843. Ewaldt II, 101. Exnerus 171. Eysel II, 53. 71. 129. Faber II, 110. Fabiger 244. Fabri II, 438. Fabricius Hildanus 232. 234. Fernelius 134. Ferrerius 39. 41. Fesquet 284. Fest II, 594. Ficinus 4. 536. Fino 317. Fischer II, 160. 954. Fleischmann 93. Flensburg II, 589. Fonsaine 46. a Fonseca 171. de la Fontaine II, 1003. Fontanonus 549. Fontanus 209. 216. 655. Fordyce II, 681. Forestus 93. 120. 121. 610. 611. 645. Formey II, 369. 459. 620. 646. 702. Fortis 725. Fothergill II, 845. Fracastorius 566. Franco 293. Francus II, 179. Franzosius 201. Freind II, 279. Fremling II, 566. Fuchsius 616. Fricke II, 681. Galdorrhachamon 689. Gaebelkhover 102. 146. 694. Gahagon II, 974. Galenus 17. 23. 24. 27. 39. 84. 85. 203. 551. Galesius 203. Garbe II, 830. Garrus II, 620. Garnier II, 263. Gastaldi II, 112. Gatinaria 614. 615. Gaubius II, 900. Gaukeș II, 72. Gazio 11. Gazius 534. Geiger 254. Gentilis 615. Gerber II, 174. Gerike II, 334. Gesner II, 632. Gilibert II, 975. Gleize II, 886. Gockelius II, 29. Goeze II, 1074. Gohl II, 95. Goclenius 176. 658. Gontard II, 478. Gonel 447. Gooch II, 682. de Gorter II, 294. 414. 460. Gram II, 360. Gregora 44. 124. 536. Gregorius 546. Gregory II, 804. Groult 284. Grüling 322. 421. 703. II, 107. Grüningk 195. Grulich II, 620. Guarinarius 142. 535. Guenzelius 472. Guinther 563. 564. Gunzelius 739. Gvarinonius 628. Haartmann II, 555. Hagen II, 279. Hahn 518. Halle II, 901. Haller II, 683. Hamberger

II, 403. du Hamel 426. Handtwig II, 439. Hardouin 158. Hardwig II, 479. Harmes 329. Hartley II, 369. Hartmann 453. 680. 681. Hauenschild II, 977. Hawenreuter 100. Hebenstreit II, 316. 426. Heberden II, 621. 887. Hechler 302. Hechter 694. ab Heer 182. Hegendorphinus 21. Hegener II, 264. de Heimerberg 365. Heister II, 410. Heisterbergk II, 391. Helcher II, 235. Heliod 381. Hellwig 724. v. Helmont II, 72. 74. 75. Helwig 422. Helvetius II, 221. Hemming II, 871. Hennings II, 516. 847. 922. de Heredia 309. 449. Herfelt 734. Hett II, 761. Hering 496. ab Heumen 687. Heupel II, 29. Hevrnius 596. 597. 624. Heyn II, 370. Hildebrandt II, 822. Hillary II, 734. Hilscher II, 229. Hinze II, 902. Hippocrates 23. 24. 531. Hissmann II, 761. Hochstetter 382. Hoefer 388. 389. 390. Hoff II, 1026. Hoffmann 184. 502. II, 146. 230. 231. Hofmann 184. 602. II, 50. Hofmannus 682. Hofsteter 502. II, 53. Hollerius 59. Horstius 91. 98. 103. 138. 207. 289. 628. 632. II, 61. Hossmann 634. Hufeland II, 1088. 1108. Hunauld II, 120. Imbert II, 137. 633. Ilting II, 620. Inichenhofer 646. Jacchinus 24. Jacob II, 978. Jacobaeus 365. Jamblichus 586. Janitsch II, 161. de Jean II, 689. Johnston 202. Joachinus 542. Jossius 75. 125. Jungken II, 205. Julian II, 54. Julien 567. Kapp II, 1007. Kinderling II, 723. Kluce II, 161. Knoll II, 377. 441. Koch II, 185. Koefler II, 903. Koefoed II, 903. van der Kop II, 699. 705. Krahe 297. Krause 687. Kremer II, 125. Kretzschmar II, 327. Kriel II, 480. 705. Krueger II, 461. 517. Kubas II, 403. Kuehne II, 1045. Kulmus II, 46. 235. Kunrath 40. Labbé 483. Lactantius 519. 540. Lamy 726. Lancisius II, 153. 378. Lange II, 505. 580. Langguth II, 332. Langhans II, 377. 385. Langius 129. Latimer 467. Laval 284. Lavater II, 671. Lazari 130. Lazerme II, 386. van Leempoel II, 923. Lehmann 223. Lemnius 53. 68. 94. Lenglet de-Dufresnoy II, 428. Lentilius II, 102. Lentin II, 706. 771. Leonelli II, 526. Leonicus 143. Lestelle 549. Leveque 183. Libavius 605. Liel II, 479. van der Linden 672. Lindenius 652. Lischwitz II, 160. Locher II, 556. Loew 525. II, 206. Longlet II, 417. Loss II, 35. Lotichius 310. Ludovicus II, 481. 540. Ludwig II, 634. Leone Toscani 13. Lottichius 659. Lucas II, 958. Ludwig II, 378. Luisinus 558. Lund II, 360. Lust II, 361. Mac Mahon II, 602. Männling II, 120. Magirus 640. Mahieu 317. Malpighi II, 378. Mancinius 96. 586. Marat II, 722. Marcard II, 1028. Marcellus Donatus 85. Marcucius 231. Maret II, 634. 672. Marherr II, 672. Marqvard 469. Marsolius 536. Martin II, 762. Martini 619. II, 658. Matthiae 439. Mauchart II, 1008. de Mediolano 185. Meier II, 518. 623. Meiners II, 691. Melanchton 128. 580. Meltzer II, 253. Mercurialis 89. 91. 578. 579. Mercurius 167. Mesnardières 656. Messenge II, 386. de la Mettrie II, 442. Metzger II, 333. 905. Metzner II, 66. Meyer II, 371. 527. de Meza II, 785. Michaelis 538. Michael Scotus 611. 612. Michel II, 527. Milichius 559. Miller 100. Mirbel 335. Missa II, 482. Modelyn 518. Moegling 373. Moeller II, 521. Moldenarius 162. Montagnana 3. de Moor II, 55. Morand 284. Morgagni II, 610. Morgan II, 206. Moritz II, 826. 827. Morton 508. II, 223. 224. de la Motte le Vayert 658. Moulin 303. Mueller II, 495. 589. Muelmann 195. Muratori II, 362. 874. de Murillo y Valverde 373. Musitanus II, 131. Muys 731. Nicolai II, 351. 709. Nicophorus 124. Nimptsch 513. Niphus 12. 303. Nonus 553. Norcopensis 720. Nudow II, 723. 982. Ollenroth II, 773. van Olmen II, 889. Ondenaarden II, 508. Oribasius 45. 48. d'Oxenstirn II, 528. Pagani II,

417. Paracelsus 62. 126. 150. Paraeus 598. 599. Paranolus 259. Pare 136. Pascal 428. Patin 450. 455. Paullini 465. 509. 520. 526. II, 67. Paulus Aeginata 19. 29. Pechlin 479. Pelargus II, 193. Perenius 96. 109. Pererius 520. Persona 140. Petermann II, 36. Petetin II, 906. Pezold II, 405. Philaletha II, 396. Pichon 536. Pictorius 40. Piderit II, 1047. Pigatti II, 341. 808. Pino II, 649. Piso II, 333. Pizler II, 86. de Plaigne II, 599. Plater 216. 218. Platner II, 320. 327. du Pleix 131. Plinius Secundus 10. Plot 509. le Pois 168. Poissionier II, 363. Pollio 187. Polybius 33. Pomarius 244. 252. Pomme II, 569. Poncet 549. Porati II, 1033. Porphyrius 586. Poterius 521. II, 175. Pourret 683. Pourrit 526. de la Prade II, 467. Praefectus 554. Praetorius 687. 696. Praevotius 696. de Pré II, 185. Preaux 330. Pressavin II, 675. Pressen II, 613. Priscianus 536. Prosper Alpinus 587. II, 154. 155. Puscher II, 316. Puteanus 147. Puylon 330. Pye II, 520. Quartier 265. II, 830. Quercitanus 131. 132. Rahn II, 962. Ramazzinus II, 104. Rumbach II, 580. Rantzovius 81. 600. Rappolt 678. Raspius 191. Reghelinus II, 341. Regius 275. Reil II, 984. 1078. Reinhardt II, 1033. Reiske II, 160. Renaudot 414. Reneaulme 526. Renier 660. Rennberg 439. Rentzius 3. Reveroviccius 656. Rheginus 560. Rhodius 275. Rhumelius 241. Ricejus 615. Richard II, 613. Richter 147. II, 445. 495. 891. Riddermarck 744. Riedlin 415. 480. 503. 738. II, 91. Ringelberius 15. Riolanus 245. 248. 675. 676. 702. Riverius 226. II, 114. 117. Rivinus 230. II, 92. Roboretus 97. de la Roche II, 1049. Roderici à Castro 613. 614. Roeper II, 389. Rolfinck 331. 527. 718. 719. 702. 721. Rommelius 475. Ronsseus 94. Rosendalius 702. Rost II, 176. Rothe II, 710. Rufus 226. Ruland II, 232. Rush II, 908. 1034. S. II, 372. Saalfeld II, 577. Saillant II, 739. Salius Diversus 86. Salzmann 236. 255. Sanchez 41. 208. 249. Sanctorius 187. Santanellus 751. Santanielli 509. Sauber 492. Sauvages II, 380. 418. 570. Sauvalle 483. Savonarola 555. Saxonia 614. Scaliger 23. 111. 143. 285. Scarlatinus 746. Schaar II, 176. Schalbruch 447. Scharff 185. Schaumkell II, 186. Scheibner II, 461. Schenck 116. 117. 209. II, 308. Schenckius a Grafenberg 695. Schenkius 367. Scherff II, 342. Schlettwein II, 532. Schlung II, 229. Schmidt II, 249. 343. Schmucker II, 775. Schneider 331. 702. II, 570. Schober II, 364. Schobinger 154. Schorer 686. Schott 298. Schuette II, 149. Schultz 252. Schulze II, 532. Schurig II, 163. 242. Schwimmer 474. Seesemann II, 1079. Segerus 429. Segni 587. Seibt II, 212. Seiler 183. Seitz 9. Sennert 187. 319. Septalius 651. Serenus Quintus 542. Sherwen II, 711. Sigaud de la Fond II, 963. Silvaticus 607. 609. 610. Sinapius 514. Sincerus II, 155. Skunk 702. Slevogt II, 110. Soave II, 1036. Soner 144. de Sorbait 374. 704. 705. Spectalius 156. Sperling 196. 424. v. Spilker II, 469. Spindler 480. Squire II, 591. Steeghius 618. Stephanus II, 37. 97. Stentzel II, 209. Stephanus 46. II, 98. Stevenard II, 927. Stiebritz II, 445. 521. Stieff II, 343. Stieglitz II, 1067. Stisser 306. Stockmann 185. Stuart II, 591. Stunzer II, 798. Stupanus 636. Stute II, 594. Suden II, 127. van Swieten II, 364. Sydenham 440. 505. Sylvaticus 271. Sylvius 368. 724. 725. Synesius 3. 10. 13. 39. 41. 44. 96. 533. 536. 586. T. 505. Tappius 690. Taedler 122. Tandlerus 154. Tegelik 744. Teichmeyer II, 328. 562. Telesius 582. Tenzel II, 446. Thebes II, 320. Thebesius II, 105. 321. Theissnerus 367. Themistius 538. Thiesen II, 521. Thilenius II, 947. Thomasius II, 188. 397. Thomé II, 118. Thoming 649. Thoner 255. 662. 664. Thouvenel II, 893. Tiedemann II, 753. Timaeus a

Guldenklee 299. 319. 320. 480. 481. Tissot II, 1115. Titius II, 345. Tittmann II, 1128. 1129. Tozzus 429. Tralles II, 432. Trincavallius 70. Trischlin II, 753. Tschantern II, 181. U. II, 911. Uden II, 334. Unzer II, 373. 532. Vaillant II, 79. de Valangin II, 626. Valentinus II, 105. Valla 534. Valleriola 66. Vallesius 619. 620. Varin 730. Vechner 170. Velschius 400. Velsius 24. 27. Venafrani 76. Verdries II, 110. Vergilius 546. Vicentius 96. Victorius 215. de Villanova 6. 11. 614. Villaume II, 948. Vipacher II, 536. v. Visoliet II, 139. 334. Voelter II, 181. Vogel 369. II, 627. 800. Vogter 617. Volckmarus 291. Vulson de la Colombiere 336. Wagner-Eckius II, 233. Waldschmidt 748. Weber 647. II, 754. Webster II, 800. Weckerus 615. 616. Wedel 424. 456. 475. 493. II, 86. Weichardt II, 726. Weikard II, 1116. Weise II, 451. 1129. Weissbach II, 257. 258. Welsch 369. 401. Wendelstadt II, 1099. Wepfer 283. II, 226. Werger 676. Werlhof II, 727. Whytt II, 472. 664. Willis 375. 728. Wipacher II, 135. Wirdig 380. Wirsung 569. Wittich 128. de Wogan II, 713. Wolff II, 51. 81. 433. Woyt II, 43. 227. Wünsch II, 1081. Wuttge II, 354. Young II, 544. Zacchias 177. 369. 370. 385. II, 299. Zacutus Lusitanus 221. 676. 678. Zahn 511. Zapata 511. de Zaworzitz 392. Zeidler 303. Zschiese II, 101. von Zuberbühler II, 365. Zwicki 456. Zwinger 75. 111. II, 43. 98.

1622. 1660. 1670. 1673. 1701. 1707. 1711. 1714. 1720. 1739. 1742. 1745. 1746. 1747. 1749. 1750. 1760. 1769. 1772. 1780. 1781. 1785. 1786. 1787. 1789. 1791. 1798.

Sensorium. Sensus interni. Sensatio. Sensus communis: Ackermann II, 409. Alberti II, 239. Albinus II, 715. Aristoteles 532. Astruc II, 283. Beare II, 93. Berdoc II, 679. Blumenbach II, 897. Bonnet II, 643. Boerhaave II, 357. 367. 490. 546. 666. le Camus II, 436. Capivaccius 593. Cartesius 712. Cellarius 646. Clauswitz II, 425. de Condillac II, 997. Couvin 657. Delius II, 425. de Diemerbroeck 459. Eggers II, 239. Ettmüller 749. Eybeschitz II, 960. Feder II, 620. Fernelius 135. Fracastorius 566. Gaubius II, 900. Gregory II, 804. Guinther 564. Haertel II, 213. du Hamel 426. Hartley II, 369. Heineccius II, 318. Heurnius 624. Hilscher II, 235. Hippocrates 281. Hofmannus 681. Horstius 632. Jacob II, 978. Krüger II, 332. Lamy 726. Langguth II, 305. Lepois 639. de Lignac II, 539. Locke II, 526. Macbride II, 672. Marggraf II, 597. Martini 619. de la Mettrie II, 442. Moeller 607. de Monstrueil 657. de Moor II, 54. 55. More 712. Nicolai II, 351. 465. Nürnberger II, 960. Oetinger II, 444. Pamphilus Motivs 541. Paraeus 598. Pember 661. Piso 668. Plaz II, 675. Plecker II, 675. Praetorius 653. Probst 265. Prochasca II, 855. Reid II, 625. Rheginus 560. Richter II, 409. Riolanus 702. Rivinus 513. Robinson II, 236. de la Roche II, 1049. Roesler 651. Scarlatinus 747. Schacht 492. Scaliger 144. Serveto 539. de Seze II, 892. Sylvius 724. Teichmeyer II, 561. Tiedemann II, 753. Umann 513. Ungelenk 684. Vallesius 619. Weikard II, 1130.

1787.

Sinnesorgane. In genere: Actuarius 549. Agerius 645. Agrippa ab Nettelsheym 15. Alberti II, 128. 144. 212. 213. Albinus II, 715. Argenterius 551. d'Aubenton II, 401. Avicenna 64. Beare II, 93. Boerhaave II, 358. 359. 367. 490. Boesch 366. Boyle 300. Brandt 286. 453. a Brixia II, 278. Buffon II, 401. Burchard 647. II, 212. le Camus II, 436. Capivaccius 124. Cardanus 50. Casserius 139. le Cat II, 308. 315. 331. 594. 604. Charpentier II, 213. de Condillac II, 998. Connor II, 65. Corvin

II, 392. Cremonius 209. Creuzberger II, 478. Curaeus 59. 102. Descartes 394. Deusing 287. 293. Eberhard II, 459. Eck 266. Eglinger II, 107. Elliot II, 867. Engel 517. Eobanus Hessus 547. Ettmüller 749. II, 39. l'Eveque 649. Ettnerus 171. Fischer II, 821. Forst II, 392. Fracastorius 566. Fuchsius 616. Galen 85. Gericke II, 263. von Gotter II, 392. le Grand 413. Gregory II, 804. Haguenot II, 229. Halle II, 921. Haller II, 332. du Hamel 426. Havenreuter 590. Hertel II, 128. Heutisberi 2. Hippocrates 280. Horstius 138. 632. Hübner II, 342. Jacob II, 978. Klepperbein II, 139. Lamy 726. Laurentius 648. Lederer II, 327. 332. Lehmann II, 1109. Liepmann II, 296. Limmer 740. Loescher II, 214. Long II, 1109. Luisinus 558. Menzel II, 128. du Mesnil 726. Molinetius 330. Morhof 399. 450. Nösler 657. Pamfilo Senorio 602. Nenter II, 175. de Petra Ficta 100. Plaz II, 660. 675. Plomann 399. 450. Pluton II, 127. Pohl II, 675. 693. Poor II, 797. Posner 366. 714. Probst 265. Quarin II, 276. Reil II, 1053. Rethmeyer II, 263. Rhodius II, 277. Riverius II, 114. Roggenkamp II, 342. Rolfinc 720. de Sandris 509. Schaevius 694. Schoretics II, 591. Schultz 198. Segner II, 327. 372. Sennert 194. 198. Sigaud de la Fond II, 963. Simon 58. Skunk 704. Stirna 456. Stupanus 636. Sulzenberger 332. Sylvius 724. Tappius 402. Tiedemann II, 753. Tourbier 726. Tozzus 429. Unzer II, 533. Valla 534. Vallesius 620. Vater 744. II, 139. Volmar 286. Waldschmidt 456. Willis 728. Wirdig 380. Wünsch II, 1081. Zollikofer ab Altenklingen II, 1053.

Sympathia. Antipathia. Consensus. Idiosyncrasia. Abel II, 931. Actuarius 549. Akakia 655. Alberti II, 128. 144. 177. Ammianus II, 1032. Alsarius a Cruce 124. Amatus Luscitanus 642. Anemaet II, 836. 909. Anonymus 178. Appel II, 111. d'Arcet II, 576. Aretaeus 189. Argenterius 551. 626. Astruc II, 283. 336. 932. Avolus 75. Bacon de Verulam 691. 693. Bader II, 994. Baglivi 507. II, 123. Ballonius 213. Bartholinus 263. 300. 316. II, 314. Baumer II, 791. Bausner 268. 392. Bayle 333. 407. Beattie II, 767. Beguinus 251. Bergier II, 932. de Beukir II, 336. Bichat II, 865. Bierling 494. Blacvod 600. van Bodinckhuysen II, 355. Boehmer II, 400. 565. Boerhaave II, 359. 367. 423. 489. 546. du Bois II, 666. Borellus 272. Borrichius 387. 706. II, 819. Bose II, 490. Bosquillon II, 666. 730. Bouche 204. Boudin 744. Braemius II, 1033. Brandis II, 1054. Brisseau 482. Brown II, 580. Browne 228. Brunnemann II, 217. Brunner 164. II, 218. v. Buechner II, 383. 391. 435. 524. 573. Buerger II, 383. Buerlein 296. Camerarius 437. Camper II, 537. le Camus II, 435. Capivaccius 591. Carrichter 453. Cartheuser II, 324. Corrodius II, 1033. Courmette II, 952. Crellius II, 1033. Crêve II, 1119. Curtius II, 647. Cyrio 561. Daehne II, 768. Daenikerus II, 1032. Darcet II, 605. Davidsohn II, 1043. Deckers 710. Delius II, 339. Denglerus II, 1033. Dhyame II, 513. Digby 51. 277. van Doeveren II, 731. Doye II, 129. Duncan II, 758. Drelincurtius II, 220. Eberhard 430. Egger II, 65. 717. Eschnerus II, 1032. Ettmüller II, 34. Etzler 197. Faber 495. II, 110. Fabrius Hildanus 432. Faesius II, 890. 1032. Ferrand 685. Fischer II, 191. 926. 954. 1032. Flacht 178. Fontanonus 548. Forer 170. Forestus 120. 610. 685. Forestier 225. Fortis 725. Fracastorius 34. 41. 46. 81. 296. 365. 566. Franck II, 821. 1106. Frank II, 1121. Fremling II, 846. 937. Frommann 277. Gabelkhover 146. Galenus 607. Gangloff 329. Garcia 403. Gas II, 909. Gasser II, 65. 717. Geigerus II, 1033. Gessnerus II,

1033. Gilibert II, 975. Gleim II, 178. Glisson 403. Goelicke II, 220. Goeze II, 1074. Goldhagen II, 595. de Gradibus 8. le Grand 425. Grobius II, 890. 1032. Guarinarius 142. Guenault 225. Guerin 655. Gumprecht II, 137. 747. Gyfzer II, 1075. Hafnerus II, 926. 1032. Hannaeus 365. Harmens II, 325. Hartung 155. Haubold II, 144. Held v. Hagelsheim II, 192. Hellwig 305. 329. 724. van Helmont II, 77. Helvetius 302. Henriquez 334. Hermstaedt II, 734. Hertzog II, 595. Herwig II, 29. Hessius II, 1032. Hevrnius 581. 595. 596. 624. Hippocrates 280. 281. Hoefer 388. 390. Hoernigk II, 120. Hoffmann II, 137. 222. 230. 231. 247. 747. Hofmannus 681. 682. van der Hoeven 644. Holler 740. van der Hooven 176. Horch II, 128. Horstius 184. 289. Hottingerus II, 1033. Huaulme II, 517. Huberus II, 1032. Huldricus II, 1033. Humboldt II, 1088. Hungar II, 848. Iken 430. Iscan 408. Isenflamm II, 704. Jakson II, 704. 794. Jaques II, 129. a Jessen 111. Jonston 195. Junker II, 640. Kirchovius II, 205. Kirkland II, 704. 705. 823. Kraeutermann II, 241. Kramer 509. Lamperière 600. Lancelot de Trade 650. Lancisi II, 378. Lange 580. Langemantelius 378. Langhans II, 385. 394. Langius 129. Laurentius 113. Lausel de Magny II, 657. Lawrence II, 506. Ledel II, 275. Lehmann II, 326. Lentilius 519. II, 103. Letschius 289. Leonardus 251. Lepois 638. le Letier 650. Lettsom II, 1007. Libavius 113. 605. Liebig II, 324. Lipsius 191. 408. Lubbert 158. Malpighi II, 378. Manitius II, 394. Marcard II, 850. Marcellus Donatus 85. Mauchart II, 1008. May II, 1123. Meckel II, 1043. Meder II, 435. Mederer II, 524. Meelführer 689. Mejerus II, 1033. Mentz II, 85. Mercado 88. Mercatus 578. Merl 302. Mesnardière 656. Michel II, 772. Michell II, 796. 909. Milich 50. Mittié II, 576. 605. Mizaldus 46. 97. Möbius 274. Möhring 321. II, 254. Monro II, 659. Montanus 52. Moritz II, 827. Morton II, 323. Mullerus II, 926. Mylnerus II, 1032. Naegelinus II, 1032. Nebel II, 255. Neithard II, 1092. Neufville II, 889. Nicolai 179. Niemeyer II, 1063. de la None II, 652. Nuernberger II, 808. Ochocki 193. Ochsnerus II, 1032. Panarolus 259. Paullini 469. 479. II, 66. Percival II, 876. Pererius 168. Perrault 423. Person II, 932. Petersen II, 224. Peucerus 69. Picqué II, 738. Piso 665. 667. 668. Plater 156. Platner II, 961. le Pois 168. Pomarius 434. Pouteau II, 830. Praevotius 696. Prochasca II, 855. Rahn 498. II, 467. 660. 876. 890. 926. 962. 1010. 1032. 1033. Rattray 282. 290. Rega II, 175. 560. Reichert II, 435. Rendtorf II, 109. Rickmann II, 625. Riolanus 244. de la Roche II, 1049. Rocholl II, 573. Roderici à Castro 613. Roehner II, 191. Rolfinc 718. 719. 720. 721. Roncalli II, 380. Rordorfius II, 1033. Roussel II, 1095. Rudolph II, 31. Rumler 324. de Sauvages II, 570. Saxonia 614. Scarlatinus 745. 746. Scarpa II, 775. von Schaeffer II, 724. Schenck 116. 117. Schlegel II, 909. Schlickum II, 927. Schmiderus II, 85. 1032. Schmidius II, 1032. Schmidt II, 1065. Schneider 702. 704. Scholzius 604. Schrader 509. Schulthesius II, 890. 1032. Schurig II, 186. 208. 242. Schweling 435. Schwimmer 305. 332. Siegwart II, 858. Sigaud de la Fond II, 963. Silvaticus 607. 609. Sims II, 909. Sitonus 250. Soemmerring II, 987. Solenander 105. Sprenger II, 858. Sprenkel de Leuis II, 740. Stalpart 462. Stevenson II, 469. Stock II, 381. van Strydonk II, 287. Suizerus II, 1033. Tamaro 145. Taut II, 188. Tauvry 744. Thebesius II, 391. 573. Thomas 250. Timaeus 319. 481. Thoner 662. Tissot II, 662. 776. Titius II, 961. Toden II, 1098. Toren II, 846. Treviranus II, 1098.

Triller 456. II, 600. Usterius II, 1032. Valckenaar II, 398. Vallesius 619. Varnier II, 652. Vater II, 326. Veegens II, 860. 909. Veit II, 1098. Verdries II, 110. Victorius 553. de Vieussens 451. de Villars II, 517. 521. Voigt 324. de Voisin II, 37. 98. Waldschmidt 748. Walkert II, 601. Ware II, 1007. Waserus II, 890. 1032. 1033. Waterhouse II, 789. Wedel 456. Weikard II, 765. Weisbrodt II, 144. Wesche II, 565. Whytt II, 664. 1052. Willich 515. Willis 307. 451. Wirdig 379. II, 81. Wirzburger 170. Wolfius II, 1032. 1033. Zacutus Lusitanus 678. Ziegra 689. Zimara 13. Zimmermannus II, 1033. Zuberus II, 926. 1032. Zwinger II, 98. Zwinglius II, 926. 1032.
1622. 1670. 1700. 1724. 1731. 1732. 1735. 1739. 1744. 1747. 1749. 1772. 1784. 1791.

Syncope. Alberti II, 198. 323. Albertini 166. Alexander Trallianus 48. Allen II, 433. 434. Apinus 471. Arculanus 542. Argenterius 551. Arnoldus Villanova 575. 576. von Baien 523. Ballonius II, 553. Bartholinus 316. Bayrus 556. Becht 418. Bergen II, 698. Beza 283. Boerhaave II, 367. 424. 490. Bonetus 729. II, 24. Bovillon II, 367. Burserius II, 865. Caesalpinus 618. Capivaccius 591. 594. Castellus 160. Cirillo II, 302. Conringius 258. Cools 222. Creutzmann 412. Cullen II, 953. van Dahlen 420. Deckers 708. Dekkers 494. Dodonaeus 637. Donatus ab Altomari 552. Drelincurtius II, 220. Engel II, 732. Entius 732. Fabricius Hildanus 233. Falconer II, 919. Fernelius 589. Fontanonus 549. Fontanus 209. Forestus 90. 645. Fortis 725. Freind II, 273. 279. Fridelius II, 129. Fuchsius 616. Gabelkhover 694. Gaggel II, 632. Galenus 610. Gigas 322. Gilibert II, 975. Goderis 717. de Gorter II, 413. Gramm 258. 297. Grüling 421. II, 107. Grundel 435. Guinther 564. Hafenreffer 277. Haller II, 684. Hare II, 804. Heinsius II, 127. Heintze 191. Helcher II, 285. van Helmont II, 75. Hevrnius 581. Hoefer 390. Hoen 309. Hoffmann II, 232. Holler 740. Hollerius 59. Jacchinus 644. Jüngken II, 205. Justi 309. Kemper 422. Knight II, 505. Kolb 433. Lancisi II, 147. Lapehn II, 517. Leeslam 444. Lepner 473. Lentilius II, 103. Lievens 329. van der Linden 672. Loew II, 206. Lommius 658. II, 311. Lower 329. Ludloff II, 165. Magirus 174. Marqvard 469. Meibom 179. Meisner 193. Meniot 383. Metzger 310. Michaelis 208. Moritz II, 827. Mueller II, 248. Musgrave II, 286. Musitanus II, 131. Neale II, 959. Nonus 553. Paraeus 598. Parry II, 1125. Paullini 526. de Paz 282. Pereda 607. le Pipre 159. Piso 665. II, 286. le Pois 168. Polis 223. Prosper Alpinus II, 154. 155. Quercetanus 635. Queye II, 280. 417. Reveroviccius 656. Rheginus 560. Rhumelius 241. Riedlin 738. 739. Riolanus 245. 675. 702. Riverius 702. II, 114. 116. Rolfinck 298. 712. Roncalli II, 380. Rupert 391. Saillant II, 739. Savanarolo 555. Saxonia 614. Schenckius a Grafenberg 695. Schicht II, 186. Schneider 139. Schroeter 132. Schurig II, 164. 242. Sebiz 285. Seiler 118. Silvaticus 607. Sincerus II, 156. Steeghius 618. Stockhausen 271. Strauch 319. Stupanus 636. Sylvius 545. Teichmeyer II, 328. 561. Timaeus a Guldenklee 299. Tissot II, 776. Trincavellius 567. Valentinus II, 37. Valleriola 67. Vallesius 620. Vater II, 186. Veermann 712. Victorius 553. de Vieussens II, 63. Viridet II, 215. Vogel II, 800. Vogter 617. van de Voorda 670. Waldschmidt 748. Webster II, 800. Wedel 424. 435. Weikard II, 726. Weissbach II, 258. Werlhof II, 727. Whytt II, 664. Wildholz 256. Willis 375. Winter II, 129. Zacchias 370. II, 300. Zacutus Lusitanus 677. 678.
1670.

Tabacum. Aitken II, 715. Alberti II, 198. 336. Albinus 499. Appelius II, 44. Archer 376. Bacon de Verulam 693. Baillard 485. Balde 271. Barjolle II, 110. Barnstein 237. Bartholinus 315. 316. II, 314. Baumann 192. Beck II, 354. Beintema 474. 482. II, 434. Beintema van Peima 738. Berger 524. 751. Boerhaave II, 424. Bohn II, 52. van Bontekoe 441. Brailsford II, 1118. Braun 190. 210. Brueckner II, 367. Buchoz II, 918. 933. C. 120. Carr 476. de Castro 173. Chesneau II, 152. Clarke II, 1103. Clusius 67. Cohausen II, 213. Comstook II, 1103. Contugi 472. Cuntira II, 744. v. Diemerbroeck 327. 328. Dorstenius 430. Dupan II, 936. Everartus 88. 228. 284. Fabra II, 40. 107. Fabricius Hildanus 234. Fagon 524. de Fancy II, 26. Feller II, 793. Ferrant 231. Ferrein II, 438. le Fevre II, 294. Fischer II, 1098. Fowler II, 869. Foyveillant 472. Frauenknecht II, 367. Friderici 317. Gafferi 231. de Garbenfeld II, 348. Gardiner 142. Gerly II, 152. Goeze II, 1074. Gomez Arias II, 426. Hahn 317. Hamilton II, 782. Harder 460. Hauenschild II, 977. Hecquet II, 95. Helbing II, 1098. Hellwig 724. van Helmont II, 75. 77. Helvetius II, 53. 221. Helwig 421. 422. Henning II, 1122. Herment II, 393. Hill 548. Hildebrand II, 546. Hoefer 274. 389. Hoffinger II, 957. James II, 361. Joepser 422. Juengken II, 405. Junker II, 350. Kestner II, 30. Keyl II, 125. Knoll II, 441. Krantz II, 30. Krueger II, 350. Lampzweerde 460. Lampugnano 251. Langguth II, 404. 494. Lavedan II, 1076. Letrochius 499. Letus 187. van der Linden 672. Lossius 444. Ludolff II, 185. Magnenus 241. Maloët II, 265. von Mander 294. Maneta II, 41. Marrandan 162. Mattot 398. Medicus II, 162. van der Meer 191. Meisner II, 162. de Mera 660. Monarder 67. Moreau 398. Muehlhausen II, 737. Mundius 450. Navier II, 559. Neander 179. Nicolai II, 363. Otto II, 1031. d'Oxenstirn II, 528. Pajon de Moncets II, 396. Paldamus II, 925. Pasch 502. Paulli 294. Paulus 310. 694. II, 372. Pelargus II, 194. Plaz II, 467. de Prade 405. Rolfinc 720. Roncalli II, 379. Rumsey 276. Reichel II, 404. Riverius 235. 702. Rothleben 336. Schneider 291. Schulze II, 357. Schurig II, 208. Scriverius 192. Short II, 407. de la Sone II, 410. 418. Stahl II, 242. Stella 332. Stisser 455. Stratenus 224. Swalwe 311. Tappius 263. 291. 440. Taylor II, 1127. Thorius 256. Titius II, 1098. Tresbauch 276. Triller II, 551. Unwürde II, 551. Unzer II, 534. Valentinus II, 32. Vandermonde II, 265. Venner 211. 253. Vetranus 276. Vitalioni 253. Wils 224. Worb II, 344. Woyt II, 227.
1622. 1644. 1657. 1670. 1675. 1711. 1720. 1724. 1726. 1750. 1751. 1762. 1774.

Tactus: Albinus II, 474. 715. Allamand II, 433. ab Aquapendente 457. Argenterius 551. 627. Aristoteles 98. 602. Arnoldus Villafranca 576. Augenius 602. Bartholinus 300. 307. le Bel 670. Boerhaave II, 358. 367. 490. 666. Bonetus II, 20. Bourvalet 683. le Camus II, 436. Capivaccius 593. le Cat II, 347. Condillac II, 455. 998. Connor II, 65. Descartes 394. Elliot II, 867. Eobanus Hessus 547. Ettmüller 744. 749. II, 39. Fernelius 135. Fischer II, 821. Fracastorius 566. Fuchsius 616. Gallois 683. Gaubius II, 900. van Gent II, 309. Gregory II, 804. Guinther 564. du Hamel 426. Hellod 704. van Helmont II, 77. Heucher II, 95. Hintze II, 376. Hoffmann II, 230. Hohenfelder 98. Horstius 631. 632. Huebner II, 342. Hunauld II, 120. Kremer II, 179. Kulmus II, 235. Lambert 443. Lamy 670. 704. 726. Laurenberg 637. Laurentius 140. Liebler 98. Lossius 444. Magirus 640. Malpighi 305. 310. 330. 460. 694. Morton II, 223. Muffat II, 395. Nardius 672. Nonnius 92. Nunnez

49. Parisanus 646. Pechlin 479. Planer 98. Renaudot 414. Reveroviccius 656. Rheginus 560. Reyher 683. Riddersmark 521. de Riet II, 342. Riverius II, 114. Roggenkamp II, 342. Romanus 94. Roth 311. Scarlatinus 746. Schaaf II, 277. Schelhammer II, 37. Scrincus II, 397. Sharpe 166. Sperling 674. Steeghius 618. Stisser 379. Stupanus 636. Sturm 582. Sylvius 724. Tiedemann II, 753. Valentinus II, 37. Vallerius 619. Walsch 860. Weckerus 615. Whit 528. Willis 728. Zabarella 582. Zachius 120.
1670.

Tarantismus. Tarantula. Adlung 392. Alberti II, 323. Albinus 475. 744. Baglivi 523. 499. II, 123. 261. Baldinger II, 766. Bartholinus 264. Belot 699. Bierling 411. Bocconis 511. Bonetus 729. Boyle 300. Braun 399. Brogiani II, 424. Bruni 120. Buchoz II, 1102. Büsching II, 375. 666. Caputus II, 324. le Cat II, 348. Cid II, 898. Cirilli II, 582. 645. Cora II, 119. Cornelius II, 582. Digby II, 631. Epiphanias 146. Fehr 313. Flachs 287. Forestus 122. Goeckel 430. Goldschmid 413. Grevinus 63. Goeze II, 1074. Grube 413. Hafenreffer 287. van Helmont II, 75. 77. Hoffmann II, 231. Hubner 711. Hübner 383. Iranetta y Jaurecny II, 871. James II, 280. Juan de Pereira II, 669. Kaehlert II, 517. 719. Laborde II, 783. Lyne II, 588. Madeira Arraiz 251. Manetti II, 463. Marcellus Donatus 86. Mead II, 41. 85. de Meza II, 785. Minasi II, 658. Misson II, 193. Muller 399. Panarolus 259. Paschius II, 30. Perotti 13. de Pivier 475. Plater 330. Praevotius 696. Pressavin II, 675. Renaudot 414. de Sauvages II, 570. 661. Schenck 117. Schöngast 325. 699. Schurig II, 187. 237. Schwarz II, 599. Sennert 266. 319. 654. Senguard II, 127. 319. 325. Serao II, 334. 407. Stalpart van der Wiel II, 225. Storace II, 431. 445. Teichmeyer II, 328. Theodosius 44. Tozzus 429. Trotz II, 321. Unzer II, 533. 601. Valetta II, 68. Zacutus Lusitanus 221. Zwinger 64.
1670. 1701. 1702. 1704. 1747. 1749. 1768.

Temperamentum. Accorombone 92. Acidalius 123. 139. Actuarius 44. 549. Adolphus 516. Aeschardus 114. Aëtius 36. 39. Agerius 202. Ainslie II, 896. Akakia 146. Alberti II, 86. 106. 199. 322. Amatus Lusitanus 642. Apinus II, 144. Appelius II, 261. 289. Argenterius 625. 626. 627. Aristoteles 134. Arnoldns Villanova 576. Artuys 567. Augenius 602. Baier II, 201. Bailly 447. Baldus 192. 650. Ballonius II, 553. Barbeck 447. Barbetta 736. Barnwasser II, 289. Bauduyn 544. Bauhinus 283. Becker II, 308. Benaudot 661. Beré 567. a Bergen II, 289. Bernard II, 355. Bernd II, 302. Biester 283. Boerhaave II, 358. 367. 424. 490. Boëthius 104. de Bordegaraye 507. de Bordeu II, 452. Boretius II, 136. 145. Borié II, 352. Bosseus 661. Bourgauld 661. Bourges 303. Bouterweck II, 933. Boyle 442. Brambilla II, 679. Brayer 604. Brendel 171. 516. Brotbeckius 269. Bruno 430. van Bryn II, 424. Budaeus II, 53. Buddeus II, 85. v. Buechner II, 400. 424. Buntsch II, 203. le Camus II, 425. Candidatus II, 625. Cardanus 50. Caron 749. Carp II, 525. Casson 507. le Cat II, 347. Chambon II, 952. Chesneau II, 355. Clacius II, 309. Coblot 507. Cochon de Rey II, 477. Cockburne 501. Cocles 538. de la Consture 459. Cornaro 50. Coschwitz II, 202. Cosnier II, 341. 985. Cotton II, 645. Cousinot 586. Crato von Kraftheim 51. 101. 103. Curtin 567. Daconte II, 106. Daniel II, 383. 392. Deidier II, 65. 213. Detharding II, 128. Dizinger 491. Dodart 683. Drelincurtius 736. Dumongin II, 605. Ellain 146. 606. Emden II, 85. Eobanus Hessus 545. d'Eslon II, 605. Fabricius 193. Fabricius Hildanus 235. Fauconier 590. Felix II,

213. Felwinger 656. Ferat II, 759. Ferrand 544. Fernelius 135. 588. 589. Ficker II, 974. Finckenau II, 136. 145. Fischer II, 203. Follinus 243. Fontanus 655. Franciscus 57. Freind II, 273. van Friessen 297. Fuchsius 44. 616. Gaebel II, 424. Galenus 14. 20. 22. 35. 44. 48. 56. 85. 92. 101. 103. 214. Garbe 459. Gericke II, 384. van Geuns II, 938. Gilles de la Riviere 749. Gislimbertus 287. Goelicke II, 60. Gonel 447. Gounet II, 235. 309. Grant II, 769. Grohmann II, 1005. Gruben 313. Guerin 650. Guinther 564. Gumpertz II, 415. 548. Guynant 606. Guarinonius 628. Gysi II, 53. Haag II, 247. Hallé II, 1087. Haller II, 684. Harmens II, 325. Hartmann II, 794. Hautin 586. Hazon II, 332. Heineccius 187. II, 317. Henninger II, 146. Heurnius 624. Hieremius 35. Hilling 334. Hippocrates 41. 110. 278. 281. Hoffmann II, 61. 84. 146. 230. Hoppius 211. Horstius 91. 130. 631. Husson II, 1122. Hvarts 125. ab Indagine 544. Jacobi 297. Jüngken II, 204. 205. Julich II, 165. Kaempf II, 539. Kaulitz II, 384. Keil II, 329. Kelz II, 607. Kennedy II, 61. Kirchmaier 283. 294. Kite II, 957. Klockhof II, 441. Kluge II, 587. Kornmann II, 60. Kraeutermann II, 923. Krause 259. 484. Krazenstein II, 371. Krügelstein II, 224. Krüger II, 295. Kundmann II, 161. Laffile 613. Langsvert II, 575. Laurentius 112. Lavater 159. 167. II, 670. Lawaetz II, 748. Ledelius 313. Leichner 202. Lemnius 53. Leon 94. Linacrus 22. Longolius II, 130. Lopez 56. Lugt II, 795. 904. Magirus 640. Magnenus 241. Magnien 544. Mallinkrott II, 942. de Mangin II, 608. Masbach 88. Mauchard II, 1062. van Mauden 83. Memmius 65. Menz II, 109. Menzel II, 214. Mercado 89. Mercatus 578. Mercurialis 578. Mezler II, 924. Michaelis II, 1009. Moebius II, 417. Monier II, 935. Mont-Altus 587. Montanus 103. Moreau 384. II, 645. Moriset 647. Mueller II, 85. Munier II, 341. Murillo Velarde y Jurado 318. Niederhuber II, 1110. 1124. Noesler 209. 275. de Oberkamp II, 944. Obsopaeus 587. Ochocki 191. Offney 294. Panarolus 259. del Papa II, 276. Paraeus 599. Patinus 454. Paulus Aegineta 19. 29. Pelardy de Montdor II, 709. de Peramato 71. 105. Pernetti II, 372. 396. 853. Petraeus 159. Pfotenhauer II, 1005. Picqué II, 467. Pietre 604. Pifendörffern 484. Pitcairn II, 297. Planer 77. 81. Poll 126. Pollio 195. Portier II, 569. Posselius 91. Preaux 384. 653. Pressavin II, 676. Prietre 653. Printz II, 149. Prosper Alpinus 587. Quarin II, 194. Quercitanus 41. Rabeux 613. Rahn II, 908. Roissant 303. 683. Ravennas 57. Regnier 647. Reinesius 414. Reinhold II, 320. Reinschmidt II, 138. Renaudot 214. Reverovicius 655. 656. Rhades II, 891. Rheginus 560. Richter 514. II, 944. 1114. Rigault 590. Riolanus 247. Riperda 668. Riverius 702. II, 114. 115. de la Rivière 507. Rixner 373. Roderici à Castro 613. Rodriguez II, 306. Rolfinc 718, 720. Roncalli II, 380. Rosé II, 625. Rosenstein II, 856. Rossius 650. Roussel II, 723. v. Sanden II, 277. Scarlatinus 746. 747. Schalbruch 447. Scheibler II, 418. Schelhammer II, 32. Schnell II, 400. Schote II, 711. Schroeder II, 711. Schroeter 605. Schulze II, 277. Scourion 567. Segarra 110. de Sieur II, 626. Silvaticus 608. 609. Sohlberg II, 256. de Sorbait 704. Spach 110. Spener II, 53. 56. 85. Sperling 672. 673. 674. Stahl 514. II, 79. 110. 133. 180. 187. 277. 1114. Steeghius 618. Stentzel II, 320. Stever II, 168. Stock II, 247. Struthius 25. Stupanus 636. Sturm 293. T. 505. Tacquet 544. Taendler 129. Tauschner II, 110. Taut II, 188. Thilo 299. Thriverius 20. de Titis 291. Trier II, 266. Unzer II, 532. Vachler II, 569. Vailly 650. Valeriola 67. Valla 534. Vallesius

61. 619. Verdelhan des Moles II, 352. Vesti II, 86. 110. de Vieussens II, 127. Vogt II, 257. Walterus 736. Walther II, 321. 329. Webster II, 800. Wedel 522. II, 165. Weikard II, 1115. Weissbach II, 257. Wendt II, 106. 110. Werther II, 93. Wiber II, 127. Wideburgius II, 165. Winterus 452. Wirdig 379. Woyt II, 227. Wucherer II, 177. 181. Zanardus 173. Zuelichius II, 165.
1706. 1755. 1758. 1760. 1768. 1776. 1787. 1795.

Terror. Actuarius 549. Alberti II, 197. Albrecht II, 261. 766. Allen II, 434. Ammann 741. Anonymus II, 1017. Appel II, 111. Argenterius 551. 626. Arnemann II, 968. Bader II, 994. Baldinger II, 766. Bang II, 817. 838. Barckhuysen II, 301. Baricellus 164. Bartholinus 264. Berger II, 642. Bernd II, 301. Beroaldus 8. van Beverwyck 216. Bierling 411. Boerhaave II, 423. Bonetus 729. II, 20. Borellus 258. Bosquillon II, 1084. Brechtfeld 377. de la Brousse II, 573. Brunner II, 218. Buechner II, 228. 234. 595. Burggrave II, 840. da Caballis 453. Camerarius II, 106. 111. Capivaccius 591. 592. Celsus II, 401. Crell II, 781. Deckers 710. Dilthey II, 324. de Doblhoff II, 170. Dufour II, 458. Eckard 512. Evast II, 713. Fischer II, 220. 289. Fracastorias 566. Franck II, 920. Freind II, 273. 279. Fuchsius 616. Gabelkhover 146. 694. Garmannus II, 65. Gaubius II, 566. Gehler II, 514. Gockelius II, 27. 60. Gohl II, 125. Grembs 272. Gruelmann II, 804. Hagendorn 472. Haller II, 683. Hannes II, 595. 734. Harris 468. Helcher II, 235. van Helmont II, 75. 76. Hemman II, 760. Heurnius 624. Hirschel II, 606. Hoefer 390. Hoffmann II, 171. 230. 231. 274. 384. 385. 585. Home II, 794. Horstius 207. Hunauld II, 120. Jacquinette II, 657. Kapp II, 1006. Kock II, 1061. Kolicher 707. II, 596. Kornzweig II, 113. Lanzius 138. Ledel II. 275. Lentilius 519. Lepois 638. Libavius 185. Linnaeus II, 463. Loeffler II, 923. Lottichius 659. Lucas II, 518. 736. Ludwig II, 958. Marcellus Donatus 85. Marx II, 673. Mauchart II, 1008. Mazars de Cuzelles II, 464. 556. Meniot 383. Müller 263. Neumann II, 1011. Oudot II, 738. Ouwens II, 296. Pacchionus II, 326. Paulizky II, 773. Paulus Aegineta 28. Pechlin 479. Petersen II, 738. Pezold II, 693. Plater 217. 218. Poterius II, 162. Prosper Alpinus 119. Reil II, 1011. Reinesius 414. Reiset II, 569. Rhumelius II, 241. Richter II, 636. 660. Riedlin 415. II, 91. 92. Riolanus 244. Riverius 226. II, 114. 116. Rolfinc 719. 720. Schacht II, 266. Schater II, 637. Schenck 116. 117. Schmucker II, 857. Schneider 291. Schurig II, 208. 242. Sebiz 263. Sigaud de la Fond II, 963. Sinapius 527. de Sorbait 705. Spindler 480. Stahl 480. II, 156. Stegmann II, 43. Stein II, 1037. Stocke II, 266. Stoll II, 751. Stolpart 462. Struve II, 637. 958. Teichmeyer II, 561. Thilenius II, 948. Thom II, 1127. Thouvenel II, 776. Tiedemann II, 1128. Timaeus 481. Triller II, 637. Trotz II, 321. Unzer II, 381. 533. Vogel II, 637. Weber II, 578. Wedel 512. 515. Weigel II, 991. Weinrich 104. II, 1068. Weissbach II, 258. Wepfer 417. II, 226. Wichmann II, 1130. Wilhelm II, 713. Wirsung 569. Woyt II, 227. Zacutus Lusitanus 221. 678. Zetzel II, 463.
1670. 1694. 1720. 1724. 1733. 1735. 1736. 1742. 1743. 1752. 1753. 1762. 1768. 1769. 1775. 1777. 1798.

Thea. Albinus 443. Andronicus II, 244. 301. Beintema II, 336. du Blegny 457. Boerhaave II, 358. Belchilgen II, 883. Bohn II, 52. Bontekoe 411. 441. Buchoz II, 918. 933. Camerarius 494. Carr 476. Clyers 706. Cope II, 883. Couthier II, 392. Curteis II, 53. Detharding II, 350. Dufour 491.

517. Duncan II, 60. 71. Emmerich 517. Fontanonus 548. Freind II, 273. Genge 443. Gomez Arias II, 426. Grüling 421. Heckheler 478. Heinius II, 379. Herrichen 449. Hoffmann 496. Hunauld 578. James II, 361. Kirchmayer 463. 473. Krueger II, 350. 371. Lavedan II, 1076. Lettsom II, 634. 671. Linnaeus II, 588. Lochner II, 130. Lohmeier II, 180. Luther II, 41. Mappus 478. 502. Mauduyt 461. Medicus II, 161. Meisner II, 161. Melchior II, 851. de Molinariis 373. de Moor 502. II, 55. Morisset 241. Muller 483. Mundius 450. Ovington 526. Pasch 502. Paulus 310. 694. II, 372. Pechlin 444. Piepenbring II, 1111. Quellmaltz II, 379. Reichel II, 277. ten Rhyne 408. Riedlin 414. 415. Sattler 496. Schreiber II, 41. Short II, 242. 407. Sinapius 527. Slevogt II, 177. Spon 450. Stahl II, 243. 277. Sylvius 22. Tayior II, 1127. Thesendorff II, 250. Thile 463. Tillius II, 588. Waldschmid 484. Webster II, 800. Weissbach II, 258. Worb II, 344. 1670. 1683. 1685. 1695. 1702. 1722. 1732.

Vertebrae. Gibbosis. Spina bif. Medulla spin. Abercromby II, 382. Acrel II, 390. 523. Actuarius 44. 549. Adolphi II, 59. Aepli II, 993. 1082. Alberti II, 198. 278. Albertus Magnus 603. Albinus II, 346. 715. Albrecht II, 382. Allen II, 433. Allmacher II, 500. Amatus Lusitanus 570. 642. 643. Amman 702. Ammann 333. 402. 741. Arculanus 542. Aretaeus 188. Argentarius 627. Arnisaeus 627. Asche II, 400. Augenius 601. Aurran II, 450. 653. Avicenna II, 2. Aylett II, 346. 580. de Baillou 599. Ballonius 499. II, 552. Bang II, 816. Barbette 735. 736. Bartholinus 264. 300. 316. II, 314. Bauer II, 1101. Bayrus 556. Behrens II, 772. Bell II, 698. 757. 917. Below 515. Bidlov II, 82. Bierling 411. Blacard 464. Blanchot II, 422. Blancvod 173. Bluhm II, 608. 904. Blumenbach II, 897. Boehmer II, 422. Boerhaave II, 356. 423. 489. Boettcher II, 791. Bonetus II, 19. 24. Bonhomme II, 383. Bonn II, 819. Borellus 258. Borrichius 707. Bose II, 608. 736. 791. Brendel II, 391. Brunner 464. Buechner II, 234. Buettner II, 629. Burserius II, 865. Busson II, 332. 933. Buysse 228. Caldanus II, 502. Callisen II, 768. 820. Camerarius II, 179. Camper II, 537. 841. Capivaccius 592. Cappel II, 1020. Caspart II, 239. Celsus 57. II, 401. Chambon de Montaux II, 972. Chemnitius II, 391. Cheselden II, 213. Chesneau II, 338. Cheston II, 780. Cirillo II, 303. le Clerc 517. Coiter 564. Columbus 51. Coopmans II, 645. Cordes II, 455. Cowper 750. II, 582. Crato a Krafftheim 102. Crellius II, 359. Cuënotte II, 547. Cullen II, 952. 953. Deggeler II, 70. Delius II, 593. Dionis II, 71. Dolbeare II, 1022. Donner II, 842. Dorr II, 1104. Drelincurtius II, 220. Dufour II, 458. Duchanoy II, 867. Elsner II, 899. Eobanus Hessus 546. Ettmüller II, 83. Eustachius II, 346. Faber II, 176. Fabricius 603. 604. Fabricius Hildanus 232. 433. Fallopius 115. 564. Faselius II, 595. Fernelius 135. 573. Ferrein II, 339. Fidelis 711. Fielitz II, 656. Fontanus 209. Forestus 121. 261. 646. Fortis 725. Fracassatus 309. II, 136. Franck II, 920. 974. 1003. Frank II, 1024. Freind II, 273. 279. Friderici 322. Frotscher II, 920. Fuchsius 616. 617. Fürstenau II, 384. Gahrliep II, 107. Galen 85. 249. Garengeot II, 229. Gazius 534. Geiger 254. Gerly II, 152. v. Gesscher II, 1004. Gilg II, 460. Gilibert II, 975. Gimès II, 921. Glisson 287. Gockelius II, 28. de Gorter II, 309. Goyrand II, 438. Grainger II, 438. Greve II, 870. Grillsson II, 782. Guinther 563. 564. Haacke II, 341. Haefner II, 1121. Hall II, 702. v. Haller II, 393. 400. 493. 505. 567. 684. Harder 460. Harrup II, 1005.

Hartley II, 369. Hartmann 681. II, 759. 760. van Helmont II, 74. Herfelt 735. Henckel II, 376. 633. Heymann II, 595. Heuermann II, 584. Hippocrates 249. 274. 277. 278. 279. 281. Hjorther II, 585. Hoechstetter II, 46. Hoefer 274. 389. 390. Hoin II, 633. 669. Hoffmann II, 146. 222. ab Hoogeveen 161. a Horne 671. Huber II, 310. 325. Huck II, 517. Hunauld II, 332. 933. Hutchinson II, 1005. Huxham II, 240. 575. 586. Imbert II, 441. Jansen II, 544. Jawandt II, 903. Jones II, 922. Joubert 50. Kaeseberg 427. Kannegiesser II, 275. Kasten II, 791. Kerkring 334. Kite II, 1060. Knackstedt II, 1089. Krause II, 494. Kretzschmar 383. Lamzweerde 460. Lancisi II, 378. Langhans II, 392. Langius 129. Latta II, 1045. Laurentius 112. Layard II, 721. Leger de Goucy II, 130. Lenz II, 278. Littre II, 35. Lentilius II, 102. 103. Lentin II, 706. Lescrivain 599. Leske II, 706. Lieutaud II, 607. 648. van der Linden 672. Linneus II, 608. Loder II, 1045. Lommius 658. Lottichius 660. Loubet II, 442. Ludwig II, 608. 634. 736. 904. Luther II, 806. Magirus 640. Malpighi II, 378. de Marchetti 305. Marque 140. Martin de St. Rambert II, 1123. Martini II, 784. Mauchart II, 380. Mead II, 395. Meckel II, 1062. 1110. van Meekren 699. Mehee de la Touche II, 691. Mery II, 30. Metzger II, 1009. Michaelis II, 658. Mohrenheim II, 785. Morand II, 737. Morgagni II, 185. 557. 609. 612. Morton II, 223. Murray II, 772. 828. 875. Muys 434. Oberteuffer II, 1110. Orchard 478. Paaw 636. Pacchionus II, 326. Palfyn II, 42. Pallas II, 649. Palletta II, 1047. Panarolus 259. Pandolphinus 155. 383. Paraeus 597. 598. 599. Paris II, 466. Parmenio II, 333. Paulus Aegineta 19. Percy II, 906. Petit II, 62. 519. Philipps II, 1010. Piderit II, 1047. Piso 665. Plater 218. 219. Platner II, 276. 341. Platon 569. Plenciz II, 829. Portal II, 31. 650. 1093. Poterius 163. 521. Pott II, 773. Poupart 526. Pouteau II, 830. Preiss II, 1010. 1093. Purmann II, 131. 305. Rahn II, 1010. Ranby 320. Reil II, 1094. 1112. Reinesius 414. Reveroviccius 656. Rheginus 559. 560. Rhodius 276. Richard II, 468. Richter II, 661. 891. Rickemann 336. Riedlin 480. 503. 738. 739. Riolanus 244. 248. 249. Riverius II, 114. Rocon II, 1011. Roderici à Castro 613. Rolfinck 209. 712. 720. a Roy II, 710. Roynders II, 908. Ruediger II, 739. 856. Ruer II, 772. Ruff 552. Rumelin II, 380. Rupitz 336. Rutty II, 590. Ruysch II, 327. Sabatier II, 625. 724. Sandifort II, 750. 831. 877. 1034. de Sauvages II, 570. Savanarola 555. Scarlatinus 746. Schaarschmid II, 333. Schelhammer 480. 521. 738. Schmidt II, 343. 380. 1050. 1079. Schneider 689. II, 694. Scholzius 605. Schrader 384. Schreier 461. Schroeter 163. Schurig II, 163. Selle II, 811. Sellin II, 740. 858. Sennert 653. Severinus 237. 652. Sheldrake II, 661. 832. Slevogt II, 110. Smyth II, 833. v. Soemmerring II, 927. 986. 1036. 1079. de Sorbait 724. Sperling 674. Stalpaart von der Wiel 455. 732. II, 225. Stentze II, 471. Stentzel II, 600. Stephanus 544. Stoll II, 752. 1127. Storch II, 407. Stupanus 636. Sue II, 373. 1114. Swagermann II, 615. Sydenham II, 188. Sylvius 295. Tabarini II, 343. Targioni II, 431. Teichmeyer II, 561. Theden II, 662. Theophrastus 170. 541. Thilenius II, 947. Timme II, 233. Tissot II, 776. de Titis 291. Titsingh II, 256. le Tonnelier II, 256. Toraese 481. Tornesi 738. Treu II, 243. Triller II, 471. 591. 600. Trnka II, 764. Tulpius 220. 260. 375. 451. Tyson II, 32. Valleriola 565. Verdier II, 627. Verdries II, 833. de Verger II, 712. du Verney II, 419. Vidius 630. de Vieussens 451. Vincerdon II, 1014. Vogel

II, 535. 544. Voigtel II, 1014. Vylhoorn II, 256. 268. von Waardt 423. Waldschmidt II, 150. Walther II, 243. 381. Warner II, 472. Wasserberg II, 726. Watzel II, 760. Wedel 445. 730. Weidle II, 899. Weissbach II, 257. Wendt II, 834. Wepfer 429. White II, 652. Wichmann II, 1099. Wilkinson II, 1116. Willis 727. Winslow II, 282. Woerner II, 593. Wolf II, 58. Wortington II, 1015. 1038. Woyt II, 227. Zacutus Lusitanus 221. 677. 678.

1670. 1736. 1737. 1739. 1741. 1743. 1748. 1752. 1757. 1758. 1769. 1772. 1774. 1776. 1786. 1794. 1799.

Vertigo. Abrahamson II, 931. Abugalius 679. Actuarius 550. Aëtius 38. Alberti II, 198. 322. Alexius 188. Allen II, 433. 434. ab Altomari 562. Amatus Lusitanus 642. Arculanus 542. Aretaeus 43. 188. Argenterius 551. Arnemann II, 968. Arnoldt 464. 735. Arnoldus Villanova 576. Augenius 106. 600. 601. 602. Avicenna 679. II, 2. Ballonius 106. 212. 213. 511. II, 552. Bang II, 817. 864. Bartholinus 264. 316. 381. Bauhinus 108. Baverius 12. Bavisani 227. 300. Bayle 402. Beckher 202. 285. 286. Bellinus 437. Benedictus 23. Berangie 523. a Bergen II, 151. Bierling 411. Blancard 419. Blegny 419. Bloch II, 699. Blochmann II, 84. Boerhaave II, 367. 423. 490. 546. de Bötticher II, 330. 382. Bonetus 690. 729. II, 16. 17. Borrichius 292. Brendel 158. Brisseau 482. le Brun II, 918. Brunner 164. II, 213. 262. Buch II, 527. Bullich II, 279. Burserius II, 865. Busch II, 820. Caelius Aurelianus II, 89. Caesalpinus 617. Camerarius 437. Capivaccius 124. 590. 592. 594. Cermisonus 6. Charisius II, 124. Chastelain 322. Chevasse II, 454. Chüden II, 86. Cirillo II, 302. Classen II, 65. Claudinus 133. Conradi II, 1055. Conradus 127. 173. Conringius 251. Cornarus 101. Cramer 425. Crato a Krafftheim 102. 571. Crausius 472. Croone 372. Cvrio 561. Dauter II, 842. de Diemerbroeck 258. Digby 362. Dodonaeus 637. do Doblhoff II, 170. Donatus ab Altomari 552. Donnolus 382. Drelincurtius II, 220. Eaton 731. Ehinger 464. Eichner II, 513. van Eicken II, 1085. Eisenheim 209. Engel II, 732. 792. Ens 396. Epiphanias 146. Erndtl II, 160. Ettmüller II, 39. Fabricius 174. Fabricius Hildanus 234. Faventinus 229. Felix II, 547. Fernelius 135. Ferrioli 93. le Fevre II, 294. Fielitz II, 656. Fischer II, 745. a Fonseca 171. Fontana II, 869. Forestus 93. 122. 611. 645. Fortis 725. Frambesarius 112. Franck II, 920. Freind II, 273. 279. Friderici 329. Froming 214. Fuchsius 617. Fumanellus 49. Futzius 420. Gabelkhover 146. 694. Galen 85. Gamard 176. Garcia 403. Gasser 322. Gatinaria 615. Geiger 154. Gilibert II, 975. Gladbach II, 527. Gockelius II, 28. Goeldli 67. Gooch II, 606. Gorraeus 55. 118. de Gorter II, 324. 478. Grav 468. Grüling 323. 421. II, 107. Guarinarius 142. 534. Gulbrand II, 822. Gvarinonius 628. Haeringh 704. Hagendorn 473. Haller II, 684. Hamberger 92. du Hamel 427. Hannemann II, 65. Harder 459. Harris 468. Hartley II, 369. Heister II, 446. Heland 149. Helcher II, 235. Hellwig 724. van Helmont II, 77. Helwig 421. Henon II, 1107. Henriquez 334. Hertodt 365. Herz II, 826. 887. 977. 1087. Heurnius 138. Hildesheim 150. Hippacrates 114. 281. Hofer 388. Hoff II, 264. Hoffmann II, 84. 172. 231. 232. 274. 384. 385. 585. Holler 740. Hollerius 56. 59. van der Hoven 176. Horstius 184. 289. Hufeland II, 1059. v. Humboldt II, 1088. Hunauld II, 120. Hundt 15. Huxham II, 575. Jacobaeus 380. Jantke II, 275. Joerdens II, 1060. Jungcken II, 34. 205. Junker II, 264. Junta 270. Kest 176. Krieger II, 849. Koch

II, 185. Krokisius II, 46. Kunrath 40. Lamzweerde 459. Lancisi II, 148. 378. Lange II, 705. Laurenberg 96. Lautenbach 129. Lebrun II, 923. Leichner 383. 391. Lentilius 519. II, 104. Libavius 94. 96. Loew II, 205. Lossius 373. 444. Malpighi II, 378. Mangold 378. Marcard II, 850. Maret II, 634. Marqvard 469. Massa 27. Mattiolus 53. de Mayerne 474. 478. Meniot 383. Mercurialis 89. 578. 579. de la Mettrie II, 296. 482. Meurer 176. Michaelis 208. Moccha 174. Möhring II, 311. Möller 122. II, 1124. Montagnana 9. Montanus 52. de Moor II, 55. Moritz II, 828. Morgagni II, 550. Morton II, 223. Muller 461. Musgrave II, 78. 286. Musitanus II, 131. van der Mye 183. Neale II, 959. Nicolai II, 527. Nonus 553. Ottermann 136. dal Papa II, 276. Paracelsus 55. Paraeus 79. 599. Parry II, 709. 944. Paullini 526. II, 66. 388. Paulus Aegineta 19. 29. Pelargus II, 193. Penninck II, 320. Pereda 607. Pererius 168. Pilling 340. Piso 665. 668. II, 286. Plater 217. 218. Ploucquet II, 829. le Pois 168. Polisius 466. 521. Possidonius 40. Poterius 521. Praevotius 696. de Pré II, 185. Prosper Alpinus II, 155. Quercitanus 131. 635. Rampspek II, 363. Ranoë II, 830. Reveroviccius 656. Rheginus 560. Rhumelius 241. Riedlin 415. 416. II, 92. Riolanus 245. Riverius 701. 702. II, 115. Robillard 176. Rolfinck 204. 230. 255. 284. 310. 712. 721. van Rossum 466. Rougemont II, 1050. Rozier de Lachassagne II, 614. Ruland II, 233. Rymer II, 877. de Sauvages II, 570. Savonarola 555. Saxonia 614. Scaliger 144. Schaarschmid II, 334. Schaller 169. Schato 116. Scheibius 97. Scheidemantel II, 832. Schelhammer 242. Schenck 117. Schenckius a Grafenberg 695. Schneider 331. Scholzius 110. 604. Schulz 212. Schuster 474. II, 483. Scultetus 264. 265. Sebiz 314. 325. Sennert 144. 652. Septalius 651. Severinus II, 155. Silvaticus 608. 609. Sitonus 250. Smetius 157. de Sorbait 704. Spindler 480. Steeghius 618. Steinmetz 97. Stephanus 215. Stoll II, 928. Stupanus 636. Sulzberger 192. Sumeire II, 470. 799. Tant 480. Tappius 237. Taquet 106. Teichmeyer II, 328. 662. le Tellier II, 281. Tenzel II, 446. Thenart 312. Theodosius 44. Theophrast 212. 213. Theophrastus Eresius 83. 215. Thomingius 215. Timaeus 319. 481. Tournay II, 812. Trincavallius 89. Unzer II, 533. Vater 522. Veegens II, 860. Venusti 63. Verdries II, 225. Vesti II, 58. Vianelli II, 1037. Victorius 553. Victorius Taventinus 48. Vischerus 86. Vogel II, 800. Vogler 253. Vogter 617. an und vom Wald 119. Walther II, 225. Webster II, 800. Wedel II, 86. 329. Weissbach II, 258. Wepfer 283. II, 226. Westenberg 266. Wewetzer II, 527. Willis 307. 321. 375. 728. Wirsung 568. Wittich 128. Woyt II, 227. 664. Zacchias 177. 370. Zacutus Lusitanus 205. 221. 250. 677. 678. Zavona 253. Zecchius 253. Zeidler 196. Zihn 429. Zuckert II, 664. Zwinger 64. 1670. 1706. 1727. 1732. 1735. 1737. 1744. 1752. 1768. 1779.

Viperae. Abbatius 285. Actuarius 550. Aesti II, 896. Albatius 579. Amatus Lusitanus 547. 570. Arnoldus Villanova 575. 576. Assalini II, 896. Baccius 79. 84. Baldi Anguli 683. Berard II, 917. Bierling 411. Bertin II, 300. Bourdelot 333. Boyle 300. de Brotonne II, 758. le Camus II, 538. Capivaccius 594. Charas 327. 371. 442. 458. Chaussier II, 867. Coiter 564. Colbatsch 517. Cyrio 561. Demathiis II, 458. Dioscorides 545. Enaux II, 867. Ettmüller 312. 476. Fontana II, 605. 793. Franco 293. Freiskorn II, 804. Gensler II, 288. Gerenzani 465. 491. Gilibert II, 975. Gislimbertus 287. Harder 459. van Helmont II, 74. Hoefer 390. Imbert II, 393. Jaco-

baeus 707. Jussieu II, 377. Kircher 317. Kircherianus 704. Krazenstein II, 690. Lancisi II, 148. Lamzweerde 459. Layfok 496. Leroux II, 872. Lindelius 739. Linder II, 85. Lundelius 473. Mead II, 41. Morand II, 390. Nonus 553. Panicelli 195. Paraeus 599. Pucciardi II, 1063. Redi 306. 379. 450. 703. Reisinger II, 945. Riverius 400. Robinson II, 786. le Roux II, 1065. Sage II, 750. 763. Scarlatinus 747. Scribonius Longus 13. Sennert 654. Serenus Quintus 542. Severinus 227. Sitonus 249. Skinner II, 909. Steegius 618. Stupanus 215. Sulzberger 312. 314. Tarangot II, 471. Tennest II, 334. Titsingh II, 419. Vallesius 620. Vater II, 288. Weckerus 616. Wedel II, 98. Zacutus Lusitanus 677.

1622. 1670. 1706. 1717. 1782. 1737. 1782. 1787. 1789.

Visus: Abrahamson II, 931. Abugalius 679. Ackermann II, 931. Acrel II, 390. Actuarius 44. 47. 549. Adams II, 931. Adophi II, 134. Aëtius 38. Alberti II, 252. Agrippa ab Nettesheyn 15. 260. Alberti 573. II, 198. Albertus Magnus 603. Albinus II, 715. Alexius 533. Alexius Pedemontanus 554. Allen II, 434. Alliot 466. ab Altomari 562. Amatus Lusitanus 51. 548. 642. 643. Ammann 402. 741. Anderson II, 951. André II, 790. Andreas II, 201. Andrieu II, 779. Apomasar 72. Arcelin II, 390. Arculanus 542. Argenterius 625. 627. Aristoteles 114. 152. Arnemann II, 968. Arnoldus Villafranca 576. Arrachant II, 1072. Astle II, 580. d'Aubenton II, 401. Avicenna 594. 679. II, 2. Ayscough II, 475. Baglivi II, 123. Baier II, 252. Baccius 79. Bacon de Verulam 691. 693. Baget II, 715. Baeumlinus II, 314. Baldinger II, 757. Ballonius II, 552. Bang II, 896. Baptista II, 301. Barbetta 736. Bartholinus 238. 263. 264. 270. 299. 300. 315. 316. 326. 699. 705. 706. II, 314. Bartisch 79. Battier 410. Bayle 715. Bayrus 556. Beccius II, 3. Becherel II, 451. Becker II, 159. Becket II, 521. Beckher 286. Beer II, 1101. 1118. Behr II, 262. Bell II, 864. Belot 699. Benedictus 545. Benvenutus Grassus 534. Benvenuti Graphei 533. von Berger II, 45. 301. 374. 451. Bergsten II, 1077. Berkley II, 87. Bernouilli II, 802. Bertholon de St. Lazare II, 932. Bertrandi II, 382. 451. van Bewerwyck 216. Bidloo II, 82. 124. Binwald 562. Bischoff II, 1054. Blagden II, 970. Blancard 418. Blochmann II, 84. Blegny 419. 430. Boerhaave II, 271. 355. 366. 367. 489. 666. Boerner II, 780. Boettcher II, 970. Boettiger II, 63. Bogel II, 1083. Bohem 252. Boirel 411. Boissier II, 536. Bonanni 442. Bonetus 729. II, 22. Bonnet II, 643. Bontius 222. Borellus 272. 700. Borrichius 292. 293. 706. 707. Bortz II, 716. Bosmann II, 52. Botallus 56. Bourdon II, 593. Boyle 304. 453. Boyrot de Joncheres II, 546. Breiting II, 1055. Brendel 158. II, 424. Briggs 381. II, 699. Brigos 381. Brisseau II, 87. Brocklesby II, 512. Bromfield II, 680. 699. Brueckner II, 478. Brunner II, 218. Brunus 582. Buchner II, 435. Bucholz II, 1055. Buchwald II, 435. Buechner II, 234. 425. de Buffon II, 401. Burggrav II, 411. 840. Burrhus 327. Burserius II, 865. Buxton II, 490. Buxtorf II, 228. Buzzi II, 1020. Caldani II, 820. Camerartius 437. II, 952. Camper II, 368. 447. le Camus II, 341. 436. 943. Capivaccius 590. 591. 593. Caranta 645. Cardanus 114. 545. 552. Carmay II, 841. de la Carrière II, 44. Cartheuser II, 324. de Castro 222. le Cat II, 315. 347. 604. Celsus II, 401. de Chamseron II, 952. de Chamsery II, 454. Chandler II, 780. Charron 500. Chartier 653. Chartrier 671. Cheselden II, 582. du Chesne 664. Chesneau 377. Chevillard II, 454. Chladenius II, 129. Chomel II, 101. Cirillo II, 303. Claepius 581. Claessens II, 820. le Clerc II, 106. Cober 97. Collin II, 573.

716. Condillac II, 455. 998. Connor II, 65. Coper 703. Corvinus II, 944. Costaeus II, 701. Coste II, 546. Craanen 468. Cradok 491. Cramer II, 538. 630. Crampton II, 1021. Crato a Craffthein 101. 102. Creuzberger II, 383. Cullen II, 952. Cvrio 561. Dale 381. II, 582. Daniel II, 583. Darwin II, 758. 884. Dauter II, 842. Deckers 708. 710. Dekkers 378. Delius II, 418. 631. Demours II, 458. Derham II, 111. Descartes 209. 394. Descemet II, 458. 680. Deshair II, 392. Detharding II, 492. Devaux II, 272. Diderot II, 392. v. Diemerbroeck 328. 458. Din II, 121. de Doblhoff II, 170. Donatus ab Altomari 552. Doppelmayer 527. Dozauer II, 1085. Drechsler 328. Drelincurtius II, 220. Drexelius 655. Dryander 541. Duenkler II, 426. Dufieu II, 554. Dujardin II, 458. 681. Dumont II, 1085. Duval 743. Eberhard II, 459. 478. 536. Ebermaier II, 1056. Edgar II, 1023. Ehinger II, 65. Ehrenbergerus II, 348. Eichfeld II, 424. van Eicken II, 1085. Entius 732. Elliot II, 402. 781. 867. Eobanus Hessus 546. 547. Ernon II, 574. Eschenbach II, 632. Ettmüller 749. II, 39. 125. Ewald II, 843. Eysel 517. II, 34. Fabricius 152. 604. 613. 618. Fabricius Hildanus 232. 237. 431. 433. Fabricius ab Aquapendente 114. 272. 456. Fallopius 115. 563. Faustus 443. Faxe II, 1121. Fernelius 78. 135. 588. Fimmler II, 45. Fischer II, 229. 793. 821. 1073. 1086. Fitzgerald II, 324. Floyer II, 426. de la Fontaine II, 1003. Fontanus 216. a Fonte 137. 623. Ford II, 702. 845. 955. Forestus 120. 579. 585. 645. Fortis 725. Fournier II, 492. Fracassini II, 566. Fracastorius 566. Frambesarius 112. le Francois II, 83. Franck II, 1057. Frank II, 974. 1075. Fuchs 636. Fuchselius II, 547. Fuchsius 616. Fumanellus 49. Gabelkhover 176. 694. Galatin II, 702. Galen 85. 114. 152. Gaillard 381. 512. Gardane II, 681. Gaubius II, 900. Geach II, 438. 583. Geiger 254. Gendron II, 646. Gerard II, 702. Gerbecius 482. Gesner II, 632. van Gesscher II, 606. Gilibert II, 975. Glaser II, 284. Gleize II, 886. Gmelin II, 214. 403. Gockelius II, 27. Godart II, 733. Goebel 190. Goedecke II, 374. Goetz II, 1057. Goeze II, 620. Gohl II, 95. Gooch II, 682. Gorter II, 284. Gottsched II, 40. de Gradibus 8. Grammaeus 118. Graves II, 921. Gregory II, 804. Grimm II, 514. 1121. Grodall II, 870. Grossmann II, 770. Grüling 322. II, 107. Gruhlmann II, 65. Guainerius 533. Guerin II, 633. Guinther 563. 564. Gulze II, 846. Guncius II, 682. Guthrie II, 682. 702. Gvarinonius 628. de Haen II, 526. 620. 682. 1057. Hagendorn 472. 473. Haguenot II, 415. Hahnemann II, 1057. v. Haller II, 479. 504. 682. 719. du Hamel 426. Hanemann II, 101. Hannemann 707. Hartmann 508. 680. 681. Hastaeus 594. de Hautesierck II, 596. ab Heer 182. Heinecke II, 188. Heinrici II, 112. Heister II, 107. 112. 137. 153. 349. 440. Heland 149. Hellwig 723. Helwig 421. 422. Henkel II, 279. 304. 376. Hennings II, 847. Henriquez 334. Herelius II, 252. Herfelt 733. 734. Hermannus II, 440. Herlicius 81. Herz II, 1058. Herzog 716. Heurnius 140. 611. 624. Hey II, 516. 734. Heyn II, 415. Hieronymus Mercurialis 118. Hilscher II, 360. Himly II, 1087. Hippocrates 274. 277. de la Hire 449. 743. II, 83. Hirschel II, 606. Hobbes 266. Hochstetter 382. Hoefer 388. Hoefigen 724. Hofer II, 977. Hoffmann 252. II, 84. 172. 173. 230. 274. 295. 318. 384. 416. 586. Hofmann II, 285. Holler 740. Hollerius 59. 73. Homborgius 670. Home II, 977. 1088. Honold 743. Hoppenstedt II, 113. v. Horne 671. Horstius 184. 191. 288. 631. 632. Houttuyn II, 633. Hudemann II, 567. Hugo II, 505. v. Humboldt II, 1088. Hunauld II, 120. Hureau 671. Isenflamm

II, 657. 704. Ingrassius 615. Jaenichen II, 622. Jaeschke II, 62. Janin II, 669. 735. Janus 700. de Jean II, 689. Joerdens II, 1060. Johrenius II, 34. Junker II, 395. Justi II, 770. Kaempf II, 657. Kaisin II, 264. Kalertus 647. Kaltschmid II, 427. 622. 922. Kannegiesser II, 427. Keller 742. Kennedy II, 113. Kepler 147. 629. 641. Kirchmaier 684. Kirkland II, 705. Kite II, 871. Klauhold II, 370. Klein II, 526. Kleinius 422. Klincke II, 705. Klingenstierna II, 332. Kniphofius II, 416. Knobloch 153. Knox II, 941. Koch II, 185. Koerber II, 493. Kramer 509. II, 254. Krebs 714. Krieger II, 280. Kruse II, 1061. Kulmus II, 232. 350. Kunrath 40. Kunth II, 138. Kwiatkowski II, 849. Labbé 413. Lactantius 540. Laeselius 223. II, 102. Lafisce II, 761. Lagus 211. Lalouette II, 705. Lambert 443. Lamy 726. Lamzweerde 267. Lange II, 705. Langguth II, 305. Langius II, 54. Laub II, 61. Laurenberg 637. de Laurens 158. Laurentius Pol 162. Laurentius 113. 167. 638. 648. Lautenbach 129. Lavand II, 941. a Lebzeltern II, 153. Lemercz 726. Lemnius 68. Lentilius 519. II, 102. Lentin II, 706. 824. Leopold II, 214. Leveillé II, 1109. Libavius 580. Lichtenstein II, 1090. Lieberkühn II, 486. Liebich II, 324. Linemann 658. Lobé II, 333. Loefler II, 1061. Loew 525. Lommius II, 275. 310. Longius II, 129. Lucius 634. Ludwig II, 634. Luxmore II, 904. Lyson II, 527. Maitrejean II, 378. Major 378. 383. Manardus 11. Mancinius 587. Mangetus 460. Mappus 716. Marat II, 736. 850. Marc II, 1109. Marcellus Donatus 85. Marchand 624. de Marchetti 305. Mariotte 698. Mariotti II, 531. Marquard 469. Martini 619. Marx II, 672. Mauchart II, 214. 350. 361. 394. Mauduyt II, 980. Mauriceau II, 174. de Mayerne 478. Mayr de Zinenau II, 285. Mazars II, 924. Mead II, 54. 417. Meckel II, 386. 924. Medicus II, 576. ven Meekren 434. Meiners II, 333. Meniot 289. Mentz II, 327. Menzel II, 1123. Mercurialis 89. 91. 94. 578. 579. Mertens II, 851. 873. Mery II, 113. Mesnardière 656. de la Mettrie II, 442. Metzger II, 849. Meyer 223. Meyer Abrahamson II, 874. Michaelis 211. 244. 255. II, 658. 958. 1009. Michaelis Hornanus 231. Michael Scotus 612. Misler 422. Moeller II, 395. Moeringh II, 236. Mohrenheim II, 785. Moine II, 341. 943. le Moine 726. Molinetius 330. Molitor II, 285. Moncet II, 464. Monro II, 1091. Montagnana 9. Montalto 130. Montanus 52. Morand II, 242. Moreau 658. Moretus 686. Morgagni II, 154. 319. 609. 613. Moriggia II, 1030. Mueller II, 109. 495. Muraltus 478. Murray II, 1077. Mursinna II, 807. Musitanus II, 131. Muys 430. Muzell II, 673. Nebel II, 126. Neifeld II, 443. Nessler II, 622. Neuffer II, 361. Niccoius 532. Nicolai II, 465. Nitsch 703. Noethig II, 892. Nootnagel II, 737. Nonus 553. Norford II, 443. Nudow II, 982. Nunez 162. de Nurrettin II, 1063. 1077. Nyander 723. Oehme II, 388. Olbers II, 852. Oribasius 45. Osiander II, 1047. Oswald II, 425. Ott 703. Otto II, 944. 1031. Paullini 520. Paaw 270. Pamard II, 466. Pamphilus Motivs 541. Panarolus 259. Papken II, 91. Paracelsus 169. Paradys II, 248. Paraeus 597. 598. 599. Parisanus 646. Parsons II, 372. Partington II, 925. Patten II, 428. Paullini 526. II, 66. 388. Paulus Aegineta 19. 27. Pechlin 479. Pechtel 683. Pellier de Quengsy II, 829. Pemberton II, 154. Periboom II, 508. Pereda 607. Perey II, 482. Pernety II, 396. Perrault 466. de la Peyronie II, 341. du Petit II, 185. 224. 255. 536. Petit 567. Pfaff II, 1077. Pherner II, 62. Piderit II, 1047. Pinel II, 1125. Pino II, 650. Piso 241. 665. 666. 667. 668. II, 286. Plaignaud II, 467.

Plater 156. 218. 657. Platner II, 305. Plato 114. Plemp 202. a Plenciz II, 829. Plenk II, 749. Plinius Secundus 10. Ploucquet II, 944. 1126. Pluscal II, 762. le Pois 168. Polke 703. Pomard II, 589. Pomarius 252. Pomme II, 467. 925. de la Porter II, 725. Porterfield II, 530. Portius II, 36. Poterius 521. II, 175. Praefectus 554. Praetorius 648. de Pré 651. II, 185. Pressavin II, 675. Prochasca II, 797. Püschel II, 774. 855. de Puzzolis II, 305. Pye II, 508. Quarin II, 363. Rainsant 658. Ramazzini II, 31. Read II, 67. Rathlauw II, 417. Reghellini II, 397. Reil II, 1094. Reinbeck II, 1112. Reinhardt II, 361. Reinhold II, 636. Remer II, 1064. Renaud II, 925. Reveroviccius 655. 656. Rheginus 559. 560. Rhodius 260. 275. Rhumelius 241. de Ribadeneira 79. Ribe II, 397. 520. 877. Richter 415. II, 636. 651. 660. 661. 810. 1033. 1095. Riedlin II, 91. Riegler II, 723. Rigal II, 926. Riolan 187. 244. 245. 248. 702. Ritter II, 1064. Riverius 701. Rivinus 726. II, 97. Robertson II, 1023. 1095. Rochard II, 468. Rolfinck 271. 331. 712. 719. 720. 721. Roncalli II, 379. 380. Rondelat 72. Ross II, 468. a Rosset II, 207. Rost II, 176. Rothart II, 710. Rothe II, 710. Rothkeppel II, 418. Roussille de Chamsery II, 651. Rowley II, 694. Rumlerus 318. Rungius 73. Rush II, 908. 1034. Ruschius 651. Ruysch II, 31. de Sagar II, 831. le Sage II, 237. Salmuth 242. Santorinus II, 194. Sarway II, 350. Saunders II, 710. de Sauvages II, 392. 543. 570. 625. de Saulsay II, 469. Savet 624. Savonarola 555. Sawyer II, 324. Saxonia 614. Scaliger 143. Scarlatinus 745. 746. Schaarschmidt II, 320. 334. Schacher II, 62. de Schaltern II, 963. Schallingus 160. Scheffrich 252. Scheid 405. II, 163. Scheidemantel II, 832. Scheiner 172. 640. 641. Schenck 116. Schenckius a Grafenberg 695. Scheuchzer 492. II, 266. Scheuner II, 62. Schmalz II, 857. Schmidt II, 343. 909. Schmucker II, 775. 857. Schneider 267. Schoenfeld II, 631. Scholzius 604. Schrader 509. Schultz II, 459. Schutt II, 431. Schuurmann II, 985. Scott II, 591. Scultetus 267. Seemann II, 1096. Seger II, 497. Selle II, 811. 892. Sennert 194. 266. 319. Serenus Quintus 542. Serin 743. Severinus 236. 237. 368. Sharpe 166. Sigaud de la Fond II, 661. Simson II, 431. Sincerus II, 156. Sloane II, 614. Smetius 148. 156. 157. Soemmering II, 892. 989. Sommer II, 1066. 1130. de Sorbait 705. Spengler II, 469. Sperling 673. Spigelius 190. Spindler 480. Sproegel II, 364. 397. Stahl 515. II, 97. Stalpart 462. II, 225. Starke II, 811. Staudius 610. Steeghius 618. Störck II, 445. 532. 543. 571. 591. 662. Stoll II, 751. 928. Strack II, 470. Struve II, 1080. Stupanus 636. Sturm 410. 492. 527. Sulzberger II, 497. van Swieten II, 470. Sylvaticus 271. Sylvius 545. 724. 725. Tarbes II, 471. Targioni II, 833. Taxe II, 859. Taylor II, 225. 281. 306. 311. 343. 497. 510. Teichmeyer II, 328. 427. 510. Tenner II, 1114. Theden II, 812. Thilenius II, 947. Thomasius 683. II, 43. Thoner 250. Thouret II, 715. 725. Tiedemann II, 753. Timaeus 319. 406. 481. Timpler 166. Tode II, 712. 725. du Tour II, 408. Tourlier 413. Tozzus 429. Traber 391. Trecourt II, 344. 637. Trew II, 256. Triller II, 600. Trincavallius 89. 567. Trinckhusius 374. Trnka de Krzowitz II, 799. 864. Tulpius 220. 374. 451. Ungius 600. Valescus de Taranta 113. Valleriola 565. Vallesius 619. Valsalva II, 80. 321. Varolius 67. 565. Vater II, 63. 68. 188. 256. 592. 712. Vaughan II, 1115. Veegens II, 860. Velschius 320. Verduc II, 139. Verle 423. Verzascha 407. 716. Vesalius 29. 81. Vicat II, 789. 911. Vicq d'Azyr II, 741. 860. Victorius 315. de Vieussens II, 63. 712. Vinall II,

137. Viricel II, 1115. Viridet II, 282. Vogel II, 800. Vogt II, 112. Vogter 617. Volger II, 757. Volland 410. Vounck II, 820. Wagner II, 97. 1099. Wahrmund II, 238. Wallerius II, 51. 965. Warburg II, 948. Ware II, 696. 912. 1014. 1068. Watson II, 664. Weber 635. II, 578. 615. 741. Webster II, 800. Weckerus 615. 616. Wedel 456. II, 61. 121. 134. 165. Whytt II, 531. Weise II, 451. Weissbach II, 258. Welge II, 834. Wells II, 1015. Welsch 325. 369. Wendeler II, 447. Wepfer 417. II, 226. Wernicher 623. Weszpremi II, 510. White II, 432. 713. von Willich II, 1069. Willis 376. 728. Wintringham II, 697. Wirsung 568. Wittich 128. Wolf II, 58. Wolffius II, 93. 352. Woo-house II, 128. Woyt II, 22. Wünsch II, 713. 1081. Wunde-lich II, 1126. van der Wympere II, 307. de St. Yves II, 181. 28 616. Zabarella 582. Zacchias 17 369. 370. II, 299. Zacutus Lus-tanus 205. 250. 678. Zechius 12 253. Zeller II, 394. Zincken I, 1069. 1130. Zinn II, 381. 44 486. Zwinger 64.

1622. 1669. 1670. 1703. 1710. 171 1717. 1719. 1722. 1724. 172 1726. 1732. 1733. 1734. 173 1739. 1742. 1745. 1749. 175 1756. 1757. 1760. 1768. 177 1774. 1776. 1777. 1779. 178 1785. 1790. 1791. 1793. 179 1795.

Index des Real-Registers.

Seite
Abstinentia 93
Amnesia cf. Memoria.
Alcoholica cf. Ebrietas.
Amor insanus cf. Erotomania.
Amuleta cf. Incubus.
Anatomia 93
— pathologica 96
Angina pectoris cf. Asthma.
Anstalten 98
Antipathia cf. Sympathia.
Apoplexia 99
Arcana cf. Incubus.
Ardor urinae cf. Dysuria.
Asthma 103
Auditus 106
Autocheiria cf. Homicidium.
Bruta 107
Cardialgia 108
Carus cf. Coma.
Catalepsia, Catochus, Cotoche . 110
Cataphora cf. Coma.
Catophus cf. Coma.
Cephalalgia 110
Chemia 114
Chiromantia cf. Physiognomia.
Coffea 114
Colica saturnina, pictonum . 115
Coma 115
Commotio cerebri cf. Schädelverletzung.
Consensus cf. Sympathia.
Consuetudo 117
Convulsiones 118
Cretinismus 124
Daemoniacus cf. Incubus.
Daemonomania cf. Incubus.
Deliria 124
Diabolus cf. Incubus.
Dolor 126

Seite
Dyspnoea cf. Asthma.
Dysuria 128
Ebrietas 131
Ecstasis 132
Electricitas 133
Epidemia, Endemia 134
Epilepsia 135
Erotomania 141
Fascinatio cf. Incubus.
Fanatismus cf. Ecstasis.
Flagellanten 142
Forensische Psychiatrie . . . 142
Galvanismus cf. Magnetismus.
Gehirndefecte cf. Gehirnkrankheit.
Gehirnkrankheiten 143
Gehirnmissbildungen cf. Gehirnkrankheiten.
Gehirnverletzung cf. Schädelverletzung.
Geisteskrankheiten 146
Gibbosis cf. Vertebrae.
Gustus 149
Hallucinationes 150
Hemiplegia 150
Hereditas 151
Homicidium 151
Hydrophobia 152
Hydrorrhachia cf. Vertebrae.
Hygrophobia cf. Hydrophobia.
Hydrops spinae cf. Vertebrae.
Hypochondriasis 156
Hysteria 158
Idiosyncrasia cf. Sympathia.
Imaginatio cf. Phantasia.
Incantatio cf. Incubus.
Incubus 161
Inedia cf. Abstinentia.
Ira 167

Seite
Ischuria cf. Dysuria.
Körper und Seele 167
Kopfkrankheiten 169
Kriebelkrankheit cf. Convulsiones u. Epid.
Lassitudo 170
Lethargus cf. Coma.
Lipothymia cf. Asthma.
Lycanthropia 170
Magia cf. Incubus.
Magnetismus 171
Mania 172
Medicamenta 175
Medulla spin. cf. Vertrebrae.
Melancholia 194
Memoria 197
Metoposcopia cf. Physiognomia.
Miracula cf. Incubus.
Morbi magici cf. Incubus.
Musica 199
Mutitas 199
Myrmecismus cf. Kriebelkrankheit.
Nervenkrankheiten 200
Noctambulatio cf. Schlaf.
Nostalgia 204
Nymphomania cf. Erotomania.
Obsessio cf. Incubus.
Olfactus 204
Palpitatio cordis 205
Paralytis 206
Periodus 209
Phantasia 209
Phrenitis, Paraphrenitis . . . 211
Physiognomia 213
Physiologia 214
Pica 221
Priapismus cf. Erotomania.
Psychologia 221
Pyromania 231
Rabies cf. Hydrophobia.
Risus 231
Salacitas cf. Erotomania.
Satyriasis cf. Erotomania.
Schädelverletzungen 231
Schlaf 235
Schlaflosigkeit cf. Schlaf.

Seite
Schlafsucht cf. Schlaf.
Sensatio cf. Sensorium.
Sensorium 239
Sensus interni cf. Sensorium.
Sensus communis cf. Sensorium.
Singultus cf. Convulsiones.
Sinnesorgane 239
Somnambulismus cf. Schlaf.
Somnium cf. Schlaf.
Sopor cf. Coma.
Spasmus cf. Convulsiones . .
Spectra cf. Incubus.
Spina bifida cf. Vertebrae . .
Spirituosa cf. Alkoholica.
Stranguria cf. Dysuria.
Stupor cf. Coma.
Suicidium cf. Homicidium.
Supernaturalia cf. Incubus.
Superstitio cf. Incubus.
Surditas cf. Mutitas.
Sympathia 240
Sympathetica cf. Incubus.
Syncope 242
Tabacum 243
Tactus 243
Tarantismus 244
Temperamentum 244
Tenesmus cf. Convulsiones.
Terror 246
Tetanus cf. Convulsiones.
Thea 246
Thiere cf. Bruta.
Trismus cf. Convulsiones.
Trunkenheit cf. Alcoholica.
Trunksucht cf. Alcoholica.
Tussis convulsiva cf. Convulsiones.
Vampyr cf. Incubus.
Vertebrae 247
Vertigo 249
Viperae 250
Visiones cf. Hallucinationes.
Visus 251
Vulnera capitis, cerebri cf. Schädelverletzung.
Zauberei cf. Incubus.

Verzeichniss

der abgekürzt angeführten Zeit- und Sammelschriften der früheren Jahrhunderte.

Arnemann, Jul., Mag. f. d. Wundarzneywissenschaft. v. 1—3, 1797—1803. Gött. 8°. (v. 1—2 in 4 Th., v. 3 in 3, v. 3 1801—3 mit Titel „Allgem. Mag. f. d. Wundärzte".)

Baldinger, Ernst Gottfr., Magazin vor Aerzte. 1—12. St. Lpz. 1775—8. 8°.

—, Neues Mag. f. Aerzte. Lpz. 1779. 1—20. Bd. Lpz. 1778—98. 8°.

—, Mag. vor Aerzte. Dreyfaches Register üb. d. Mag. f. Aerzte u. d. 10 Bde. des neuen Mag. Von Fr. W. v. *Halem*, 92 S. Lpz. 1790. 8°. Vom 11—20. Bde. 43. S. Lpz. 1800. 8°.

—, Medicinisches Journal. Gött. 1784—96 8°. 1—9. Bd. Fortf. N. med. u. phys. Journal. Marb.

—, Sylloge sel. opusculorum argumenti med.-practici. Vol. I—VI. Gött. 1776. 8°.

Bartholinus, Thom., Acta med. et philosophica Hafniensia. Ann. 1671 et 1672. Hafn. 1673. 4°.

—, Ann. 1677—1679. Vol. v. Hafn. 1680. 4°. Ann. 1674—76. Vol. III et IV. Hafn. 1677. 4°.

de **Blegny**, Nic., Le temple d'Esculape ou le depositoire des nouvelles decouvertes. T. II. Par. 1680. 12°. -- Les nouvelles decouvertes sur toutes les parties de la médecine. Par. 1679. 12°.

—, Zodiacus, medicus gallicus, sive miscellaneorum med.-physicorum Gallicorum titulo recens in re medica exploratorum, unoquoque mense Parisis latine prodecentium annus primus, scilicet MDCLXXIX. Accessore ejusdem tractatus duo utilissimi, prior de herniis, posterior observationes circa luem veneream continens. Genev. 1680—85 in 2 Tom. 4°.

Blumenbach, Joh. Fr., Medicinische Bibliothek. 3 B. Gött. 1783—95. 12°.

St. **Denis**, J. d'observations de méd., chir. et pharm., commencé le 1. Janv. 1763 et continué jusque à la fin de déc. 1786. 1 Vol. Calais 1786—8. 8°.

Desault, Pierre Jos., J. de chirurgie. Par. 1791—2. V. 1—4. 8°.

Döring, Seb. Jo. Lud., Critisches Repertorium der auf in- u. ausländ. höheren Lehranstalten vom J. 1781 bis 1800 herausgekommenen Probe- u. Einladungsschriften a. d. Gebiete d. Arzeneygelahrtheit d. Naturkunde. 1. Abth., enthaltend die Schriften v. 1781—1791. Herborn, 1803. 8°. (Nicht mehr publicirt.)

—, D. G. **Salomon**, J. f. d. neueste holländ. med. naturh. Literatur. Herb. 1802. 1 Bd.

Duncan, Andr., Annals of medecine for the year 1796 etc. Edinb. 1796—1804.

Eyerel, Jos., Med. Chronik. I B. Wien 1793—4. 8°.

—, Observationes medicae. Syll. I—VI. Vienn. et Lps. 1756. 8°.

Formey, Jo. H. Sam., Med. Ephemeriden. Brl. 1799—1800. 1780 1. Bd. Lpz. 1781. 8°. 464 S.

Fritze, Jo. Gttl., Medizinische Annalen f. Aerzte u. Gesundheitsliebende vom Herbst 1779 bis 1780. Lpz. V. I, 1781. 12°.

Gruner, Chr. Gtth., Almanach f. Aerzte u. Nichtärzte. 1782. 1783. 1785. 1790. 1791. 1792. 1794. 1796. Jena. 8°.

de **Haller**, A., Bibliotheca medicinae practicae, qua scripta ad partem medicinae practicam facientia a rerum initiis ad A. M.DCCLXXV recensentur. 4 Tomi. Bern et Bas. 1776—1788. 4°. (T. II ed. Franc. L. *Tribolet*, T. IV ed. J. D. *Brandis*.)

—, Bibliotheca chirurgica. Qua scripta ad artem chirurgicam facientia a rerum initiis recensentur. T. I et II. Bern et Bas. 1774. 1775. 4°.

—, Bibliotheca anatomica, qua scripta ad anatomen et physiologiam facientia a rerum initiis recensentur. Tom. I Ad annum MDCC. Tig. 1744. Tom. II ab anno MDCCI ad MDCCLXXVI. Tiguri 1777. 4°.

—, Tagebuch der med. Literatur der Jahre 1745—1774. Bern 1789. 8°.

—, Disputationum anatomicarum selectarum Vol. I—VIII. Gott. 1746—51. 4°.

—, Opuscula pathologica, partim recusa partim inedita quibus sectiones cadaverum morbosorum potissimum continentur. Accedunt experimenta de respiratione, quarta parte aucta. 304 pp. Laus. 1755. 8°.

—, de **Hautesierk**, Rich., Recueil d'observations de méd. des hopitaux militaires. Par. Tom. I 1766. Tom II 1772. 4°.

Hecker, Aug. Fr., Archiv f. d. allgemeine Heilkunde. V. 1—2, 1790—2. Brl. 8°. Fortges. 1793 als Neues Archiv.

—, Magazin f. d. pathol. Anmt. u. Physiologie. Altona 1796.

—, Annalen der gesammten Medicin als Wissenschaft u. als Kunst. Lpz. 1810—11. 8°.

Hufeland, C. W., Neueste Annalen der franz. Arzneykunde u. Wundarzneykunst. 1.—3. Bd. Lpz. 1783. 8°.

—, J. d. prakt. Arzneyk. u. Wundarzneykunst. Jena 1—24. Bd. 1795—1841. 8°. Universalregister zu V. 1—20. Brl. 1807.

—, Bibliothek der pr. Heilkunde. Jena, Berlin V. 1—86. 1799—1843. 8°. (die ersten 7 Bände in Jena).

Klinkosch, Jos. Thaddeus, Diss. medicae sel. Pragenses. Vol. 1 et 2. Prag et Dresd. 1775—93. 4°.

Kortum, Th., u. C. **Schaeffer**, Med. pr. Bibliothek für Aerzte und Wundärzte. 1. Bd. 1789. 8°.

Kühn, Karl Gttl., u. C. **Weigel**, Italienische med.-chir. Bibliothek. Lpz. 1793. 1—4. Bd. 1. St.

Lentilius, Ros., Eteodromus med.-practicus, anni 1709. Stuttg. 1711. 4°.

—, Miscellanea med.-practica. P. I—III. Ulm 1698. 4°.

—, Jatromnemata theor.-practica. Stuttg. 1712.

Leske, Nath. Gttf., Auserlesene Abhandl. prakt. u. chir. Inhalts a. d. philos. Transactionen u. Sammlungen der Jahre 1699—1765. 5 Th. m. Kpf. Lübeck u. Lpz. 1774—78.

Loder, J. Chr., J. f. d. Chirurgie, Geburtshülfe und gerichtl. Arzneykunde. Jena 1797—1806. 1—4. Bd. 8°.

Ludwig, Chr. Gttl., Adversaria med.-practica. 3 Tomi. Lpz. 1770—74. 8°.

—, Scriptores neurologici minores selecti seu opera minora ad anatomiam, physiologiam et pathologiam nervorum spectantia. 4 Vol. Lpz. 1791 bis 1795. 8°.

Meckel, P. F. Ph., Neues Archiv der prakt. Arzneykunst f. Aerzte, Wundärzte u. Apotheker. Lpz. V. 1—2, 1789—90. 8°.

Michaelis, Chr. Fr., Med. pr. Bibliothek. Gött. 1786. 1 Bd.

Murray, Jo. Andr., Med.-pr. Bibliothek, worin Nachrichten von den neuesten zur Ausübung der Heilkunde gehörigen Schriften u. Vorfällen geliefert werden. Bd. 1—3. Gött. 1774—80. 12°.

Osiander, Fr. Benj., Neue Denkwürdigkeiten f. Aerzte und Geburtshelfer. 2 Bde. Gött. 1797—9. 8°.

Osiander, Denkwürdigkeiten f. d. Heilkunde u. Geburtshülfe a. d. Tagebüchern der kön. pr. Anstalten zur Erlernung dieser Wissenschaften in Göttingen. 2 Bde. Gött. 1794—5. 8°.

Petraeus, Henr., Agonismata medica Marpurgensia. Marp. 1618. 4°. (Quindecim dissertationes.)

Piderit, Ph. Jac., Prakt. Annalen vom Militär-Lazareth zu Kassel. St. 1—4. 1794—9. (fortges. als „Med. pr. Arch. Bd. 1—3. 1799—1809".)

Posewitz, Jo. Fr. Sig., J. f. Med., Chir. u. Geburtshilfe, verz. mit Rücksicht auf Aetiol. u. Semiotik. Herborn u. Hadamar 1799—1800, 2 Hefte.

Pyl, Jo. Th., Mag. f. d. gerichtl. Arzneykunde u. medic. Polizey. Stendal. 1784. 8°.

—, Neues Mag. f. d. ger. Arzn. u. med. Poliz. Stendal 1785. 8°.

—, Repertorium f. d. öff. u. ger. Arzney-Wissenschaft. Brl. 1789—93. 8°.

Rahn, Jos. Heinr., Gaz. de santé, od. gemeinnütziges med. Magazin f. Leser aus allen Ständen u. zum Besten einer Privat-Anstalt f. arme Kranke. 1—3. Jhrg. Zürich 1782—4. 8°. 1. Jhrg. Stück 1—2. 1782. 3. Jhrg. St. 3—6. 1784. 2 Vol.

—, Archiv gemeinnütziger physischer u. med. Kenntnisse. Zum Besten des Zürcher Seminars geschickter Landwundärzte. 3 Bde. Zürich 1787—91. 8°.

—, Briefwechsel mit seinen ehemaligen Schülern. 1. Samml. Zürich 1787. 8°. 2. Samml. Zürich 1790. 8°.

Reil, Jo. Chr., Archiv f. d. Physiologie. Halle, V. 1—12. 1795—1815. 8°. (Forts. als „Deutsches Archiv f. d. Physiologie". Halle.)

Richter, Gttl. Aug., Chirurg. Bibliothek. I—XV Bd. Gött. u. Gotha. V. 1—15, 1771—96. Forts. als „Bibliothek f. d. Chirurgie". V. 5—15.

Sandifort, J. R., Geneeskundige Verhandelingen van de kon. Sweedsche Academie medegedeeld, en doer dezelve van het jaar 1739 tot op deezen tyd bekend gemaakt. Uit derzelver werken byeen verzameld, vertaald en uitgegeeven. Leiden. V. 1—4,1775—8. 8°.

Sandifort, Ed., Thesaurus dissertationum, programmatum aliorumque opusculorum selectissimorum ad medicinam III Vol. Roterod. 1768—78. 4°.

Scheidemantel, F. C. G., Fränkische Beiträge zur Arzneygelahrtheit durch Krankengeschichten u. Bemerk. Dessau 1783. 8°. II. Abth. Lpz. 1797. 8°.

Schlegel, C. T., u. Just. **Arnemann**, Neue med. Literatur. 1789. 8°. (Nach 1789 nur von *Schlegel.*)

—, Thesaurus path.-thes.; exhibens scripta rariora et selectiora auctorum etc. Vol. I. Lpz. 1789.

Schmucker, Joh. Lebr., Verm. chirurg. Schriften. 3 Bde. Brl. u. Stuttg. 1776—82. 2. Aufl. 3 Bde. Brl. u. Stettin. 1782—6. 8°.

Schuster, G., Med. Journal üb. allerhand in das Arzneywesen einschlagende Materien. 4 Th. in 1 Bde. Chemnitz 1767—8. 8°.

Selle, Neue Beiträge zur Natur- u. Arzenei-Wissenschaft. Brl. 2 Vol. (in 1). 1782—3. 8°.

Smellie, Thesaurus medicus sive disputationum, in academia *Edinensi*, ad rem medicam pertinentium, a collegio instituto ad hoc usque tempus, delectus. Edinb. 1778—9. 8°.

Sprengel, K., Neue literarische Nachrichten f. Aerzte, Wundä. u. Naturforscher. Halle. 1788. 8°.

Stark, Jo. Chr., Archiv f. d. Geburtshülfe, Frauenzimmer- und Kinderkrankheiten, Jena. 1787—96. I—VI Bd. — Neues Arch. rc. Jena. 1798.

—, Auszug a. d. Tagebuche des Hrzl. Jenaischen Klinischen Instituts. 1. Lief., 2. Ausg. (einzige). Jena. 1789. 4°.

Tode, Jo. Cl., Med.-chir. Bibliothek. Kopenhagen. 1775—87. 1.—10. Bd.

—, Arzeneykundige Annalen. Kopenhagen. 1787—92.

—, Medicinisches Journal. Kopenhagen u. Lpz. 1793—1804. 8°.

—, Unterhaltender Arzt. Kopenhagen. 1705. I—IV. Bd.

Unzer, J. Aug., Der Arzt. Eine medic. Wochenschrift. Hamb. B. 1—12. 1—2 in 2. Ausg. 1760, 3—12 1760—4. 8°.
Vogel, Zach., Medic. Bibliothek. Erf. u. Lpz. 1752. Gött. 1—20 St. 8°.
—, Neue Med. Bibl. 1—8 Bd. 1753. 8°.
Weber, Ge. Heinr., Vollständige Auszüge v. neueren Dissertationen phys.-med. Inhaltes. 2 Bde. Bremen. 1775—6. 8°.
Weikard, Melch. Ad., Der Philosophische Arzt. Hanau u. Lpz. Bd. 1—4. 1775—7. 12°. (v. 2—4 zu Brl. u. Lpz.)
—, Der philosophische Arzt. Neue Aufl. 3 Bde. Frankf. a. M. 3 Bände (der 3. Bd. hat den Titel: Philos. Arzeneykunst, od. von Gebrechen der Sensationen, des Verstandes u. des Willens.)
Weiz, Fr. Aug., Vollständige Auszüge a. d. besten chirurg. Disput. aller Academien, nebst Anzeigen der neuesten chir. Bücher, u. e. Anfange chir. Neuigkeiten. 6 Th. in 2 Bd. Lpz. u. Bud. 1769—74. 12°.
—, Neue Auszüge a. Dissertation f. Wundärzte. 18 Th. in 9 Bd. Frkf. u. Lpz. 1774—8. 12°.
Auserlesen med.-chir.-anat.- u. bot. **Abhandlungen** der röm. kais. Academie der Naturforscher. A. d. Lat. Nürnb. 20 Bde. 1755—71. 4°.
Auserlesene **Abhandlungen**, welche an die K. Academie der Wissenschaften zu Paris (gestiftet 1666, patentirt 1699) von einigen Gelehrten eingesendet wurde. L. 1752.
Neueste Sammlung der auserlesensten u. neuesten **Abhandlungen** für Wundärzte. 7 Th. in 3 Bd. Lpz. 1790—94. 12°. (Forts. v. „Neue Samml. ꝛc. 23 Th. in 12 Bd. Lpz. 1782—9. 12°.)
Arzneykundige **Abhandlungen** v. d. Collegio der Aerzte zu *London*. 1 Bd. Altenb. 1786 u. 88.
Merkwürdige **Abhandlungen** der zu London 1773 errichteten med. Gesellsch. A. d. Engl. 1 Bd. Altenb. 1789. 8°.
Acta Regiae Societatis Medicae Havniensis. Vol. I—VII. Havn. 1783—1829. 8°.
Acta Societatis med. Havniensis. Havn., V. 1—2. 1777—79. 8°.
Actes de la Société de med. chir. et pharm., établie à *Bruxelles* etc. T. I Prt. I. Bruxelles 1797. 8°.
A. D. B. Allgem. Deutsche Bibliothek. Brl. u. Stettin. 8°. 1—110 Bd.
N. A. D. B. Neue Allg. D. Bibl. incl.—CIV B. Anhang zu I—LXVIII, 1—5 Abth.
A. L. Z. Allgem. Literatur-Zeitung. Jena. 1785—1806.
Abhandlungen der *Schwedischen* Aerzte. 1 Th. St. St. Gallen. 1785.
Abhandlungen der Kgl. *Schwedischen* Acad. der Wissenschaften a. d. Naturlehre. ꝛc. 1.—22 Bd. 1747.
Abhandlungen der Röm. Kais. Kgl. *Josephinischen* med.-chir. Acad. zu Wien. 1787.
Acta Academiae Caes. reg. *Josephinae* med.-chir. Vindebonensis. V. I. 1788. 4°.
Actes de l'Acad. c. r. *Josephine* méd.-chir. de Vienne Trad. du latin par J. *Escudé*. Montpell. V. I. 1792. 8°.
Acta Academiae Electoralis *Moguntiae* Scientiarum utilium, quae Erfordiae est. Erford u. Gotha. P. I et II. 1756—7. — Nova acta ad 1797—8. Tom. I. Erf.
Acta *Helvetica* phys.-mathem.-botan.-medica. Bas. V. I—VIII. 1751—77. 4°.
Acta medicorum *Berolinensium* in incrementum artis et scientiarum collecta et digesta. Brl. I—X. (Decade I, 1717—22. Dec. II, 1723—9. Dec. III. 1731. 12°. V. 2—3. Dec. I. 2. ed.)
Acta Eruditorum *Lips*. Lpz. 1682—1727. (Später unt. d. Titel Comment. de rebus in scientia naturali et medicina gesti.)
Acta medica *Hafniensia*. Prodromus praevertens continuata Acta medica Hafniensia, quae per clementissima regia auspicia, ad veneranda majorem

exempla, in sincera incrementa quarumcumque scientiarum quae ulto modo forum medicum spectant quotannis a Collegii medici regii membris, ex suis et sociis aliorum operis publici juris fiunt. Hafn. u. Lpz. V. I. 1775. 4°. (n. ed.)

Acta medicorum *Suecicorum*. Holmiae. V. I. 1783. 12°.

Acta philos.-medica Societatis Academiae scientiarum principalis (*Hessiacae*). Frkf. et. Lps. V. I. 1771. 4°.

Acta physico-medica Academiae Caesareae naturae curiosorum exhibentia ephemerides, sive observationes, historias et experimenta a celeberrimis Germaniae et externarum regionum viris habita et communicata singulari collecta. Norimb. V. 1—10. 1727—54. 4°.

Selectae ex **amoenitatibus** academicis Car. *Linnaei*, dissertationes ad universam naturatem historiam pertinentes, quas edidit, et edditamentis auxit. L. B e. S. I. Graecii. 3 V. 1764—9. 4°.

Annales Instituti med.-clinici *Wirceburgensis*. Wirceb. V. 1—2. 1799 bis 1801. 8°.

Frankfurter med. **Annalen** f. Ae., Wundä., Apoth. u. denkende Leser. Von V. *Müller* u. G. *Hoffmann*. Frkf. 1789. 8°.

Annals of Medecine, exhibiting a concis view of the latest and most important discoveries in medicine and medical philosophy. Edinb. Lustrum I. v. 1—5, 1796—1800; lustrum 2, v. 1—3, 1801—4. (Forts. v. Med. u. Phil. Comm. Lond.).

Archiv f. Magnetismus u. Somnambulismus. Herausg. v. F. L. *Böckmann*. 8 St. Straßb. 1787—8. 8°.

Archiv d. prakt. Heilkunde f. Schlesien u. Südpreußen. Berl. 1799. 1. Bd. 1 St. — Arch. d. pr. Heilk. f. Schlesien. Bd. 2. St. 34. Bd. 3, St. 1—4.

Atti dell' Academia delle science, di *Siena* detta de' fisiocritici, degl' anni 1760—1841. T. X. Siena. 1761—1841. 4°.

Auswahl der besten Beobacht. f. Wundärzte. Lpz. 1783. 8°.

Berlinische Sammlungen z. Beförderung der Arzneywissenschaft, der Naturgeschichte, der Haushaltungskunst, Kameralwissenschaft und der dahin einschlagenden Literatur. Brl. Bd. 1—10. 1768—79. 8°.

Berlinische Sammlung. Aufsätze u. Beobacht. a. d. gerichtl. Arzeneywissenschaft. Bd. 1—8. 1783—93. 4 Bde. 8°.

Breslauer Sammlungen c. Sammlung.

Collectionum dissertationum medicarum in Academia *Goettigensi* habitarum Tom. I et II. Goett. 2 V., 1790—5. 4°.

Collection académique, composée des mémoires, actes, ou journaux des plus célèbres académies et sociétés littéraires etrangères, des extraits des meilleurs ouvrages périodiques, des traités particuliers, et des pièces fugitives les plus rares concernant l'histoire naturelle et la botanique, la physique expérimentelle et la chymie, la médecine et l'anatomie, traduits en françois et mis en ordre par une société de gens de lettres. Dijon & Paris. 13 v., 1755—79, 4°. (v. 1—3, 1755 Dijon et Auxerre; v. 4—7, 1757—66, Dijon et Paris; v. 8—12, 1770—4, Paris; v. 13, 1779 Paris et Liége.)

Collectanea Societatis Medicae Hafniensis. Vol. I. Havn. 1774.

Collectanea med.-physica, oft *Hollands* Jaar Register der geneesen natuurkundige Aanmerkingen van gantsch Europe etc. beginnende met het Jaar 1680. 1681—8. Door Steph. *Blankaart*. Amst. 8°.

Medic. **Commentarien** v. e. Gesellsch. der Aerzte zu *Edinburgh*. Altenb. 1774. 8°. B. 1—9. Dec. II. Dec. III. B. 1.

Medic. **Chronik**. Wien. Bd. 1—3. 1793—4. 8°.

Medical and Philosophical C o m m e n t a r i e s. By a society of physicians in *Edinburgh*. Lond. V. 1—20, 1774—95. 8°. (2. ed. V. 7—20 mit Titel: Med. Comm. Lond., fortgesetzt als Ann. Med. Edinb.)

Edinburgische Versuche u. Bemerkungen. Altenb. 1749—1755. 1—7 Bd. Neue Edinb. Verf. Alt. 1756. 1—3 B.

Essays and Obs. phys. and literary. Read before the philos. society in Edinb. Edinb. 1771. 8°.

Commentarii Societatis Regiae Scientiarum Goettingensis. T. I Goett. 1752. 4°. T. II, 1754. T. III et IV. Novi comm. Soc. Reg. sc. Goett. 1769—74. T. I—V.

Commentarii de rebus in scientia naturali et medicina gestis. Vol. 1—36 cum suppl. Lps. 1752—94. 8°.

Dissertazioni med.-chir.-prat., estratte dagli Atti della r. i. Academia *Gioeseffina*, etradotte dal Dr. Luigi *Careno*, coll'aggiunta di alcune note. Vienna. IV., 1790. 8°.

Dresdnisches Magazin 2c. 1. 2. Bd. Dresden 1760—5. 8°.

Epistolarum ab eruditis viris ad Alb. *Hallerum* scriptorum. P. I, latine. 6 V. Bernae, 1773—5. 8°.

Fränkische Samml. v. Anm. a. d. Naturlehre, Arzneygelahrtheit, Oekonomie u. verwandten Wissenschaften. 8 Bde. Nürnb. 1756—69. 8°.

Gazette salutaire. Bouillon 1791.

Gazette de Santé, eontenant les nouvelles découvertes sur les moyens de se bien porter, et de guérir quand on est malade, par J. *Gardane* et par une société des médecins. Par. 1773—80. IV Vol. Par. 4°.

Giornale fisico-medico, ossia raccolta di osservazioni sopra la fisica, matematica, chimica, storia naturale, medicina, chirurgia, arti e agricoltare. Pavia. V. 1—10, 1792—4. 8°.

Hamburgisches Magazin, oder gesammelte Schriften zum Unterricht u. Verzeugungen a. d. Naturforschung u. den angenehmen Wissenschaften überhaupt. Bd. 1—26. 1747—67. 8°. (Forts. als „Neues Hamburger Mag." 1—114 St. 1767—80. 8°.)

Histoire de la Soc. roy. des sc. établie à *Montpellier*, avec les mémoires de mathemat. et de physiques, tirés des registres ed cette société. Lyon et Montpell. 2 Vol. 1766. 1788. 8°.

Historia morborum qui a. 1699—1702 *Vratislaviae* grassati sunt a coll. ac. Leopold. nat. cur. Vratisl. in lucem ed. acc. append. et praef. A. *Halleri*. Laus. 1746. 4°.

Histoire de l'acad. roy. des sc. (de Paris) avec les mém. de mathem. et de phys., tiréz des registres de cette academie. 1700—1744. Amst. 62 V. 1706—51. 12°.

Histoire de la soc. roy. de méd. avec les mémoires de méd. et de phys. médicale, tirés des registres de cette société, Par. Ann. 1776—90. 10 Vol. 4°.

Histoire de l'ac. des sc. de *Toulouse*. 1782.

Journal de médecine, chirurgie, pharmacie etc. v. 1—95, July, 1754—93. Par. 12°. (v. 1—7 Recueil périodique d'observations de médecine, chirurgie etc. Davon v. 1—3. J. de médecine etc. 2 éd. Par. 1783. Herausgeg. von Oct. 1755 durch Bernard N. *Bertrand* u. *Grasse*, von Juni 1762 durch C. A. *Vandermonde*, von Juni 1776 durch A. *Roux*, von Sept. 1776 durch *Caille*, von Dec. 1790 durch *Demangin* u. *Bacher*, endlich durch *Bacher* u. J. J. *Leroux*. — Register für die 65 ersten Bände durch J. J. le *Roux* des Tillets. Par. 1788. 4°.

Journal der Erfindungen, Theorieen u. Widersprüche in d. Natur d. Arzneyw. Herausg. v. Freunden der Wahrheit u. Freimüthigkeit. Red. v. Aug. Fr. *Hecker*. Bd. 1—13. Gotha 1792—1812. 8°. (Bd. 7—11 unt. d. Titel: *Neues* J. 2c., Bd. 12—13 unter d. Tit.: *Neuestes* J. 2c. herausg. v. A. *Heinroth*, Gottfr. *Joerg* 2c.)

The *London* Med. **Journal**, by a society of physicians. Lond. Vol. 1—11, 1781—90. 8°. (Forts. Med. Facts and Obs. London.)

The *New London* **Journal**. London, Vol. 1—2, 1792—3. 8°.
The *London* Med. **Magazine**, by a society of physicians and surgeons. Vol. 1—8. 1799—1802. 8°. (V. 7—8 Titel: Lond. M. Rev.)
Magazin f. d. Wundarzneywissenschaft. Gött. B. 1—3, 1797—1803. 8°. (B. 3 „Allg. Mag. f. d. Wunda.)
Neues **Magazin** f. Aerzte. Lpz. Bd. 1—20, 1779—98. 8°. (Forts. v. Mag. f. Aerzte. Lpz.)
The *Philadelphia* Monthly **Magazin**, or Universal Repository of Knowledge and Entertainment. Nos. 1—3, V. 2, 1798. 8°.
Medical Communications of the Society for Promoting Medica. Vol. I. II. Lond. 1784—90. 8°.
Medical Observations and Inquiries by a society of physicians in London. Vol. VI. Lond. 1757—84. 8°.
Medical Facts and Observations. A sequel to the London Med. J. By Dr. *Simmons*. Published at irregular intervals. T. 1—8. Vol. 1 London 1791. Vol. 2—8, 1792—1800.
The **Medical** Museum, or a repository of cases, experiments an discoveries, collected at home and abroud; whether in anatomy, medicine, pharmacy, botany, chemistry, surgery, physiology etc. By gentlemen of the faculty. V. 1—3. 1763—4. Lond. 8°.
The **Medical Repository**. New York, V. 1—23, 1797—1824. 8°. (Vom 16 bis 33 V. Titel: The Med. Repository of Original Essays and Intelligence relative to Physic, Surgery, Chemistry and Natural History. New York. Titel v. 4—15 Vol. The Med. Rep. of Amer. Publications on Medicine, Surgery, and the Auxiliary Branches of Philosophy. New York.)
The **Medical Spectator**. Lond. Vol. 1—2, 1791—Febr. 1793. 8°.
Medicinisch-chir. Aufsätze, Krankengeschichten u. Nachrichten. Altenb. Bd. 1, 1791. 8°. (Forts. des Taschenbuchs f. deutsche Wundärzte. Altenb. Jhrg. 1789 u. 1790.)
Medizinische National-Zeitung f. Deutschland u. die mit selbigen zunächst verbundenen Staaten. Altenb. Bd. 1—2, 1798—9. 4°. (Forts. als Allg. med. Ann., Altenb.)
Medicinische Literatur f. pract. Aerzte. Lpz. Th. 1—12, 1781—7. 8°.
Medical Transactions, published by the College of physicians in London. Vol. VI. Lond. 1785—1820. 8°.
Medicorum Silesiacorum Satyrae, quae varias observationes, casus, experimenta, tentamina ex omni medicinae ambitu petita exhibent. Spec. I—VI. Wratisl. et Lps. 1736. 8°.
Memoires de la Société med. d'émulation de Paris. T. 1—9. 1796—1826. 8°.
Memoires de l'acad. roy. de Prusse. Contenant l'anatomie, la physiologie, la physique etc. 9 Vol. Avign. et Par. 1768—1774. 12°.
Memoirs of the Med. Society of London, instituted 1773. Vol. 1—2. Lond. 1787—9. 8°. (6 Vol. 1792—1805. Lond. 8°.)
Memoirs of the literary and philos. Society of *Manchester*. Warrington 1785—90.
Mémoires de l'Acad. imper. et roy des sc. et belles-lettres de *Bruxelles*. Brux. V. 1—5, 1777—84. 4°.
Mémoires de l'Acad. Roy. des sc. de Turin. 1786. T. I et II.
Mémoires de l'Ac. Roy. de chir. à Paris. T. I—V. 1743—1774. Par. 4°.
Mémoires de l'Acad. de Dijon. T. I. Dijon 1769.
Miscellanea Berolinensia. 1749.
Miscellanea phys.-med.-mathematica, oder angenehme, curieuse u. nützliche Nachrichten von physical.- u. medic., auch dahin gehörigen Kunst- u. Literatur-Geschichte, welche in den Winter- u. Frühlings-Monaten des J. 1727 (bis zu d. Sommer- u. Herbst-Monaten des J. 1729) in Teutschland u. anderen Reichen sich zugetragen haben, u. bekannt geworden sind. Erffurt. 5 Bde, 1731—2. 4°. (Forts. v. Natur- u. Medic.-Geschichte.)

The Medical **Museum**: or a repository of cases, experiments, researches, and discoveries, collected at home and abroad. By gentlemen of the faculty. London Vol. 1—3. 1763—4. 8°.

Museum der Heilkunde, herausgeg. v. d. *Helvetischen* Gesellschaft corresp ond. Aerzte u. Wundärzte durch Jo. H. *Rahn*. 1—4 Bd. Zürich 1792—7. 8°. Mit 6 Kpfrn.

Museum, *Holländisches*, für Deutschlands Aerzte u. Wundärzte. Brsl. 1794. 8°.

Neue literarische **Nachrichten** f. Aerzte, Wundärzte u. Naturforscher aufs Jahr 1785 u. 1786. Halle 1787. Bd. 1—2. 8°.

Nordisches Archiv f. Natur- u. Arzneywissenschaft. Herausgeg. v. Prof. *Pfaff* in Kiel u. Dr. *Scheel* in Kopenhagen. Bd. 1—4. Kopenh. 1799—1805. Forts. als „Nord. Arch. f. Naturkunde, Arzneym. u. Chirurgie". Frkf. a. O. Bd. 2—4.)

Philosophical Transactions of the Royal Society of London. Abridged to the end of the year 1700, 3 Vol.; abridged from 1700—1720 2. Vol., abridged from 1726—1733, 2 Vol.; abridged from 1733—50, 4 Vol.; from 1747—1784, 5 Vol.; from

Physikalische u. med. Abhandlungen der kön. Acad. der Wissensch. zu *Berlin*. A. d. Lat. u. Franz. v. C. *Mümter*. 4 Bde. Gotha 1781—6. 8°.

Physikalische u. med. Abhandl. d. Kaiserl. Acad. d. Wissensch. in *Petersburg*. A. d. Lat. v. L. C. *Mümter*. Riga. Bd. 1—2, 1782, 3. 8°.

Prijsverhandelingen bekroond door het Genootschapter Bevordering der Heelkunde to *Amsterdam*. Vol. 1—6, 1791—1807. 8°. (Fortges. als: N. Priijsv. Genootsch. to Amst.)

Raccolta d'opusculi scientifici ed filologici. 51 Vol. Venez. 1728—57. 16°. (Im letzten Bande ein Register über alle 50 Bde.)

Nuova Raccolta d'oqusculi scient. edfilol. 42 Vol. Venez. 1755—87. 16°.

Recueil de mémoires, ou collection de pièces académiques, concernant le médicine, l'anatomie et la chirurgie, la chymie, la physique experimentelle, le botanique et l'histoire naturelle, tirées des meilleurs sources, et mis en ordre par M. *Berryat*. Par. Vol. 1—16, 1754—87. 4°. (Vol. 1—2, 1754 Dijon et Auxerre; Vol. 3, 1769 Dijon et Paris; Vol. 4—5, 1770—4 Paris, Vol. 6—16, 1781—7. Par. et Liège.)

Repertorium chir. u. med. Abhandl. f. pr. Aerzte u. Wundärzte aus den wichtigsten u. neuesten engl. Ztschr. Lpz. Bd. 1—4, 1792—1801. 8°. (Bd. 4, 1801 Titel: Neues Repert.)

Recueil périodique de litterature méd. étrangère, ou supplément au Rec. pér. de la soc. de méd. de Par. Vol. 1—2, an VII (1799).

Recueil périod. d'observations de méd., de chir. et de pharm. Par. (Tit. v. Vol. 1—7, 1754—7 J. de méd. et chir., pharm. et. Par.)

Recueil pér. de la soc. de méd. de Par. Vol. 2—14, 1797—1802. 8°. (Vol. 1 vid., der folg. Forts. als J. gén. de méd., de chir. et pharm. Par.)

Recueil pér. de la soc. de santé de Par. Vol. 1, 2. éd., an V (1797). 8°. (für Vol. 2—14 vid. vorhergehend.)

Recueil des actes de la Société de santé de *Lyon*, depuis l'an premier jusqu'à l'an cinq de la Republique; ou mémoires et obs. sur divers objets de chirurgie, de médecine et d'histoire naturelle. An VI, 1798. 480 pp. Lyon. 8°.
—, Idem, V. 2 depuis l'an six jusqu'à la fin de l'an neuf de la Republique. An X, 1801. 510 pp. Lyon. 8°. (Vom J. 1802 fortgesetzt als J. de la Soc. de méd. de Lyon, nos 1—6 v. 1.)

Sammlung, neue, auserlesener Wahrnehmungen aus d. Arzneywissenschaft. A. d. Franz. Bd. 1—19. Straßb. 1757. 8°.

Sammlung auserl. Abhandl. zum Gebrauch prakt. Aerzte. Lpz. 1774. 8°. 1—23. Bd. — 2. Aufl. Bd. 1—6. Lpz. 1782. 8°.

Sammlung der auserlesensten u. neuesten Abhandl. f. Wundärzte. Lpz. 1778.

Sammlung von Natur- u. Medicin- wie auch hierzu gehörigen Kunst- u. Literatur-

Geschichten, so sich Ann. 1717 in den 3 Sommer-Monaten (bis Ann. 1725 in den 3 Herbst-Monaten) in Schlesien u. andern Ländern begeben. Versuch ans Licht gestellt von einigen Breslauischen Medicis. Gesammelt von Jo. *Kanold*. Brsl., Lpz. u. Bulbissin 1718—27. 9 Bde. 4°. (1717—8 zu Brsl., 1719 zu Lpz. u. Bud.)

Sammlung von Beobachtungen a. d. Arzneygelahrtheit d. Naturkunde. Nördlingen 1769—76. 5 Bde. 8°.

Salzburger Med.-chir. Zeitung. Salzb. 1790—1820; Innsbruck 1821—42, München 1843—56. 260 Bde. 1790—1856. 8°. (Eine neue Serie: 1840, N. med.-chir. Zt., 1857 fortg. als „Med.-chir. Monatsh." Erlangen.)

Selecta medica Francofurtensia, anatomen, inprimis practicam, chirurgiam, materiam medicam, ipsamque universam medicinam tam clinicam quam forensem variis casibus et observationibus etc. illustrantia et digesta in hoc. Frcf. ad V. Vol. I, 1736. 12°.

The **Transactions** of the College of Physicians of *Philadelphia*. Vol. I. P. I. 1793. 8°.

The **Transactions** of the Royal Society of *Edinburgh*. Vol. 1—36. 1787—92. 4°.

The **Transactions** of a Society for the improvement of med. and chir. Knowledge. Vol. 1—3. Lond. 1793—1812. 8°.

Transactions Philosophical etc. Lond. sec. annos, usque ad ann. 1765. Practica extravit Leske, ex coque translatae sunt observationes. Indea 1766 autem.

Geneskundig **Tijdschrift**, of verzameling van cutleed-, heel-, artzeny- en natuurkundige waarnemingen en nieuwe ontdekkingen. *Rotterdam*. Vol. 1—4, 1767—70. 8°.

Verhandelingen der Genootschap ter Bevordering der Heelkunde to *Amsterdam*. Vol. 1—8, 1791—1805. 8°. (Forts. v. N. Verh. v. h. Genotsch. te Amst.)

Verhandelingen, uitgegeeven door de Hollandse Maatschappy der Weetenschappen te *Haarlem*. Eerste Deel. Haarlem 1755.

Verhandelingen van het Genootschap ter Bevordering der Genees- en Heelkunde te *Amsterdam*. Deel 1—8. Amst. 1791—1805. 8°.

Verhandelingen van het Genootschap ter Bevordering van Genees- en Heelkunde te *Antwerpen*. 1798. 8°.

Verhandelingen van het Genootschap ter Bevordering van Genees- en Heelkunde te *Vliessingen*. 1775.

Der praktische Landarzt. Eine **Wochenschrift**. Mitau. Bd. 1—2, 1773—4. 8°.

Neues medic. **Wochenblatt** f. Aerzte, Wundärzte, Apotheker u. Freunde der Naturw. unter Aufsicht der med. Facultät zu Gießen. 1 Jhrg. 1789. 8°.

Errata.

I. S. 3 Z. 2 v. u. l. incumbunt st. incumbent.
S. 42 Z. 3 v. o. l. Roth st. Rot.
S. 45 Z. 12 v. u. l. Pereira st. Pareira.
S. 47 Z. 8 v. o. l. Guinterio st. Cuinterio.
S. 49 Z. 3 v. o. l. Apostolovics st. Apostolorius.
S. 50 Z. 16 v. o. l. Rogani st. Bogani.
S. 53 Z. 14 v. o. l. Matthiolus st. Mattiolus.
S. 50 Z. 8 v. u. l. Teisnerius st. Teisnierus.
S. 55 Z. 1 v. o. l. Gauricus st. Ganrici.
S. 98 Z. 5 v. o. l. Hasebard st. Haseband.
S. 132 Z 11 v. o. l. Quercetanus st. Querretanus.
S. 145 Z. 7 v. o. l. Tamaro st. Tamayo.
S. 154. Z. 6 v. o. l. Taendlerus st. Tandlerus.
S. 156 Z. 17 v. u. l. Sennertus st. Senneotus.
S. 163 Z. 12 v. u. l. Unzer st. Untzer.
S. 173 Z. 8 v. u. l. Campanella st. Camponolla.
S. 176 Z. 4 v. o. l. Craft st. Crafft.
S. 183 Z. 5 v. o. l. Ponte st. Ponce.
S. 184 Z. 5 v. o. l. Hofmann st. Hoffmann.
S. 189 Z. 4 v. u. l. Morisset st. Moriset.
S. 183 Z. 11 v. u. l. Mymman st. Wymann.
S. 201 Z. 18 v. u. l. Eysenmönger st. Eisenmonger.
S. 211 Z. 1 v. o. l. Comte st. Conte.
S. 212 Z. 5 v. o. l. Arantius st. Aranzi.
S. 212 Z. 18 v. o. l. Hofmann st. Hoffmann.
S. 219 Z. 8 v. u. l. Timermann st. Timmermann.
S. 229 Z. 5 v. u. l. Papinius st. Papinus.
S. 231 Z. 14 v. u. l. Mercurius st. Marcorius.
S. 239 Z. 5 v. o. l. Pipernus st. Pipemus.
S. 241 Z. 3 v. o. l. Magnanus st. Magnemus.
S. 250 Z. 14 v. u. l. Wurtzius st. Wurzius.
S. 254 Z. 9 v. o. l. Widholtz st. Wildholz.
S. 265 Z. 14 v. o. l. Wiphanius st. Nifanius.
S. 282 Z. 6 v. u. l. Schookius st. Schockius.
S. 283 Z. 12 v. u. l. Renandot st. Renaudot.
S. 295 Z. 4 v. u. l. Westervelt st. Westerfeld.
S. 296 Z. 11 v. u. l. Deusingius st. Densingius.
S. 299 Z. 10 v. o. l. Schrizmeyer st. Scharmayer.
S. 299 Z. 4 v. o. l. Thielen st. Tielen.
S. 325 Z. 10 v. u. l. Vermeiren st. Vermeiteri.
S. 327 Z. 8 v. o. l. Bultynck st. Bultingk.
S. 334 Z. 2 v. u. l. Kisner st. Kissner.
S. 358 Z. 25 v. o. l. Nepar st. Nepas.
S. 368 Z. 13 v. u. l. Teffelin st. Teffeln.

S. 373 Z. 2 v. o. l. Kannengiesser st. Kanngiesser.
S. 374 Z. 3 v. o. l. Schuller st Schaller.
S. 393 Z. 3 v. o. l. von de Berch st. Bergh.
S. 400 Z. 13 v. u. l. de Vischer st. Vissher.
S. 435. Z. 2 v. u. l. Wilmerding st. Welmersdingh.
S. 439 Z. 25 v. u. l. Reenberg st. Recnberg.
S. 458 Z. 4 v. o. l. Cloathack st. Clopthac.
S. 476 Z. 10 v. u. l. Chatelain. st Chastelair.
S. 492 Z. 15. v. o. l. Opperdoes st. Opperdaes.
S. 507 Z. 9 v. o. l. Collot st. Coblot.
S. 507 Z. 15 v. o. l. Croyze st. Croize.
S. 518 Z. 16 v. o. l. Hagendorn st. Hagedorn.
S. 557 Z. 1 v. o. l. Altomari st. Altimari.
II. S. 232 Z. 18 v. o. l. Huth st. Buth.
S. 288 Z. 16 v. o. l. Jones st. Jonas.
S. 287 Z. 9 v. o. l. Reynell st. Reynill.
S. 321 Z. 3 v. o. l. Textoris st. Dextoris.
S. 363 Z. 2 v. u. l. Rathlauw st. Rathlaw.
S. 428 Z. 24 v. o. l. het st. Net.
S. 438 Z. 16 v. u. l. Gernet st. Bernet.
S. 445 Z. 5. v. o. l. Rathlauw st. Rathlow.
S. 479 Z. 19 v. o. l. Handtwig st. Hardwig.
S. 490 Z. 18 v. o. l. Bose st. Rose.
S. 495 Z. 6 v. o. l. Magen st. Hagen.
S. 505 Z. 15 v. u. l. Bellisen st. Belissan.
S. 632 Z. 11 v. o. l. Faillière st. Fallière.
S. 669 Z. 3 v. u. l. Kirkland st. Körkland.
S. 716 Z. 7 v. o. l. Bexselt st. Berselt.
S. 723 Z. 7 v. o. l. Odhelius st. Otnelius.
S. 725 Z. 20 v. o. l. Sigault st. Sigauld.
S. 739 Z. 1 v. o. l. Röbol st. Roboel.
S. 761 Z. 9 v. o. l. Kaehler st. Koehler.
S. 778 Z. 11 v. u. l. Wychtgel st. Wychgel.
S. 871 Z. 10 v. u. l. Haselberg st. Hasselberg.
S. 932 Z. 3 v. o. l. Aerey st. Aery.
S. 933 Z. 19 v. o. l. Hunauld st. Honauld.
S. 934 Z. 1 v. o. l. Campbell st. Camphell.
S. 938 Z. 4 v. u. l. Guettard st. Goettard.
S. 938 Z. 4 v. u. l. Thieullier st. Thieollier.
S. 939. Z. 13 v. u. l. Arcelin st. Arcolin.
S. 941 Z. 7 v. o. l. Keup st. Kemp.
S. 945 Z. 9 v. o. l. Rathlauw st. Ruthlow.
S. 1003 Z. 10 v. u. l. Manduyt st. Mandayt.
S. 1027 Z. 6. v. u. l. Lauthenas st. Lauthenas.
S. 1036 Z. 4 v. u. l. Striebhardt st. Streibhardt.
S. 1077 Z. 18 v. o. l. de Nuritein st. Nuretein.
S. 1081 Z. 4 v. u. l. Zoude st. Zonde.
III. S. 6 Z. 6 v. o. l. 586. 608. 622. 678. st. II, 1. 586 608. 622.
III. S. 1101 Z. 27 v. o. l. 1101 st. 1901.
III. S. 161 Z. 3 v. u. l. Mysteria st. Myhsteria.
III. S. 209 Z. 23 v. o. l. Periodus st. Perioden.

Die Jahreszahlen im Real-Register weisen die ohne Angaben der Autoren veröffentlichten Schriften nach.

FSC
www.fsc.org
MIX
Papier | Fördert gute Waldnutzung
FSC® C083411

Zeitfracht Medien GmbH
Ferdinand-Jühlke-Straße 7
99095 Erfurt, Deutschland
produktsicherheit@kolibri360.de